Eberhard Ehlers

Analytik I

Priv. Doz. Dr. phil. nat. Eberhard Ehlers
Diplomchemiker

Pharmazeutische Analytik I

Originalfragen und Kurzlehrbuch zur
"Qualitativen pharmazeutischen Analytik"
nach dem Gegenstandskatalog
7. Auflage

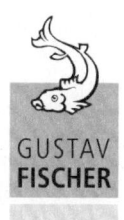

GUSTAV
FISCHER

Stuttgart • Jena • Lübeck • Ulm

Zuschriften an:
Gustav Fischer Verlag
Lektorat Pharmazie
Wollgrasweg 49
70599 Stuttgart

Diejenigen Bezeichnungen, die zugleich eingetragene Warenzeichen sind, wurden nicht immer kenntlich gemacht. Es kann also aus der Bezeichnung einer Ware mit dem für diese eingetragenen Warenzeichen nicht in jedem Falle geschlossen werden, daß die Bezeichnung ein freier Warenname ist. Ebensowenig ist zu entnehmen, ob Patente oder Gebrauchsmuster vorliegen.

Wichtiger Hinweis:
Die (pharmakotherapeutischen) Erkenntnisse in der Medizin unterliegen laufendem Wandel durch Forschung und klinische Erfahrungen. Autoren und Herausgeber dieses Werkes haben große Sorgfalt darauf verwendet, daß die in diesem Werk gemachten (therapeutischen) Angaben (insbesondere hinsichtlich Indikation, Dosierung und unerwünschten Wirkungen) dem derzeitigen Wissensstand entsprechen. Das entbindet den Benutzer dieses Werkes aber nicht von der Verpflichtung, anhand der Beipackzettel zu verschreibender Präparate zu überprüfen, ob die dort gemachten Angaben von denen in diesem Buch abweichen, und seine Verordnung in eigener Verantwortung zu bestimmen.

Die Deutsche Bibliothek - CIP-Einheitsaufnahme
Ehlers, Eberhard:
Pharmazeutische Analytik: Originalfragen und Kurzlehrbuch/ Eberhard Ehlers. - Stuttgart ; Jena ; Lübeck ; Ulm : G. Fischer.
Früher im Verl. Jungjohann, Neckarsulm, Lübeck, Ulm
NE: HST
1. Zur "qualitativen pharmazeutischen Analytik" nach dem Gegenstandskatalog. - 7. Aufl. - 1997
(Exapharm ; P 5)
ISBN 3 -437-25710-2
NE: GT

1. Auflage April 1983
2. Auflage Oktober 1985
3. Auflage Januar 1988
4. Auflage Februar 1989
5. Auflage November 1990
6. Auflage Januar 1992
1., durchges. Nachdruck Januar 1994
2., durchges. Nachdruck Mai 1995
7. Auflage April 1997

© Gustav Fischer Verlag • Stuttgart • Jena • Lübeck • Ulm • 1997
Wollgrasweg 49 • 70599 Stuttgart
Das Werk einschließlich aller seiner Teile ist urheberrechtlich geschützt. Jede Verwertung außerhalb der engen Grenzen des Urheberrechtsgesetzes ist ohne Zustimmung des Verlages unzulässig und strafbar. Das gilt insbesondere für Vervielfältigung, Übersetzungen, Mikroverfilmungen und die Einspeicherung und Verarbeitung in elektronischen Systemen.
Satz: Büro Lukas, 69115 Heidelberg; Konstruktionsbüro Marchegiani, 63579 Freigericht
Druck und Bindung: Druckhaus Schwaben GmbH, 74080 Heilbronn
Umschlaggestalltung: SRP GmbH, Ulm
Titelgrafik: G. Raichle, Ulm
Gedruckt auf 90 g/m″ Ecosamt

Vorwort
zur 7. Auflage

Aufgrund der starken Nachfrage wurde eine 7. lediglich *durchgesehene Auflage* der **Analytik I** rasch erforderlich. Die komplette Überarbeitung und Neugestaltung soll erst mit der kommenden Auflage erfolgen.

Um aber im MC-Fragenteil größtmögliche Aktualität zu besitzen, wurde diesem Band ein **Anhang** mit neueren Multiple choice-Fragen angegliedert.

Dieser Anhang enthält **209** MC-Fragen der Prüfungen von **Herbst 1990** bis einschließlich **Frühjahr 1996**. Wiederholt gestellte Fragen sind mit einem Kreuz (+) gekennzeichnet. Die MC-Fragen des Anhangs sind bereits nach dem aktuellen Gegenstandskatalog geordnet. Fragen des obigen Prüfungszeitraums, die schon in *identischer Form* im bisherigen MC-Fragenteil der Analytik I enthalten sind, wurden *nicht* aufgelistet.

Hofheim, im Januar 1997   Priv.Doz. Dr. Eberhard Ehlers

Vorwort
zur 6. Auflage

Aufgrund der überaus großen Nachfrage wurde eine *6. durchgesehene und überarbeitete Auflage* der **Analytik I** erforderlich.

Der vorliegende Band enthält **618 Multiple choice-Fragen** zur **"Qualitativen Analyse"** im Prüfungsfach **"Grundlagen der Pharmazeutischen Analytik"** bis einschließlich **Frühjahr 1990**. Wiederholt gestellte Fragen sind mit einem Kreuz (+) gekennzeichnet.

Vielen Pharmaziestudenten habe ich für wertvolle Anregungen und Hinweise bei der Überarbeitung des Buches zu danken.

Hofheim, im Dezember 1991   Priv.Doz. Dr. Eberhard Ehlers

notwendig. Darüber hinaus wird die bisher in *einem* Band erschienene „Analytik" von den Pharmaziestudenten neben ihren Vorbereitungen auf den 1. Abschnitt des Staatsexamens in zunehmendem Maße auch für die Abschlußprüfungen in den jeweiligen Fachsemestern genutzt.

Beide Faktoren — erweiterte Anforderungen durch DAB 9 und breitere Benutzung während des Grundstudiums — gaben Anlaß, die 4. Auflage der „Pharmazeutischen Analytik" in zwei Bänden erscheinen zu lassen:
  Analytik I (Qualitative Analyse)
  Analytik II (Quantitative Analyse)
Die bewährte Form — Multiple choice-Fragen und Kurzlehrbuch — wurde beibehalten. Die Gliederung beider Bände erfolgt in Anlehnung an die 2. Auflage des Gegenstandskatalogs (GK 1) vom Juli 1982.

Bei Themen, die Methoden des DAB 9 oder der Ph. Eur. explicit ansprechen, soll durch Angabe der Literaturstelle in den Kommentaren zu diesen Arzneibüchern ein schneller, gezielter Einstieg in die Originalliteratur ermöglicht werden.

Allen Pharmaziestudenten wünsche ich viel Erfolg bei ihren Prüfungsvorbereitungen und hoffe, daß ihnen hierbei das vorliegende Buch eine wertvolle Hilfe sein wird.

6238 Hofheim, im Winter 1988/89   Dr. Eberhard Ehlers

INHALTSVERZEICHNIS

QUALITATIVE ANALYSE

MC-Fragen

1.	Grundlagen	1
1.1	Allgemeines	1
1.2	Lösen und Aufschließen	12
2.	Anorganische Bestandteile	25
2.1	Nachweis wichtiger Elementarsubstanzen	25
2.2	Analyse der Anionen	26
2.3	Analyse der Kationen	54
3.	Organische Bestandteile	104
3.1	Elemente in organischen Verbindungen	104
3.2	Identifizierung organischer Substanzen	108

Kommentare

1.	Grundlagen	161
1.1	Allgemeines	161
1.1.1	Grundbegriffe	161
1.1.2	Vorproben	162
1.2	Lösen und Aufschließen	173
1.2.1	Lösen fester Analysensubstanzen	173
1.2.2	Veraschen	174
1.2.3	Verbrennen im Sauerstoffkolben	176
1.2.4	Alkalicarbonat-, Ammoniumtartrat-Lösungen	177
1.2.5	Saure Aufschlüsse	180
1.2.6	Alkalische Aufschlüsse	182

2.	Anorganische Bestandteile	184
2.1	Nachweis wichtiger Elementarsubstanzen	184
2.1.1	Identitätsprüfungen des Arzneibuches	184
2.2	Analyse der Anionen	187
2.2.1	Anionengruppen	190
2.2.2	Nachweis	191
2.2.3	Nachweis wichtiger nebeneinander vorliegender Anionen	222
2.2.4	Spezielle Identitätsreaktionen des Arzneibuches	232
2.2.5	Spezielle Grenzprüfungen des Arzneibuches	233
2.3	Analyse der Kationen	239
2.3.1	Trennungsgänge	239
2.3.2	Nachweis	257
2.3.3	Identitätsreaktionen des Arzneibuches	305
2.3.4	Grenzprüfungen des Arzneibuches	305
3.	Organische Bestandteile	313
3.1	Elemente in organischen Verbindungen	313
3.1.1	Nachweis	313
3.2	Identifizierung organischer Substanzen	317
3.2.1	Siedetemperatur („Siedepunkt"), Siedebereich	319
3.2.2	Schmelztemperatur („Schmelzpunkt")	324
3.2.3	Relative Dichte	335
3.2.4	Chemische Nachweismethoden für Substanzen und funktionelle Gruppen, insbesondere Prüfungen des Arzneibuches	339
3.2.5	Identitätsreaktionen des Arzneibuches	398
3.2.6	Nachweis organischer Anionen, insbesondere nach Arzneibuch	417

Lösungen der MC-Fragen	431
Erklärung der Aufgabentypen	433
Verzeichnis der Wortabkürzungen	435
Verzeichnis der Zeichen und Symbole	438
Sachwortregister	442

Qualitative Analyse

1.   GRUNDLAGEN

1.1   Allgemeines

1.1.1 Grundbegriffe

1[+] Welche Aussage trifft zu? - Unter der Grenzkonzentration einer Nachweis-Reaktion versteht man
- (A) die Maximalkonzentration an nachzuweisender Substanz, die beim Nachweis nicht überschritten werden darf
- (B) die mindestens erforderliche Konzentration an Nachweisreagenz
- (C) die maximal zulässige Konzentration an Nachweisreagenz, bei der noch keine störende Komplexbildung auftritt
- (D) die Minimalkonzentration an nachzuweisender Substanz, die noch einen positiven Nachweis ergibt
- (E) die Mindestmasse an Substanz (in µg), die noch einen positiven Nachweis ergibt.

2   Welche Aussagen treffen zu? - Die übliche Angabe, daß die Grenzkonzentration für einen Nachweis 10^{-4} (entsprechend 100 ppm) sei, bedeutet, daß die Reaktion positiv ausfällt, wenn

    (1) mindestens 10^{-4} g Substanz in 1 ml gelöst sind
    (2) mindestens 1 g Substanz in 10^4 ml gelöst ist
    (3) das Löslichkeitsprodukt der Substanz 10^{-4} beträgt
    (4) mindestens 10^{-4} g Substanz gelöst sind

- (A) nur 1 ist richtig
- (B) nur 2 ist richtig
- (C) nur 1 und 2 sind richtig
- (D) nur 1 und 3 sind richtig
- (E) 1 - 4 = alle sind richtig

1.1.2 Vorproben

Flammenfärbung

3   Welche der folgenden Verbindungen ergeben eine grüne Flammenfärbung, wenn sie in die nichtleuchtende Bunsenflamme gebracht werden?

(1) $FeSO_4$ (4) $B(OCH_3)_3$
(2) $Cu(NO_3)_2$ (5) Cs_2SO_4
(3) $BaCl_2$

(A) nur 1 ist richtig
(B) nur 3 ist richtig
(C) nur 2, 3 und 4 sind richtig
(D) nur 1, 2, 3 und 4 sind richtig
(E) 1 - 5 = alle sind richtig

4   Welche Aussagen treffen zu? - Eine rote Flammenfärbung tritt auf, wenn folgende Verbindung in die nichtleuchtende Bunsenflamme gebracht wird:

(1) $Fe(OH)_3$ (4) $NaCl$
(2) $LiCl$ (5) $CuCl_2$
(3) $SrCl_2$

(A) nur 2 ist richtig
(B) nur 1 und 2 sind richtig
(C) nur 2 und 3 sind richtig
(D) nur 4 und 5 sind richtig
(E) nur 1, 2, 3 und 5 sind richtig

Oxidationsschmelze

5[+]   Welche Aussage trifft zu? - Die beim Mangan-Nachweis in der Oxidationsschmelze (Na_2CO_3/KNO_3) eines Mangan(II)-Salzes ablaufende Reaktion läßt sich wie folgt formulieren (von Folgereaktionen sei hier abgesehen):

(A) $2\ Mn^{2+} + 3\ NO_3^- + 2\ CO_3^{2-} \longrightarrow 2\ MnO_4^{2-} + 3\ NO_2^- + 2\ CO_2$

(B) $Mn^{2+} + 2\ NO_3^- + 2\ CO_3^{2-} \longrightarrow MnO_4^{2-} + 2\ NO_2^- + 2\ CO_2$

(C) $3\ Mn^{2+} + 5\ NO_3^- + 2\ CO_3^{2-} \longrightarrow 3\ MnO_4^- + 5\ NO + 2\ CO_2$

(D) $2\ Mn^{2+} + 5\ NO_3^- + 3\ CO_3^{2-} \longrightarrow 2\ MnO_4^- + 5\ NO_2^- + 3\ CO_2$

(E) $Mn^{2+} + 2\ NO_3^- + 2\ CO_3^{2-} \longrightarrow MnO_2 + 2\ NO_2^-$

6+ Welche Aussage trifft zu? - Wird die zum Mangan-Nachweis hergestellte Oxidationsschmelze (Na_2CO_3/KNO_3) in Wasser gelöst und diese Lösung mit verd. Essigsäure angesäuert, tritt eine Disproportionierung gemäß folgender Reaktionsgleichung ein:

(A) $3\ MnO_4^{2-} + 4\ H^+ \rightarrow 2\ MnO_4^- + MnO_2 + 2\ H_2O$

(B) $2\ MnO_2 + 4\ H^+ \rightarrow MnO_4^{2-} + Mn^{2+} + 2\ H_2O$

(C) $2\ MnO_4^{2-} + 4\ H^+ \rightarrow MnO_4^- + MnO_2 + 2\ H_2O$

(D) $3\ MnO_4^- + 4\ H^+ \rightarrow MnO_4^{2-} + 2\ MnO_2 + 4\ H_2O$

(E) $5\ MnO_4^{2-} + 8\ H^+ \rightarrow 4\ MnO_4^- + Mn^{2+} + 4\ H_2O$

7+ Welche der folgenden Reaktionen können beim Mangan-Nachweis mittels einer alkalisch-oxidierenden Schmelze (Na_2CO_3/KNO_3) zu der Grünfärbung der Schmelze beitragen?

(1) $3\ Mn^{2+} + 5\ NO_3^- + 2\ CO_3^{2-} \rightarrow 3\ MnO_4^- + 5\ NO + 2\ CO_2$

(2) $Mn^{2+} + 2\ NO_3^- + 2\ CO_3^{2-} \rightarrow MnO_4^{2-} + 2\ NO_2^- + 2\ CO_2$

(3) $Mn^{2+} + 4\ NO_2^- \rightarrow MnO_4^{2-} + 4\ NO$

(4) $2\ Mn^{2+} + 3\ NO_3^- + 2\ CO_3^{2-} \rightarrow 2\ MnO_4^{2-} + 3\ NO_2^- + 2\ CO_2$

(A) nur 1 ist richtig
(B) nur 4 ist richtig
(C) nur 1 und 2 sind richtig
(D) nur 2 und 3 sind richtig
(E) nur 3 und 4 sind richtig

8 Chrom(III)-oxid kann durch eine Oxidationsschmelze aufgeschlossen werden. - Welche der folgenden Gleichungen beschreibt diesen chemischen Vorgang?

(A) $2\ CrO_3 + 2\ KNO_3 \longrightarrow K_2Cr_2O_7 + 2\ NO_2 + 1/2\ O_2$

(B) $CrO_3 + K_2CO_3 \longrightarrow K_2CrO_4 + CO_2$

(C) $Cr_2O_3 + 3\ NaNO_3 + 2\ Na_2CO_3 \longrightarrow 2\ Na_2CrO_4 + 3\ NaNO_2 + 2\ CO_2$

(D) $Cr_2O_3 + NaNO_2 + K_2CO_3 \longrightarrow K_2Cr_2O_7 + NaNO_3 + CO_2$

(E) $Cr_2O_7 + NaNO_2 \longrightarrow 2\ CrO_3 + NaNO_3$

9+ Chromeisenstein ($FeCr_2O_4$) kann durch eine Oxidationsschmelze aufgeschlossen werden. – Welche der folgenden Gleichungen beschreibt einen solchen Vorgang?

(A) $2\ FeCr_2O_4 + 4\ K_2CO_3 + 7\ NaNO_3 \rightarrow Fe_2O_3 + 4\ K_2CrO_4 + 7\ NaNO_2 + 4\ CO_2$

(B) $3\ FeCr_2O_4 + 3\ K_2CO_3 + 5\ NaNO_3 \rightarrow Fe_3O_4 + 3\ K_2Cr_2O_7 + 5\ NaNO_2 + 3\ CO_2$

(C) $2\ FeCr_2O_4 + K_2CO_3 + 4\ KHSO_4 \rightarrow Fe_2(SO_4)_3 + K_2Cr_2O_7 + K_2SO_4 + 2\ KOH + CO_2$

(D) $FeCr_2O_4 + 3\ K_2CO_3 + 3\ S \rightarrow FeS + K_2Cr_2O_7 + 2\ K_2S + CO_2$

(E) $2\ FeCr_2O_4 + 6\ KHSO_4 \rightarrow Fe_2(SO_4)_3 + 2\ K_2Cr_2O_7 + K_2SO_4 + H_2O + SO_2$

Ordnen Sie bitte den in Liste 1 genannten Ionen die jeweils geeignete Vorprobe aus Liste 2 zu.

Liste 1

10 Mn^{2+}
11 Cr^{3+}

Liste 2

(A) Leuchtprobe
(B) Marshsche Probe
(C) Oxidationsschmelze
(D) Ätzprobe
(E) Wassertropfenprobe

Perlreaktion

12 Die in der "Boraxperle" bei der Prüfung von Cobalt(II)-sulfat ablaufende Gesamtreaktion wird üblicherweise durch folgende Gleichung schematisch beschrieben:

(A) $Na_2B_4O_7 + CoSO_4 \longrightarrow Na_2SO_4 + CoB_4O_7$

(B) $Na_2B_4O_7 + CoSO_4 \longrightarrow 2\ NaBO_2 + Co(BO_2)_2 + SO_3\uparrow$

(C) $Na_2B_4O_7 + 2\ CoSO_4 \longrightarrow 2\ NaCoBO_3 + B_2O_5 + SO_3\uparrow$

(D) $Na_2B_4O_7 + CoSO_4 \longrightarrow Na_2O + CoB_4O_7 + SO_3\uparrow$

(E) $Na_2B_4O_7 + 2\ CoSO_4 \longrightarrow 2\ NaBO_2 + Co_2(BO_2)_3 + 2\ SO_2\uparrow$

Marsh-Probe

13 Welche Aussagen treffen zu? – Die Marshsche Probe auf Arsenverbindungen, unter Einschluß einer Unterscheidungsmöglichkeit gegenüber Antimon, beruht auf folgenden (stöchiometrisch zutreffend formulierten) Reaktionen:

(1) $2\ AsO_3^{3-} + 3\ H_3PO_2 + 6\ H^+ \rightarrow 2\ As + 3\ H_3PO_3 + 3\ H_2O$

(2) $As_2O_3 + 6\ Zn + 12\ H^+ \rightarrow 2\ AsH_3 + 6\ Zn^{2+} + 3\ H_2O$

(3) $2\ AsH_3 \rightarrow 2\ As + 3\ H_2$

(4) $2\ As + 5\ H_2O_2 + 6\ NH_3 \rightarrow 2\ AsO_4^{3-} + 6\ NH_4^+ + 2\ H_2O$

(5) $AsH_3 + 6\ Ag^+ + 3\ H_2O \rightarrow 6\ Ag + AsO_3^{3-} + 9\ H^+$

(A) nur 1 und 4 sind richtig
(B) nur 2 und 5 sind richtig
(C) nur 1, 2 und 5 sind richtig
(D) nur 2, 3 und 4 sind richtig
(E) nur 1, 3, 4 und 5 sind richtig

14 Welche Aussagen treffen zu? - Die Marshsche Probe auf Arsenverbindungen, unter Einschluß einer Unterscheidungsmöglichkeit gegenüber Antimon, beruht u.a. auf folgenden Reaktionen:

(1) Umsetzung mit H_3PO_2
(2) Reduktion mit Zink/HCl
(3) Thermische Zersetzung der Wasserstoffverbindungen
(4) Oxidation des elementaren Arsens mit H_2O_2/NH_3
(5) Reaktion von AsH_3 mit Ag^+

(A) nur 1 und 4 sind richtig
(B) nur 2 und 5 sind richtig
(C) nur 1, 2 und 5 sind richtig
(D) nur 2, 3 und 4 sind richtig
(E) nur 1, 3, 4 und 5 sind richtig

Leuchtprobe

15 Ein mit kaltem Wasser gefülltes Reagenzglas werde in eine salzsaure Analysenlösung, zu der man metallisches Zink gegeben hat, eingetaucht und danach in eine nichtleuchtende Bunsenflamme gehalten. - Welches der folgenden Elemente (in Form von Verbindungen) verursacht hierbei eine blaue Lumineszenz ("Leuchtprobe")?

(A) Bismut   (D) Zinn
(B) Kupfer   (E) Antimon
(C) Barium

Erhitzen im Glührohr

16 Welche Aussagen treffen zu? - Beim Erhitzen einer trockenen Substanz im Glühröhrchen entsteht an der Glaswandung ein zunächst gelber Beschlag. Dies kann hindeuten auf die Anwesenheit von

(1) Schwefel
(2) Arsen(III)-sulfid
(3) Quecksilber(II)-iodid
(4) Bleichlorid

(A) nur 1 ist richtig
(B) nur 1 und 2 sind richtig
(C) nur 1, 2 und 3 sind richtig
(D) nur 2, 3 und 4 sind richtig
(E) 1 - 4 = alle sind richtig

17 Zur Vorprobe auf Anionen wird eine Analysensubstanz im Glühröhrchen unter Luftzutritt erhitzt. - Welche der folgenden Substanzen können zu einer SO_2-Entwicklung führen?

(1) Sulfide
(2) Sulfite
(3) Thiosulfate
(4) Sulfate (in Abwesenheit von Reduktionsmitteln)

(A) nur 2 ist richtig
(B) nur 2 und 3 sind richtig
(C) nur 1, 2 und 3 sind richtig
(D) nur 1, 3 und 4 sind richtig
(E) 1 - 4 = alle sind richtig

Themenübergreifende Fragen

Ordnen Sie bitte den in Liste 1 genannten Ionen die jeweils geeignete Vorprobe aus Liste 2 zu.

Liste 1   Liste 2

18 Mn^{2+} (A) Oxidationsschmelze
                           (B) Marshsche Probe
19 Sb^{3+} (C) Leuchtprobe
                           (D) Ätzprobe
                           (E) Wassertropfenprobe

Ordnen Sie bitte den folgenden Ionen (Liste 1) den jeweils zutreffenden charakteristischen Nachweis (Liste 2) zu.

Liste 1   Liste 2

20 BO_3^{3-} (A) Gutzeit-Probe
                           (B) Leuchtprobe
21 $As^{3+/5+}$ (C) Rinmanns Grün
                           (D) Esterbildung (mit CH_3OH)
                           (E) Oxidationsschmelze

Verhalten gegenüber Ammoniak und Lauge

22+ Welche der folgenden, schematisiert dargestellten Komplexbildungen der Kationen ist mit einer analytisch verwertbaren sichtbaren Farbänderung oder Farbvertiefung verbunden?

(A) $Ag^+ \longrightarrow [Ag(CN)_2]^-$
(B) $Cd^{2+} \longrightarrow [Cd(NH_3)_6]^{2+}$
(C) $Pb^{2+} \longrightarrow [Pb(OH)_4]^{2-}$
(D) $Zn^{2+} \longrightarrow [Zn(NH_3)_4]^{2+}$
(E) Keine der angegebenen Komplexbildungen.

23 Welche Aussage trifft nicht zu? - Mit einem Überschuß
    von NaOH lösen sich folgende Hydroxide aufgrund ihres
    amphoteren Charakters zu komplexen Verbindungen:
    (A) $Pb(OH)_2$
    (B) $Sn(OH)_2$
    (C) $Mg(OH)_2$
    (D) $Al(OH)_3$
    (E) $Zn(OH)_2$

24 Welche der folgenden Metallhydroxide gehen mit einem
    Überschuß an Alkalihydroxid-Lösung als Hydroxo-Anionen
    in Lösung?
    (1) $Al(OH)_3$
    (2) $Zn(OH)_2$
    (3) $Pb(OH)_2$
    (4) $MnO(OH)_2$
    (5) $Mg(OH)_2$

    (A) nur 1, 2 und 3 sind richtig
    (B) nur 1, 3 und 5 sind richtig
    (C) nur 2, 3 und 4 sind richtig
    (D) nur 2, 4 und 5 sind richtig
    (E) nur 2, 3, 4 und 5 sind richtig

25 Welche Aussage trifft nicht zu? - Mit einem Überschuß an
    Natronlauge lösen sich die Hydroxide der folgenden Kat-
    ionen aufgrund ihres amphoteren Charakters als Hydroxo-
    komplexe auf:
    (A) Al^{3+}
    (B) Ni^{2+}
    (C) Sn^{2+}
    (D) Zn^{2+}
    (E) Pb^{2+}

26 Welche Aussage trifft zu? - Nach Zugabe eines großen
    Überschusses an starker Natriumhydroxid-Lösung zu einer
    wäßrigen Lösung seines Sulfats liegt folgendes Kation
    als Hydroxid gefällt vor:
    (A) Zn^{2+}
    (B) Pb^{2+}
    (C) Al^{3+}
    (D) Cr^{3+}
    (E) Keine der Aussagen trifft zu.

27 Welche der folgenden Metallhydroxide werden von verdünn-
    tem Ammoniak (10%) unter Komplexbildung gelöst?
    (1) $Bi(OH)_3$
    (2) $Cd(OH)_2$
    (3) $Zn(OH)_2$
    (4) $Fe(OH)_3$
    (5) $Pb(OH)_2$

    (A) nur 1 und 2 sind richtig
    (B) nur 2 und 3 sind richtig
    (C) nur 3 und 4 sind richtig
    (D) nur 4 und 5 sind richtig
    (E) nur 1, 3 und 5 sind richtig

28+ Welche der folgenden Metallhydroxide werden von verdünntem Ammoniak (10 %) unter Komplexbildung gelöst?

(1) $Bi(OH)_3$
(2) $Cd(OH)_2$
(3) $Cu(OH)_2$
(4) $Fe(OH)_3$
(5) $Sn(OH)_2$

(A) nur 1 und 2 sind richtig
(B) nur 2 und 3 sind richtig
(C) nur 3 und 4 sind richtig
(D) nur 4 und 5 sind richtig
(E) nur 1, 3 und 5 sind richtig

29 Welche Aussagen treffen zu? - Versetzt man eine wäßrige Lösung der u.a. Ionen mit NH_4^+/NH_3, so bleiben die folgenden Ionen in Lösung.

(1) Cu^{2+}
(2) Ag^+
(3) Cd^{2+}
(4) Hg^{2+}
(5) Bi^{3+}

(A) nur 1 ist richtig
(B) nur 1 und 3 sind richtig
(C) nur 1 und 5 sind richtig
(D) nur 1, 2 und 3 sind richtig
(E) nur 2, 3 und 4 sind richtig

30+ Eine in Wasser praktisch unlösliche weiße Substanz löse sich in starker Natronlauge. Bei Zugabe von Ammoniumsulfid-Lösung zur alkalischen Lösung fällt ein schwarzer Niederschlag aus. - Auf welche im folgenden genannte Substanz trifft diese Aussagekombination zu?

(A) $AgCl$
(B) $PbSO_4$
(C) HgI_2
(D) $NiCO_3$
(E) SnO_2

31 Welche Aussage trifft zu? - Eine wäßrige Lösung, die die Ionen Ag^+, Cu^{2+} und Zn^{2+} enthält, wird mit Ammoniak im Überschuß versetzt. Dabei entstehen überwiegend folgende Reaktionsprodukte:

(A) $AgOH$, $[Cu(NH_3)_4]^{2+}$, $Zn(OH)_2$

(B) Ag_2O , $Cu(OH)_2$, $[Zn(NH_4)_4]^{2+}$

(C) $[Ag(NH_3)_2]^+$, $[Cu(NH_3)_2]^{2+}$, $[Zn(NH_3)_4]^{2+}$

(D) $[Ag(NH_3)_2]^+$, $[Cu(NH_3)_4]^{2+}$, $[Zn(NH_3)_4]^{2+}$

(E) $[Ag(NH_4)_2]^+$, $[Cu(NH_4)_4]^{2+}$, $Zn(OH)_2$

32+ Eine die Ionen Fe^{3+}, Ca^{2+} und As^{3+} enthaltende Lösung wird mit Natriumcarbonat-Lösung im Überschuß gekocht. - Welche Reaktionshauptprodukte entstehen?

(A) Eisen(III)-carbonat, Calciumcarbonat, Natriumarsenat
(B) Eisen(III)-carbonat, Calciumcarbonat, Arsen(V)-hydroxid
(C) Eisen(III)-hydroxid, Calciumcarbonat, Arsen(V)-hydroxid
(D) Eisen(III)-hydroxid, Calciumhydroxid, Natriumarsenit
(E) Eisen(III)-hydroxid, Calciumcarbonat, Natriumarsenit

33 Welche Aussage trifft zu? - Eine Analysensubstanz bestehe aus einem Gemisch von Natriumnitrat und Aluminium-Metall. - Welche Endprodukte entstehen beim Übergießen mit einem Überschuß an 2 N-NaOH?

(A) NO_3^-, $[Al(OH)_4]^-$
(B) NH_3, $[Al(OH)_4]^-$
(C) Al^{3+}, NO_3^-
(D) NO_2^-, $[Al(OH)_4]^-$
(E) Es findet keine Reaktion statt.

34 Welche Aussage trifft zu? - Ein Gemisch von wenig $NaNO_3$ und viel metallischem Aluminium wird mit überschüssiger Natriumhydroxid-Lösung versetzt. Bei der Reaktion entsteht aus NO_3^- überwiegend

(A) NO_2^-
(B) N_2O
(C) H_2NOH
(D) NH_3
(E) Keiner der angegebenen Stoffe entsteht.

Verhalten gegenüber Säuren

35 Beim Lösen fester Analysensubstanzen in konzentrierter Salpetersäure (65%) treten unterschiedliche Effekte auf. - Welche der folgenden Aussagen trifft nicht zu?

(A) Sulfide können unter Oxidation zu Sulfat gelöst werden, so daß z.B. $PbSO_4$ ausfallen kann.
(B) Sulfide können unter H_2S-Entwicklung gelöst werden.
(C) Metallisches Aluminium und metallisches Chrom sind wegen der Ausbildung von Schutzschichten in kalter konz. HNO_3 praktisch unlöslich.
(D) Zinn(IV)-Verbindungen können in konz. HNO_3 hydrolysieren.
(E) Metallisches Silber löst sich in konz. HNO_3 unter Wasserstoffentwicklung auf.

36 Bei welchen der folgenden (festen) Substanzen kann beim Behandeln mit konz. HNO_3 eine in Wasser schwerlösliche Verbindung entstehen?

    (1) PbS   (3) $SnCl_2$
    (2) ZnS   (4) Cu (metallisch)

(A) nur 1 ist richtig
(B) nur 1 und 2 sind richtig
(C) nur 1 und 3 sind richtig
(D) nur 3 und 4 sind richtig
(E) nur 2, 3 und 4 sind richtig

37 Beim Behandeln von festen Sulfiden mit konz. HNO_3 kann kein Schwefelwasserstoff entstehen,
<u>weil</u>
konz. HNO_3 viele Sulfide zu Sulfaten oxidiert.

38 Eine Analysenlösung werde mit Schwefelsäure angesäuert. - Welche der folgenden Anionen können hierdurch wegen Instabilität der entstandenen Säuren dem weiteren Nachweis entzogen werden?

    (1) $H_2PO_4^-$ (3) ClO_4^-
    (2) NO_2^- (4) NO_3^-

(A) nur 2 ist richtig
(B) nur 1 und 2 sind richtig
(C) nur 1 und 4 sind richtig
(D) nur 3 und 4 sind richtig
(E) 1 - 4 = alle sind richtig

39+ Zur Vorprobe auf Anionen wird eine Analysensubstanz mit konzentrierter Schwefelsäure erhitzt. - Welche der folgenden Substanzen können zu einer SO_2-Entwicklung führen?

    (1) Sulfite   (4) Sulfide
    (2) Thiosulfate   (5) elementarer Schwefel
    (3) unedle Metalle

(A) nur 1 und 2 sind richtig
(B) nur 1 und 4 sind richtig
(C) nur 1, 2 und 4 sind richtig
(D) nur 2, 4 und 5 sind richtig
(E) 1 - 5 = alle sind richtig

40 Welches der folgenden Anionen wird beim Ansäuern einer Analysenlösung mit verd. Schwefelsäure und Erhitzen durch Zersetzung (der entstandenen Säure) dem Nachweis entzogen?

(A) NO_2^- (D) I^-
(B) NO_3^- (E) ClO_4^-
(C) $H_2PO_4^-$

41 Welche Aussage trifft nicht zu? - Beim Versetzen folgender Salze mit konz. Schwefelsäure entstehen gefärbte oder typisch riechende Dämpfe oder Gase:

(A) $NaNO_2$
(B) KBr
(C) Na_2SO_3
(D) K_2CO_3
(E) NaI

42 Beim Erhitzen einer Analysenprobe mit konzentrierter Schwefelsäure werden CO und CO_2 nachgewiesen. - Welche der folgenden Verbindungen können zur Entwicklung eines dieser Gase oder beider geführt haben?

(1) Carbonate
(2) Cyanide
(3) Tartrate
(4) Oxalate

(A) nur 1 ist richtig
(B) nur 4 ist richtig
(C) nur 1 und 4 sind richtig
(D) nur 1, 2 und 4 sind richtig
(E) 1 - 4 = alle sind richtig

43 Bei welchen der folgenden Verbindungen ist beim Erhitzen mit konzentrierter Schwefelsäure CO_2-Entwicklung festzustellen?

(1) Natriumcarbonat
(2) basisches Bismutcarbonat
(3) Natriumoxalat
(4) Natriumtartrat

(A) nur 1 ist richtig
(B) nur 1 und 2 sind richtig
(C) nur 1, 2 und 3 sind richtig
(D) nur 2, 3 und 4 sind richtig
(E) 1 - 4 = alle sind richtig

44+ Welches der folgenden Ionen ergibt mit 2 N-HCl bei Raumtemperatur eine farblose Lösung (abgesehen von Spuren)?

(A) Cu^{2+}
(B) Hg^{2+}
(C) Ag^+
(D) CrO_4^{2-}
(E) Hg_2^{2+}

45+ Eine klare Analysenlösung werde mit konz. Salzsäure erhitzt. - Welches der folgenden Anionen kann nach längerem Kochen eine Trübung verursachen?

(A) $S_2O_3^{2-}$
(B) Br^-
(C) ClO_3^-
(D) SO_4^{2-}
(E) ClO_4^-

46 Eine klare Analysenlösung werde mit konz. Salzsäure erhitzt. - Welches der folgenden Anionen kann ausgeschlossen werden, wenn auch nach längerem Kochen keine Trübung auftritt?

(A) SiO_3^{2-}
(D) SO_4^{2-}
(B) Br^-
(E) ClO_4^-
(C) ClO_3^-

47+ Welche der folgenden Ionen können beim Erhitzen einer Analysenprobe mit konz. HCl infolge Flüchtigkeit entstehender Verbindungen dem weiteren Nachweis entzogen werden?

(1) As^{3+}
(4) CO_3^{2-}
(2) S^{2-}
(5) CN^-
(3) SO_3^{2-}

(A) nur 2 und 4 sind richtig
(B) nur 3 und 4 sind richtig
(C) nur 1, 2 und 3 sind richtig
(D) nur 2, 4 und 5 sind richtig
(E) 1 - 5 = alle sind richtig

1.2 Lösen und Aufschließen

1.2.1 Lösen fester Analysensubstanzen

(vgl. hierzu Fragen Nr. 35 - 47)

1.2.2 Veraschen

48 Welche der folgenden Methoden ist gemäß Arzneibuch nicht für Veraschungen vorgesehen?
(A) Veraschung ohne Zusätze im offenen Porzellan- oder Platintiegel bei ca. 600 °C
(B) Veraschung im Bleitiegel unter Zusatz von HF/H_2SO_4 bei ca. 300 °C
(C) Veraschung im Porzellan- oder Platintiegel in Gegenwart von Schwefelsäure
(D) Veraschung unter Zusatz von $MgSO_4$ bei <800 °C
(E) Veraschung unter Zusatz von MgO im Porzellantiegel bei ca. 800 °C

49 Welche der folgenden Aussagen über Aschen treffen zu?
- (1) Bei der Aschebestimmung im offenen Tiegel ohne Zusätze werden alle anorganischen Stoffe erfaßt.
- (2) Beim Veraschen im offenen Tiegel entstehen aus organischen Stoffen, die nur C, H, N, O enthalten, flüchtige Verbindungen.
- (3) Die "Sulfatasche" enthält nur Sulfate.
- (4) Mit der salzsäureunlöslichen Asche werden u.a. Silicate erfaßt.

- (A) nur 2 ist richtig
- (B) nur 1 und 3 sind richtig
- (C) nur 2 und 4 sind richtig
- (D) nur 1, 2 und 3 sind richtig
- (E) nur 1, 2 und 4 sind richtig

Salzsäureunlösliche Asche

50 Welche Aussage über die "Salzsäureunlösliche Asche" nach dem Arzneibuch trifft nicht zu?
- (A) Sie kann nach Extraktion der "Asche" (Ph.Eur.) mit Salzsäure R/Wasser bestimmt werden.
- (B) Sie kann nach Extraktion der "Sulfatasche" (Ph.Eur.) mit Salzsäure R/Wasser bestimmt werden.
- (C) Nach Kochen mit dem Salzsäure R/Wasser-Gemisch wird durch Abdampfen der Salzsäure der zu glühende Rückstand erhalten.
- (D) Ihre Bestimmung wird zu Reinheitsprüfungen herangezogen.
- (E) Bei bestimmten Drogen wird diese Prüfung auch zur Prüfung auf Identität herangezogen.

Sulfatasche

51 Welche Aussage über die "Sulfatasche" und ihre Bestimmung nach Arzneibuch trifft zu?
- (A) Im Gegensatz zur Veraschung ohne Zusätze ("Asche"-Bestimmung nach DAB 8) werden damit Beschwerungsmittel wie $BaSO_4$ erkannt.
- (B) Nach dem Glühen werden die Rückstände als Pyrosulfate gewogen.
- (C) Im Vergleich zur Bestimmung der "Asche" (DAB 8) wird die Verflüchtigung von Alkalihalogeniden vermieden.
- (D) Ist der ausgewogene Rückstand geringer als die in der Monographie geforderte Masse, so ist unter Schwefelsäurezusatz erneut bis zur Gewichtskonstanz zu glühen.
- (E) Bei Gegenwart von Erdalkalicarbonaten darf die Sulfatasche-Bestimmung nicht angewandt werden.

52+ Die Sulfatasche wird in der Ph.Eur. nach Zusatz von Ammoniumsulfat durch Erhitzen bis 300 °C bestimmt,
weil
beim Erhitzen einer Substanz bis 300 °C unter Zusatz von Ammoniumsulfat eine sichere Entfernung von Kohleteilchen erreicht wird.

53 Welche Aussage trifft zu? - Das charakteristische Ziel der Bestimmung der Sulfatasche nach dem Arzneibuch ist

(A) die Reinheitsprüfung auf anorganische Verunreinigungen organischer Substanzen
(B) die Erfassung organischer Verunreinigungen in anorganischen Substanzen
(C) die Erfassung aromatischer Verbindungen durch Sulfonierung
(D) die quantitative Bestimmung des Sulfatgehaltes von Arzneimitteln
(E) der Nachweis von organisch gebundenem Schwefel

54+ Welche Aussage trifft zu? - Die in Prozent angegebenen nichtflüchtigen Anteile, die beim Verbrennen und anschließendem Glühen (ohne Zusätze) einer organischen Substanz oder Droge zurückbleiben, werden nach dem Arzneibuch bezeichnet als

(A) Asche
(B) Gewichtsrückstand
(C) Salzsäureunlösliche Asche
(D) Sulfatrückstand
(E) Sulfatasche

55 Bei der Bestimmung der "Sulfatasche" nach Arzneibuch wird nach dem ersten Glühen nochmals mit verd. Schwefelsäure versetzt und erhitzt. Nach dem Erkalten wird mit Ammoniumcarbonat-Lösung versetzt, abgedampft und dann erneut geglüht. - Welchem Zweck dient der Ammoniumcarbonat-Zusatz?

(A) Überschüssige Schwefelsäure soll reproduzierbar als Ammoniumsulfat ausgewogen werden.
(B) Durch Schwefelsäure nicht entfernbares Nitrat und Chlorid sollen als Ammoniumnitrat bzw. Ammoniumchlorid verflüchtigt werden.
(C) Eventuell vorhandene Pyrosulfate sollen in Sulfate übergeführt werden.
(D) Die Schmelztemperatur des Rückstandes soll erniedrigt werden, um die Verflüchtigung von Salzen zu vermindern.
(E) Schwerflüchtige Anionen wie Phosphat sollen bei der Wägung als Ammoniumsalze vorliegen.

56 Bei der Veraschung einer organischen Substanz unter Zusatz von Schwefelsäure (Sulfatasche nach Ph.Eur.) werden alle eventuell vorhandenen anorganischen Bestandteile ausnahmslos in Sulfate übergeführt,
<u>weil</u>
durch Zusatz von Schwefelsäure unter anderem aus bei der Veraschungstemperatur flüchtigen Alkalihalogeniden schwerflüchtige Alkalisulfate entstehen.

1.2.3 Verbrennen im Sauerstoffkolben

57+ Welche organisch gebundenen Halogene werden nach Schöniger-Aufschluß und Absorption der Verbrennungsprodukte gemäß Ph.Eur. argentometrisch titriert?

    (1) Brom   (3) Fluor
    (2) Chlor   (4) Iod

(A) nur 3 ist richtig
(B) nur 1 und 2 sind richtig
(C) nur 2 und 4 sind richtig
(D) nur 1, 2 und 3 sind richtig
(E) 1 - 4 = alle sind richtig

58 Welche der nachfolgenden Reaktionen sind bei der quantitativen Bestimmung von Iod nach der Schöniger-Methode (Ph.Eur.) beteiligt?

(1) $I_2 + 2\ OH^- \rightleftharpoons IO^- + I^- + H_2O$

(2) $IO^- + I^- + 5\ BrO^- \rightleftharpoons 2\ IO_3^- + 5\ Br^-$

(3) $BrO^- + Br^- + 2\ H_3O^+ \rightleftharpoons Br_2 + 3\ H_2O$

(4) $IO_3^- + 5\ I^- + 6\ H_3O^+ \rightleftharpoons 3\ I_2 + 9\ H_2O$

(5) $I_2 + 2\ S_2O_3^{2-} \rightleftharpoons 2\ I^- + S_4O_6^{2-}$

(A) nur 5 ist richtig
(B) nur 2 und 3 sind richtig
(C) nur 1, 2 und 3 sind richtig
(D) nur 2, 4 und 5 sind richtig
(E) 1 - 5 = alle sind richtig

59

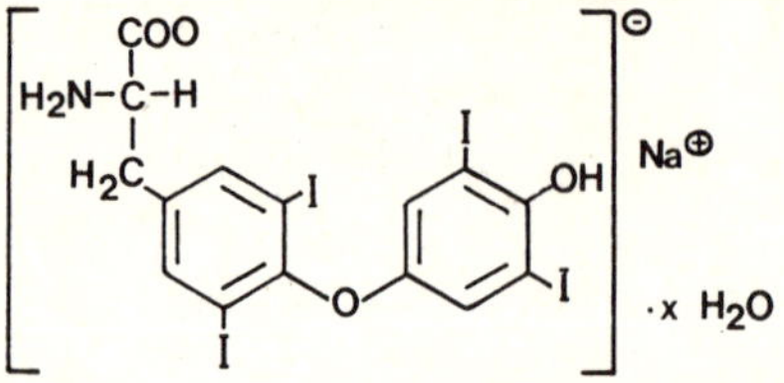

[Struktur: H₂N-CH(COO⁻)-CH₂-C₆H₂(I)₂-O-C₆H₂(I)₂-OH] Na⊕ · x H₂O

In welcher Form liegt das in Levothyroxin-Natrium (s. obige Formel) gebundene Iod nach der Verbrennung in einer Sauerstoff-Atmosphäre (Schöniger-Methode DAB 9) vor, wenn NaOH-Lösung als Absorptionsflüssigkeit verwendet, anschließend mit überschüssigem Hypobromit erhitzt und dann durch Kaliumhydrogenphthalat-Zusatz ein pH-Wert von 4 bis 5 eingestellt wurde?

(A) Iod
(B) Iodwasserstoff
(C) Unteriodige Säure
(D) Iodsäure
(E) Periodsäure

60 Welche Aussage trifft nicht zu? - Mit der Schöniger-Methode nach Ph.Eur. lassen sich folgende Elemente quantitativ bestimmen:

(A) Brom
(B) Chlor
(C) Fluor
(D) Schwefel
(E) Sauerstoff

61 Welche der folgenden organisch gebundenen Halogene liegen nach Verbrennen der Substanz in einer Sauerstoff-Atmosphäre (Schöniger-Aufschluß) primär als Halogenide vor?

(1) Chlor   (3) Iod
(2) Fluor

(A) nur 2 ist richtig
(B) nur 3 ist richtig
(C) nur 1 und 2 sind richtig
(D) nur 2 und 3 sind richtig
(E) 1 - 3 = alle sind richtig

62

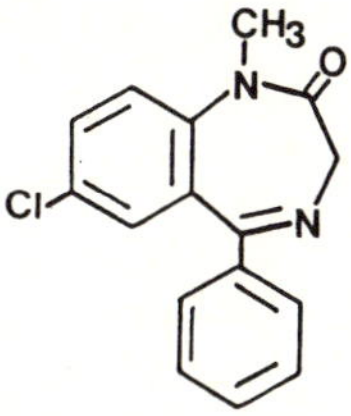

[Diazepam structural formula]

In Form welchen Ions liegt das in Diazepam (s. obige Formel) gebundene Chlor nach einem Schöniger-Aufschluß gemäß DAB 9 vor, wenn der Kolben als Absorptionsflüssigkeit NaOH-Lösung enthält?

(A) Cl^-
(B) ClO^-
(C) ClO_2^-
(D) ClO_3^-
(E) ClO_4^-

63 In welche Ionen werden organisch gebundene Halogene durch die Schöniger-Methode nach Ph.Eur. für die jeweilige Titration übergeführt?

(1) Brom in Bromid
(2) Chlor in Chlorid
(3) Fluor in Fluorid
(4) Iod in Iodid

(A) nur 3 ist richtig
(B) nur 1 und 2 sind richtig
(C) nur 2 und 4 sind richtig
(D) nur 1, 2 und 3 sind richtig
(E) 1 - 4 = alle sind richtig

64 Die Schöniger-Methode ist zur Gehaltsbestimmung von Stickstoff in Substanzen umfassender geeignet als die Kjeldahl-Methode,
weil
die Schöniger-Methode bei der Stickstoff-Bestimmung auch Nitro- und Pyridin-Verbindungen erfaßt.

1.2.4 - 1.2.6 Aufschlüsse

65 Welche der folgenden Aussagen über Aufschlüsse trifft nicht zu?

(A) Der Soda-Pottasche-Aufschluß wird bei Silicaten, Silberhalogeniden und hoch geglühten Oxiden angewendet.
(B) Oxidierbare schwerlösliche Verbindungen wie $FeCr_2O_4$ werden durch eine Oxidationsschmelze aufgeschlossen.
(C) Mit dem $KHSO_4$-Aufschluß kann Fe_2O_3 in eine wasserlösliche Verbindung übergeführt werden.
(D) $PbSO_4$ wird mit Soda/Schwefel in säurelösliches PbS_2O_3 übergeführt.
(E) Der Freiberger-Aufschluß ist für schwerlösliche Oxide von Elementen, die Thiosalze bilden, geeignet.

66 Welche der folgenden Aussagen über Aufschlüsse trifft **nicht** zu?

(A) Der Soda-Pottasche-Aufschluß wird bei Silicaten, Silberhalogeniden und hoch geglühten Oxiden angewendet.
(B) Oxidierbare schwerlösliche Verbindungen wie $FeCr_2O_4$ werden durch eine Oxidationsschmelze aufgeschlossen.
(C) Mit dem $KHSO_4$-Aufschluß kann Fe_2O_3 in eine wasserlösliche Verbindung übergeführt werden.
(D) Beim Kjeldahl-Aufschluß wird organisch gebundener Stickstoff in Nitrat übergeführt.
(E) $PbSO_4$ wird mit ammoniakalischer Ammoniumtartrat-Lösung in ein lösliches Komplexsalz übergeführt.

67 Der Schmelzaufschluß von $BaSO_4$ ist bei Verwendung eines Gemisches von K_2CO_3 und Na_2CO_3 einfacher durchzuführen als bei Verwendung der reinen Alkalicarbonate,
weil
ein Gemisch von K_2CO_3 und Na_2CO_3 eine höhere Schmelztemperatur besitzt als die reinen Salze.

68+ Welche Aussage trifft zu? - Schwerlösliche Erdalkalisulfate werden zu ihrer qualitativen Analyse üblicherweise aufgeschlossen mittels

(A) $KHSO_4$-Schmelze
(B) Soda-Pottasche-Schmelze
(C) ammoniakalischer Tartrat-Lösung
(D) Königswasser (unter Erhitzen)
(E) $Na_2B_4O_7$-Schmelze

69 Zum Aufschluß von $BaSO_4$ benutzt man häufig anstelle reiner Alkalicarbonate ein Gemisch von K_2CO_3 und Na_2CO_3,
weil
ein Gemisch von K_2CO_3 und Na_2CO_3 einen tieferen Schmelzpunkt hat als die reinen Salze.

70 Nach erfolgtem Soda-Pottasche-Aufschluß von Erdalkalisulfaten muß zu deren Nachweis die Schmelze nach dem Erkalten mit verdünnter HOAc (2-normal) aufgenommen werden,
weil
Erdalkalicarbonate durch 2 N-HOAc aufgelöst werden.

71+ Zum Aufschluß von Silberbromid kann der Soda-Pottasche-Aufschluß verwendet werden. - Mit welchen der folgenden Gleichungen kann das chemische Geschehen (hier nur mit Natriumcarbonat formuliert) beschrieben werden?

(1) $2\ AgBr + Na_2CO_3 \rightleftharpoons Ag_2CO_3 + 2\ NaBr$
(2) $Ag_2CO_3 + H_2O \longrightarrow 2\ AgOH + CO_2$
(3) $Ag_2CO_3 \longrightarrow 2\ Ag + CO_2 + 1/2\ O_2$
(4) $AgBr + Na_2CO_3 + H_2O \longrightarrow AgHCO_3 + NaBr + NaOH$
(5) $2\ AgBr + Na_2CO_3 \longrightarrow 2\ Ag + CO_2 + NaBr + NaOBr$

(A) nur 2 ist richtig
(B) nur 1 und 3 sind richtig
(C) nur 2 und 4 sind richtig
(D) nur 3 und 5 sind richtig
(E) 1 - 5 = alle sind richtig

72 Zum Aufschluß von Calcium-Aluminium-Silicaten wie $CaAl_2Si_2O_8$ wendet man üblicherweise eine Soda-Pottasche-Schmelze an. - Mit welcher der folgenden Gleichungen kann die Aufschlußwirkung der Schmelze beschrieben werden (hier nur mit Natriumcarbonat formuliert)?

(A) $CaAl_2Si_2O_8 + 5\ Na_2CO_3 \longrightarrow CaSiO_3 + Al_2(CO_3)_3 + Si(CO_3)_2 + 5\ Na_2O$

(B) $CaAl_2Si_2O_8 + 3\ Na_2CO_3 \longrightarrow 2\ Na_2SiO_3 + CaCO_3 + 2\ NaAlO_2 + 2\ CO_2$

(C) $CaAl_2Si_2O_8 + Na_2CO_3 \longrightarrow 2\ SiO_2 + Al_2SiO_3 + CaO + Na_2O + CO_2$

(D) $CaAl_2Si_2O_8 + Na_2CO_3 \longrightarrow CaSiO_3 + Al_2O_3 + Na_2SiO_3 + CO_2$

(E) $2\ CaAl_2Si_2O_8 + 2\ Na_2CO_3 \longrightarrow 2\ CaCO_3 + Al_2(SiO_3)_3 + Na_2SiO_3 + Na_2O$

73 Nach Schmelzen eines Aluminiumsilicates mit Kaliumnitrat/Natriumcarbonat können Aluminium(III) und Silicat durch Auslaugen der Schmelze mit Wasser voneinander getrennt werden,
<u>weil</u>
beim Auslaugen einer Kaliumnitrat/Natriumcarbonat-Schmelze eines Aluminiumsilicates mit Wasser nur Al^{3+} in Lösung geht.

Ordnen Sie bitte den Kationen der in Liste 1 genannten Verbindungen jeweils die Form aus Liste 2 zu, in der sie nach der Extraktion ihrer Soda-Pottasche-Schmelze mit Wasser überwiegend vorliegen.

Liste 1

74 Erdalkalisulfate

75 Bleisulfat

76 Siliciumdioxid

Liste 2

(A) als Carbonat im Rückstand
(B) als Carbonat in der Lösung
(C) als Sulfat im Rückstand
(D) als Hydroxid im Rückstand
(E) als Oxo-Anion in der Lösung

Ordnen Sie bitte den in Liste 1 genannten "schwerlöslichen Rückständen" das jeweils geeignete Aufschlußreagenz bzw. -reagenziengemisch aus Liste 2 zu.

Liste 1

77 $BaSO_4$

78 Cr_2O_3

Liste 2

(A) $Na_2CO_3/NaNO_3$ (Oxidationsschmelze)
(B) Na_2CO_3/K_2CO_3 (Soda-Pottasche-Schmelze)
(C) Na_2CO_3/S (Freiberger-Aufschluß)
(D) ammoniakalische Tartrat-Lösung
(E) Ammoniak-Lösung

79 Eisen(III)-oxid (hochgeglüht) wird durch eine Disulfat-Schmelze aufgeschlossen,
weil
eine Disulfat-Schmelze oxidierend wirkt.

80 Welche der im folgenden schematisch dargestellten Oxidationsreaktionen können bei einem Disulfat-Aufschluß ablaufen?

(1) $Fe^{2+} \longrightarrow Fe^{3+}$
(2) $Cr^{3+} \longrightarrow CrO_4^{2-}$
(3) $Pt \longrightarrow Pt^{6+}$

(A) nur 1 ist richtig
(B) nur 1 und 2 sind richtig
(C) nur 1 und 3 sind richtig
(D) nur 2 und 3 sind richtig
(E) 1 - 3 = alle sind richtig

81 Welche Aussage trifft nicht zu? - Mit Hilfe des sauren Aufschlusses (mittels $\overline{KHSO_4}$) werden folgende Verbindungen in wasserlösliche Substanzen übergeführt:

(A) Cr_2O_3
(B) Fe_2O_3
(C) Al_2O_3
(D) Fe_3O_4
(E) BaO_2

82 Unter einem "Pyrosulfat-Aufschluß" versteht man das Schmelzen einer Substanz mit Kaliumhydrogensulfat. - Der Pyrosulfat-Aufschluß soll bei möglichst hohen Temperaturen (über 1000 °C) durchgeführt werden,
weil
das beim Pyrosulfat-Aufschluß wirksame SO_3 erst bei Temperaturen über 1000 °C freigesetzt wird.

83 Unter einem Pyrosulfat-Aufschluß versteht man das Schmelzen einer Substanz mit Kaliumhydrogensulfat. - Welche der folgenden Gefäße können beim Pyrosulfat-Aufschluß eines Al(III)-Fe(III)-Oxides verwendet werden?

(1) Platintiegel
(2) Quarztiegel
(3) Bleitiegel

(A) nur 1 ist richtig
(B) nur 2 ist richtig
(C) nur 1 und 2 sind richtig
(D) nur 2 und 3 sind richtig
(E) 1 - 3 = alle sind richtig

Freiberger-Aufschluß

84 Welche Stoffe benötigt man zum Freiberger-Aufschluß?
(A) Na_2CO_3 und K_2CO_3 (D) Na_2CO_3 und Schwefel
(B) $NaHCO_3$ und Schwefel   (E) Keine der genannten Reagenzien
(C) Na_2SO_4 und K_2CO_3

85 SnO_2 kann n i c h t mit dem Freiberger Aufschluß (Soda/Schwefel) aufgeschlossen werden,
weil
Sn(IV)-Verbindungen unter den Bedingungen des Freiberger-Aufschlusses zu Thiosalzen, z.B. Na_2SnS_3, reagieren.

86 SnO_2 kann mit dem Freiberger-Aufschluß (Soda/Schwefel) aufgeschlossen werden,
weil
Sn(IV)-Verbindungen unter den Bedingungen des Freiberger-Aufschlusses zu Thiosalzen, z.B. Na_2SnS_3, reagieren.

87 Durch eine Soda-Schwefel-Schmelze wird Zinn(IV)-oxid aufgeschlossen,
weil
Zinn(IV)-oxid unter den Bedingungen der Soda-Schwefel-Schmelze ein Alkalithiostannat(II) der Formel Na_2SnS_2 bildet.

88 Welche der folgenden Reaktionen ist typisch für den Freiberger-Aufschluß?
(A) $Fe_2O_3 + 3 K_2S_2O_7 \longrightarrow Fe_2(SO_4)_3 + 3 K_2SO_4$
(B) $2 SnO_2 + 2 Na_2CO_3 + 9 S \longrightarrow 2 Na_2SnS_3 + 3 SO_2 + 2 CO_2$
(C) $2 FeCr_2O_4 + 4 K_2CO_3 + 7 NaNO_3 \longrightarrow Fe_2O_3 + 4 K_2CrO_4 + 7 NaNO_2 + 2 CO_2$
(D) $Al_2O_3 + NaOH \longrightarrow 2 NaAlO_2 + H_2O$
(E) $Cr_2O_3 + 2 Na_2CO_3 + 3 KNO_3 \longrightarrow 2 Na_2CrO_4 + 3 KNO_2 + 2 CO_2$

Kjeldahl-Aufschluß

89 Welche Aussage trifft zu? - Der Kjeldahl-Aufschluß kann durchgeführt werden mit

(A) Na_2CO_3 und K_2CO_3
(B) H_2SO_4 und Flußsäure
(C) $KHSO_4$ und Schwefel
(D) Na_2SO_4 (oder K_2SO_4), $CuSO_4$, H_2O_2 und H_2SO_4
(E) Na_2CO_3 und KNO_3

90 Welche Aussage trifft zu? - Unter einer Kjeldahl-Bestimmung versteht man

(A) die Titration von NH_3 mit NaOH nach Zugabe von Formalin
(B) die Bestimmung von Nicotinsäureamid nach DAB 9
(C) die Zersetzung von organischen Verbindungen mit $KMnO_4$ in alkalischer Lösung
(D) das Erhitzen von Nicotinsäureamid mit KOH und anschließende Bestimmung des entstandenen Ammoniaks
(E) die Zerstörung N-haltiger organischer Verbindungen mit konzentrierter H_2SO_4 (evtl. unter Verwendung von Reduktionsmitteln und Katalysatoren) und anschliessende Stickstoff-Bestimmung (als NH_3)

91 Welche Aussage trifft nicht zu? - Bei der Kjeldahl-Bestimmung nach Ph.Eur.

(A) wird auch organisch gebundener Stickstoff wie im Anilin als Ammoniak bestimmt
(B) wird der in die Vorlage überdestillierte Ammoniak direkt mit 0,1 N-Salzsäure gegen Phenolrot-Mischindikator titriert
(C) werden organische Substanzen vor Zugabe der Natronlauge in saurer Lösung oxidativ zerstört
(D) wird der Schwefelsäure zur Erhöhung der Siedetemperatur während der Oxidation Kalium- oder Natriumsulfat zugesetzt
(E) wird zusätzlich ein Blindversuch mit Glucose durchgeführt

92 Welche Aussage trifft zu? - Zur Bestimmung von organisch gebundenem Stickstoff nach Kjeldahl wird dieser übergeführt in:

(A) $(NH_4)_2SO_4$
(B) N_2O
(C) NO
(D) NaCN
(E) Hexamethylentetramin (Urotropin)

93 Welche Aussage trifft nicht zu? - Bei der Kjeldahl-Bestimmung nach DAB 9

    (A) werden zur Verkürzung der Aufschlußzeit Kupfersulfat und Selen zugesetzt
    (B) können bei Verbindungen mit NO_2-, NO-, NOH-, N-N- oder N=N-Gruppen Stickstoff oder Stickstoff-haltige Spaltprodukte entweichen
    (C) wird der gebildete Ammoniak nach Aufschluß der Substanz aus der schwefelsauren Lösung durch Zusatz von Natriumsulfat übergetrieben
    (D) wird der in die Vorlage übergehende Ammoniak in überschüssige Salzsäure-Maßlösung eingeleitet
    (E) wird für die Titration ein Indikator verwendet, der im sauren Bereich umschlägt

94 Welche Aussage trifft nicht zu? - Bei der Kjeldahl-Bestimmung nach DAB 9

    (A) kann auch organisch gebundener Stickstoff wie in Paracetamol als Ammoniak bestimmt werden
    (B) wird der in die Vorlage überdestillierende Ammoniak in 0,01 N-Salzsäure-Maßlösung eingeleitet
    (C) erfolgt eine Oxidation des organisch gebundenen Stickstoffs
    (D) wird der Schwefelsäure zur Erhöhung der Siedetemperatur während der Oxidation Kaliumsulfat zugesetzt
    (E) werden zur Verkürzung der Aufschlußzeit Kupfersulfat und Selen zugesetzt

95+ 200 mg eines Stickstoff-haltigen Arzneistoffes (relative Molekülmasse = 400) werden der Kjeldahl-Bestimmung nach Ph.Eur. unterworfen. Ein Verbrauch von 10 ml 0,1 N-Salzsäure wird ermittelt. - Wieviele Stickstoffatome (relative Atommasse = 14) enthält ein Molekül des Arzneistoffes?

    (A) 1   (D) 5
    (B) 2   (E) Keine der Antworten ist richtig.
    (C) 4

96 200,5 mg eines Stickstoff-haltigen Arzneistoffes (relative Molekülmasse = 401) werden der Kjeldahl-Bestimmung nach Ph.Eur. unterzogen. Ein Verbrauch von 15 ml 0,1 N-Salzsäure wird ermittelt. - Wieviele Stickstoffatome enthält ein Molekül des Arzneistoffes?

    (A) 1   (D) 4
    (B) 2   (E) 5
    (C) 3

97 80,2 mg eines heterocyclischen Arzneistoffes (relative Molekülmasse = 401) mit einem Stickstoffatom pro Molekül werden der Kjeldahl-Bestimmung nach DAB 9 unterworfen. Ein Verbrauch von 16 ml 0,01 N-Salzsäure wird ermittelt. - Welcher der folgenden Schlüsse kann nach diesem Ergebnis gezogen werden?

    (A) Der Verbrauch an 0,01 N-HCl entspricht der berechneten Menge.
    (B) Die Substanz wurde mit einem Isomeren gleicher Molekülmasse verwechselt.
    (C) Der Arzneistoff ist mit einer Stickstoff-haltigen Substanz mit kleinerer rel. Molekülmasse verunreinigt.
    (D) Der Aufschluß war möglicherweise unvollständig.
    (E) Der Korrekturfaktor der Salzsäure beträgt 0,8.

98 40,1 mg eines Arzneistoffes (relative Molekülmasse = 401) mit einem Stickstoffatom pro Molekül werden der Kjeldahl-Bestimmung nach DAB 9 unterworfen. Ein Verbrauch von 12 ml 0,01 N-Salzsäure wird ermittelt. - Welcher der folgenden Schlüsse kann aufgrund dieses Ergebnisses gezogen werden?

    (A) Die Substanz wurde mit einer anderen Substanz gleicher relativer Molekülmasse verwechselt.
    (B) Der Arzneistoff ist mit einer Stickstoff-freien Substanz verunreinigt.
    (C) Der Aufschluß war unvollständig.
    (D) Die Konzentration der in den Destillationskolben gegebenen Natriumhydroxid-Lösung war zu hoch.
    (E) Der Arzneistoff ist mit einer Substanz verunreinigt, deren Stickstoffgehalt höher ist.

2. ANORGANISCHE BESTANDTEILE

2.1 Nachweis wichtiger Elementarsubstanzen

2.1.1 Identitätsprüfungen des Arzneibuches

99 Welche der folgenden Reinheits- und Identitätsprüfungen sind für Schwefel geeignet?

    (1) Identität: Nachweis als Sulfat nach Oxidation mittels Bromwasser
    (2) Reinheit: Grenzprüfung auf Arsenverbindungen nach Extraktion mit verd. Ammoniak-Lösung
    (3) Identität: Verbrennen an der Luft mit blauer Flamme und Nachweis des SO_2

(A) nur 1 ist richtig
(B) nur 2 ist richtig
(C) nur 1 und 2 sind richtig
(D) nur 2 und 3 sind richtig
(E) 1 - 3 = alle sind richtig

100 Welche der folgenden Aussagen trifft zu? - Medizinische Kohle wird nach dem Arzneibuch u.a. auf ihr Adsorptionsvermögen geprüft. - Die Bestimmung erfolgt

(A) gravimetrisch (Differenzwägung der Kohle vor und nach Adsorption von Sauerstoff)
(B) durch bromometrische Titration einer nichtadsorbierten Phenazon-Menge
(C) durch direkte oxidimetrische Titration von adsorbiertem Tocopherolacetat
(D) durch gravimetrische Bestimmung von adsorbiertem Silber
(E) durch Messung der Änderung des pH-Wertes einer Kohle-Wasser-Suspension bei Zugabe eines bestimmten Volumens an 0,1 N-HCl

Ordnen Sie bitte die zutreffende in Liste 2 aufgeführte qualitative Nachweismethode jeweils den in Liste 1 genannten Elementen zu.

Liste 1

101 Kohlenstoff
102 Schwefel
103 Sauerstoff

Liste 2

(A) beim Schütteln mit alkal. Pyrogallol-Lsg. dunkelbraune Färbung
(B) mit konz. Schwefelsäure Gasentwicklung unter Anätzung von Glasoberflächen
(C) nach Erhitzen mit Bromwasser weiße, krist. Fällung bei $BaCl_2$-Zusatz
(D) Einleiten des beim Verbrennen erhaltenen Gases in $Ba(OH)_2$-Lsg. ergibt einen weißen, essigsäurelöslichen Niederschlag
(E) nach Reaktion mit geschmolzenem Natrium und Zusatz von Eisensalzen Bildung von Berliner Blau

2.2 Analyse der Anionen

2.2.1 Anionengruppen

104[+] Welche Aussage trifft <u>nicht</u> zu? - Beim Versetzen des mit Schwefelsäure angesäuerten Sodaauszuges einer Analysensubstanz mit verdünnter Kaliumpermanganat-Lösung in kleinen Anteilen tritt - gegebenenfalls beim Erwärmen - bei Anwesenheit folgender Anionen (im Sodaauszug) Entfärbung des Permanganats ein:

- (A) Iodid
- (B) Oxalat
- (C) Diphosphat
- (D) Thiosulfat
- (E) Tartrat

105 Durch welche der nachstehend aufgeführten Stoffe kann eine $KMnO_4$-Lösung entfärbt werden?

- (1) Oxalsäure
- (2) Nitrat
- (3) Wasserstoffperoxid
- (4) Periodat

- (A) nur 1 und 2 sind richtig
- (B) nur 1 und 3 sind richtig
- (C) nur 1 und 4 sind richtig
- (D) nur 1, 2 und 3 sind richtig
- (E) nur 1, 3 und 4 sind richtig

106 In schwefelsaurer Lösung vermag $KMnO_4$ Verbindungen zu oxidieren, die von Iod-Lösung nicht oxidiert werden. - Für welche der folgenden Verbindungen trifft dies zu?

- (1) Br^-
- (2) $S_2O_3^{2-}$
- (3) SO_3^{2-}
- (4) SH^-

- (A) nur 1 ist richtig
- (B) nur 2 ist richtig
- (C) nur 2 und 3 sind richtig
- (D) nur 3 und 4 sind richtig
- (E) nur 1, 3 und 4 sind richtig

107 Eine Analysenlösung werde angesäuert und mit Iod/Stärke-Lösung versetzt. - Welche der folgenden Anionen bzw. Substanzen können eine Entfärbung bewirken?

- (1) S^{2-}
- (2) SO_3^{2-}
- (3) $S_2O_3^{2-}$
- (4) N_2H_4
- (5) NH_2OH

- (A) nur 1, 2 und 4 sind richtig
- (B) nur 1, 2, 3 und 5 sind richtig
- (C) nur 1, 3, 4 und 5 sind richtig
- (D) nur 2, 3, 4 und 5 sind richtig
- (E) 1 - 5 = alle sind richtig

108+ Der mit Salzsäure angesäuerte Sodaauszug einer Substanz werde mit KI- und Stärke-Lösung versetzt. - Welche der folgenden, ursprünglich im Sodaauszug vorhandenen Anionen können eine Blaufärbung verursachen?

(1) S^{2-} (4) SO_3^{2-}
(2) AsO_3^{3-} (5) CrO_4^{2-}
(3) IO_3^-

(A) nur 1 und 3 sind richtig
(B) nur 2 und 4 sind richtig
(C) nur 3 und 5 sind richtig
(D) nur 4 und 5 sind richtig
(E) nur 1, 2 und 4 sind richtig

109 In einem mit Salzsäure angesäuerten Sodaauszug erfolgt nach Zugabe von KI-Lösung die Abscheidung von elementarem Iod. - Auf welche der folgenden Anionen kann diese Beobachtung hinweisen?

(1) $Cr_2O_7^{2-}$ (4) NO_2^-
(2) SiO_3^{2-} (5) $S_2O_3^{2-}$
(3) IO_3^-

(A) nur 2 und 4 sind richtig
(B) nur 3 und 5 sind richtig
(C) nur 1, 2 und 4 sind richtig
(D) nur 1, 3 und 4 sind richtig
(E) nur 2, 3 und 5 sind richtig

110+ Aus der salzsauren Lösung einer Analysensubstanz scheidet sich nach Zugabe von KI-Lösung elementares Iod ab. - Auf das Vorliegen welcher Anionen weist diese Beobachtung hin?

(1) PO_4^{3-} (4) NO_2^-
(2) AsO_4^{3-} (5) Br^-
(3) BO_3^{3-}

(A) nur 1 und 2 sind richtig
(B) nur 2 und 4 sind richtig
(C) nur 1, 3 und 5 sind richtig
(D) nur 2, 4 und 5 sind richtig
(E) nur 3, 4 und 5 sind richtig

111 Welche Aussage trifft nicht zu? - Mit einem geringen Überschuß an Silbernitrat fallen aus schwach salpetersaurer Lösung folgende Anionen als Silbersalze aus:

(A) Bromid
(B) Fluorid
(C) Chlorid
(D) Rhodanid
(E) Cyanid

112 Welche Aussage trifft nicht zu? - Beim Versetzen eines mit verd. Salpetersäure angesäuerten Sodaauszuges mit $AgNO_3$-Lösung können Niederschläge entstehen von:

(A) $AgClO_3$
(B) $AgCl$
(C) $AgIO_3$
(D) $Ag_3[Fe(CN)_6]$
(E) $Ag_4[Fe(CN)_6]$

113 Welche Aussagen treffen zu? - Mit einem geringen Überschuß an Silbernitrat fallen aus mit Salpetersäure angesäuerten Lösungen folgende Anionen als Silbersalze aus:

(1) Sulfid
(2) Fluorid
(3) Thiocyanat (Rhodanid)
(4) Cyanid

(A) nur 1 ist richtig
(B) nur 1 und 2 sind richtig
(C) nur 2 und 3 sind richtig
(D) nur 1, 2 und 4 sind richtig
(E) nur 1, 3 und 4 sind richtig

114 Aus einem Sodaauszug wird (nach Ansäuern) durch Zugabe von $AgNO_3$-Lösung eine Gruppe von Anionen ausgefällt. - Welche der im folgenden genannten Niederschläge werden beim Digerieren mit kalter, gesättigter $(NH_4)_2CO_3$-Lösung aufgelöst?

(1) AgBr
(2) AgCl
(3) Ag_2S
(4) AgSCN
(5) $AgBrO_3$

(A) nur 1 und 4 sind richtig
(B) nur 2 und 3 sind richtig
(C) nur 2 und 5 sind richtig
(D) nur 1, 4 und 5 sind richtig
(E) nur 2, 3 und 4 sind richtig

115 Welches der folgenden Ionen ergibt in neutraler Lösung bei Zugabe von Ba^{2+}-Ionen einen Niederschlag, der nicht von verdünnter Salzsäure gelöst wird?

(A) CO_3^{2-}
(B) SO_3^{2-}
(C) CrO_4^{2-}
(D) PO_4^{3-}
(E) F^-

116 Welche Aussage trifft nicht zu? - Mit folgenden Reagenzien können jeweils bestimmte Gruppen von Ionen bei der qualitativen Analyse nachgewiesen oder abgetrennt werden:

(A) Schwefelwasserstoff
(B) verd. Salzsäure
(C) Iod-Lösung
(D) verd. Salpetersäure
(E) Silbernitrat-Lösung

117+ Welche Aussagen treffen zu? - Die Reaktion zwischen NaN_3 und Iod (Iod-Azid-Reaktion) wird durch folgende Ionen katalysiert:

(1) SO_3^{2-} (3) S^{2-}

(2) $S_2O_3^{2-}$ (4) SCN^-

(A) nur 1 und 3 sind richtig
(B) nur 2 und 4 sind richtig
(C) nur 1, 2 und 3 sind richtig
(D) nur 2, 3 und 4 sind richtig
(E) 1 - 4 = alle sind richtig

118 Liegt in einer Analysensubstanz SO_4^{2-} als schwerlösliches $BaSO_4$ vor, so kann nach Ansäuern des Sodaauszuges SO_4^{2-} durch Zugabe von Barium-Ionen dennoch nachgewiesen werden,
<u>weil</u>
durch die hohe CO_3^{2-}-Konzentration, wie sie im Sodaauszug besteht, vorliegendes $BaSO_4$ so weitgehend in $BaCO_3$ übergeführt wird, daß SO_4^{2-}-Ionen in einer für den qualitativen Nachweis ausreichenden Konzentration freigesetzt werden.

119 In dem mit verdünnter Salzsäure angesäuerten Sodaauszug einer $BaSO_4$-haltigen Substanz kann SO_4^{2-} mit $BaCl_2$-Lösung nachgewiesen werden,
<u>weil</u>
sich $BaSO_4$ im Sodaauszug mit Na_2CO_3 unter $BaCO_3$-Bildung entsprechend der Gleichung

$$BaSO_4 + CO_3^{2-} \rightleftharpoons BaCO_3 + SO_4^{2-}$$

insoweit umsetzt, daß die SO_4^{2-}-Konzentration im Sodaauszug ausreicht, um mit $BaCl_2$-Lösung nach Ansäuern einen $BaSO_4$-Niederschlag zu geben.

120 Welche der unter (1) bis (4) aufgeführten Elemente können - als Oxo-Anionen - auch im Sodaauszug gelöst vorliegen?

(1) Ba   (3) Al
(2) Sn   (4) As

(A) nur 1 und 2 sind richtig
(B) nur 1 und 4 sind richtig
(C) nur 2 und 4 sind richtig
(D) nur 2, 3 und 4 sind richtig
(E) 1 - 4 = alle sind richtig

121 Welche Aussagen treffen zu? - Mittels nascierendem Wasserstoff und anschließendem Nachweis charakteristischer Reduktionsprodukte können folgende Ionen qualitativ nachgewiesen werden:

    (1) NO_3^- (3) F^-
    (2) As^{3+} (4) Sb^{3+}

(A) nur 2 ist richtig
(B) nur 1 und 2 sind richtig
(C) nur 3 und 4 sind richtig
(D) nur 1, 2 und 4 sind richtig
(E) 1 - 4 = alle sind richtig

122 Bei zunächst schwachem Ansäuern eines filtrierten Sodaauszuges mit Salzsäure können Niederschläge auftreten, die sich bei stärkerem Ansäuern wieder auflösen. - Für welche der folgenden Niederschläge treffen beide Beobachtungen zu?

    (1) $Sn(OH)_2$ (3) Kieselsäure
    (2) $Fe(OH)_2$ (4) Schwefel

(A) nur 1 ist richtig
(B) nur 1 und 2 sind richtig
(C) nur 2 und 3 sind richtig
(D) nur 3 und 4 sind richtig
(E) nur 1, 2 und 3 sind richtig

123 Bei schwachem Ansäuern eines filtrierten Sodaauszuges mit HNO_3 können Niederschläge von Oxidhydraten bzw. Hydroxiden auftreten. - Um welchen der folgenden Niederschläge kann es sich hierbei <u>nicht</u> handeln?

(A) $Al(OH)_3$ (D) $Pb(OH)_2$
(B) $Fe(OH)_3$ (E) $Sn(OH)_2$
(C) $Zn(OH)_2$

2.2.2 Nachweis

Fluorid

124 Welche Aussage trifft zu? - Die Ätzprobe zum Nachweis von Fluorid gelingt bei Anwesenheit von überschüssigem Borat nicht. Dafür verantwortlich ist die Bildung von

(A) $Na_2B_4O_7 \cdot HF$ (D) BF_3

(B) $B_2O_3 \cdot NaF$ (E) $B_2O_3 \cdot X\ SiO_2$

(C) Na_2FBO_3

125 Welche Aussage trifft zu? - Die Ätzprobe zum Nachweis von Fluorid kann bei Anwesenheit eines Überschusses von Silicat mißlingen. Hierfür verantwortlich ist die Bildung von

(A) $SiO_2 \cdot NaF$ (D) H_2F_2
(B) Na_3FSiO_3 (E) SiF_4
(C) $Na_2SiO_4 \cdot HF$

126 Welche der folgenden Reaktionen eignen sich zum qualitativen Nachweis von Fluorid?
   (1) die Entfärbung von Eisen(III)-thiocyanat-Lösung
   (2) die Verhinderung der Reaktion von Ti^{4+} mit H_2O_2 durch Komplexbildung
   (3) die Entfärbung von Methylenblau in essigsaurer Lösung
   (4) die Umsetzung mit $BaCl_2$ in neutraler Lösung

(A) nur 1 und 2 sind richtig
(B) nur 3 und 4 sind richtig
(C) nur 1, 2 und 4 sind richtig
(D) nur 2, 3 und 4 sind richtig
(E) 1 - 4 = alle sind richtig

Chlorid

127 Der Nachweis von Chlorid als AgCl wird durch Thiocyanat-Ionen gestört. - Diese können beseitigt werden nach Reaktion mit Kupfer(II)-sulfat und Schwefeldioxid-Lösung, weil
Thiocyanat mit Kupfer(I)-Ionen, die aus Kupfer(II)-Ionen mit Schwefeldioxid gebildet werden, ausgefällt werden kann.

128 Welche Aussage trifft nicht zu? - Bei Anwesenheit folgender Ionen (in einer ursprünglich neutralen bis schwach sauren Lösung) kann der Nachweis von Chlorid als Silberchlorid in verdünnt salpetersaurer Lösung gestört werden:

(A) Br^- (D) SCN^-
(B) CN^- (E) F^-
(C) $[Fe(CN)_6]^{4-}$

129 Welche Aussage trifft zu? - Eine Analysensubstanz wird in einem Reagenzglas mit Kaliumdichromat und konz. Schwefelsäure versetzt. - Die Violettrotfärbung eines über die Öffnung des Reagenzglases gehaltenen mit essigsaurer Diphenylcarbazid-Lösung imprägnierten Filtrierpapierstreifens ist ein Nachweis für

(A) Sulfid
(B) Azid
(C) Chlorid
(D) Fluorid
(E) Iodid

Bromid

130+ Welche Aussage trifft nicht zu? – Zum qualitativen Nachweis können Bromide in 1 N-mineralsaurer Lösung durch Zugabe folgender Oxidationsmittel in elementares Brom übergeführt werden:

(A) Chlorwasser
(B) Fe^{3+}-Ionen
(C) MnO_2
(D) $Cr_2O_7^{2-}$-Ionen
(E) Chloramin T

131 Sie setzen in saurer Lösung aus Bromid (im Überschuß) Brom mit jeweils 1 mol $KBrO_3$, MnO_2, K_2CrO_4 oder H_2O_2 frei. – Welche der Relationen trifft für die Stoffmengen an gebildetem Brom zu (> bedeutet hier: "bildet mehr Brom bei vorausgesetzter vollständiger Umsetzung"; = bedeutet: gleiche Mengen Brom)?

(A) $KBrO_3 > MnO_2 > K_2CrO_4 > H_2O_2$

(B) $H_2O_2 > K_2CrO_4 > KBrO_3 = MnO_2$

(C) $K_2CrO_4 = KBrO_3 > H_2O_2 > MnO_2$

(D) $KBrO_3 = K_2CrO_4 = H_2O_2 = MnO_2$

(E) $KBrO_3 > K_2CrO_4 > MnO_2 = H_2O_2$

132 Der Nachweis von Bromid kann nach Oxidation zu Brom mit Hilfe eines mit Fluorescein-Natrium-Lösung und Ammoniak-Lösung befeuchteten Filterpapiers erfolgen,
weil
elementares Brom Fluorescein unter Farbänderung in Eosin zu überführen vermag.

133 Br^- setzt sich mit $K_2Cr_2O_7$/konz. H_2SO_4 quantitativ zu flüchtigem CrO_2Br_2 um,
weil
Br^- von konz. H_2SO_4 zu Br_2 oxidiert wird.

Iodid

134 Beim Nachweis von Iodid mittels Kaliumdichromat in verdünnt mineralsaurer Lösung nach dem Arzneibuch wird tropfenweise Ethanol zugesetzt,
weil
sich Iod in Ethanol mit brauner Farbe löst.

135 Beim Nachweis von Iodid mittels Kaliumdichromat in verdünnt mineralsaurer Lösung nach dem Arzneibuch wird Chloroform zugesetzt,
weil
sich Iod in Chloroform mit brauner Farbe löst.

136 Welche Aussage trifft nicht zu? - Folgende Ionen bzw. Stoffe können Iodid zu Iod oxidieren:

(A) NO_2^-
(B) Hg_2Cl_2
(C) Cu^{2+}
(D) Fe^{3+}
(E) H_2O_2

Cyanid

137 Welche Aussagen treffen zu? - C y a n i d - I o n e n geben folgende Reaktionen, die zu ihrer Identifizierung beitragen können:

(1) In saurer Lösung entsteht mit $AgNO_3$-Lösung (im Überschuß) schwerlösliches, weißes AgCN.
(2) Ammoniumpolysulfid überführt Cyanid- in Thiocyanat-Ionen, die als $Fe(SCN)_3$ identifiziert werden.
(3) Mit Eisen(II)-Salzen (in nicht zu großer Menge) bilden sich in alkalischer Lösung Hexacyanoferrat(II)-Salze, die nach Ansäuern und Zugabe von Fe^{3+} eine blaue Fällung ergeben.
(4) Cyanid-Ionen katalysieren die Umsetzung zwischen I_2 und Natriumazid.

(A) nur 1 ist richtig
(B) nur 2 und 4 sind richtig
(C) nur 1, 2 und 3 sind richtig
(D) nur 2, 3 und 4 sind richtig
(E) 1 - 4 = alle sind richtig

138 Mit welcher der folgenden Reaktionen kann Cyanid nicht nachgewiesen werden (Störungen sollen außer Betracht bleiben)?

(A) Umsetzung mit $AgNO_3$ in schwach saurer Lösung
(B) Umsetzung mit $(NH_4)_2S_x$-Lösung, dann Nachweis mittels Fe^{3+} in saurer Lösung
(C) Bildung von Hexacyanoferrat(II)-Ionen in alkalischer Lösung, dann Nachweis mit Fe^{3+} in saurer Lösung
(D) Bildung des blauen $[Cu(CN)_4]^{2-}$-Komplexes bei der Umsetzung mit $CuCl_2$-Lösung
(E) charakteristischer Geruch nach Verreiben mit Kaliumhydrogensulfat

139+ Welche der folgenden Reaktionen eignen sich zum qualitativen Nachweis von Cyanid?

(1) Überführung in SCN^--Ionen mit Ammoniumpolysulfid, dann Nachweis durch Farbreaktion mit Fe^{3+}
(2) Bildung von Hexacyanoferrat(II)-Ionen mit Fe^{2+} in alkalischer Lösung, dann Nachweis durch Farbreaktion mit Fe^{3+} in saurer Lösung
(3) Fällung als weißes, schwerlösliches $Hg(CN)_2$
(4) Bildung von löslichem, blauem $Co(CN)_2$, das mit organischen Lösungsmitteln (z.B. Amylalkohol/Ether) ausschüttelbar ist

(A) nur 1 und 2 sind richtig
(B) nur 1 und 3 sind richtig
(C) nur 2 und 4 sind richtig
(D) nur 2, 3 und 4 sind richtig
(E) 1 - 4 = alle sind richtig

Rhodanid (Thiocyanat)

140+ Der Thiocyanat-Nachweis mit Eisen(III)-chlorid-Lösung kann durch einen Überschuß an Fluorid gestört werden,
weil
Fluorid mit Eisen(III) komplexes Hexafluoroferrat(III) bildet.

141 Welche der folgenden Reaktionen eignen sich zur Identifizierung von Thiocyanat?

(1) mit Fe^{3+}-Ionen Bildung von rotem $Fe(SCN)_3$
(2) Bildung von löslichem, blauem $Co(SCN)_2$, das mit Amylalkohol/Ether ausschüttelbar ist
(3) Fällung von weißem AgSCN und thermische Zersetzung zu Ag_2S
(4) Katalyse der Iod-Azid-Reaktion

(A) nur 1 ist richtig
(B) nur 1 und 3 sind richtig
(C) nur 3 und 4 sind richtig
(D) nur 1, 2 und 3 sind richtig
(E) 1 - 4 = alle sind richtig

142 Welche der folgenden Ionen können den Nachweis von SCN^- mittels Fe^{3+} beeinträchtigen?

(1) $[Fe(CN)_6]^{4-}$ (3) Co^{2+}
(2) F^- (4) Hg^{2+}

(A) nur 1 ist richtig
(B) nur 2 ist richtig
(C) nur 2 und 3 sind richtig
(D) nur 3 und 4 sind richtig
(E) 1 - 4 = alle sind richtig

143. Welche der folgenden Ionen können den Nachweis von Fe^{3+} als $Fe(SCN)_3$ stören?

(1) F^-
(2) Cl^-
(3) I^-
(4) Co^{2+}
(5) Fe^{2+}

(A) nur 1 ist richtig
(B) nur 1 und 5 sind richtig
(C) nur 3 und 4 sind richtig
(D) nur 1, 3 und 4 sind richtig
(E) 1 - 5 = alle sind richtig

Chlorat

144 Welche der folgenden Reaktionen können zum Nachweis von Chlorat angewendet werden?

(1) Mit $AgNO_3$-Lösung bildet sich ein in verd. Salpetersäure schwerlöslicher Niederschlag.
(2) Mit konz. HCl bildet sich Cl_2.
(3) Mit Nitrit bildet sich in saurer Lösung Chlorid.
(4) Chlorat oxidiert in saurer Lösung Iodid zu Iod.

(A) nur 1 und 2 sind richtig
(B) nur 2 und 3 sind richtig
(C) nur 3 und 4 sind richtig
(D) nur 1, 2 und 3 sind richtig
(E) nur 2, 3 und 4 sind richtig

Bromat

145 Welche Aussage trifft <u>nicht</u> zu? - Bromat läßt sich mit folgenden Reagenzien reduzieren:

(A) H_2S
(B) H_2SO_3
(C) HCl
(D) HI
(E) Zn/H_2SO_4

Chromat

146 In mineralsaurer Lösung werden $Cr_2O_7^{2-}$-Ionen durch Ethanol zu CrO_4^{2-}-Ionen reduziert,
<u>weil</u>
in stark saurer Lösung das Gleichgewicht zwischen $Cr_2O_7^{2-}$-Ionen und CrO_4^{2-}-Ionen zugunsten der CrO_4^{2-}-Ionen verschoben ist.

147+ Welche Aussage trifft zu? - Dichromat-Ionen lassen sich in kalter, schwefelsaurer Lösung durch Entstehen einer Blaufärbung bei Reaktion mit Wasserstoffperoxid nachweisen. - Diese Umsetzung läßt sich schematisch wie folgt formulieren:

(A) $Cr_2O_7^{2-} + 4\ H_2O_2 + 2\ H_3O^+ \rightleftharpoons 2\ CrO(O_2)_2 + 7\ H_2O$

(B) $Cr_2O_7^{2-} + 4\ H_2O_2 + 14\ H_3O^+ \rightleftharpoons 2\ Cr^{2+} + 4\ O_2 + 28\ H_2O$

(C) $Cr_2O_7^{2-} + 6\ H_2O_2 + 2\ H_3O^+ \rightleftharpoons 2\ Cr(O_2)_2 + 9\ H_2O$

(D) $Cr_2O_7^{2-} + 4\ H_2O_2 + 2\ H_3O^+ \rightleftharpoons 2\ CrO_2(O_2)_2 + 10\ H_2O$

(E) $Cr_2O_7^{2-} + 5\ H_2O_2 \rightleftharpoons 2\ CrO(O_2)_2 + 5\ O_2 + 10\ H_2O$

148+ Welche Aussage trifft zu? - Die Reduktion von Chrom(VI)-Salzen in saurem Medium mit Ethanol zu Chrom(III)-Salzen bis zur Stufe von Acetaldehyd läßt sich wie folgt formulieren:

(A) $CrO_4^{2-} + 2\ C_2H_5OH + 2\ H_3O^+ \longrightarrow Cr^{3+} + 2\ CH_3CHO + 4\ H_2O$

(B) $Cr_2O_7^{2-} + 3\ C_2H_5OH + 8\ H_3O^+ \longrightarrow 2\ Cr^{3+} + 3\ CH_3CHO + 15\ H_2O$

(C) $CrO_4^{2-} + 3\ C_2H_5OH + 2\ H_3O^+ \longrightarrow Cr^{3+} + 3\ CH_3CHO + 5\ H_2O$

(D) $Cr_2O_7^{2-} + 6\ C_2H_5OH + H_3O^+ \longrightarrow Cr_2O_3 + 6\ CH_3CHO + 7\ H_2O$

(E) $Cr_2O_7^{2-} + 2\ C_2H_5OH + 10\ H_3O^+ \longrightarrow 2\ Cr^{3+} + 2\ CH_3CHO + 17\ H_2O$

149 Welche der folgenden Reaktionen von Chromat- bzw. Dichromat-Ionen trifft nicht zu?

(A) beim Ansäuern einer Dichromat-Lösung (orange) Farbumschlag nach grün durch Bildung von freier Chromsäure (H_2CrO_4)
(B) in H_2SO_4-saurer Lösung bildet sich mit H_2O_2 blaues $CrO(O_2)_2$, das mit Ether extrahiert werden kann
(C) in essigsaurer, acetatgepufferter bzw. neutraler Lösung bei Zugabe von Ag^+ rotbrauner bis blutroter Niederschlag
(D) Bildung von Chromylchlorid bei der Umsetzung mit NaCl/konz. H_2SO_4
(E) bei der Umsetzung von festem $K_2Cr_2O_7$ mit konz. Salzsäure entsteht Chlor

150 Welche Aussage trifft zu? - Überschichtet man eine schwach schwefel- oder salpetersaure Chrom(VI)-Lösung mit Ether und setzt danach H_2O_2 zu, so erscheint nach Schütteln der Lösung in der Etherphase vorübergehend eine Blaufärbung von

(A) Chrom(III)-oxid
(B) Chrom(III)-dichromat
(C) Chromperoxid
(D) Chromat
(E) Dichromat

Permanganat

151 Welche Aussage über Reaktionen des Permanganat-Ions trifft nicht zu?

(A) In alkalischer Lösung erfolgt mit Mn^{2+} eine Synproportionierung.
(B) Bleidioxid reduziert MnO_4^- in stark salpetersaurer Lösung unter Entwicklung von Sauerstoff.
(C) Oxalat wird in saurer Lösung zu CO_2 oxidiert.
(D) Sulfit reduziert MnO_4^- in alkalischer Lösung zu MnO_2.
(E) Schwefelwasserstoff kann bis zum Sulfat oxidiert werden.

Sulfat

152 Die Identifizierung von Sulfat-Ionen mit Barium-Ionen erfolgt in saurem Milieu,
weil
Bariumhydroxid in Wasser schwerer löslich ist als Bariumsulfat.

Sulfit

153 Welche der im folgenden genannten Reaktionen treffen für Sulfit-Ionen bzw. Schweflige Säure zu?

(1) Nach der Umsetzung mit H_2O_2-Lösung in salzsaurer Lösung entsteht mit $BaCl_2$-Lösung ein weißer, feinkristalliner Niederschlag.
(2) In schwach saurer bis neutraler Lösung wird Iod-Lösung unter Iodid-Bildung entfärbt.
(3) In schwach saurer bis neutraler Lösung werden Triphenylmethanfarbstoffe, z.B. Fuchsin, entfärbt.
(4) Mit $BaCl_2$-Lösung entsteht in verdünnt salzsaurer Lösung (2 N) ein weißer, feinkristalliner Niederschlag.

(A) nur 2 ist richtig
(B) nur 1 und 4 sind richtig
(C) nur 1, 2 und 3 sind richtig
(D) nur 1, 3 und 4 sind richtig
(E) nur 2, 3 und 4 sind richtig

154 Welche der folgenden Reaktionen eignen sich als Identitätsreaktionen für Sulfit-Ionen?

(1) Bei der Umsetzung einer SO_3^{2-}-Ionen enthaltenden Lösung mit Zink/Salzsäure entsteht H_2S.
(2) Bei der Umsetzung mit H_2O_2 in verdünnt salzsaurem Medium werden Sulfit- zu Sulfat-Ionen oxidiert.
(3) Durch Sulfit-Ionen wird I_2 zu Iodid reduziert (Entfärbung).
(4) Mit $Na_2[Fe(CN)_5NO]$-Lösung bilden Sulfit-Ionen ein rotes, komplexes Anion.
(5) Nach Ansäuern einer SO_3^{2-}-Ionen enthaltenden Lösung wird Bleiacetatpapier schwarzbraun gefärbt.

(A) nur 1 und 4 sind richtig
(B) nur 2, 3 und 5 sind richtig
(C) nur 3, 4 und 5 sind richtig
(D) nur 1, 2, 3 und 4 sind richtig
(E) 1 - 5 = alle sind richtig

Thiosulfat

155+ Welche Aussage über Reaktionen mit Natriumthiosulfat-Lösung trifft **nicht** zu?

(A) AgBr wird unter Komplexbildung gelöst.
(B) Chlor wird in saurer Lösung zu Chlorid reduziert.
(C) Beim Ansäuern mit Salzsäure bilden sich unter anderem Schwefel und Schwefeldioxid.
(D) Beim Erhitzen mit KCN entsteht unter anderem SCN^-.
(E) Durch Oxidation mit Iod in saurer Lösung entsteht Sulfat.

156 Welche Aussagen treffen zu? - Thiosulfat-Ionen geben folgende Reaktionen, die zu ihrer Identifizierung beitragen können:

(1) I_2 wird durch $S_2O_3^{2-}$-Ionen zu I^- reduziert.
(2) In Gegenwart von $S_2O_3^{2-}$-Ionen reagiert N_3^- mit I_2 (Iod-Azid-Reaktion).
(3) $S_2O_3^{2-}$-Ionen geben mit Ag^+ einen weißen Niederschlag, der sich unter Bildung von schwarzem Ag_2S zersetzt (beim Erwärmen).
(4) $Ag_2S_2O_3$ wird durch überschüssige $S_2O_3^{2-}$-Ionen in den lösl. Komplex $[Ag(S_2O_3)_2]^{3-}$ übergeführt.
(5) Cl_2 oxidiert $S_2O_3^{2-}$-Ionen zu SO_4^{2-}-Ionen.

(A) nur 1 ist richtig
(B) nur 2 und 3 sind richtig
(C) nur 3, 4 und 5 sind richtig
(D) nur 1, 2, 4 und 5 sind richtig
(E) 1 - 5 = alle sind richtig

157 Welche Aussage trifft zu? – Brom überführt in neutralem Medium Thiosulfat-Ionen in

(A) $S_2O_4^{2-}$
(B) $S_2O_6^{2-}$
(C) $S_4O_6^{2-}$
(D) SO_3^{2-}
(E) SO_4^{2-}

158+ Welche der folgenden Reaktionen mit Natriumthiosulfat-Lösung trifft nicht zu?

(A) AgBr wird durch Bildung eines komplexen Anions gelöst.
(B) Chlor wird zu Chlorid reduziert.
(C) Beim Ansäuern mit Salzsäure bilden sich (u.a.) Schwefel und Schwefeldioxid.
(D) Durch Erhitzen mit KCN entsteht (u.a.) SCN^-.
(E) Iodid wird zu Iod oxidiert.

Sulfid

159 Welche Aussage trifft nicht zu? – Sulfid-Ionen geben folgende Reaktionen:

(A) Katalyse der Reaktion von NaN_3 mit I_2 (Iod-Azid-Reaktion)
(B) nach Überführung in H_2S Bildung von PbS auf Bleiacetatpapier
(C) mit $AgNO_3$ Fällung eines schwarzen Niederschlages von Ag_2S
(D) mit $Na_2[Fe(CN)_5NO]$ in sodaalkalischer Lösung Violettfärbung
(E) mit $BaCl_2$ oder $SrCl_2$ Fällung eines weißen, in Säuren schwerlöslichen Niederschlages

Nitrat

160+ Welche Aussagen treffen zu? - Zum Nachweis von Nitrat-Ionen können (ggf. nach Beseitigung störender Begleitsubstanzen) folgende Reaktionen beitragen:

    (1) Reduktion in alkalischer Lösung mit Zink oder Devardascher Legierung und Nachweis als NH_3

    (2) Reduktion zu NO durch Fe^{2+} in Gegenwart von konz. Schwefelsäure als braunes bis amethystfarbenes $[Fe(H_2O)_5NO]SO_4$

    (3) die mit Diphenylamin/Schwefelsäure auftretende Blaufärbung

    (4) direkte Umsetzung mit Sulfanilsäure (Diazotierung) und nachfolgende Kupplung mit α-Naphthylamin zu einem roten Azofarbstoff

(A) nur 2 und 4 sind richtig
(B) nur 3 und 4 sind richtig
(C) nur 1, 2 und 3 sind richtig
(D) nur 2, 3 und 4 sind richtig
(E) 1 - 4 = alle sind richtig

161+ Die Bildung von violett bis braun gefärbten $[FeNO(H_2O)_5]^{2+}$-Ionen beim Nitrat-Nachweis mit Eisen(II)-sulfat ("Ringprobe") wird durch Phosphorsäure nicht gestört,
weil
Phosphorsäure mit Eisen(III)-Ionen in saurer Lösung unter Komplexbildung reagiert.

162+ Die Bildung von violett bis braun gefärbten $[FeNO(H_2O)_5]^{2+}$-Ionen beim Nitrat-Nachweis mit Eisen(II)-sulfat ("Ringprobe") wird durch Phosphorsäure gestört,
weil
Phosphorsäure durch Komplexbildung die reduzierende Wirkung der Eisen(II)-Ionen vermindert.

163 Der Nachweis von Nitrat-Ionen mit Eisen(II)-sulfat ("Ringprobe") als violett bis braun gefärbte $[Fe(NO)(H_2O)_5]^{2+}$-Ionen ist im stark sauren Medium unmöglich,
weil
$[Fe(NO)(H_2O)_5]^{2+}$ im stark sauren Medium weitgehend in Fe^{2+} und HNO_2 zerfällt.

164 In Gegenwart von Bismut-Ionen kann Nitrat in den Rückstand des Sodaauszuges gelangen,
weil
Bismut-Ionen schwerlösliche basische Nitrate bilden können.

165 Welche Aussagen treffen zu? - Der Nachweis des NO_3^--Ions als $[Fe(H_2O)_5NO]SO_4$ wird durch folgende Anionen gestört:

(1) $Cr_2O_7^{2-}$ (4) I^-

(2) CO_3^{2-} (5) NO_2^-

(3) Cl^-

(A) nur 1 und 4 sind richtig
(B) nur 1, 4 und 5 sind richtig
(C) nur 2, 3 und 4 sind richtig
(D) nur 2, 3 und 5 sind richtig
(E) 1 - 5 = alle sind richtig

166 Welche Aussage trifft zu? - Beim Nitrat-Nachweis mit Cu und H_2SO_4 nach dem Arzneibuch entsteht hauptsächlich

(A) Grünspan
(B) Schweinfurter Grün
(C) Rinmanns Grün
(D) Kupfer(I)-nitrat
(E) Keine der Aussagen trifft zu.

<u>Nitrit</u>

167 Welche Aussage trifft zu? - Die Reaktion von Nitrit-Ionen mit Permanganat-Ionen in saurer Lösung läßt sich durch folgende Gleichung beschreiben:

(A) $2\ MnO_4^- + NO_2^- \rightleftharpoons 2\ MnO_4^{2-} + NO_2$

(B) $MnO_4^- + 5\ NO_2^- + 8\ H^+ \rightleftharpoons Mn^{2+} + 5\ NO_2 + 4\ H_2O$

(C) $2\ MnO_4^- + 3\ NO_2^- + 2\ H^+ \rightleftharpoons 2\ MnO_2 + 3\ NO_3^-$

(D) $MnO_4^- + 3\ NO_2^- + 4\ H^+ \rightleftharpoons MnO_2 + 3\ NO_2 + 2\ H_2O$

(E) Keine der angegebenen Gleichungen vermag die Reaktion zu beschreiben.

168 Welche der folgenden Aussagen trifft <u>nicht</u> zu? - Nitrit kann nachgewiesen werden durch

(A) Umsetzung mit Phenazon (Antipyrin) zum grüngefärbten 4-Nitrosophenazon
(B) Umsetzung mit Sulfanilsäure zum Diazoniumsalz und Kupplung mit α-Naphthylamin zum Azofarbstoff
(C) Reduktion von I_2 zu I^- in saurer Lösung (Entfärbung)
(D) Diazotierung primärer aliphatischer Amine mit nachfolgender N_2-Abspaltung
(E) Bildung der braunen Nitrosoeisen(II)-Verbindung nach Umsetzung mit $FeSO_4$ in schwach saurer Lösung

169 Welche der folgenden Aussagen über die Eigenschaften von Nitrit-Ionen treffen zu?

(1) Sie reagieren in schwach saurem Medium mit Sulfaminsäure (Amidosulfonsäure) unter N_2-Bildung.
(2) Sie werden in verd. schwefelsaurer Lösung durch Fe^{2+}-Ionen reduziert unter nachfolgender Bildung des braunen $[Fe(NO)(H_2O)_5]^{2+}$-Ions.
(3) Sie oxidieren in schwach saurer Lösung Iodid zu I_2.
(4) Sie reduzieren in verdünnt schwefelsaurer Lösung MnO_4^--Ionen zu Mn^{2+}-Ionen.

(A) nur 1 und 3 sind richtig
(B) nur 1 und 4 sind richtig
(C) nur 2 und 3 sind richtig
(D) nur 2 und 4 sind richtig
(E) 1 - 4 = alle sind richtig

Phosphat

170 Welche der folgenden Aussagen trifft nicht zu? - Analytisch auswertbare Reaktionen des Phosphat-Ions sind:

(A) aus ammoniakalischer, NH_4^+-Ionen enthaltender Lösung Fällung von kristallinem $MgNH_4PO_4 \cdot 6 H_2O$
(B) aus stark salzsaurer Lösung (5-molar) Fällung von weißem Zirkonphosphat
(C) in neutralem Medium Fällung von gelbem Silberphosphat
(D) aus salzsaurer Lösung (etwa 2-molar) Ausfällen von (braunem) $Fe_3(PO_4)_2$
(E) Bildung von gelbem Ammoniummolybdatophosphat mit salpetersaurer Ammoniummolybdat-Lösung

171 Welche der folgenden Aussagen trifft nicht zu? - Analytisch auswertbare Reaktionen des Phosphat-Ions sind:

(A) aus schwach saurer Lösung Ausflockung von elementarem Phosphor bei Zugabe unedler Metalle wie Eisen oder Zink
(B) aus stark salzsaurer Lösung (5-molar) Fällung von weißem Zirkonphosphat
(C) in neutralem Medium Fällung von gelbem Silberphosphat
(D) aus ammoniakalischer, NH_4^+-Ionen enthaltender Lösung Fällung von kristallinem $MgNH_4PO_4 \cdot 6 H_2O$
(E) Bildung von gelbem Ammoniummolybdatophosphat mit salpetersaurer Ammoniummolybdat-Lösung

Arsenat

172 Welche Aussagen treffen zu? – Zum Nachweis von
A r s e n a t - I o n e n können (ggf. nach Beseitigung störender Begleitsubstanzen) folgende Reaktionen beitragen:

    (1) Fällung von $MgNH_4AsO_4 \cdot 6\ H_2O$ aus ammoniakalischer, NH_4Cl-haltiger Lösung
    (2) Entfärbung von Iod-Lösung in schwach saurem Medium
    (3) Fällung von gelbem, kristallinem $(NH_4)_3[As(Mo_3O_{10})_4] \cdot n\ H_2O$ aus stark salpetersaurer Lösung
    (4) Fällung von braunem Ag_3AsO_4 aus neutraler Lösung

(A) nur 1 und 4 sind richtig
(B) nur 2 und 5 sind richtig
(C) nur 3 und 4 sind richtig
(D) nur 1, 2 und 3 sind richtig
(E) nur 1, 3 und 4 sind richtig

173 Arsenat kann im Filtrat der Schwefelwasserstoff-Gruppenfällung nicht als NH_4MgAsO_4 nachgewiesen werden,
weil
sowohl Arsenat als auch Phosphat unter geeigneten Reaktionsbedingungen ein schwerlösliches Ammonium-Magnesium-Salz bilden.

Silicat

174 Welche Aussage trifft nicht zu? – Für die Analytik von Siliciumverbindungen sind folgende Reaktionen von Bedeutung:

(A) Silicate können mit Alkalicarbonaten aufgeschlossen werden.
(B) Silicat kann als Kieselsäure durch Abrauchen mit Salzsäure bis zur Trockne und anschließendes Versetzen mit verd. Salzsäure von anderen Ionen abgetrennt werden.
(C) Silicat läßt sich von Phosphat durch Abscheidung als Molybdatokieselsäure trennen.
(D) Mit Flußsäure bildet sich flüchtiges SiF_4.
(E) Mit Ammoniumchlorid läßt sich aus Natriumsilicat-Lösungen gallertartige Kieselsäure abscheiden.

Carbonat

175 Beim Erhitzen von Carbonaten mit k o n z e n t r i e r t e r Schwefelsäure werden (im Gegensatz zum Erwärmen mit verdünnter Schwefelsäure) Carbonsäuren gebildet,
weil
heiße konzentrierte Schwefelsäure ein Oxidationsmittel darstellt.

176 Carbonate können nachgewiesen werden durch Zersetzen der Analysensubstanz mit Mineralsäuren und Ausfällen von $BaCO_3$ in der Vorlage. - Welche der folgenden Anionen können diesen Nachweis stören?

(1) SO_3^{2-} (4) $S_2O_3^{2-}$
(2) AsO_3^{3-} (5) F^-
(3) PO_4^{3-}

(A) nur 1 und 5 sind richtig
(B) nur 1, 2 und 5 sind richtig
(C) nur 1, 4 und 5 sind richtig
(D) nur 2, 3 und 4 sind richtig
(E) nur 2, 3 und 5 sind richtig

177 $CaCO_3$ löst sich in CO_2-haltigem Wasser,
    weil
    $CaCO_3$ durch CO_2 in wasserlösliches $Ca(HCO_3)_2$ umgewandelt wird.

Themenübergreifende Fragen

Ordnen Sie bitte den in Liste 1 aufgeführten Anionen die jeweils zutreffende qualitativ-analytische Nachweisreaktion aus Liste 2 zu.

Liste 1   Liste 2

178+ CN^- (A) gelbe Fällung mit $BaCl_2$ aus salzsaurer Lösung
179+ NO_2^- (B) Farbreaktion (Rotfärbung) mit $Na_2[Fe(CN)_5NO]$ + $ZnSO_4$ + $K_4[Fe(CN)_6]$
180+ SO_3^{2-} (C) Bildung einer gelben Heteropolysäure mit Molybdänsäure
                                (D) Farbreaktion (Rotfärbung) mit Fe^{3+} in salzsaurer Lösung nach Umsetzung mit Ammoniumpolysulfid
                                (E) Farbreaktion (Rotfärbung) nach Umsetzung mit Sulfanilsäure und α-Naphthylamin

Ordnen Sie bitte den in Liste 1 genannten Anionen die in Liste 2 aufgeführte jeweils zutreffende Reaktion in verdünnt salzsaurer Lösung (1 N) zu.

Liste 1   Liste 2

181 SO_3^{2-} (A) Cl^--Ionen werden zu Cl_2 oxidiert.
182 NO_2^- (B) Fe^{2+}-Ionen werden zum Metall reduziert.
                                (C) I^--Ionen werden zu I_2 oxidiert.
                                (D) I_2 wird zu I^- reduziert.
                                (E) MnO_4^--Ionen werden zu MnO_2 reduziert.

Ordnen Sie bitte den in Liste 1 aufgeführten Anionen die jeweils zutreffende Nachweisreaktion aus Liste 2 zu!

Liste 1

183 AsO_4^{3-}

184 PO_4^{3-}

Liste 2

(A) aus essigsaurer, acetatgepufferter Lösung gelbe Fällung mit Ba^{2+}
(B) in schwefelsaurem Medium Entfärbung von Iod-Lösung unter Iodid-Bildung
(C) in schwefelsaurer Lösung braunviolette Färbung mit Eisen(II)-sulfat
(D) aus ammoniakalischer, NH_4Cl enthaltender Lösung weißer, kristalliner Niederschlag bei Mg^{2+}-Zusatz
(E) Das genannte Anion reduziert in alkalischer Lösung Bismut(III)-Salze zum Metall.

2.2.3 Nachweis wichtiger nebeneinander vorliegender Anionen

Halogenide und Pseudohalogenide nebeneinander

185 Welche Aussage trifft <u>nicht</u> zu? - Cl^--Ionen, die in etwa gleicher Konzentration neben Br^-- und I^--Ionen vorliegen, können aufgrund folgender Reaktionen nachgewiesen oder zum Nachweis abgetrennt werden:

(A) durch Bildung und Abdestillieren von flüchtigem Chromylchlorid mit anschließendem Nachweis von Chromat in der Vorlage
(B) Aus der gemeinsamen Fällung der Silberhalogenide wird durch $Na_2S_2O_3$ nur AgCl gelöst.
(C) In essigsaurer Lösung können die stärkeren Reduktionsmittel Br^- und I^- über eine Oxidation mit MnO_4^- vom schwächeren Reduktionsmittel Cl^- getrennt werden.
(D) Aus der gemeinsamen Fällung der Silberhalogenide löst kalte konzentrierte Ammoniumcarbonat-Lösung praktisch nur AgCl, das aus dieser Lösung beim Ansäuern mit HNO_3 wieder ausfällt.
(E) Beim Behandeln der Silberhalogenid-Fällung mit einer sehr verd. Ammoniak-Lösung und $K_3[Fe(CN)_6]$ entsteht nur mit AgCl braunes $Ag_3[Fe(CN)_6]$.

186 Eine Lösung enthalte die Anionen Cl^-, Br^- und I^-. – Welches der folgenden Oxidationsmittel oxidiert von diesen Anionen ausschließlich I^- (zu I_2)?

(A) konz. H_2SO_4
(B) NO_2^- (essigsauer)
(C) PbO_2 (2 N-salpetersauer)
(D) $KMnO_4$ (2 N-schwefelsauer)
(E) $K_2Cr_2O_7$ (2 N-schwefelsauer)

187 Eine Lösung enthält die Ionen Cl^-, Br^- und I^-. – Welches der folgenden Oxidationsmittel oxidiert von diesen Anionen ausschließlich I^- (zu I_2)?

(A) MnO_2 (2 N-salpetersauer)
(B) $KMnO_4$ (2 N-schwefelsauer)
(C) H_2O_2 (essigsauer)
(D) konz. H_2SO_4
(E) $K_2Cr_2O_7$ (2 N-schwefelsauer)

188 Welche Aussagen treffen zu? – Der Nachweis von Bromid neben Iodid durch Oxidation mit Chlorwasser bzw. saurer Chloramin T-Lösung ist aus folgenden Gründen möglich:

(1) Das Normalpotential der Reaktion $2\,I^- \rightleftharpoons I_2 + 2\,e^-$ hat einen niedrigeren Zahlenwert als das Normalpotential von $2\,Br^- \rightleftharpoons Br_2 + 2\,e^-$.
(2) Das Normalpotential der Reaktion $2\,Cl^- \rightleftharpoons Cl_2 + 2\,e^-$ liegt zwischen den Normalpotentialen der Redoxpaare $2\,Br^-/Br_2$ und $2\,I^-/I_2$.
(3) Reagenzüberschuß überführt elementares Iod in farblose Verbindungen wie Iodate bzw. ICl_3.
(4) Bromid-Ionen werden durch ihre Oxidation mittels Cl_2 zu Bromat-Ionen erkannt.

(A) nur 1 ist richtig
(B) nur 1 und 3 sind richtig
(C) nur 2 und 4 sind richtig
(D) nur 1, 2 und 3 sind richtig
(E) 1 – 4 = alle sind richtig

189 Eine Mischung aus AgCl und AgI wird mit kalter Ammoniumcarbonat-Lösung geschüttelt. Das klare Filtrat wird mit Kaliumbromid-Lösung versetzt. – Was fällt aus?

(A) AgCl
(B) AgBr
(C) AgI
(D) Ag_2CO_3
(E) Keine dieser Angaben trifft zu.

190 Fügt man zu einer Lösung von Diamminsilberchlorid in kalter, wäßriger Ammoniumcarbonat-Lösung KBr hinzu, so fällt AgBr aus,
weil
die aus der Dissoziation des Diamminsilberchlorid-Komplexes resultierende Konzentration an freien Ag^+-Ionen in kalter, wäßriger Ammoniumcarbonat-Lösung so hoch ist, daß bei KBr-Zusatz das Löslichkeitsprodukt von AgBr erreicht wird und Silberbromid ausfällt.

191 Welche der folgenden Methoden eignen sich zur Unterscheidung von gemeinsam ausgefälltem AgCl und AgBr?

(1) Schütteln mit kalter Ammoniumcarbonat-Lösung und Zusatz von Kaliumbromid-Lösung zum Filtrat
(2) mit Zink und verdünnter Schwefelsäure kann nur aus AgCl metallisches Silber gebildet werden
(3) Schütteln mit Kaliumcyanid-Lösung und Zusatz von Kaliumiodid-Lösung zum Filtrat

(A) nur 1 ist richtig
(B) nur 2 ist richtig
(C) nur 1 und 2 sind richtig
(D) nur 2 und 3 sind richtig
(E) 1 - 3 = alle sind richtig

192 Welche Aussagen treffen zu? - Mit folgenden Gleichungen lassen sich Reaktionen und Folgereaktionen beschreiben, die beim Nachweis von nebeneinander vorliegenden Br^-- und I^--Ionen mit Cl_2 stattfinden:

(1) $2\ I^- + Cl_2 \rightleftharpoons 2\ Cl^- + I_2$
(2) $I_2 + 5\ Cl_2 + 18\ H_2O \rightleftharpoons 2\ IO_3^- + 10\ Cl^- + 12\ H_3O^+$
(3) $I_2 + 3\ Cl_2 \rightleftharpoons 2\ ICl_3$
(4) $2\ Br^- + Cl_2 \rightleftharpoons 2\ Cl^- + Br_2$
(5) $Br_2 + Cl_2 \rightleftharpoons 2\ BrCl$

(A) nur 1 und 4 sind richtig
(B) nur 1, 2 und 5 sind richtig
(C) nur 1, 3 und 5 sind richtig
(D) nur 2, 4 und 5 sind richtig
(E) 1 - 5 = alle sind richtig

Schwefelhaltige Ionen nebeneinander

193 Der Nachweis von Sulfat als $BaSO_4$ kann bei Anwesenheit von Sulfit nicht aus dem mit Salzsäure angesäuerten Sodaauszug erfolgen,
weil
Sulfit in saurer Lösung zu Sulfat und Schwefel disproportioniert.

194 Der Nachweis von $Na_2S_2O_3$ neben Na_2SO_3 ist nicht möglich durch Ansäuern der wäßrigen Lösung und nachfolgendes Erhitzen,
weil
beim Erhitzen angesäuerter wäßriger Lösungen von $Na_2S_2O_3$ und Na_2SO_3 jeweils der charakteristische Geruch von Schwefeldioxid auftritt.

195 $Na_2S_2O_3$ kann neben Na_2SO_3 durch Ansäuern der wäßrigen Lösung und nachfolgendes Erhitzen erkannt werden,
weil
beim Erhitzen angesäuerter, wäßriger Lösungen von Na_2SO_3 und $Na_2S_2O_3$ jeweils der charakteristische Geruch von Schwefeldioxid auftritt.

Carbonat und Sulfit nebeneinander

196+ Welche Aussage trifft zu? - Liegen Carbonat und Sulfit nebeneinander vor, so kann Carbonat auf folgende Weise nachgewiesen werden:
- (A) Zugabe von Salzsäure und Einleiten des gebildeten Gases in $Ba(OH)_2$-Lösung
- (B) Zugabe verdünnter Schwefelsäure (Gasentwicklung)
- (C) Zusatz von H_2O_2, Aufkochen, anschließende Zugabe von Salzsäure und Einleiten des gebildeten Gases in $Ba(OH)_2$-Lösung
- (D) Zugabe von $CaCl_2$-Lösung zur mineralsauren Lösung (Niederschlagsbildung)
- (E) Zugabe von $BaCl_2$-Lösung zur mineralsauren Lösung (Niederschlagsbildung)

Nitrat und Nitrit nebeneinander

197 Eine Probe festen Natriumnitrits kann von einer Probe festen Natriumnitrats durch Versetzen der kristallinen Substanzen mit verd. H_2SO_4 und anschließendem Erhitzen unterschieden werden,
weil
Salpetrige Säure im Gegensatz zu Salpetersäure (nach Freisetzung der Säuren aus den kristallinen Natriumsalzen) unter Disproportionierung und einer damit (u.a.) verbundenen Bildung brauner, nitroser Gase zerfällt.

198 Eine Unterscheidung von Kaliumnitrit und Kaliumnitrat kann - nach jeweiligem Lösen der Substanz - durch Umsetzung mit Permanganat-Lösung erfolgen,
weil
Nitrit-Ionen im Gegensatz zu Nitrat-Ionen gegenüber Permanganat-Ionen in verdünnt schwefelsaurer Lösung als Reduktionsmittel wirken.

199+ Welche Aussage trifft zu? - Zum Nachweis von Nitrat-Ionen mittels $FeSO_4/H_2SO_4$ müssen Nitrit-Ionen zuvor entfernt werden, z.B. durch Umsetzung mit Amidosulfonsäure (Sulfamidsäure). - Diese Reaktion läßt sich durch folgende Bruttogleichung beschreiben:
- (A) $H_2N-SO_2-OH + HNO_2 \rightleftharpoons NO + NH_3 + H_2SO_4$
- (B) $H_2N-SO_2-OH + HNO_2 + 2 H_2O \rightleftharpoons H_2SO_3 + 2 NO + 2 H_3O^+$
- (C) $2 H_2N-SO_2-OH + 2 HNO_2 + 6 H_2O \rightleftharpoons 2 HSO_3^- + 2 NO + N_2 + 6 H_3O^+$
- (D) $2 H_2N-SO_2-OH + 2 HNO_2 \rightleftharpoons 2 H_2SO_4 + 2 N_2O + H_2O$
- (E) $H_2N-SO_2-OH + HNO_2 \rightleftharpoons H_2SO_4 + N_2 + H_2O$

200 Nitrit-Ionen können mit überschüssigem Harnstoff in der Kälte bei schwachem Ansäuern des Sodaauszuges quantitativ entfernt werden,
weil
in saurer, wäßriger Lösung Nitrit-Ionen mit Harnstoff u.a. zu elementarem Stickstoff reagieren.

201 Eine wäßrige Lösung enthalte die Kaliumsalze von Cl^-, Br^-, NO_2^-, NO_3^- und $(COO)_2^{2-}$. - Welche der folgenden Reaktionen zum Nachweis dieser Ionen in der angegebenen Lösung sind <u>spezifisch</u>?

    (1) Bildung eines Niederschlages nach Ansäuern mit HNO_3 und Zugabe von $AgNO_3$-Lösung
    (2) Entfärbung nach Ansäuern mit H_2SO_4 und tropfenweiser Zugabe von $KMnO_4$-Lösung
    (3) Bildung eines Niederschlages nach Ansäuern mit Essigsäure und Zugabe von $CaCl_2$-Lösung

(A) nur 1 ist richtig
(B) nur 2 ist richtig
(C) nur 3 ist richtig
(D) nur 1 und 2 sind richtig
(E) 1 - 3 = alle sind richtig

2.2.4 Spezielle Identitätsreaktionen des Arzneibuches

Bromid

202 Welche der folgenden Methoden schreibt das Arzneibuch zur Identifizierung von Bromid vor?

    (1) Oxidation mittels Blei(IV)-oxid/Essigsäure, Prüfung entstehender Dämpfe mit Schiffs Reagenz (Filterpapier)
    (2) mit $AgNO_3$-Lösung Fällung von gelblichem Silberbromid. Der abgetrennte Niederschlag löst sich in verd. Ammoniak-Lösung nur schwer.
    (3) Entwicklung von HBr mit konz. H_2SO_4, im Dampf Prüfung auf HBr mit schwarzem, $AgNO_3$-getränktem Filterpapier
    (4) Oxidation zu Br_2 mittels Iod-Lösung, der vorher Stärke-Lösung zugefügt wurde (Entfärbung)

(A) nur 2 ist richtig
(B) nur 1 und 2 sind richtig
(C) nur 3 und 4 sind richtig
(D) nur 1, 2 und 3 sind richtig
(E) 1 - 4 = alle sind richtig

Carbonat/Hydrogencarbonat

203 Welche der folgenden Aussagen über die Identitätsprüfung auf Carbonat und Hydrogencarbonat nach dem Arzneibuch trifft <u>nicht</u> zu?

(A) Bei Anwesenheit von Sulfit ist $Ca(OH)_2$-Lösung zum CO_2-Nachweis geeigneter als $Ba(OH)_2$-Lösung.
(B) Die Fällung von Carbonat kann mit $Ba(OH)_2$-Lösung erfolgen.
(C) Die Fällung von Carbonat kann mit $Ca(OH)_2$-Lösung erfolgen.
(D) Wird ein Überschuß von CO_2 in die Calciumhydroxid-Lösung eingeleitet, so kann sich der Carbonat-Niederschlag wieder auflösen.
(E) Die Selektivität des Nachweises wird durch Einleiten von freigesetztem CO_2 in geeignete Reagenzlösungen erhöht.

204 Welche der folgenden Aussagen über die Identitätsprüfung auf Carbonat und Hydrogencarbonat nach dem Arzneibuch treffen zu?

(1) Essigsäure setzt aus Carbonaten CO_2 frei.
(2) Essigsäure setzt aus Hydrogencarbonaten CO_2 frei.
(3) Die Fällung von Carbonat erfolgt mit $Ba(OH)_2$-Lösung.
(4) Bariumcarbonat löst sich nicht in verdünnter Salzsäure.

(A) nur 2 ist richtig
(B) nur 1 und 3 sind richtig
(C) nur 2 und 4 sind richtig
(D) nur 1, 2 und 3 sind richtig
(E) 1 - 4 = alle sind richtig

Chlorid

205 Welche Aussage trifft zu? - Eine Identitätsreaktion für Chlorid-Ionen nach Ph.Eur. geht von der Oxidation mit Mangan(IV)-oxid aus. Diese Reaktion kann schematisch wie folgt formuliert werden.

(A) $2\,Cl^- + 6\,MnO_2 + 8\,H_3O^+ \rightleftharpoons Cl_2 + 4\,Mn^{2+} + 2\,MnO_4^- + 12\,H_2O$

(B) $2\,Cl^- + MnO_2 + 4\,H_3O^+ \rightleftharpoons Cl_2 + Mn^{4+} + 6\,H_2O$

(C) $2\,Cl^- + MnO_2 + 4\,H_3O^+ \rightleftharpoons Cl_2 + Mn^{2+} + 6\,H_2O$

(D) $4\,Cl^- + MnO_2 + 4\,H_3O^+ \rightleftharpoons 2\,Cl_2 + Mn^{2+} + 6\,H_2O$

(E) $2\,Cl^- + 2\,MnO_2 + 8\,H_3O^+ \rightleftharpoons Cl_2 + 2\,Mn^{3+} + 12\,H_2O$

206

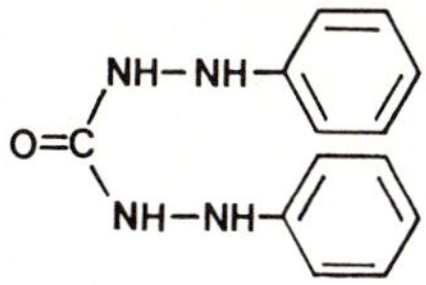

$$O=C\begin{array}{c} NH-NH-\phi \\ \\ NH-NH-\phi \end{array}$$

Welche der nachfolgenden Ionenarten wird nach dem Arzneibuch unter Verwendung des oben dargestellten Reagenzes identifiziert?

(A) Bismut-Ionen
(B) Bromid
(C) Calcium-Ionen
(D) Chlorid
(E) Magnesium-Ionen

Iodid

207 Welche Aussage trifft zu? - Eine Identitätsreaktion für Iodid-Ionen nach Ph.Eur. geht von der Oxidation mit Kaliumdichromat in verdünnt saurer Lösung aus.
Diese Reaktion läßt sich schematisch wie folgt formulieren:

(A) $2\ I^- + 2\ Cr_2O_7^{2-} + 12\ H_3O^+ \rightleftharpoons 2\ IO_3^- + 2\ Cr^{3+} + 20\ H_2O$

(B) $6\ I^- + Cr_2O_7^{2-} + 14\ H_3O^+ \rightleftharpoons 3\ I_2 + 2\ Cr^{3+} + 21\ H_2O$

(C) $6\ I^- + Cr_2O_7^{2-} + 14\ H_3O^+ \rightleftharpoons 3\ I_2 + 2\ CrO_4^{2-} + 14\ H_2O$

(D) $4\ I^- + Cr_2O_7^{2-} + 10\ H_3O^+ \rightleftharpoons 2\ I_2 + 2\ Cr^{3+} + 15\ H_2O$

(E) $I^- + Cr_2O_7^{2-} + 4\ H_3O^+ \rightleftharpoons IO_3^- + 2\ Cr^{3+} + 8\ H_2O$

Nitrat

208 Welche Aussage trifft nicht zu? - Beim Nitrat-Nachweis gemäß DAB 9

(A) wird Nitrobenzol als Reagenz eingesetzt
(B) wird Pikrinsäure als Reagenz eingesetzt
(C) wird Aceton als Reagenz eingesetzt
(D) wird Natriumhydroxid als Reagenz benötigt
(E) entsteht ein Meisenheimer-Komplex

209 Welche Aussagen treffen zu? - Folgende schematisch dargestellte Reaktionen sind an der Identitätsprüfung auf Nitrat nach dem Arzneibuch beteiligt:

(1) HNO_3 + [Nitrobenzol] $\xrightarrow[-H_2O]{H_2SO_4}$ [Dinitrobenzol]

(2) [m-Dinitrobenzol] + $H_3C-\overset{O}{\underset{\|}{C}}-CH_3$ $\xrightarrow{HO^-}$ [Meisenheimer-Komplex mit $H_3C-\overset{O}{\underset{\|}{C}}-CH_2-$]

(3) [Meisenheimer-Komplex] $\xrightarrow{Ox.}$ [oxidiertes Produkt]

(A) Keine der Aussagen ist richtig.
(B) nur 1 ist richtig
(C) nur 1 und 3 sind richtig
(D) nur 2 und 3 sind richtig
(E) 1 - 3 = alle sind richtig

210 Welche Aussage trifft zu? - Zur Identifizierung von Nitrat nach DAB 9 wird die Substanz mit Nitrobenzol und konz. Schwefelsäure umgesetzt und anschließend Natriumhydroxid-Lösung und Aceton zugefügt, worauf eine violette Färbung eintritt. Die dabei ablaufenden chemischen Reaktionen zur Farbbildung sind ähnlich denen bei der Identifizierung von

(A) aktivierten Methyl- und Methylengruppen mit Polynitroaromaten im Unterschuß
(B) Xanthinen
(C) Tartrat mit Resorcin und Schwefelsäure
(D) Aminen durch Pikratbildung
(E) Nitrit durch eine Diazotierungs-Kupplungs-Reaktion

Silicat

211 Das bei der Identifizierung von Silicat nach DAB 9 entstehende Siliciumtetrafluorid disproportioniert bei Kontakt mit Wasser gemäß der Gleichung

$$2\ SiF_4 + 2\ H_2O \longrightarrow (OH)_2SiF_2 + H_2[SiF_6]$$

weil
unter den Silicium-Fluor-Verbindungen das Hexafluorosilicat-Ion sich in wäßriger Lösung im Vergleich zu SiF_4 durch eine besondere Stabilität auszeichnet.

212 Das bei der Identifizierung von Silicat nach DAB 9 entstehende Siliciumtetrafluorid disproportioniert bei Kontakt mit Wasser gemäß der Gleichung

$$3 \, SiF_4 + n \, H_2O \longrightarrow SiH_4 \cdot (H_2O)_{n-2} + O_2 + 2 \, H_2[SiF_6]$$

weil
Silicium im Hexafluorosilicat-Ion die Koordinationszahl 6 besitzt.

Sulfat

213 Welche Aussage trifft zu? - Bei der Identitätsprüfung auf Sulfat nach DAB 9 werden nach der Fällung mit $BaCl_2$ 0,1 ml 0,1 N-Iod-Lösung zugesetzt. Tritt Entfärbung ein, so kann das ein Hinweis sein auf

(A) Sulfit   (D) Wolframat
(B) Pyrosulfat   (E) Keine der Aussagen (A)
(C) Iodat   bis (D) trifft zu.

214[+] Welche Aussage trifft zu? - Bei der Identitätsprüfung auf Sulfat nach DAB 9 werden nach der Fällung mit $BaCl_2$ 0,1 ml 0,1 N-Iod-Lösung zugesetzt. Tritt Entfärbung ein, so kann das ein Hinweis sein auf

(A) Pyrosulfat   (D) Selenat
(B) Dithionit   (E) Keine der Aussagen (A)
(C) Iodat   bis (D) trifft zu.

2.2.5 Spezielle Grenzprüfungen des Arzneibuches

215 Welche Aussage über die Grenzprüfung "Kohlenmonoxid in medizinischen Gasen" nach Arzneibuch trifft nicht zu?

(A) CO wird in einem U-Rohr mittels CrO_3 zu CO_2 oxidiert und das nichtverbrauchte CrO_3 iodometrisch zurücktitriert.
(B) CrO_3 oxidiert u.a. H_2S.
(C) Bei höherer Temperatur (120°C) reduziert CO vorgelegtes I_2O_5.
(D) Das freigesetzte Iod sublimiert ab.
(E) Das in der KI-Vorlage absorbierte Iod wird mit Natriumthiosulfat-Lösung titriert.

216 Welche der folgenden Aussagen trifft zu? - Die Grenzprüfung auf Fluorid-Ionen (Ph.Eur.) wird durchgeführt
- (A) durch Erfassung des HF-Gehaltes mittels acidimetrischer Titration in wäßriger Lösung gegen Alizaringelb als Indikator
- (B) durch Überführung der Fluorid-Ionen in flüchtiges H_2SiF_6, welches auf feuchtem Filtrierpapier zu $SiO_2 \cdot n\ H_2O$ hydrolysiert wird
- (C) durch Behandeln der Substanz mit konzentrierter Schwefelsäure, wobei der entstehende Fluorwasserstoff mit der Wand des Reagenzglases reagiert (Ätzprobe)
- (D) durch Einstrahlung von Licht definierter Wellenlänge mit quantitativer Erfassung des ausgestrahlten Fluoreszenzlichtes
- (E) durch Überführung in flüchtiges SiF_4, welches in der Vorlage mit Wasser Fluorid-Ionen ergibt, die mit Thoriumnitrat-Lösung titriert werden.

2.3 Analyse der Kationen

2.3.1 Trennungsgänge

Salzsäure-Gruppe

217 AgCl und Hg_2Cl_2, die bei der Abtrennung der "Salzsäure-Gruppe" im Kationentrennungsgang als Gemisch anfallen, lassen sich durch Behandeln mit verd. NH_3-Lösung trennen,
weil
AgCl mit NH_3-Lösung schwerlösliches Silberamidochlorid bildet und Hg_2Cl_2 als farbloser Quecksilber(I)-Komplex in Lösung geht.

218+ Im folgenden ist die Fällung und Auftrennung der Ionen der Salzsäure-Gruppe im Kationentrennungsgang angegeben.
- Welche der Angaben treffen zu?

(1) Die salpetersaure Lösung der Analysensubstanz wird mit Salzsäure versetzt: Fällung von AgCl, Hg_2Cl_2, $PbCl_2$

(2) Durch Auskochen mit wenig Wasser wird $PbCl_2$ in Lösung gebracht.

(3) Der Rückstand wird kalt mit verd. Ammoniak-Lösung versetzt.

(4) Durch Disproportionierung entsteht metallisches Silber, erkennbar an der Schwarzfärbung.

(5) Hg_2Cl_2 wird als Ammoniumkomplex in Lösung gebracht; beim Ansäuern des Filtrats fällt Hg_2Cl_2 wieder aus.

(A)   nur 1, 2 und 3 sind richtig
(B)   nur 1, 4 und 5 sind richtig
(C)   nur 2, 3 und 4 sind richtig
(D)   nur 1, 2, 4 und 5 sind richtig
(E)   1 - 5 = alle sind richtig

219 Silber-Ionen werden beim analytischen Kationentrennungsgang durch Fällung mit Salzsäure als AgCl abgetrennt, weil
unter den Bedingungen der H_2S-Gruppenfällung die Sulfid-Ionenkonzentration nicht genügend groß ist, um eine Fällung von Silber-Ionen als Ag_2S in der Schwefelwasserstoff-Gruppe zu ermöglichen.

Schwefelwasserstoff-Gruppe

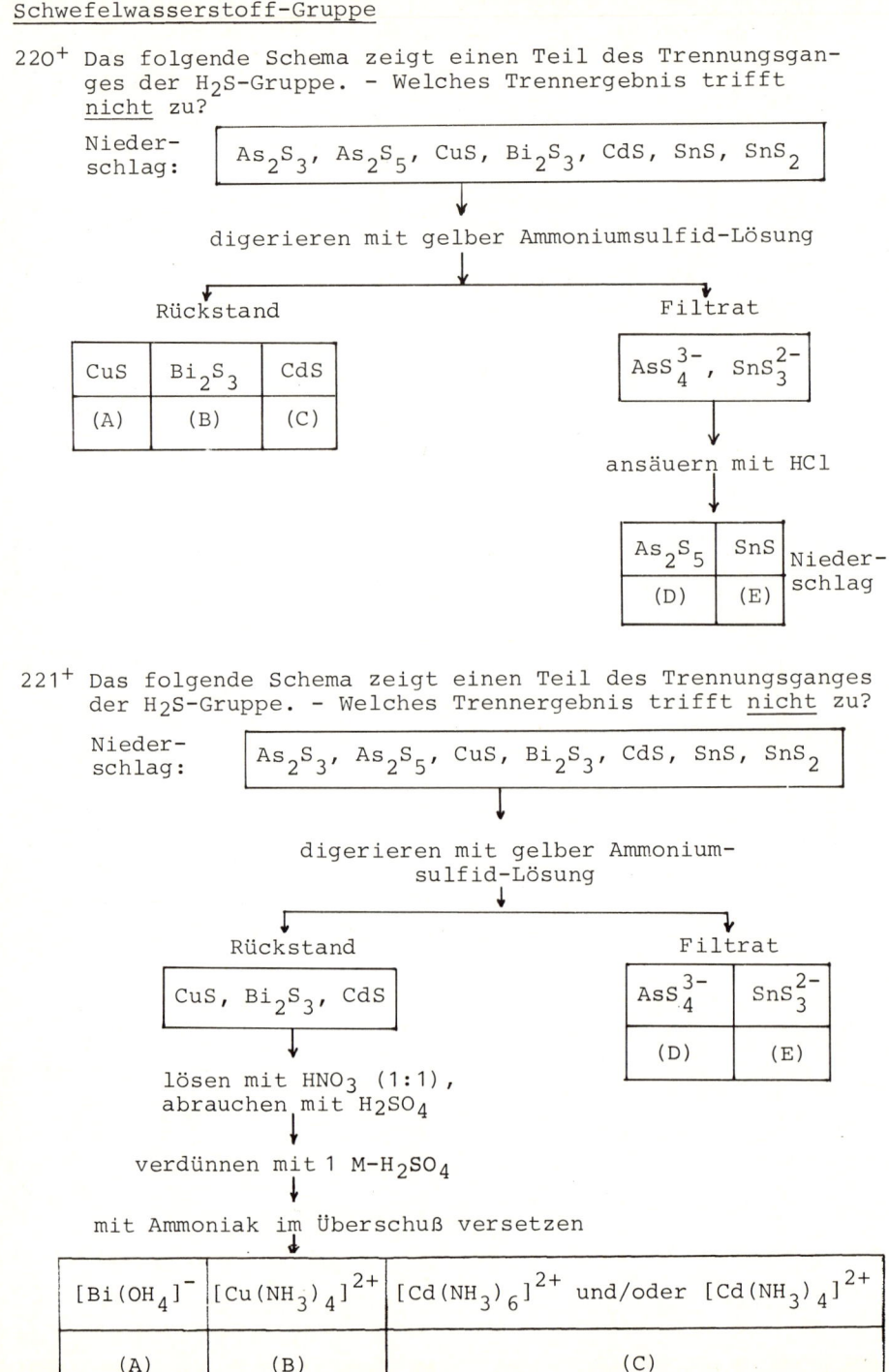

220[+] Das folgende Schema zeigt einen Teil des Trennungsganges der H_2S-Gruppe. – Welches Trennergebnis trifft nicht zu?

Niederschlag: As_2S_3, As_2S_5, CuS, Bi_2S_3, CdS, SnS, SnS_2

↓

digerieren mit gelber Ammoniumsulfid-Lösung

Rückstand:

CuS	Bi_2S_3	CdS
(A)	(B)	(C)

Filtrat: AsS_4^{3-}, SnS_3^{2-}

↓ ansäuern mit HCl

As_2S_5	SnS
(D)	(E)

Niederschlag

221[+] Das folgende Schema zeigt einen Teil des Trennungsganges der H_2S-Gruppe. – Welches Trennergebnis trifft nicht zu?

Niederschlag: As_2S_3, As_2S_5, CuS, Bi_2S_3, CdS, SnS, SnS_2

↓ digerieren mit gelber Ammoniumsulfid-Lösung

Rückstand: CuS, Bi_2S_3, CdS

Filtrat:

AsS_4^{3-}	SnS_3^{2-}
(D)	(E)

↓ lösen mit HNO_3 (1:1), abrauchen mit H_2SO_4
↓ verdünnen mit 1 M-H_2SO_4
↓ mit Ammoniak im Überschuß versetzen

$[Bi(OH_4)]^-$	$[Cu(NH_3)_4]^{2+}$	$[Cd(NH_3)_6]^{2+}$ und/oder $[Cd(NH_3)_4]^{2+}$
(A)	(B)	(C)

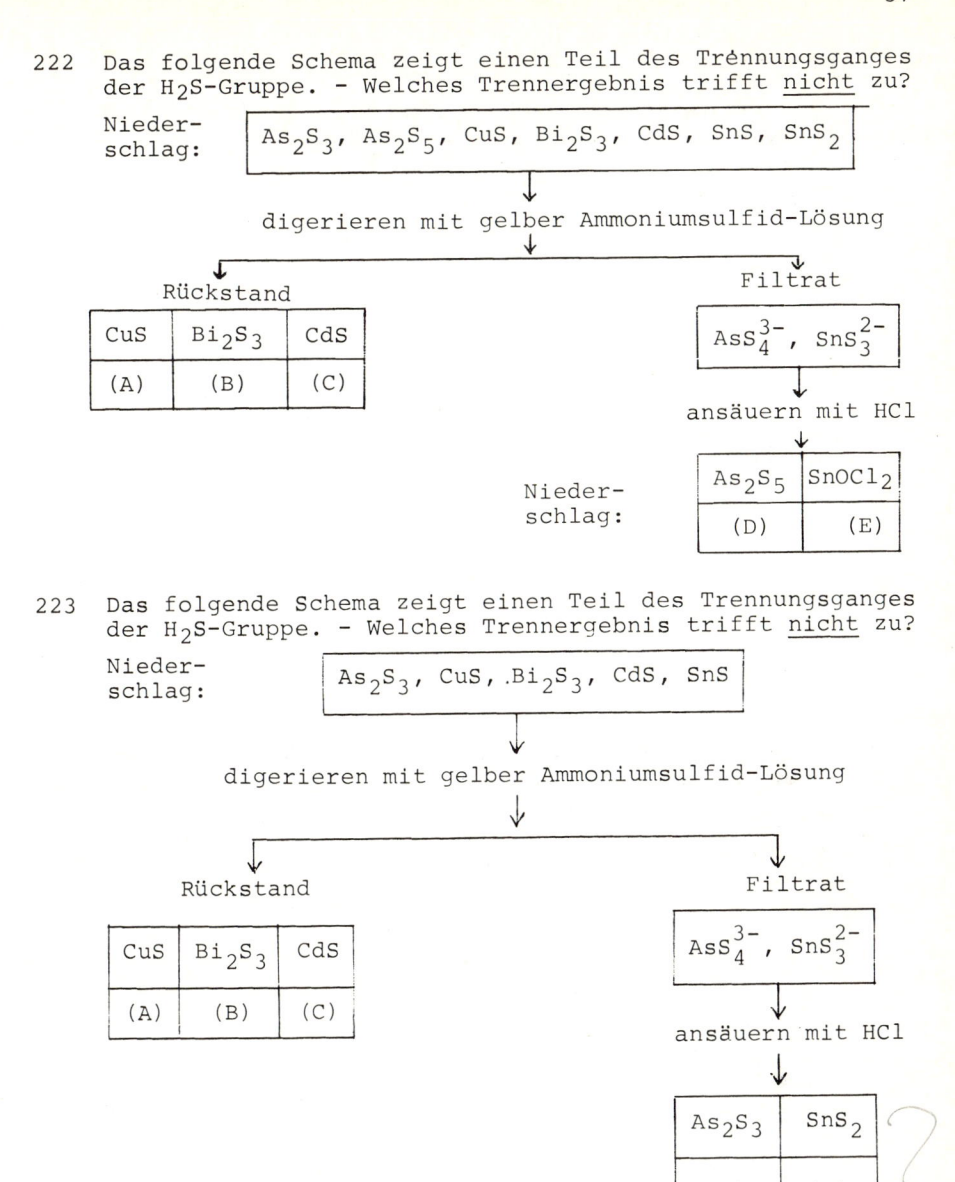

222 Das folgende Schema zeigt einen Teil des Trennungsganges der H$_2$S-Gruppe. - Welches Trennergebnis trifft nicht zu?

Niederschlag: $\boxed{As_2S_3, \; As_2S_5, \; CuS, \; Bi_2S_3, \; CdS, \; SnS, \; SnS_2}$

↓

digerieren mit gelber Ammoniumsulfid-Lösung

↓ ↓

Rückstand

CuS	Bi$_2$S$_3$	CdS
(A)	(B)	(C)

Filtrat

$\boxed{AsS_4^{3-}, \; SnS_3^{2-}}$

↓

ansäuern mit HCl

↓

Niederschlag:

As$_2$S$_5$	SnOCl$_2$
(D)	(E)

223 Das folgende Schema zeigt einen Teil des Trennungsganges der H$_2$S-Gruppe. - Welches Trennergebnis trifft nicht zu?

Niederschlag: $\boxed{As_2S_3, \; CuS, \; Bi_2S_3, \; CdS, \; SnS}$

↓

digerieren mit gelber Ammoniumsulfid-Lösung

↓ ↓

Rückstand

CuS	Bi$_2$S$_3$	CdS
(A)	(B)	(C)

Filtrat

$\boxed{AsS_4^{3-}, \; SnS_3^{2-}}$

↓

ansäuern mit HCl

↓

As$_2$S$_3$	SnS$_2$
(D)	(E)

224 Bei der Aufarbeitung der H₂S-Gruppe sei - nach Abtrennung anderer Ionen - ein Gemisch von HgS und PbS angefallen. - Welche der folgenden Methoden eignen sich zu Trennung bzw. Einzelnachweisen?

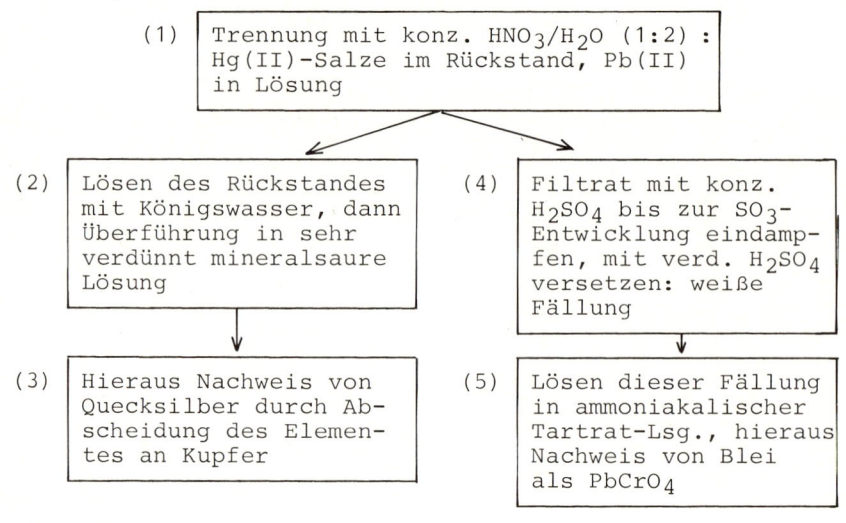

(1) Trennung mit konz. HNO_3/H_2O (1:2) : Hg(II)-Salze im Rückstand, Pb(II) in Lösung

(2) Lösen des Rückstandes mit Königswasser, dann Überführung in sehr verdünnt mineralsaure Lösung

(4) Filtrat mit konz. H_2SO_4 bis zur SO_3-Entwicklung eindampfen, mit verd. H_2SO_4 versetzen: weiße Fällung

(3) Hieraus Nachweis von Quecksilber durch Abscheidung des Elementes an Kupfer

(5) Lösen dieser Fällung in ammoniakalischer Tartrat-Lsg., hieraus Nachweis von Blei als $PbCrO_4$

(A) nur 1 ist richtig
(B) nur 1 und 2 sind richtig
(C) nur 1 und 4 sind richtig
(D) nur 1, 2, 3 und 4 sind richtig
(E) 1 - 5 = alle sind richtig

225+ Welche der folgenden Kationen werden aus 1 N-salzsaurer Lösung beim Einleiten von Schwefelwasserstoff als Sulfide gefällt?

(1) Pb^{2+} (4) Mn^{2+}
(2) Fe^{3+} (5) Hg^{2+}
(3) Cu^{2+} (6) Zn^{2+}

(A) nur 1 und 3 sind richtig
(B) nur 2 und 5 sind richtig
(C) nur 1, 3 und 5 sind richtig
(D) nur 1, 3, 4 und 5 sind richtig
(E) nur 1, 3, 5 und 6 sind richtig

226 Welche der folgenden Kationen werden aus 1 N-salzsaurer Lösung beim Einleiten von Schwefelwasserstoff als Sulfide gefällt?

(1) Bi^{3+} (4) Mn^{2+}
(2) Fe^{2+} (5) Sn^{4+}
(3) Fe^{3+} (6) Zn^{2+}

(A) nur 1 und 5 sind richtig
(B) nur 4 und 6 sind richtig
(C) nur 1, 3 und 5 sind richtig
(D) nur 1, 2, 4 und 5 sind richtig
(E) nur 1, 3, 5 und 6 sind richtig

227 In eine schwach saure, gepufferte Lösung (pH = 6.0) von Hg(II)-, Pb(II)-, Zn(II)- und Mn(II)-Ionen wird H_2S eingeleitet. - Woraus besteht der entstandene Niederschlag (abgesehen von Spuren)?

(A) nur aus PbS
(B) nur aus HgS und PbS
(C) nur aus PbS und ZnS
(D) nur aus HgS, PbS und ZnS
(E) aus den Sulfiden aller genannten Kationen

228 Welche der folgenden Sulfide einer Schwefelwasserstoff-Gruppenfällung werden beim Behandeln des Niederschlages mit Ammoniumpolysulfid-Lösung aufgelöst?

(1) As_2S_3 (4) SnS
(2) As_2S_5 (5) SnS_2
(3) Sb_2S_5

(A) nur 1 und 4 sind richtig
(B) nur 2 und 3 sind richtig
(C) nur 2, 3 und 5 sind richtig
(D) nur 1, 2, 3 und 5 sind richtig
(E) 1 - 5 = alle sind richtig

229 Welche Aussagen treffen zu? - Die folgenden Sulfide lösen sich in Polysulfid-Lösung:

(1) As_2S_3 (4) SnS_2
(2) CuS (5) Bi_2S_3
(3) Sb_2S_3

(A) nur 3 ist richtig
(B) nur 1 und 3 sind richtig
(C) nur 1, 2 und 3 sind richtig
(D) nur 1, 3 und 4 sind richtig
(E) nur 2, 3 und 5 sind richtig

230+ Eine Trennung von Cu^{2+} und Zn^{2+} über ihre Sulfide ist nicht möglich,
weil
die Löslichkeitsprodukte von CuS und ZnS nahezu gleich sind.

Ammoniumsulfid-Gruppe

231 Im Kationentrennungsgang sei nach $NH_3/(NH_4)_2S$-Fällung ein Gemisch von $Cr(OH)_3$, $Al(OH)_3$, MnS und ZnS vorhanden, das weiter getrennt und identifiziert werden soll. – Welches Trennergebnis trifft <u>nicht</u> zu?

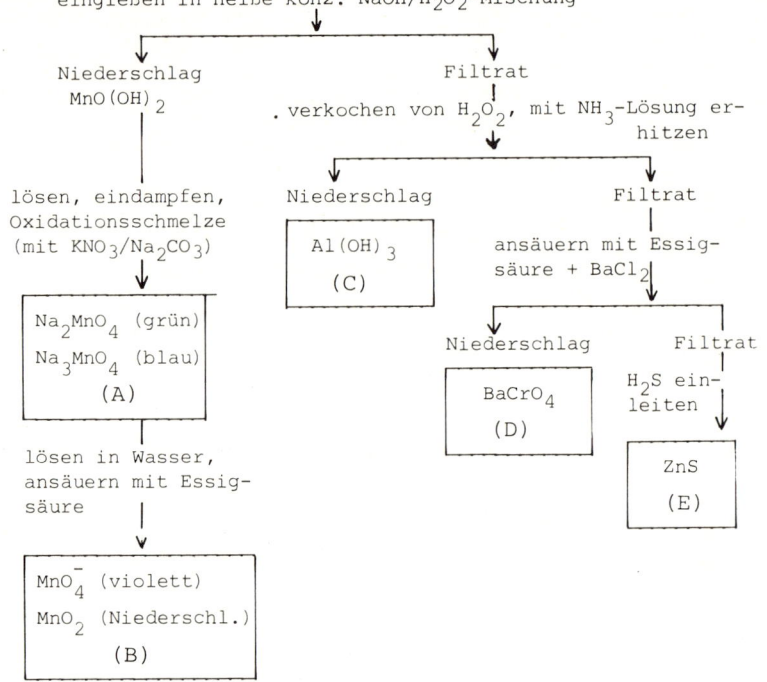

Gemisch in Salzsäure lösen, annähernd neutralisieren
eingießen in heiße konz. $NaOH/H_2O_2$-Mischung

↓

Niederschlag $MnO(OH)_2$

lösen, eindampfen, Oxidationsschmelze (mit KNO_3/Na_2CO_3)
↓
Na_2MnO_4 (grün)
Na_3MnO_4 (blau)
(A)

lösen in Wasser, ansäuern mit Essigsäure
↓
MnO_4^- (violett)
MnO_2 (Niederschl.)
(B)

Filtrat
verkochen von H_2O_2, mit NH_3-Lösung erhitzen
↓

Niederschlag: $Al(OH)_3$ **(C)**

Filtrat: ansäuern mit Essigsäure + $BaCl_2$
↓
Niederschlag: $BaCrO_4$ **(D)**

Filtrat: H_2S einleiten
↓
ZnS **(E)**

232⁺ Das folgende Schema zeigt einen Teil des Trennungsganges nach gemeinsamer Fällung mit $(NH_4)_2S$ + Ammoniak. – Welche der mit (A) bis (E) gekennzeichneten Verbindungen trifft als Trennergebnis <u>nicht</u> zu?

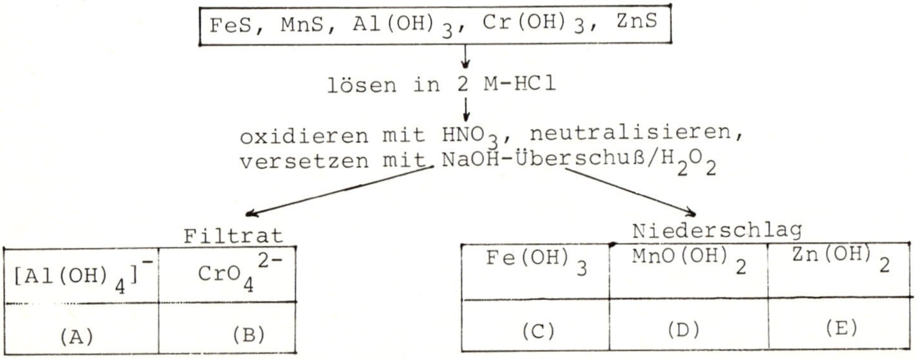

FeS, MnS, $Al(OH)_3$, $Cr(OH)_3$, ZnS
↓
lösen in 2 M-HCl
↓
oxidieren mit HNO_3, neutralisieren,
versetzen mit NaOH-Überschuß/H_2O_2

Filtrat		Niederschlag		
$[Al(OH)_4]^-$	CrO_4^{2-}	$Fe(OH)_3$	$MnO(OH)_2$	$Zn(OH)_2$
(A)	(B)	(C)	(D)	(E)

233[+] Welche Aussage trifft zu? - Unter den Bedingungen der Fällung der H_2S-Gruppe des analytischen Trennungsganges fallen Cobalt, Nickel, Eisen, Chrom und Zink aus folgendem Grund nicht als Sulfide aus:
- (A) starke Vergrößerung des Löslichkeitsproduktes der Sulfide durch die hohe Sulfid-Ionenkonzentration
- (B) zu geringe Sulfid-Ionenkonzentration, um das Löslichkeitsprodukt der Sulfide zu erreichen
- (C) starke Vergrößerung des Löslichkeitsproduktes der Sulfide durch die hohe Wasserstoff-Ionenkonzentration
- (D) Verhinderung der Fällung durch Bildung von Metallkomplexen mit den Sulfid-Ionen
- (E) Keines dieser Elemente bildet ein Sulfid.

234 Welche Aussagen treffen zu? - Mit dem bei der Ammoniumsulfid-Fällung unter Luftzutritt anfallenden Niederschlag der Sulfide des Mangans, Zinks, Cobalts und Nickels können die folgenden Trennoperationen durchgeführt werden:
- (1) MnS ist im Gegensatz zu Co_2S_3, Ni_2S_3 und ZnS in verdünnter Essigsäure löslich.
- (2) ZnS ist im Gegensatz zu Co_2S_3 und Ni_2S_3 in 0,5 N-Salzsäure löslich.
- (3) Nach geeignetem Auflösen des Niederschlages können Nickel(II)-Ionen durch Fällung mit Dimethylglyoxim (Diacetyldioxim) abgetrennt werden.
- (4) Mangan und Zink können nach Auflösen ihrer Sulfide in 0,5 N-Salzsäure durch Umsetzung mit konz. NaOH getrennt werden.

- (A) nur 1 und 2 sind richtig
- (B) nur 1 und 3 sind richtig
- (C) nur 2 und 4 sind richtig
- (D) nur 2, 3 und 4 sind richtig
- (E) 1 - 4 = alle sind richtig

235 Eisen(II)- oder Aluminium(III)-Ionen sind aus sauren (pH = 0 bis 1) wäßrigen Lösungen nicht mit H_2S als Sulfide fällbar,
weil
Eisen(II)- oder Aluminium(III)-Ionen in verdünnter wäßriger Lösung (in Abwesenheit anderer Komplexbildner) als Aquo-Komplexe, $[Fe(H_2O)_6]^{2+}$ bzw. $[Al(H_2O)_6]^{3+}$, vorliegen.

236 Welche der folgenden Kationen können beim Einleiten von H_2S in ihre ammoniakalische Lösung (etwa pH = 8) in Form der jeweils angegebenen Sulfide gefällt werden (ohne Luftzutritt)?

    (1) Ni^{2+} als NiS
    (2) Co^{2+} als CoS
    (3) Fe^{2+} als FeS
    (4) Mn^{2+} als MnS
    (5) Zn^{2+} als ZnS

(A) nur 1 und 2 sind richtig
(B) nur 2, 3 und 4 sind richtig
(C) nur 3, 4 und 5 sind richtig
(D) nur 1, 2, 4 und 5 sind richtig
(E) 1 - 5 = alle sind richtig

237 In welcher Reihenfolge lösen sich die Sulfide (Gemisch) der folgenden Elemente, wenn sie mit Salzsäure steigender Konzentration versetzt werden?

(A) Mn Zn Cd As   (D) As Zn Cd Mn
(B) Zn Mn As Cd   (E) Mn Cd Zn As
(C) Zn Cd Mn As

238 Welche Aussage trifft zu? - Eine wäßrige Lösung enthält die Ionen Fe^{2+}, Cr^{3+}, Al^{3+}, Zn^{2+}. Sie liefert nach Zugabe von H_2O_2 und NaOH im Überschuß:

(A) $Fe(OH)_2$, $Cr_2O_7^{2-}$, $[Al(OH)_4]^-$, $Zn(OH)_2$

(B) $Fe(OH)_2$, $Cr_2O_7^{2-}$, $Al(OH)_3$, $Zn(OH)_2$

(C) $Fe(OH)_3$, CrO_4^{2-}, $[Al(OH)_4]^-$, $[Zn(OH)_4]^{2-}$

(D) $Fe(OH)_3$, CrO_4^{2-}, $Al(OH)_3$, $[Zn(OH)_4]^{2-}$

(E) $Fe(OH)_3$, $Cr(OH)_3$, $Al(OH)_3$, $Zn(OH)_2$

239. Welche Aussagen treffen zu? - Beim Eingießen einer schwach sauren Lösung, die Fe^{3+}, Mn^{2+}, Cr^{3+}, Zn^{2+} enthält, in H_2O_2/konz. NaOH unter den Bedingungen des analytischen Trennungsganges (Trennungsschritt bei der kombinierten $NH_3/(NH_4)_2S$-Gruppe) laufen folgende Reaktionen ab:

    (1) Ausfällung von rotbraunem Eisen(III)-hydroxid
    (2) Ausfällung von braunschwarzem Mangandioxidhydrat
    (3) Ausfällung von graugrünem Chrom(III)-hydroxid
    (4) Zn^{2+} bleibt nach Übergang in farbloses Zincat in Lösung

(A) nur 1 und 3 sind richtig
(B) nur 3 und 4 sind richtig
(C) nur 1, 2 und 4 sind richtig
(D) nur 2, 3 und 4 sind richtig
(E) 1 - 4 = alle sind richtig

240 Welche der folgenden Aussagen sind für die Abtrennung der "Ammoniakgruppe" (Al^{3+}, Cr^{3+}, Fe^{3+}) im analytischen Trennungsgang von Bedeutung?

(1) Zweiwertige Metallionen wie Mn^{2+}, Zn^{2+}, Ni^{2+}, Co^{2+}, Mg^{2+} sind mit Ammoniak-Lösung nur in Gegenwart von Ammoniumsalzen als Hydroxide fällbar.
(2) Die Löslichkeitsprodukte (Zahlenwerte) der Hydroxide sind bei dreiwertigen Metallionen in der Regel kleiner als bei zweiwertigen.
(3) Die Alkalimetallionen bleiben durch Bildung von Amminkomplexen in Lösung.
(4) Die zweiwertigen Metallionen Mn^{2+}, Zn^{2+}, Ni^{2+}, Co^{2+} bleiben als Amminkomplexe in Lösung.

(A) nur 1 ist richtig
(B) nur 1 und 3 sind richtig
(C) nur 2 und 4 sind richtig
(D) nur 3 und 4 sind richtig
(E) nur 2, 3 und 4 sind richtig

Ammoniumcarbonat-Gruppe

241[+] Bei der Fällung der Ammoniumcarbonat-Gruppe im analytischen Trennungsgang ist durch eine sehr hohe NH_4Cl-Konzentration die Ausfällung von $CaCO_3$ unvollständig oder wird verhindert,
<u>weil</u>
in der Lösung eines Carbonates die CO_3^{2-}-Konzentration um so mehr herabgesetzt wird, je höher die NH_4Cl-Konzentration dieser Lösung ist.

242[+] Das nachfolgende Schema zeigt den Teil des Trennungsganges der Erdalkali/Alkali-Gruppe. - Welche der mit (A) bis (E) gekennzeichneten Verbindungen oder Ionen trifft als Trennergebnis <u>nicht</u> zu?

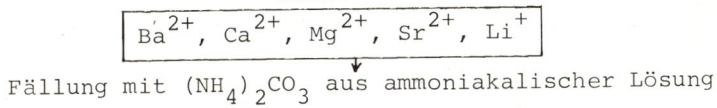

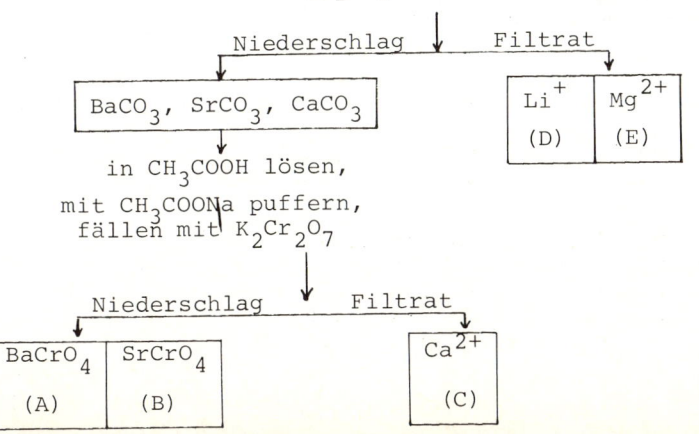

Ba^{2+}, Ca^{2+}, Mg^{2+}, Sr^{2+}, Li^{+}

Fällung mit $(NH_4)_2CO_3$ aus ammoniakalischer Lösung

Niederschlag | Filtrat

$BaCO_3$, $SrCO_3$, $CaCO_3$ | Li^{+} (D) | Mg^{2+} (E)

in CH_3COOH lösen, mit CH_3COONa puffern, fällen mit $K_2Cr_2O_7$

Niederschlag | Filtrat

$BaCrO_4$ (A) | $SrCrO_4$ (B) | Ca^{2+} (C)

243 Welche Aussage über die Fällung der Ammoniumcarbonat-Gruppe im analytischen Trennungsgang trifft zu?

- (A) Die Fällung von Ca^{2+} erfolgt am besten aus essigsaurer Lösung in der Kälte mit Ammoniumcarbonat-Lösung.
- (B) Die Fällung von Ca^{2+}, Sr^{2+}, Ba^{2+} erfolgt aus heißer essigsaurer Lösung mit kalter Ammoniumcarbonat-Lösung.
- (C) Der Zusatz von NH_4Cl zur vorher nicht ammoniumsalzhaltigen Lösung der Substanz verhindert die Mitfällung von $MgCO_3$.
- (D) Bei gleicher Stoffmengenkonzentration von Ca^{2+}, Sr^{2+} und Ba^{2+} fällt bei langsamer Zugabe von $(NH_4)_2CO_3$-Lösung zuerst $CaCO_3$ aus.
- (E) Saure, ohnehin ammoniumsalzhaltige Lösungen von Ca^{2+}, Sr^{2+} und Ba^{2+} sollen vor der Fällung mit NH_4Cl gesättigt werden.

Störungen des Kationentrennungsganges durch Anionen

244 Welche Aussagen treffen zu? - Im Verlauf des Kationentrennungsganges müssen störende Phosphat-Ionen entfernt werden, weil sonst

- (1) bei der Ammoniumsulfidfällung Magnesiumammoniumphosphat ausfallen kann
- (2) Phosphat-Ionen in der H_2S-Gruppe durch gleichartige Fällungsreaktionen Arsenat-Ionen vortäuschen
- (3) Cd^{2+}-Ionen bei der NH_3- bzw. $(NH_4)_2S$-Fällung als Cadmiumphosphat ausgefällt werden und so dem Nachweis entgehen
- (4) Ca^{2+}-Ionen bei der NH_3- bzw. $(NH_4)_2S$-Fällung als Calciumphosphat ausgefällt werden und so dem Nachweis in der Erdalkali-Gruppe entgehen

- (A) nur 1 und 4 sind richtig
- (B) nur 2 und 3 sind richtig
- (C) nur 1, 2 und 3 sind richtig
- (D) nur 1, 2 und 4 sind richtig
- (E) 1 - 4 = alle sind richtig

245 Welche Aussagen treffen zu? - Möglichkeiten zur Abtrennung von störenden Phosphat-Ionen im Kationentrennungsgang sind:

- (1) Abrauchen mit konz. Salpetersäure
- (2) Fällung als Eisen(III)-phosphat
- (3) Fällung als Zirkonphosphat
- (4) Fällung als Bariumphosphat

- (A) nur 1 ist richtig
- (B) nur 2 und 3 sind richtig
- (C) nur 3 und 4 sind richtig
- (D) nur 2, 3 und 4 sind richtig
- (E) 1 - 4 = alle sind richtig

246 Die "störenden Anionen" Phosphat bzw. Oxalat müssen vor
der Fällung der Ammoniak- bzw. Ammoniumsulfid-Gruppe
entfernt werden,
weil
unter den Reaktionsbedingungen der Ammoniak- bzw. Ammoniumsulfidfällung im Falle der Anwesenheit von Phosphat
bzw. Oxalat die jeweiligen Salze der Elemente der Ammoniumcarbonat-Gruppe des analytischen Trennungsganges ausfallen können.

Die in Liste 1 genannten Anionen stören den Kationentrennungsgang in unterschiedlicher Weise. - Ordnen Sie
bitte diesen Anionen die jeweils zutreffende Störung aus
Liste 2 zu.

Liste 1

247 $C_2O_4^{2-}$

248 PO_4^{3-}

Liste 2

(A) Die Fällung der Ionen der
Salzsäure-Gruppe wird durch
Komplexbildung verhindert.

(B) Die Ausfällung von $Al(OH)_3$
und $Cr(OH)_3$ wird durch
Bildung löslicher Komplexe
verhindert.

(C) In der H_2S-Gruppe wird die
Anwesenheit von Arsen(V)
vorgetäuscht.

(D) Erdalkali-Ionen werden
schon bei der NH_3- bzw.
$(NH_4)_2S$-Fällung mitausgefällt und entgehen so
ihrem Nachweis.

(E) Durch Bildung säureunlöslicher Mn(II)- und Zn(II)-
Salze entgehen diese Ionen
ihrem Nachweis.

249 Welche der folgenden Aussagen über die Störung des
Kationentrennungsganges durch Oxalat trifft zu ?

(A) Bildung schwerlöslicher Alkalioxalate vor der
H_2S-Fällung
(B) Verhinderung der Fällung von Elementen der HCl-
Gruppe durch Komplexbildung
(C) Beim Einsatz von Thioacetamid Verhinderung der
H_2S-Entwicklung
(D) Bildung schwerlöslicher Erdalkalioxalate unter den
Bedingungen der NH_3- bzw. $(NH_4)_2S$-Gruppenfällung
(E) Verhinderung der Fällung von Elementen der
$(NH_4)_2S$-Gruppe durch Komplexbildung

250 Welche der folgenden Aussagen trifft zu? - Tartrat-Ionen stören Trennung und Nachweis mancher Kationen, weil sie
- (A) in salzsaurer Lösung die Farbreaktion zwischen Fe^{3+}- und SCN^--Ionen verhindern
- (B) durch Bildung eines Kupfer(II)-Chelats die CuS-Fällung im Trennungsgang (H_2S-Gruppe) verhindern
- (C) durch Bildung eines Cadmiumchelats die CdS-Fällung im Trennungsgang (H_2S-Gruppe) verhindern
- (D) die Fällung von $Al(OH)_3$ und $Cr(OH)_3$ verhindern
- (E) durch Bildung schwerlöslicher Salze mit Erdalkali-Ionen diese bereits in salzsaurer Lösung (1-molar) zur Ausfällung bringen

251 Tartrat-Ionen stören die Trennwirkung der H_2S-Gruppenfällung,
weil
Tartrat-Ionen eine Mitfällung von Co^{2+} und Ni^{2+} in der H_2S-Gruppe verursachen.

2.3.2 Nachweise

Salzsäure-Gruppe

252+ Welche Aussage trifft zu? - Silberchlorid und Silberiodid lassen sich voneinander trennen mit:
- (A) Ammoniak-Lösung
- (B) Ammoniumcyanid-Lösung
- (C) überschüssiger Natriumthiocyanat-Lösung
- (D) verd. Salpetersäure (2 N)
- (E) Natriumthiosulfat-Lösung

253 Bei Zugabe von überschüssigem Kaliumcyanid zu einer wäßrigen Suspension von Silberiodid entsteht eine klare Lösung,
weil
die Stabilitätskonstante des Silberdicyano-Komplexes (bei einem Überschuß an Kaliumcyanid) eine kleinere Konzentration an freien Silber-Ionen bedingt, als sie in einer gesättigten Silberiodid-Lösung vorliegt.

254 Silberiodid ist in wäßriger Kaliumcyanid-Lösung unlöslich,
weil
bei großem Überschuß an Kaliumcyanid die Stabilitätskonstante des Silberdicyano-Komplexes eine kleinere Konzentration an freien Silber-Ionen bedingt, als sie in einer gesättigten Silberiodid-Lösung vorliegt.

255 Welche Aussage trifft nicht zu? – Zur Identifizierung von AgCl können folgende Reaktionen beitragen:
- (A) AgCl löst sich in Ammoniak-Lösung. Auf Zusatz von HNO_3 (Ansäuern) fällt AgCl wieder aus.
- (B) Beim Versetzen mit einer $(NH_4)_2S_x$-Lösung bildet sich schwarzes Ag_2S.
- (C) Bei Zugabe von schwefelsaurer Kaliumchromat-Lösung bildet sich rotes Ag_2CrO_4.
- (D) Bei Zugabe von Formaldehyd/NaOH entsteht elementares Silber.
- (E) Bei Zugabe von Zn/H_2SO_4 wird Ag^+ zu Ag reduziert. Im Filtrat kann Cl^- nachgewiesen werden.

256 Welche Aussagen treffen zu? – Ein frisch gefällter Niederschlag von Ag_2O ist löslich in einem Überschuß an
- (1) NaOH-Lösung
- (2) Ammoniak-Lösung
- (3) $(NH_4)_2CO_3$-Lösung
- (4) KSCN-Lösung
- (5) HNO_3-Lösung

- (A) nur 1 ist richtig
- (B) nur 5 ist richtig
- (C) nur 2 und 3 sind richtig
- (D) nur 1, 2 und 3 sind richtig
- (E) nur 2, 3, 4 und 5 sind richtig

257 Welche Aussagen treffen zu? – Hg^{2+}- und Ag^+-Ionen lassen sich voneinander trennen mit:
- (1) H_2S
- (2) HNO_3
- (3) HCl
- (4) NaOH

- (A) nur 1 ist richtig
- (B) nur 3 ist richtig
- (C) nur 1 und 2 sind richtig
- (D) nur 2 und 4 sind richtig
- (E) nur 3 und 4 sind richtig

258 Versetzt man eine Lösung von $Hg(CN)_2$ mit $AgNO_3$-Lösung, so fällt AgCN aus,
weil
AgCN in Wasser schwerer löslich ist als $Hg(CN)_2$.

Ordnen Sie bitte den in Liste 1 aufgeführten Kationen die jeweils zutreffende Eigenschaft (Liste 2) zu.

<u>Liste 1</u>   <u>Liste 2</u>

259 Ag^+

260 Hg^{2+}

261 Pb^{2+}

(A) In heißem Wasser ist das Chlorid löslich und kristallisiert beim Abkühlen in für den Nachweis charakteristischen Nadeln oder Prismen aus.

(B) Der beim Versetzen einer salpetersauren Lösung mit Salzsäure erhaltene Niederschlag färbt sich beim Übergießen mit wäßrigem Ammoniak schwarz.

(C) Das Sulfid löst sich in gelber Ammoniumsulfid-Lösung unter Bildung von Thiosalzen.

(D) Aus einer wäßrigen Lösung des Chlorids wird durch Zusatz von NH_3 schwerlösliches Amidochlorid gefällt.

(E) Das Chlorid kann durch seine Löslichkeit in wäßriger Ammoniak-Lösung vom Iodid unterschieden werden.

Schwefelwasserstoff-Gruppe

262[+] Welche Aussagen treffen zu? - Quecksilber(II)-Salze geben

(1) mit Natriumhydroxid einen schwarzen Niederschlag, der sich im Überschuß des Fällungsmittels auflöst
(2) mit Natriumhydroxid einen gelben Niederschlag
(3) mit Zinn(II)-chlorid einen weißen oder grauen Niederschlag
(4) mit Salzsäure einen weißen Niederschlag, der nach Zugabe von Ammoniak schwarz wird
(5) auf Kupferfolie einen grauen Beschlag

(A) nur 1, 3 und 4 sind richtig
(B) nur 1, 3 und 5 sind richtig
(C) nur 2, 3 und 4 sind richtig
(D) nur 2, 3 und 5 sind richtig
(E) nur 2, 4 und 5 sind richtig

263 Welche der im folgenden genannten analytisch wichtigen Reaktionen von Hg(II)-Verbindungen treffen zu?

    (1) Amalgambildung mit unedleren Metallen, z.B. Cu
    (2) mit Sn(II)-chlorid-Lösung weißer, bei Reagenzüberschuß grau werdender Niederschlag
    (3) mit Kaliumiodid rote Fällung von HgI_2, im Reagenzüberschuß löslich zu $[HgI_4]^{2-}$
    (4) schwarze Fällung bei Zugabe von Alkalihydroxid-Lösungen

(A) nur 1 und 4 sind richtig
(B) nur 2 und 3 sind richtig
(C) nur 3 und 4 sind richtig
(D) nur 1, 2 und 3 sind richtig
(E) 1 - 4 = alle sind richtig

264 Welche Aussagen treffen zu? - Geeignete Identitätsreaktionen auf Quecksilber sind:

    (1) Fällung von gelbem HgO aus Quecksilber(II)-Salzlösungen mit Alkalihydroxiden
    (2) aus Quecksilber(II)-Salzlösungen mit verd. Schwefelsäure Ausfällung des Sulfats, das von ammoniakalischer Tartrat-Lösung gelöst wird
    (3) Abscheidung von metallischem Hg auf Kupfer

(A) nur 1 ist richtig
(B) nur 2 ist richtig
(C) nur 3 ist richtig
(D) nur 1 und 3 sind richtig
(E) 1 - 3 = alle sind richtig

265 Welche der folgenden Aussagen über analytisch wesentliche Reaktionen bzw. über analytische Verwendungen von Quecksilberverbindungen trifft nicht zu?

(A) Quecksilber(II)-acetat wird als Reagenz bei der Gehaltsbestimmung von Alkaloidhydrochloriden mittels Perchlorsäuretitration in "wasserfreier Essigsäure" verwendet.
(B) Schwefelwasserstoff fällt aus der sauren Lösung eines Hg^{2+}-Salzes schwarzes Quecksilbersulfid aus.
(C) Beim Versetzen einer wäßrigen Quecksilber(II)-chlorid-Lösung mit Ammoniak-Lösung fällt u.a. weißes Quecksilber(II)-amidochlorid aus.
(D) Ein Quecksilber(I)-chlorid-Niederschlag löst sich beim Übergießen mit Ammoniak-Lösung infolge Komplexbildung vollständig auf.
(E) Quecksilber(II)-iodid kann zusammen mit Kaliumiodid und Natriumhydroxid-Lösung zur Herstellung von Neßlers Reagenz verwendet werden.

266 Welche Aussage trifft zu? - Wird die Lösung eines Quecksilber(II)-Salzes mit einer Alkalihydroxid-Lösung versetzt, so entsteht

(A) $Hg^0\downarrow + Hg(OH)_2$ (schwarz)
(B) $HgO\downarrow$ (gelb)
(C) $Hg_2O\downarrow + Hg^0\downarrow$ (schwarz)
(D) $Hg(OH)_2$ (rot)
(E) $HO-Hg-O-Hg-OH$ (rot)

267 Mit welchem der nachfolgenden Reagenzien können Sie nicht zwischen zwei (getrennten) Lösungen der Nitrate von Hg(I) und Hg(II) unterscheiden?

(A) metallisches Cu (Amalgambildung)
(B) NaOH-Lösung
(C) NH_3-Lösung
(D) K_2CrO_4-Lösung
(E) Salzsäure

268 Zwei getrennte Lösungen von $Hg_2(NO_3)_2$ (Lösung a) und $Hg(NO_3)_2$ (Lösung b) werden mit Natriumhydroxid-Lösung stark alkalisch gemacht. - Welche der nachfolgenden Aussagen trifft zu?

(A) (a) gibt einen schwarzen, (b) einen gelben Niederschlag.
(B) Beide Lösungen bleiben klar.
(C) Beide Lösungen geben einen schwarzen Niederschlag.
(D) Beide Lösungen geben einen gelben Niederschlag.
(E) (a) gibt einen gelben, (b) einen schwarzen Niederschlag.

269 Die Lösung eines Quecksilber(I)-Salzes wird mit Salzsäure und anschließend mit Ammoniak versetzt. - Welche der folgenden Produkte entstehen bei diesen Umsetzungen?

(1) $Hg(NH_3)_2Cl$ (3) $[HgCl_4]^-$
(2) $Hg^0\downarrow + Hg^{2+}$ (4) $HgNH_2Cl\downarrow$

(A) nur 1 ist richtig
(B) nur 1 und 3 sind richtig
(C) nur 2 und 4 sind richtig
(D) nur 1, 2 und 3 sind richtig
(E) nur 2, 3 und 4 sind richtig

270 Welche der folgenden Aussagen trifft nicht zu? - Zum Nachweis von Blei-Ionen sind geeignet:

(A) die Bildung von schwarzem PbS aus salzsaurer Lösung
(B) das in Wasser in der Kälte schwerlösliche und beim Erhitzen deutlich leichter lösliche kristalline $PbCl_2$
(C) die Fällung von $PbSO_4$ aus wäßriger Lösung von Bleisalzen, löslich in konz. Schwefelsäure
(D) die Reduktion von Pb(II)-Salzen zum Metall durch Hg(II)-Salze in verdünnt salzsaurer Lösung
(E) die Fällung von gelbem PbI_2, das bei Iodid-Überschuß in ein lösliches komplexes Anion übergeführt wird

271 Mit welchen Reagenzien bilden Blei(II)-Ionen einen Niederschlag, der in überschüssigem Reagenz wieder löslich ist?

    (1) Natriumhydroxid-Lösung
    (2) Kaliumiodid-Lösung
    (3) konz. Schwefelsäure
    (4) Salzsäure
    (5) verdünnte Ammoniak-Lösung

(A) nur 5 ist richtig
(B) nur 1 und 3 sind richtig
(C) nur 1, 2 und 3 sind richtig
(D) nur 2, 4 und 5 sind richtig
(E) nur 1, 2, 4 und 5 sind richtig

272 Welche Aussagen treffen zu? - Frisch gefälltes $PbSO_4$ kann sich beim Erwärmen mit folgenden konzentrierten Reagenzien bzw. Reagenzlösungen wieder auflösen:

    (1) H_3PO_4 (3) NaOH
    (2) H_2SO_4 (4) NH_4CH_3COO

(A) nur 3 ist richtig
(B) nur 4 ist richtig
(C) nur 1 und 2 sind richtig
(D) nur 3 und 4 sind richtig
(E) nur 2, 3 und 4 sind richtig

273 Im Kationentrennungsgang lassen sich Pb^{2+}-Ionen von Cu^{2+}, Cd^{2+} und Bi^{3+} als $PbSO_4$ abtrennen,
weil
mit konzentrierter Schwefelsäure Bleisulfat unter Bildung komplexer Säuren, z.B. $H_2[Pb(SO_4)_2]$ in Lösung gebracht werden kann.

274+ Welche der folgenden Aussagen treffen zu? - Bi^{3+}-Ionen lassen sich nachweisen mit

    (1) Thioharnstoff in salpetersaurer Lösung
    (2) Diacetyldioxim in ammoniakalischer Lösung
    (3) Diphenylamin als roter Chelatkomplex in salpetersaurer Lösung
    (4) KI in schwach schwefelsaurer Lösung

(A) nur 1 ist richtig
(B) nur 1 und 3 sind richtig
(C) nur 1, 2 und 4 sind richtig
(D) nur 2, 3 und 4 sind richtig
(E) 1 - 4 = alle sind richtig

275+ Welche der folgenden Aussagen über analytisch auswertbare Eigenschaften von Bi^{3+}-Ionen treffen zu?

    (1) Bildung einer gelben Komplexverbindung mit Diacetyldioxim
    (2) Bildung einer gelben Komplexverbindung mit Thioharnstoff
    (3) beim Verdünnen saurer, Bi^{3+}-Salze enthaltender Lösungen mit Wasser, Ausfällung weißer basischer Bismutsalze
    (4) Trihydroxystannat(II)-Lösungen reduzieren Bi^{3+}-Salze zum schwarzen Metall
    (5) mit H_2S braunschwarze Fällung von Bi_2S_3, löslich in heißer Salpetersäure

(A) nur 2 und 3 sind richtig
(B) nur 4 und 5 sind richtig
(C) nur 1, 2 und 4 sind richtig
(D) nur 1, 3 und 5 sind richtig
(E) 1 - 5 = alle sind richtig

276 Welche der folgenden Nachweis-Reaktionen für Kupfer-Ionen treffen zu?

    (1) Abscheidung von elementarem Kupfer beim Eintauchen eines Eisenstückes in eine Kupfersalz-Lösung
    (2) Mit $K_4[Fe(CN)_6]$-Lösung entsteht eine braune, in verd. Säuren schwerlösliche Fällung von $Cu_2[Fe(CN)_6]$.
    (3) Mit überschüssigen Cyanid-Ionen bildet sich das von Kupfer(I) abgeleitete, lösliche komplexe Anion $[Cu(CN)_4]^{3-}$.
    (4) Mit überschüssigem Ammoniumchlorid bildet sich das blaue, komplexe Kation $[Cu(NH_3)_4]^{2+}$.

(A) nur 1 und 2 sind richtig
(B) nur 2 und 3 sind richtig
(C) nur 3 und 4 sind richtig
(D) nur 1, 2 und 3 sind richtig
(E) nur 2, 3 und 4 sind richtig

277 Welche Aussagen treffen zu? - Cu^{2+}-Ionen ergeben in kalter wäßriger Lösung mit der äquivalenten Menge an verdünnter NaOH-Lösung einen bläulichen Niederschlag. - Welche der folgenden Verbindungen können, wenn sie im Überschuß vorliegen, diese Fällung verhindern?

    (1) Tartrat
    (2) Acetat
    (3) Citrat

(A) nur 1 ist richtig
(B) nur 3 ist richtig
(C) nur 1 und 3 sind richtig
(D) nur 2 und 3 sind richtig
(E) 1 - 3 = alle sind richtig

278 Welche Aussage trifft zu? - Versetzt man eine ammoniakalische Lösung von Kupfer(II) und Cadmium(II) mit Cyanid-Ionen im Überschuß, so bildet sich beim Einleiten von H_2S ein Niederschlag von

    (A) CuS und CdS   (D) CdS
    (B) CuS   (E) Es entsteht kein Niederschlag.
    (C) Cu_2S

279+ Zur Trennung von Cadmium- und Kupfer-Ionen wird im analytischen Trennungsgang die Reaktion mit KCN im Überschuß ausgenützt. - Welche der folgenden Aussagen trifft hierfür zu?

    (A) Cd^{2+}, nicht jedoch Cu^{2+}, bildet mit Cyanid-Ionen einen Komplex, so daß mit H_2S nur CuS ausfällt.
    (B) Der Cu^+-Cyanokomplex ist im Gegensatz zum Cd^{2+}-Cyanokomplex so weit in Einzelionen dissoziiert, daß mit H_2S nur Cu_2S ausfällt.
    (C) Cd^{2+} wird mit KCN ausgefällt und ist im KCN-Überschuß unlöslich.
    (D) Der Cd^{2+}-Cyanokomplex ist im Gegensatz zum Cu^+-Cyanokomplex so weit in Einzelionen dissoziiert, daß mit H_2S nur CdS ausfällt.
    (E) Cu^{2+}, nicht jedoch Cd^{2+}, bildet mit Cyanid-Ionen einen Komplex, so daß mit H_2S nur CdS ausfällt.

280 Versetzt man eine ammoniakalische Lösung von Cu^{2+} mit Cyanid-Ionen im Überschuß, so fällt beim Einleiten von H_2S kein Kupfersulfid-Niederschlag aus,
weil
der Kupfer(I)-Cyanokomplex so stabil ist, daß das Löslichkeitsprodukt von Kupfer(I)-sulfid beim Einleiten von H_2S in eine ammoniakalische Lösung, die einen Überschuß an Cyanid-Ionen enthält, nicht erreicht wird.

281 Versetzt man eine ammoniakalische Lösung von Cu^{2+} und Cd^{2+} mit Cyanid-Ionen im Überschuß, so fällt beim Einleiten von H_2S nur ein gelber Niederschlag von CdS aus,
weil
der Kupfer(I)-Cyanokomplex im Gegensatz zum Cadmium-Cyanokomplex so stabil ist, daß das Löslichkeitsprodukt von Kupfersulfid beim Einleiten von H_2S in die ammoniakalische Lösung, die einen Überschuß an Cyanid-Ionen enthält, nicht erreicht wird.

282 Welche Aussage trifft nicht zu? - Cd^{2+}-Ionen zeigen folgende analytisch auswertbare Reaktionen:

(A) Beim Einleiten von H_2S in eine schwach salzsaure, wäßrige Cd(II)-Salzlösung fällt ein gelber Niederschlag von CdS aus, der in $(NH_4)_2S_x$-Lösung schwerlöslich ist.
(B) Mit KCN fällt zunächst weißes $Cd(CN)_2$ aus, das sich im Überschuß des Fällungsmittels unter Bildung eines Cyanokomplexes wieder auflöst.
(C) Mit wäßriger NaOH-Lösung fällt zunächst weißes $Cd(OH)_2$ aus, das sich aber im Reagenzüberschuß unter Bildung eines Hydroxokomplexes wieder auflöst.
(D) Auch nach Zugabe von KCN im Überschuß zur ammoniakalischen Lösung läßt sich mit H_2S CdS ausfällen.
(E) Mit Ammoniak entsteht zunächst ein weißer Niederschlag, der sich im Ammoniak-Überschuß unter Bildung eines Amminkomplexes löst.

283 Welche Aussagen treffen zu? - Zur Identifizierung von Cadmium-Ionen sind folgende Reaktionen geeignet:

(1) Bildung eines gelben CdS-Niederschlags aus schwach saurer Lösung
(2) Bildung eines weißen $Cd(OH)_2$-Niederschlags bei Zugabe von Alkalihydroxiden, der im Überschuß des Fällungsmittels schwerlöslich ist
(3) Bildung eines weißen Niederschlags von $Cd(CN)_2$, löslich im Überschuß des Fällungsmittels; das Komplexsalz zerfällt bei H_2S-Einleitung unter CdS-Bildung
(4) grüne Flammenfärbung bei Anwesenheit von Halogenid-Ionen

(A) nur 1 und 3 sind richtig
(B) nur 2 und 4 sind richtig
(C) nur 1, 2 und 3 sind richtig
(D) nur 2, 3 und 4 sind richtig
(E) 1 - 4 = alle sind richtig

Ordnen Sie bitte jedem der in Liste 1 aufgeführten Kationen die für seine Analytik jeweils zutreffende bzw. zu beachtende Eigenschaft (Liste 2) zu.

Liste 1   Liste 2

284 Pb^{2+}

285 Cu^{2+}

286 Sn^{4+}

(A) In wäßriger Lösung fällt mit der äquivalenten Menge an verd. NaOH-Lösung ein bläulicher Niederschlag aus, der beim Erhitzen unter Wasserabspaltung in ein schwarzes Oxid übergeht.

(B) Beim Einleiten von H_2S in die verd. salzsaure Lösung des Kations fällt ein weißer Sulfid-Niederschlag aus.

(C) Mit HCl fällt in kalter wäßriger Lösung ein weißer kristalliner Niederschlag aus, der sich durch Erhitzen umkristallisieren läßt und beim Abkühlen charakteristische Nadeln bildet.

(D) Das Sulfid löst sich unter den Bedingungen des Trennungsganges in gelbem Ammoniumsulfid unter Bildung von Thiosalzen auf.

(E) Bei Zugabe von NH_4SCN zur salzsauren, wäßrigen Lösung des Kations fällt ein rotvioletter Niederschlag aus.

Ordnen Sie bitte jedem der in Liste 1 aufgeführten Kationen aus der H_2S-Gruppe die für seine Analytik innerhalb dieser Gruppe jeweils zutreffende bzw. zu beachtende Eigenschaft (Liste 2) zu.

Liste 1   Liste 2

287+ Bi^{3+}

288+ Cu^{2+}

289+ Cd^{2+}

(A) Das Sulfid fällt beim Einleiten von H_2S in eine ammoniakalische, den Tetracyano-Komplex enthaltende Lösung aus.

(B) Das Sulfid ist in heißer Salpetersäure (1:1) nicht löslich.

(C) Das Sulfid löst sich merklich in gelber Ammoniumsulfid-Lösung.

(D) Aus saurer Lösung fällt nach Zusatz von Natriumthiocyanat ein weißer Niederschlag aus.

(E) Das Halogenid wird durch Wasser unter Bildung von Oxidhalogeniden hydrolytisch gespalten.

290 Welche Aussagen treffen zu? - Geeignete Reaktionen zum Nachweis von Arsen(III)- und Arsen(V)-Verbindungen sind

    (1) Bildung eines braunen Niederschlages aus elementarem Arsen beim Erhitzen mit Hypophosphit-Reagenz
    (2) Abscheidung eines schwarzen, flockigen Niederschlages von elementarem Arsen an Zinkmetall aus saurer (z.B. 2 M-H_2SO_4) Lösung
    (3) gelbe bis braune Färbung von Quecksilber(II)-bromid-Papier durch das bei der Reduktion mit Zn/HCl erhaltene Gas
    (4) Rotviolettfärbung einer Lösung von Silberdiethyldithiocarbamat in Pyridin beim Einleiten des durch Reduktion mit Zn/HCl erhaltenen Gases
    (5) gelber Niederschlag bei Zusatz von Alkalihydroxid-Lösungen

(A) nur 1 ist richtig
(B) nur 2 und 3 sind richtig
(C) nur 4 und 5 sind richtig
(D) nur 1, 3 und 4 sind richtig
(E) 1 - 5 = alle sind richtig

291[+] Welche Aussage trifft nicht zu? - Verunreinigungen durch Arsen lassen sich nachweisen

(A) mit $SnCl_2$ in konz. salzsaurer Lösung
(B) als AsH_3 mit $HgBr_2$-durchtränktem Filterpapier
(C) als AsH_3 mit Silberdiethyldithiocarbamat
(D) mit salzsaurer Natriumhypophosphit-Lösung
(E) mit salzsaurer Natriumsulfit-Lösung

292 Welche Aussagen treffen zu? - In getrennten Lösungen vorliegende Arsenit- bzw. Arsenat-Ionen lassen sich durch folgende Reaktionen voneinander unterscheiden:

    (1) Nur AsO_3^{3-}-, nicht aber AsO_4^{3-}-Ionen werden in konz. salzsaurer Lösung durch $SnCl_2$ zum Element reduziert.
    (2) AsO_3^{3-}-Ionen ergeben mit $AgNO_3$-Lösung in neutralem Medium eine Fällung von gelbem Ag_3AsO_3.
    (3) AsO_4^{3-}-Ionen ergeben mit $AgNO_3$-Lösung in neutralem Medium eine Fällung von braunem Ag_3AsO_4.
    (4) Mit $MgCl_2$-Lösung entsteht bei Vorliegen von AsO_4^{3-}-Ionen in Gegenwart von Ammoniak/Ammoniumchlorid kristallines $MgNH_4AsO_4 \cdot 6\ H_2O$.

(A) nur 1 und 2 sind richtig
(B) nur 2 und 3 sind richtig
(C) nur 3 und 4 sind richtig
(D) nur 1, 2 und 3 sind richtig
(E) nur 2, 3 und 4 sind richtig

293 Welche Aussagen treffen zu? - Der Nachweis von Arsen erfolgt häufig über die Bildung von Arsenwasserstoff. Dieser läßt sich durch folgende Reaktionen charakterisieren:

- (1) Auftreten einer Braunfärbung bei der Reaktion mit $HgBr_2$
- (2) Reduktion von Ag^+ in Silberdiethyldithiocarbamat zu metallischem Silber
- (3) Bei der Thermolyse Bildung eines metallisch glänzenden Beschlags, der in alkalischer H_2O_2-Lösung unlöslich ist.

- (A) nur 3 ist richtig
- (B) nur 1 und 2 sind richtig
- (C) nur 1 und 3 sind richtig
- (D) nur 2 und 3 sind richtig
- (E) 1 - 3 = alle sind richtig

294 Welche der folgenden Aussagen über analytisch wesentliche Reaktionen von Arsenverbindungen trifft nicht zu?

- (A) In heißer konzentrierter Salpetersäure ist Arsen(V)-sulfid unlöslich.
- (B) Ein Niederschlag von Arsen(V)-sulfid ist in warmer $(NH_4)_2CO_3$-Lösung löslich.
- (C) Arsen(III) wird in salzsaurer Lösung durch Hypophosphorige Säure zu elementarem Arsen reduziert.
- (D) Lösliche Arsen(III)-Verbindungen reagieren mit Zink/konz. Salzsäure zu flüchtigem, leicht identifizierbarem Arsenwasserstoff.
- (E) Ein Niederschlag von Arsen(III)-sulfid geht beim Behandeln mit warmer Ammoniumcarbonat-Lösung in lösliches Ammonium-thioarsenit und -arsenit bzw. in -thiooxoarsenite über.

295+ Welche Aussage trifft nicht zu? - Antimonsalze zeigen folgende analytische Reaktionen:

- (A) Aus nicht zu stark sauren Lösungen von Sb(III)- und Sb(V)-Salzen scheiden unedlere Metalle wie Fe, Zn, Sn elementares Antimon ab.
- (B) Mit H_2S bilden sich in nicht zu stark saurer Lösung orangerote Niederschläge von Sb_2S_3 bzw. Sb_2S_5, löslich in Ammoniumpolysulfid.
- (C) Sb_2S_3 und Sb_2S_5 sind in Ammoniumcarbonat-Lösung unter Bildung von Thiooxoantimonaten leicht löslich.
- (D) Beim Verdünnen salzsaurer Sb(III)-Lösungen mit Wasser kann durch Hydrolyse ein weißer Niederschlag entstehen.
- (E) Hexahydroxoantimonat(V)-Ionen ergeben mit Natrium-Ionen in schwach alkalischer Lösung einen weißen Niederschlag.

296 Welche der folgenden Aussagen über die Eigenschaften von Zinn-Ionen treffen zu?

(1) Unter Bildung von Thiostannaten(IV) wird SnS mit gelber Ammoniumsulfid-Lösung in Lösung gebracht.
(2) Als Vorprobe auf Sn^{2+} und Sn^{4+} eignet sich die Leuchtprobe mit Zn/HCl.
(3) Als amphotere Verbindung ist $Sn(OH)_2$ im Überschuß von Alkalihydroxid-Lösung als Hydroxostannat(II), z.B. $[Sn(OH)_3]^-$ löslich.
(4) Durch Bildung von Tetrammin-zinn(II)-Salzen ist $Sn(OH)_2$ in Ammoniak-Lösung leicht löslich.
(5) Durch Hg^{2+}-Salze wird in saurer Lösung Sn^{2+} zu Sn^{4+} oxidiert.

(A) nur 1 und 3 sind richtig
(B) nur 1 und 4 sind richtig
(C) nur 2, 3 und 5 sind richtig
(D) nur 1, 2, 3 und 5 sind richtig
(E) nur 2, 3, 4 und 5 sind richtig

Ordnen Sie bitte den in Liste 1 aufgeführten Kationen die hinsichtlich ihrer Analytik jeweils zutreffende Eigenschaft (Liste 2) zu.

Liste 1

297+ As^{3+}

298+ Sn^{2+}

Liste 2

(A) wird teilweise schon bei der Salzsäure-Gruppe als basisches Chlorid miterfaßt
(B) ist als Sulfid in heißer konz. Salzsäure schwerlöslich
(C) wird in schwach salzsaurer Lösung durch metallisches Eisen zum Element (schwarze Flöckchen) reduziert
(D) bildet mit konz. Alkalihydroxid-Lösungen keine löslichen Hydroxoverbindungen
(E) ist als Sulfid nur in Ammoniumpolysulfid-Lösung, nicht jedoch in Ammoniumsulfid-Lösung löslich

Ammoniumsulfid-Gruppe

299+ Welche Aussage trifft <u>nicht</u> zu? - Die analytisch wichtige Nickel-Diacetyldioxim(Dimethylglyoxim)-Verbindung

(A) bildet sich in neutralem, essigsaurem und ammoniakalischem Medium
(B) eignet sich zur Trennung von Cobalt und Nickel
(C) ist ein Chelatkomplex
(D) kann als Zentralion Ni^{3+} enthalten
(E) ist zur gravimetrischen Bestimmung von Nickel geeignet

300 Welche Aussage trifft zu? - Bei der gravimetrischen Bestimmung von Nickel(II) mit Dimethylglyoxim bildet sich ein Nickel(II)-Dimethylglyoxim-Komplex im Verhältnis:

(A) 1 : 1
(B) 1 : 2
(C) 1 : 4
(D) 2 : 1
(E) 4 : 1

Ordnen Sie bitte den in Liste 1 aufgeführten Kationen die jeweils zutreffende Eigenschaft oder Reaktion (Liste 2) zu.

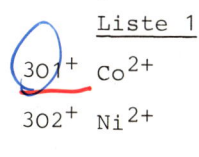

Liste 1

301+ Co^{2+}
302+ Ni^{2+}

Liste 2

(A) Das Sulfid ist aus saurer Lösung (6 N-HCl) mit H_2S fällbar.
(B) Beim Versetzen der essigsauren, acetatgepufferten Lösung mit KNO_2 im Überschuß fällt ein gelber Niederschlag aus.
(C) Das in Wasser schwerlösliche Hydroxid bildet bei Luftzutritt mit überschüssiger wäßriger Ammoniak-Lösung keinen löslichen, gefärbten Amminkomplex.
(D) Auf Zusatz von Alkalihydroxid-Lösung zur wäßrigen Lösung fällt ein hellgrünes Hydroxid aus, welches im Überschuß des Fällungsmittels praktisch unlöslich ist.
(E) Das Sulfat kann aus saurer wäßriger Lösung praktisch quantitativ gefällt und zur gravimetrischen Bestimmung herangezogen werden.

303 Welche Aussage zur Analytik des Cobalts trifft nicht zu?

(A) Zum Nachweis von Co^{2+} neben Ni^{2+} eignet sich die bei Zugabe von KSCN auftretende Blaufärbung.
(B) Co^{2+} bildet in essigsaurer Lösung mit Hg^{2+}/SCN^- ein tiefblaues Tetrathiocyanatomercurat(II).
(C) In Gegenwart von NH_4^+ und KNO_2 kann aus essigsaurer Lösung ein gelber Niederschlag eines Kalium-/Ammonium-hexanitrocobaltats(III) erhalten werden.
(D) Zur Trennung von Nickel und Cobalt können Eigenschaften ihrer Cyanokomplexe herangezogen werden.
(E) Das durch Luftoxidation entstandene Co_2S_3 ist in konz. HNO_3 schwerlöslich.

304 Welche Aussagen treffen zu? - Der Nachweis von Mangan als Permanganat kann in saurer Lösung durch einen Überschuß an folgenden Verbindungen gestört werden:

  (1) $H_2C_2O_4$ (3) $FeSO_4$

  (2) H_2O_2 (4) $ZnSO_4$

(A) nur 4 ist richtig
(B) nur 1 und 4 sind richtig
(C) nur 1, 2 und 3 sind richtig
(D) nur 2, 3 und 4 sind richtig
(E) 1 - 4 = alle sind richtig

305+ H_2O_2 wird unter Normalbedingungen in saurer Lösung von Kaliumpermanganat zu O_2 oxidiert,
weil
in saurer Lösung das Normalpotential des Redoxsystems MnO_4^-/Mn^{2+} negativer ist als das des Redoxsystems H_2O_2/O_2.

306 Welche der folgenden Aussagen treffen zu? - Zur Identifizierung von Mangan-Ionen in einem Niederschlag, der aus $MnNH_4PO_4$ und $MgNH_4PO_4$ besteht, eignen sich:

  (1) NH_4Cl
  (2) $NaOH/H_2O_2$
  (3) konz. Salzsäure

(A) nur 1 ist richtig
(B) nur 2 ist richtig
(C) nur 3 ist richtig
(D) nur 1 und 3 sind richtig
(E) 1 - 3 = alle sind richtig

307 Welche der folgenden Aussagen über Mangan trifft nicht zu?
(A) Mangan(II)-Ionen bilden in NH_3/NH_4Cl-gepufferter Lösung mit $(NH_4)_2HPO_4$ weiße Kristalle von $Mn(NH_4)PO_4$.
(B) Nach alkalisch-oxidierender Schmelze von Mangansalzen zeigt sich eine grüne bis blaugrüne Färbung.
(C) Mangan(II) läßt sich mit PbO_2 in stark salpetersaurer Lösung zu MnO_4^- oxidieren.
(D) In Mangan-Verbindungen kann Mangan in den Oxidationsstufen +2 bis +7 auftreten.
(E) Im alkalischen Medium werden MnO_4^--Ionen zu Mn^{3+}-Ionen reduziert.

Ordnen Sie bitte jedem der in Liste 1 aufgeführten Kationen die jeweils zutreffende, in Liste 2 genannte Eigenschaft bzw. Reaktion zu.

Liste 1

308 Fe^{2+}

309 Mn^{2+}

Liste 2

(A) wird in wäßriger Lösung beim Erhitzen mit NaOH im Überschuß in ein farbloses Dioxidhydrat übergeführt

(B) fällt aus essigsaurer Lösung beim Einleiten von H_2S als weißes Sulfid aus

(C) kann mit verdünnter Salpetersäure in eine höhere Oxidationsstufe übergeführt werden

(D) kann aufgrund der Schwerlöslichkeit seines Sulfids teilweise schon unter den Bedingungen der H_2S-Gruppenfällung miterfaßt werden

(E) bildet beim Erhitzen mit HNO_3/PbO_2 ein charakteristisch gefärbtes Oxokomplexanion

Ordnen Sie bitte den in Liste 1 aufgeführten Kationen die im Hinblick auf ihre Analytik jeweils zutreffende Eigenschaft (Liste 2) zu.

Liste 1

310 Fe^{3+}

311 Al^{3+}

312 Cr^{3+}

Liste 2

(A) Sein Hydroxid löst sich leicht in wäßriger Ammoniak-Lösung unter Komplexbildung.

(B) wird durch Erhitzen in Natriumhydroxid-Lösung bei Anwesenheit von H_2O_2 bis zur Oxidationsstufe +6 oxidiert

(C) Sein rotbraunes Hydroxid ist im Überschuß von Natriumhydroxid-Lösung sowie von Ammoniumsalzen schwerlöslich.

(D) fällt beim Einleiten von H_2S in eine 6 N-salzsaure Lösung als schwarzes Sulfid aus

(E) fällt bei Zugabe von Ammoniak zu seiner wäßrigen Lösung als weißes Hydroxid aus

313 Welche Aussagen treffen zu? - Zur Unterscheidung der
Wertigkeitsstufen II und III des Eisens eignen sich
folgende Reaktionen:

(1) Im Gegensatz zu Fe^{2+}-Ionen geben Fe^{3+}-Ionen
mit Thiocyanat-Ionen in verdünnt saurer
Lösung eine tiefrot gefärbte Verbindung.
(2) Fe^{2+}-Ionen geben mit $K_3[Fe(CN)_6]$-Lösungen,
Fe^{3+}-Ionen mit $K_4[Fe(CN)_6]$-Lösungen sofort
tiefblaue Fällungen.
(3) Mit 2,2'-Dipyridyl geben Fe^{2+}-Ionen, nicht
dagegen Fe^{3+}-Ionen ein rotes Chelat.
(4) Fe^{2+}-Ionen entfärben in saurem Milieu $KMnO_4$-Lösungen.
(5) In einer sauren KI-Lösung wird durch Oxidation mit Fe^{3+} elementares Iod gebildet.

(A) nur 1 und 3 sind richtig
(B) nur 2 und 3 sind richtig
(C) nur 2 und 4 sind richtig
(D) nur 1, 2, 4 und 5 sind richtig
(E) 1 - 5 = alle sind richtig

314 In ammoniakalischer, Tartrat-Ionen enthaltender Lösung
können Fe^{2+}-Ionen auch in Gegenwart von Fe^{3+}-Ionen mit
Diacetyldioxim nachgewiesen werden,
<u>weil</u>
in ammoniakalischer Lösung Weinsäure mit Diacetyldioxim
zu einer Verbindung reagiert, die ein spezifisches Nachweisreagenz für Fe^{2+}-Ionen darstellt.

315 Welche der folgenden Ionen können den Nachweis von
Eisen(III) mittels SCN^--Ionen stören?

(1) PO_4^{3-} (4) SO_4^{2-}
(2) F^- (5) Co^{2+}
(3) CN^-

(A) nur 1 und 3 sind richtig
(B) nur 2 und 4 sind richtig
(C) nur 2, 3 und 4 sind richtig
(D) nur 1, 2, 3 und 5 sind richtig
(E) 1 - 5 = alle sind richtig

316+ Welche der folgenden Ionen können den Nachweis von Fe^{3+}
als $Fe(SCN)_3$ stören?

(1) Co^{2+} (4) F^-
(2) Cl^- (5) SiO_3^{3-}
(3) Fe^{2+}

(A) nur 1 ist richtig
(B) nur 1 und 4 sind richtig
(C) nur 1, 2 und 4 sind richtig
(D) nur 3, 4 und 5 sind richtig
(E) 1 - 5 = alle sind richtig

317 Welche der folgenden Aussagen trifft zu? - Die Überführung von Cr(III)- in Cr(VI)-Verbindungen mit NaOH/H_2O_2 läßt sich wie folgt formulieren:

(A) $2\ Cr^{3+} + 4\ H_2O_2 + 2\ OH^- \longrightarrow Cr_2O_7^{2-} + O_2 + 5\ H_2O$

(B) $2\ Cr^{3+} + 4\ H_2O_2 + 6\ OH^- \longrightarrow Cr_2O_7^{2-} + 7\ H_2O$

(C) $2\ Cr^{3+} + 4\ H_2O_2 + 8\ H_2O \longrightarrow 2\ CrO_4^{2-} + 8\ H_3O^+$

(D) $Cr^{3+} + 4\ H_2O_2 \longrightarrow CrO_4^{2-} + 4\ H_2O$

(E) $2\ Cr^{3+} + 3\ H_2O_2 + 10\ OH^- \longrightarrow 2\ CrO_4^{2-} + 8\ H_2O$

318 Welche analytischen Eigenschaften von Chromverbindungen treffen zu?

(1) Ammoniumpolysulfid fällt aus Chrom(III)-Salzlösungen graugrünes Cr(OH)$_3$ aus.
(2) Chromat- und Dichromat-Ionen stehen in einem pH-abhängigen Gleichgewicht zueinander.
(3) In saurer Lösung können Cr^{3+}-Ionen durch Kochen mit Alkaliperoxodisulfat zu Chromat- bzw. Dichromat-Ionen oxidiert werden.
(4) In schwefelsaurer Lösung bilden Chrom(VI)-Verbindungen mit H_2O_2 blaues Chromperoxid.
(5) Chromtrioxid kann durch die Oxidationsschmelze (KNO_3/Na_2CO_3) in gelbes Natriumchromat übergeführt werden.

(A) nur 1, 2 und 3 sind richtig
(B) nur 2, 3 und 4 sind richtig
(C) nur 3, 4 und 5 sind richtig
(D) nur 1, 2, 4 und 5 sind richtig
(E) 1 - 5 = alle sind richtig

319 Welche Aussage trifft zu? - Aluminiumhydroxid und Zinkhydroxid lassen sich trennen aufgrund ihrer unterschiedlichen Löslichkeiten in

(A) NaOH-Lösung
(B) KOH-Lösung
(C) verdünnter Schwefelsäure
(D) Natriumsulfat-Lösung
(E) Keine der Aussagen trifft zu.

320 Welche der folgenden Reaktionen trifft für Aluminium nicht zu?

(A) Nachweis als $CoAl_2O_4$ (Thénards Blau)
(B) Bildung eines roten Farblacks mit Alizarin S
(C) in neutraler oder essigsaurer Lösung Bildung einer grünfluoreszierenden Komplexverbindung mit Morin
(D) eine in der Hitze gelbe bis rote, in der Kälte braune Boraxperle
(E) Bildung eines in Ammoniak-Lösung unlöslichen, in Natriumhydroxid-Lösungen löslichen Hydroxids

Ordnen Sie bitte den Metallionen der Liste 1 jeweils das Reagenz der Liste 2 zu, mit dem in wäßriger Lösung ein Niederschlag entsteht, der sich mit überschüssigem Reagenz wieder vollständig auflöst.

Liste 1   Liste 2

321 Al^{3+} (A) KI
                                 (B) NaOH
322 Ag^+ (C) CrO_4^{2-}
                                 (D) Na_2CO_3
                                 (E) NH_3

323[+] Welche Aussage trifft nicht zu? - Zink(II) zeigt folgende analytisch wichtige Eigenschaften und Reaktionen:
   (A) Maßanalytisch kann Zink(II) durch direkte Titration mit Na-EDTA-Lösung bestimmt werden.
   (B) Zink(II) kann aus einer mit Na-acetat gepufferten wäßrigen Lösung mit H_2S als weißes ZnS gefällt werden.
   (C) Zur gravimetrischen Gehaltsbestimmung kann Zink(II) als NH_4ZnPO_4 gefällt und nach dessen Glühen als $Zn_2P_2O_7$ ausgewogen werden.
   (D) Nach Zugabe von $HgCl_2$-Lösung zu einer Zn(II) - Salzlösung fällt ein grauer, später schwarz werdender Niederschlag aus.
   (E) In wäßriger Ammoniak-Lösung ist $Zn(OH)_2$ unter Komplexsalzbildung löslich.

Ordnen Sie bitte jedem Kation aus Liste 1 die jeweils zutreffende, in Liste 2 genannte, analytisch wesentliche Eigenschaft bzw. Reaktion zu.

Liste 1   Liste 2

324 Al^{3+} (A) kann durch Überführung in die Oxidationszahl +6 zum Zentralion eines Oxokomplexanions werden
325 Cr^{3+}
                                 (B) bildet mit F^--Ionen einen Komplex der Koordinationszahl 6
326 Zn^{2+}
                                 (C) wird aus seiner wäßrigen Lösung durch Zusatz von NaOH als weißes Hydroxid gefällt, welches sich im Überschuß des Fällungsmittels nicht auflöst
                                 (D) ist von den beiden anderen in Liste 1 genannten Kationen aus essigsaurer, acetatgepufferter Lösung durch Einleiten von H_2S als Sulfid abtrennbar
                                 (E) vermag keine komplexen Verbindungen zu bilden

Ordnen Sie bitte den Ionen der Liste 1 den jeweils zutreffenden charakteristischen Nachweis der Liste 2 zu.

Liste 1

327 Hg^{2+}
328 Zn^{2+}

Liste 2

(A) Gutzeit-Probe
(B) Leuchtprobe
(C) Bildung von Rinmanns Grün
(D) Bildung von Estern
(E) mit metallischem Kupfer Bildung eines Amalgams

Ordnen Sie bitte den Kationen der Liste 1 die jeweils zutreffende Reaktion (Liste 2) zu.

Liste 1

329 Zn^{2+}
330 Hg_2^{2+}

Liste 2

(A) mit Natriumhydroxid-Lösung weißer Niederschlag des Hydroxids des genannten Kations, leichtlöslich im Basenüberschuß
(B) mit Salzsäure schwerlöslicher Niederschlag des Chlorids des genannten Kations
(C) mit Natriumhydroxid-Lösung weißer Niederschlag des Hydroxids des genannten Kations, schwerlöslich im Laugenüberschuß
(D) mit Kaliumiodid-Lösung roter thermostabiler Niederschlag des Iodids des genannten Kations, unter Bildung eines beständigen Komplexes vollständig löslich im Kaliumiodid-Überschuß
(E) mit Natriumhydroxid-Lösung gelber Niederschlag des Oxids des genannten Kations

Ammoniumcarbonat-Gruppe

331+ Welche der folgenden Aussagen erklären das Ausbleiben der Fällung von Mg(OH)$_2$ bei Zusatz von Ammoniak zu einer wäßrigen Lösung von MgCl$_2$ und NH$_4$Cl?

    (1) Mg(OH)$_2$ ist in Wasser sehr leicht löslich.
    (2) Die OH$^-$-Ionenkonzentration wird durch NH$_4^+$ so begrenzt, daß das Löslichkeitsprodukt von Mg(OH)$_2$ nicht erreicht wird.
    (3) Mg(OH)$_2$ ist amphoter und bildet mit einem Überschuß von OH$^-$-Ionen einen löslichen Hydroxokomplex.
    (4) Verringerung der Mg^{2+}-Konzentration durch Komplexbildung mit NH$_3$.
    (5) MgCl$_2$ bildet mit den Cl$^-$-Ionen des NH$_4$Cl einen löslichen Tetrachlorokomplex.

(A) nur 1 ist richtig
(B) nur 3 ist richtig
(C) nur 1 und 5 sind richtig
(D) nur 2 und 3 sind richtig
(E) nur 2 und 4 sind richtig

332 Welche Aussagen treffen zu? - Bei der Reaktion mit (NH$_4$)$_2$HPO$_4$ in ammoniumsalzhaltiger schwach ammoniakalischer Lösung entsteht bei folgenden Kationen ein weißer, kristalliner Niederschlag der Zusammensetzung Me$_x$NH$_4$PO$_4$ (x=1 oder x=2, Kristallwasser bleibe außer Betracht), der zum Nachweis der Kationen geeignet ist.

    (1) Na$^+$ (4) Mn^{2+}
    (2) K$^+$ (5) Zn^{2+}
    (3) Mg^{2+}

(A) nur 1 und 2 sind richtig
(B) nur 2 und 3 sind richtig
(C) nur 4 und 5 sind richtig
(D) nur 3, 4 und 5 sind richtig
(E) 1 - 5 = alle sind richtig

333 Welche der folgenden Aussagen über analytisch wesentliche Reaktionen von Magnesiumverbindungen trifft nicht zu?

(A) Durch Zusatz von Natrium-monohydrogenphosphat-Lösung zu einer mit Ammoniumchlorid gepufferten, ammoniakalischen Lösung eines Magnesiumsalzes kann kristallines Ammonium-magnesium-phosphat ausgefällt werden.
(B) Auf Zusatz von Natriumhydroxid-Lösung zur ungepufferten wäßrigen Lösung eines Magnesiumsalzes fällt Magnesiumhydroxid aus, das im Überschuß des Fällungsmittels unlöslich ist.
(C) Mg^{2+} gibt mit alkalischen Lösungen von Titangelb einen roten Farblack.
(D) Mg^{2+} kann in Anwesenheit von Ammoniak/Ammoniumchlorid-Puffer direkt mit 0,1 N-Natrium-EDTA-Lösung komplexometrisch bestimmt werden.
(E) Mg^{2+} wird im analytischen Trennungsgang in ammoniakalischer Lösung in Gegenwart von Ammoniumchlorid in der Siedehitze durch Zusatz von Ammoniumcarbonat als Carbonat ausgefällt.

334 Welche der folgenden Reagenzien sind zur Unterscheidung eines $MgNH_4PO_4$-Niederschlages von einem $ZnNH_4PO_4$-Niederschlag geeignet?

(1) verd. Salzsäure (2 N)
(2) konz. Ammoniak-Lösung
(3) H_2O_2

(A) nur 1 ist richtig
(B) nur 2 ist richtig
(C) nur 3 ist richtig
(D) nur 1 und 2 sind richtig
(E) 1 - 3 = alle sind richtig

335 Welche der folgenden Aussagen über das analytische Verhalten von Calcium-Ionen trifft nicht zu?

(A) Mit Ammoniumcarbonat fällt aus neutraler Lösung weißes $CaCO_3$ aus.
(B) Der $CaSO_4$-Niederschlag läßt sich aufgrund seiner Kristallstruktur von $SrSO_4$ und $BaSO_4$ unterscheiden.
(C) $CaSO_4$ ist schwerer löslich als $SrSO_4$.
(D) $Ca(OH)_2$ hat, verglichen mit $Ba(OH)_2$, das kleinere Löslichkeitsprodukt.
(E) Ca^{2+} kann von Mg^{2+} durch Fällen als CaC_2O_4 getrennt werden.

336 Welche der folgenden Aussagen über das analytische Verhalten von Calcium-Ionen trifft nicht zu?

(A) Mit Ammoniumcarbonat fällt aus neutraler Lösung weißes $CaCO_3$ aus.
(B) Der $CaSO_4$-Niederschlag läßt sich aufgrund seiner Kristallstruktur von $SrSO_4$ und $BaSO_4$ unterscheiden.
(C) $CaSO_4$ ist schwerer löslich als $SrSO_4$.
(D) $CaCl_2$ ist im Gegensatz zu $SrCl_2$ in Amylalkohol (Pentanol) löslich.
(E) Ca^{2+} kann von Mg^{2+} durch Fällen als CaC_2O_4 getrennt werden.

337 Um eine möglichst quantitative Fällung von Ca^{2+} zu erreichen, ist die Fällung als Hydrogencarbonat in schwach essigsaurer Lösung geeigneter als die Fällung in neutraler Lösung,
weil
Calciumhydrogencarbonat bei pH = 5 schwerer löslich ist als Calciumcarbonat bei pH = 7.

338 Welche der folgenden Aussagen über das analytische Verhalten von Strontium-Ionen trifft nicht zu?

(A) $SrSO_4$ ist in Wasser schwerer löslich als $BaSO_4$.
(B) Sr^{2+} läßt sich von Ba^{2+} durch Fällen von $BaCrO_4$ aus essigsaurer, acetatgepufferter Lösung trennen.
(C) $Sr(NO_3)_2$ ist im Gegensatz zu $Ca(NO_3)_2$ in Ether/Ethanol schwerlöslich.
(D) Durch Versetzen mit einer gesättigten Lösung von $CaSO_4$ läßt sich $SrSO_4$ aus einer Sr^{2+}-Lösung ausfällen.
(E) SrC_2O_4 ist in Wasser leichter löslich als CaC_2O_4.

339 Zum analytischen Nachweis von Sr^{2+} in einer Lösung, die etwa gleiche Mengen an Ba^{2+} enthält, eignet sich als Reagenz "Gipswasser",
weil
mit Gipswasser aus einer Ba^{2+} und Sr^{2+} (in etwa gleicher Konzentration) enthaltenden salzsauren, wäßrigen Lösung aufgrund der niedrigen SO_4^{2-}-Konzentration nur $SrSO_4$ ausgefällt wird.

340 Welche Aussagen treffen zu? - Der Nachweis von Ba^{2+} als $BaCrO_4$ neben Sr^{2+} wird in essigsaurer, acetatgepufferter Lösung durchgeführt, weil

    (1) in salzsaurer Lösung die CrO_4^{2-}-Konzentration so hoch ist, daß $BaCrO_4$ und $SrCrO_4$ nebeneinander ausfallen

    (2) in alkalischer Lösung die CrO_4^{2-}-Konzentration zur Fällung von $BaCrO_4$ nicht ausreichend hoch ist

    (3) in essigsaurer, acetatgepufferter Lösung die CrO_4^{2-}-Konzentration zur Fällung von $BaCrO_4$ ausreichend hoch, zur Fällung von $SrCrO_4$ zu gering ist

    (4) in salzsaurer Lösung CrO_4^{2-}-Ionen so weitgehend in $Cr_2O_7^{2-}$-Ionen übergeführt worden sind, daß die CrO_4^{2-}-Konzentration zur Fällung von $BaCrO_4$ nicht ausreicht

(A) nur 1 und 2 sind richtig
(B) nur 2 und 3 sind richtig
(C) nur 2 und 4 sind richtig
(D) nur 3 und 4 sind richtig
(E) nur 1, 3 und 4 sind richtig

341 Mit welchem der folgenden Ionen kann bei jeweils optimalem pH-Wert die beste Trennung von Ba^{2+} und Sr^{2+} durch Ausfällung des Bariumsalzes aus der wäßrigen Lösung erreicht werden?

(A) SO_4^{2-} (D) PO_4^{3-}
(B) $C_2O_4^{2-}$ (E) CO_3^{2-}
(C) CrO_4^{2-}

342 Welche der folgenden Anionen ergeben in verdünnt salzsaurer Lösung (2 N) schwerlösliche Bariumsalze?

    (1) SO_4^{2-} (3) CH_3COO^-
    (2) CN^- (4) F^-

(A) nur 1 und 4 sind richtig
(B) nur 2 und 3 sind richtig
(C) nur 1, 3 und 4 sind richtig
(D) nur 2, 3 und 4 sind richtig
(E) 1 - 4 = alle sind richtig

343 Welche Aussage zum analytischen Verhalten von Barium-Ionen trifft zu?

(A) Zur Prüfung der Flammenfärbung soll die Ba^{2+}-Lösung Nitrat enthalten.
(B) Aus verhältnismäßig konzentrierten Lösungen von $BaCl_2$ fällt in der Kälte bei Zusatz von konz. HCl $BaCl_2$ aus.
(C) Die gravimetrische Bestimmung des Ba^{2+} als $BaSO_4$ erfolgt am besten aus salpetersaurer Lösung.
(D) Gibt man eine gesättigte $BaSO_4$-Lösung zu einer Sr^{2+}-Lösung, so fällt $SrSO_4$ aus.
(E) Die Trennung von Ba^{2+} und Sr^{2+} kann in alkalischer Lösung durch Fällung des $SrCrO_4$ erfolgen.

344+ Welche Aussage trifft zu? - Liegen $BaSO_4$ und $PbSO_4$ als Niederschlag vor, so lassen sich Pb^{2+} und Ba^{2+} voneinander trennen mit

(A) verd. Ammoniak-Lösung
(B) Ammoniumtartrat-Lösung
(C) verd. Phosphorsäure
(D) verd. Salzsäure
(E) konz. Salpetersäure

345 Welche Aussage trifft zu? - Liegen $BaSO_4$ und $PbSO_4$ als Niederschlag vor, so lassen sich Pb^{2+} und Ba^{2+} voneinander trennen mit

(A) konz. Natriumhydroxid-Lösung
(B) verd. Phosphorsäure
(C) konz. Salpetersäure
(D) verd. Salzsäure
(E) verd. Ammoniak-Lösung

Lösliche Gruppe

346 Welche Aussage trifft zu? - Zum analytischen Nachweis lassen sich Li^+ und Mg^{2+} in w ä ß r i g e r Lösung am zweckmäßigsten voneinander trennen aufgrund der unterschiedlichen Löslichkeiten ihrer

(A) Hydroxide
(B) Carbonate
(C) Phosphate
(D) Chloride
(E) Bromide

347 Welche der folgenden Aussagen über die qualitative Analytik des Lithiums trifft nicht zu?

(A) Mit Carbonat kann weißes Li_2CO_3 ausgefällt werden.
(B) LiCl kann durch Extraktion mit Amylalkohol (Pentanol) von $MgCl_2$, KCl und NaCl getrennt werden.
(C) Mit Na_2HPO_4/NaOH kann weißes Li_3PO_4 ausgefällt werden.
(D) Mit einer alkalischen Lösung von $[FeIO_6]^{2-}$ gibt Li^+ einen schwerlöslichen gelbweißen Niederschlag.
(E) Li^+ wird als $Li[Sb(OH)_6]$ durch Fällung mit einer wäßrigen $Na[Sb(OH)_6]$-Lösung nachgewiesen.

348 Welche der folgenden Aussagen über das analytische Verhalten von Natrium trifft nicht zu?
- (A) Eine alkalische Lösung von $K[Sb(OH)_6]$ bildet, mit Na^+ versetzt, einen weißen Niederschlag.
- (B) Natrium kann als $NaMg(UO_2)_3(CH_3COO)_9 \cdot 9\ H_2O$ nachgewiesen werden.
- (C) Die von Natriumverbindungen verursachte intensiv gelbe Flammenfärbung besteht aus Linien bei ca. 590 nm.
- (D) Natriumperchlorat ist schwerer löslich als Kaliumperchlorat.
- (E) Natriumchlorid ist in Amylalkohol (Pentanol) schwerer löslich als Lithiumchlorid.

349 Welche der folgenden Aussagen über das analytische Verhalten von Kalium trifft nicht zu?
- (A) Der Nachweis von K^+ neben Na^+ kann mittels Perchlorsäure erfolgen.
- (B) Eine Abtrennung des Kaliums von Natrium kann als $K_3[Co(NO_2)_6]$ erfolgen.
- (C) Aus schwach essigsaurer Lösung kann Kalium mit einer essigsauren Lösung von $Cu(CH_3COO)_2/Pb(CH_3COO)_2/NaNO_2$ als schwarzer bis dunkelbrauner Niederschlag gefällt werden.
- (D) Natriumtetraphenylborat fällt aus neutraler Lösung einen weißen Niederschlag von $K[B(C_6H_5)_4]$.
- (E) K^+ kann als Hexachloroplatinat(IV) nachgewiesen werden.

Ordnen Sie bitte den in Liste 1 aufgeführten Kationen die jeweils zutreffende Eigenschaft (Liste 2) zu.

Liste 1

350 K^+

351 Ni^{2+}

Liste 2

- (A) Das Sulfid ist aus saurer Lösung (1 N-HCl) mit H_2S fällbar.
- (B) Beim Versetzen der essigsauren Lösung mit Natriumhexanitrocobaltat(III)-Lösung fällt ein orangegelber Niederschlag aus.
- (C) Im braunen Sulfid wird bei Luftzutritt die Oxidationsstufe des Metallions nicht verändert.
- (D) Mit Ammoniak-Lösung läßt sich (wenn keine Ammoniumsalze zugegen sind) ein hellgrüner Niederschlag fällen, der im Überschuß als blaues Komplexsalz löslich ist.
- (E) Mit Diacetyldioxim entsteht eine grün gefärbte, schwerlösliche Komplexverbindung.

352 Wird eine geruchlose Substanz mit Natriumhydroxid-Lösung versetzt und färben die entstehenden Dämpfe rotes Lackmuspapier blau, so ist diese Reaktion eindeutig beweisend für die Anwesenheit von NH_4^+-Ionen in der Substanz, <u>weil</u>
OH^- eine stärkere Base ist als NH_3.

353 Welche der folgenden Aussagen über das analytische Verhalten von NH_4^+ bzw. NH_3 trifft <u>nicht</u> zu?
- (A) NH_4^+ kann von K^+ durch Fällen als Hexachloroplatinat(IV) getrennt werden.
- (B) Eine konzentrierte NH_4NO_2-Lösung zersetzt sich beim Erwärmen unter Bildung von Stickstoff.
- (C) Quecksilber(I)-Verbindungen disproportionieren unter der Einwirkung von NH_3.
- (D) NH_4^+ gibt wie K^+ ein schwerlösliches Hexanitrocobaltat(III).
- (E) NH_4^+ kann durch Freisetzung von NH_3 mittels Alkalihydroxiden nachgewiesen werden.

Ordnen Sie bitte den Kationen der Liste 1 das Reagenz aus Liste 2 zu, welches zur Fällung eines schwerlöslichen Salzes des jeweiligen Kations geeignet ist.

Liste 1   Liste 2

354 NH_4^+ (A) Na_2HPO_4/NaOH

355 K^+ (B) HgO

356 Li^+ (C) $Na_3[Co(NO_2)_6]$

                                 (D) $NaClO_3$

                                 (E) gesättigte $CaSO_4$-Lösung

2.3.3 <u>Identitätsprüfungen des Arzneibuches</u>

<u>Aluminium</u>

357 Welche Aussagen zur Durchführung der Identitätsprüfung auf Aluminium nach DAB 9 treffen zu?
- (1) Die Prüflösung wird mit Salzsäure und Thioacetamid-Reagenz versetzt.
- (2) Auf tropfenweisen Zusatz von verd. Natriumhydroxid-Lösung zur Prüflösung entsteht ein Niederschlag.
- (3) Auf Zusatz überschüssiger Natriumhydroxid-Lösung zur Prüflösung löst sich der Niederschlag auf.
- (4) Die mit einem geringen Überschuß an Natriumhydroxid-Lösung versetzte Prüflösung bleibt auf Zusatz einer konzentrierten Ammoniumchlorid-Lösung klar.

(A) nur 1 ist richtig
(B) nur 2 und 3 sind richtig
(C) nur 1, 2 und 3 sind richtig
(D) nur 2, 3 und 4 sind richtig
(E) 1 - 4 = alle sind richtig

358 Welche Aussage trifft zu? - Der Zusatz von Thioacetamid bei der Prüfung auf Aluminium nach dem Arzneibuch dient zur

(A) Abtrennung störender Schwermetalle als Sulfide vor dem eigentlichen Nachweis
(B) Einstellung eines geeigneten pH-Wertes
(C) Fällung des Aluminiums als Aluminiumsulfid
(D) Prüfung auf Kationen, die im sauren Milieu schwerlösliche Sulfide bilden
(E) Vervollständigung der Aluminiumhydroxid-Fällung

359 Bei der Identifizierung von Aluminium nach DAB 9 wird die salzsaure Prüflösung mit Thioacetamid-Reagenz versetzt; dabei darf sich kein Niederschlag bilden. Nach Zusatz von Natriumhydroxid-Lösung entsteht ein weißer gallertartiger Niederschlag, der sich durch weiteren Zusatz von Natriumhydroxid-Lösung löst. Durch Zugabe von Ammoniumchlorid bildet sich wieder ein weißer gallertartiger Niederschlag. - Welche Reaktion (schematisch) findet bei dieser Identitätsprüfung nicht statt?

(A) $CH_3-\underset{\underset{S}{\|}}{C}-NH_2 \xrightarrow{H_2O} H_2S$ und Folgeprodukte

(B) $2\ Al^{3+} + 3\ S^{2-} \rightleftarrows Al_2S_3$

(C) $Al^{3+} + 3\ OH^- \rightleftarrows Al(OH)_3$

(D) $Al(OH)_3 + OH^- \rightleftarrows [Al(OH)_4]^-$

(E) $NH_4^+ + OH^- \rightleftarrows NH_3 + H_2O$

Ammonium

360 Welche der folgenden Aussagen trifft nicht zu? - Ammonium-Ionen können identifiziert werden:

(A) als schwerlösliches $(NH_4)_2Na[Co(NO_2)_6]$
(B) nach Freisetzung von NH_3 durch Farbumschlag eines Säure-Base-Indikators
(C) nach Freisetzung von NH_3 durch eine Disproportionierungsreaktion von Quecksilber(I)-Salzen
(D) mit Neßlers Reagenz als braunes $Hg_2NI \cdot H_2O$
(E) durch Entfärbung einer verdünnten, schwefelsauren (1-molar) $KMnO_4$-Lösung

361 Welche Aussage zur Identitätsprüfung auf Ammoniumsalze nach DAB 9 trifft nicht zu?

(A) Die zu prüfende Lösung wird mit Magnesiumoxid versetzt.
(B) Entstehender Ammoniak wird durch Salzsäure gebunden.
(C) Eine durch Ammoniak bedingte pH-Änderung wird durch den Umschlag von Methylrot angezeigt.
(D) Ammonium-Ionen werden mit Natriumhexanitrocobaltat(III) nachgewiesen.
(E) K^+ stört die Identitätsreaktion auf Ammoniumsalze nach DAB 9 durch Bildung eines gelben Niederschlages mit Natriumhexanitrocobaltat(III).

362 Zur Identifizierung von Ammoniumsalzen nach DAB 9 wird die Prüflösung mit Magnesiumoxid versetzt. Ein durch dieses Gemisch in eine Mischung aus stark verdünnter Salzsäure und Methylrot geleiteter Luftstrom bewirkt einen Farbumschlag nach Gelb. Gibt man hierzu Natriumhexanitrocobaltat(III)-Lösung, so entsteht ein gelber Niederschlag. - Welche Reaktion (schematisch) findet dabei nicht statt?

(A) $MgO + H_2O \rightleftharpoons Mg(OH)_2$

(B) $Mg(OH)_2 + 2 NH_4^+ \rightleftharpoons 2 NH_3 + Mg^{2+} + 2 H_2O$

(C) [Strukturformel: Methylrot-Umschlag]

(D) $2 NH_4^+ + [Co(NO_2)_6]^{3-} + Na^+ \rightleftharpoons (NH_4)_2Na[Co(NO_2)_6]$

(E) $Mg^{2+} + [Co(NO_2)_6]^{3-} + Na^+ \rightleftharpoons MgNa[Co(NO_2)_6]$

363 Der gemäß Arzneibuch durchgeführte Nachweis von Ammoniumsalzen mit Natriumhexanitrocobaltat(III) wird durch Kalium-Ionen nicht gestört,
weil
nur Ammonium-Ionen, nicht aber Kalium-Ionen beim Versetzen mit Natriumhexanitrocobaltat(III)-Lösung einen gelben Niederschlag bilden.

Arsen (Arsenit/Arsenat)

364 Welche Aussage trifft zu? - Bei der Identitätsreaktion auf Arsen nach Ph.Eur. mit Hypophosphit-Reagenz entsteht ein Niederschlag. Dieser besteht aus

(A) elementarem Phosphor
(B) elementarem Arsen
(C) Arsenphosphit
(D) Arsenhypophosphit
(E) Arsenammoniumphosphat

365 Beim Arsen-Nachweis nach Thiele (Ph.Eur., Methode B) werden Arsenverbindungen mit Hypophosphit-Reagenz (Natriumphosphinat, Salzsäure) reduziert. - Welche Gleichung gibt für 3-wertiges Arsen diese Reaktion schematisch richtig wieder?

(A) $As^{3+} + 3\ PO_2^{2-} + 3\ H_2O \longrightarrow As + PO_3^{3-} + 6\ H^+$

(B) $2\ As^{3+} + 3\ HPO_3^{2-} + 3\ H_2O \longrightarrow 2\ AsH_3 + 3\ PO_4^{3-} + 3\ H^+$

(C) $As^{3+} + 6\ HPO_2^{2-} + H_2O \longrightarrow AsH_3 + 6\ PO_3^{3-} + H^+$

(D) $As^{3+} + H_3PO_3 + H_2O \longrightarrow As + H_3PO_4 + 2\ H^+$

(E) $2\ As^{3+} + 3\ H_3PO_2 + 3\ H_2O \longrightarrow 2\ As + 3\ H_3PO_3 + 6\ H^+$

366 Welche Aussage trifft zu? - Wird die Lösung eines Arsenits oder eines Arsenats mit Hypophosphit-Reagenz (nach Arzneibuch) im Wasserbad erhitzt, so entsteht

(A) eine farblose Gallerte
(B) ein stechend riechendes Gas
(C) ein brauner Niederschlag
(D) eine rote kolloide Lösung
(E) ein gelber Niederschlag

Calcium

367 Bei der Identitätsprüfung auf Calcium (nach Arzneibuch) wird der ausgefällte Carbonat-Niederschlag (nach Aufkochen und Abkühlen) mit Ammoniumchlorid-Lösung behandelt. - Was ist der Grund?

(A) Der Nachweis wird sicherer, weil Ca^{2+} Amminkomplexe bildet.
(B) $CaCO_3$ wird in $Ca(HCO_3)_2$ übergeführt und dadurch schwerer löslich.
(C) Weil sich $CaCO_3$ charakteristischerweise in NH_4Cl-Lösung auflöst.
(D) $CaCO_3$ entwickelt im Gegensatz zu $SrCO_3$ mit NH_4Cl Ammoniak.
(E) Die Auflösung des Niederschlages stellt ein Unterscheidungskriterium zwischen Ca^{2+} und Mg^{2+} dar.

368 Welche Aussage trifft zu? - Zum Nachweis von Calcium läßt DAB 9 verwenden:

(A) Natriumcitrat
(B) verd. Schwefelsäure
(C) Natriumcarbonat
(D) Glyoxalbishydroxyanil
(E) Diacetyldioxim

369 Welches der genannten Kationen wird gem. DAB 9 mittels Glyoxalbishydroxyanil nachgewiesen?

(A) K^+
(B) Fe^{2+}
(C) Mg^{2+}
(D) Ca^{2+}
(E) Zn^{2+}

Eisen

370 Welche Aussagen über die Identitätsprüfung auf Eisen mit Thiocyanat nach dem Arzneibuch treffen zu?
  (1) Eine Rotfärbung der wäßrigen Lösung ist spezifisch für Eisen(III)-Salze.
  (2) Beim Ausschütteln mit Amylalkohol färbt sich die org. Phase nach Zusatz von Phosphorsäure im Überschuß intensiv rot.
  (3) Hg(II)-Ionen stören die Reaktion durch Bildung blau gefärbter Komplexe.

(A) Keine der Aussagen trifft zu.
(B) nur 1 ist richtig
(C) nur 2 ist richtig
(D) nur 3 ist richtig
(E) nur 1 und 2 sind richtig

371 Welche Aussagen über die Identitätsprüfung auf Eisen mit Thiocyanat nach dem Arzneibuch treffen zu?
  (1) Z w e i wertiges Eisen verursacht in salzsaurer wäßriger Lösung eine intensive Rotfärbung.
  (2) Beim Ausschütteln der rotgefärbten wäßrigen Lösung mit Ether oder Isoamylalkohol tritt eine weitgehende Entfärbung der wäßrigen Phase ein.
  (3) Hg(II)-Ionen können die Rotfärbung der wäßrigen Phase verhindern.

(A) nur 1 ist richtig
(B) nur 2 ist richtig
(C) nur 3 ist richtig
(D) nur 1 und 2 sind richtig
(E) nur 2 und 3 sind richtig

Kalium

372 Welche Aussage trifft zu? - Die Lösung einer Analysensubstanz wird nach dem Arzneibuch mit einer Natriumcarbonat- sowie Natriumsulfid-Lösung versetzt, wobei sich kein Niederschlag bildet. Wird nach dem Abkühlen mit Weinsäure-Lösung versetzt, so entsteht ein weißer, kristalliner Niederschlag. Dieser besteht aus

(A) Lithiumhydrogentartrat
(B) Magnesiumhydrogentartrat
(C) Bariumhydrogentartrat
(D) Kaliumhydrogentartrat
(E) Aluminiumtartrat

Magnesium

373 Welche der folgenden Methoden sind zur Identitätsprüfung von Mg^{2+}-Ionen geeignet?

    (1) Bildung eines Farblacks mit NaOH/Titangelb
    (2) Fällung mit $(NH_4)_2HPO_4$ nach Pufferung mit NH_3/NH_4Cl
    (3) Fällung mit Ammoniumpersulfat
    (4) Fällung mit $Ba(OH)_2$

(A) nur 1 und 2 sind richtig
(B) nur 1 und 3 sind richtig
(C) nur 2 und 3 sind richtig
(D) nur 3 und 4 sind richtig
(E) nur 1, 2 und 4 sind richtig

Quecksilber

374 Welche Aussage trifft nicht zu? - Als Identitätsreaktionen auf Quecksilber zieht Ph.Eur. unter anderem heran:

(A) aus Quecksilber(II)-Salzlösungen mit verd. Schwefelsäure Ausfällung des Sulfats, das von ammoniakalischer Tartrat-Lösung wieder gelöst wird
(B) Fällung von gelbem HgO aus Quecksilber(II)-Salzlösungen mit Alkalihydroxiden
(C) Abscheidung von metallischem Hg auf Kupferfolie
(D) aus Quecksilber(I)-Salzlösungen Fällung von Hg_2Cl_2 und anschließende Disproportionierung bei NH_3-Zusatz zu elementarem Hg und Hg^{2+}, das in Quecksilberpräzipitat übergeht
(E) aus Quecksilber(II)-Salzlösungen mit Kaliumiodid-Lösung Fällung von rotem HgI_2, das sich im Reagenzüberschuß wieder löst

Zink

375 Welche Aussage trifft nicht zu? - Bei einer Identitätsprüfung auf Zink nach Ph.Eur. laufen die folgenden Teilschritte ab:

(A) Durch Versetzen mit Alkalihydroxid-Lösung wird Zinkhydroxid ausgefällt.
(B) $Zn(OH)_2$ wird durch einen Überschuß an Alkalihydroxid-Lösung aufgelöst.
(C) Überführung des Hydroxokomplexes in den Tetramminkomplex durch NH_4Cl-Zusatz
(D) Mit Na_2S-Lösung werden Schwermetalle wie Pb^{2+} und Hg^{2+} vom komplex in Lösung bleibenden Zn^{2+} abgetrennt.
(E) Der NH_4Cl-Zusatz verkleinert den pH-Wert der Lösung.

Themenübergreifende Fragen

Ordnen Sie bitte den in Liste 1 genannten Ionen die jeweils zutreffende Identitätsprüfung gemäß Arzneibuch nach Liste 2 zu!

Liste 1

376 Blei-Ionen

377 Bismut-Ionen

Liste 2

(A) nach Zusatz von Kaliumhexacyanoferrat(II)-Lösung blauer Niederschlag, der sich in verd. Salzsäure nicht löst

(B) nach Zusatz von Thioharnstoff-Lösung gelborange Färbung oder orangefarbener Niederschlag, welcher sich auf Zusatz von Natriumfluorid-Lösung nicht entfärbt

(C) mit Kaliumiodid Bildung eines Niederschlages, welcher sich in der Hitze löst und beim Abkühlen in Form glitzender gelber Plättchen wieder erscheint

(D) auf Zusatz von Natriumhexanitrocobaltat(III)-Lösung Bildung eines gelben Niederschlages

(E) auf Zusatz von Methoxyphenylessigsäure-Reagenz Bildung eines voluminösen weißen Niederschlages

Ordnen Sie bitte den in Liste 1 angegebenen anorganischen Ionen die nach Ph.Eur. jeweils vorgesehene Identitätsreaktion der Liste 2 zu.

Liste 1

378+ Natrium-Ionen

379+ Blei(II)-Ionen

380+ Phosphat-Ionen

Liste 2

(A) mit Silbernitrat-Lösung gelber Niederschlag, löslich in Ammoniak-Lösung oder Salpetersäure

(B) mit Kaliumhexacyanoferrat(II)-Lösung weißer bis grünlichweißer Niederschlag, unlöslich in verd. Salzsäure

(C) mit Kaliumhexahydroxoantimonat(V)-Lösung weißer, kristalliner Niederschlag

(D) mit Kaliumchromat-Lösung in essigsaurem Medium gelber Niederschlag, löslich in Alkalihydroxid-Lösung oder heißer Salpetersäure

(E) mit Kaliumiodid blauer Niederschlag, löslich im Reagenzüberschuß

Ordnen Sie bitte den in Liste 1 angegebenen anorganischen Ionen die nach dem Arzneibuch jeweils vorgesehene Identitätsreaktion der Liste 2 zu.

Liste 1

381 Phosphat-Ionen
382 Zink-Ionen

Liste 2

(A) mit Silbernitrat-Lösung gelber Niederschlag, löslich in Ammoniak-Lösung
(B) mit NaOH-Lösung weißer Niederschlag, löslich im Überschuß. Nach Zusatz von NH_4Cl kein Niederschlag, bei nachfolgender Zugabe von Na_2S-Lösung weißer Niederschlag
(C) mit Kaliumhexahydroxoantimonat(V)-Lösung weißer, kristalliner Niederschlag
(D) mit Kaliumchromat-Lösung in essigsaurem Milieu gelber Niederschlag, löslich in Alkalihydroxid-Lösung oder heißer Salpetersäure
(E) mit Kaliumiodid blauer Niederschlag, löslich im Reagenzüberschuß

Ordnen Sie bitte den DAB 9-Nachweisen (Liste 1) das jeweils zutreffende Reagenz aus Liste 2 zu.

Liste 1

383 Calcium
384 Natrium
385 NH_4^+
386 K^+

Liste 2

(A) Natriumhexanitrocobaltat(III)
(B) Dinatriumpentacyanonitrosylferrat(II)
(C) Glyoxalbishydroxyanil
(D) α-Methoxyphenylessigsäure
(E) Natriumcitrat

Ordnen Sie bitte den Reagenzien der Liste 1 die damit gemäß DAB 9 jeweils durchzuführende Prüfung aus Liste 2 zu.

Liste 1

387 Methoxyphenylessigsäure
388 Weinsäure

Liste 2

(A) Natrium (Identität)
(B) Kalium (Identität)
(C) Eisen (Grenzprüfung)
(D) Quecksilber (Grenzprüfung)
(E) Arsen (Identität und Grenzprüfung)

2.3.4 Grenzprüfungen des Arzneibuches

Ammonium

389+ Welche Aussage trifft zu? - Eine Grenzprüfung auf Ammonium-Ionen wird nach den allgemeinen Bestimmungen des Arzneibuches durchgeführt durch Umsetzung mit

(A) $H_2[PtCl_6]$ (D) $Na_3[Co(NO_2)_6]$
(B) $NaIO_3$ (E) NaH_2PO_4
(C) Neßlers Reagenz

Arsen

390 Welche Aussage zur Grenzprüfung auf Arsen nach DAB 9, Methode A, trifft <u>nicht</u> zu?

(A) Aus Zink und Salzsäure wird Wasserstoff gebildet.
(B) Durch Iodwasserstoff wird evtl. vorhandenes As(V) zu As(III) reduziert.
(C) Entstehendes Arsin reagiert mit $HgBr_2$ zu Quecksilberarseniden.
(D) Störungen durch H_2S oder PH_3 werden durch Blei(II)-acetatwatte verhindert.
(E) Entstehender Arsenwasserstoff wird in eine Vorlage mit 0,1 N-Natriumhydroxid-Lösung überdestilliert.

Blei in Zuckern

391+ Welche Aussage trifft zu? - Die Ph.Eur. läßt bei Glucose eine Grenzprüfung auf Blei durchführen. Als Reagenz wird verwendet

(A) Eriochromschwarz T-Mischindikator
(B) Kaliumiodid
(C) Dithizon
(D) Kaliumchromat
(E) Natriumhydrogensulfid

392+ Bei welcher der aufgeführten Verbindungen handelt es sich um das Nachweisreagenz Dithizon?

(A) $H_3C-C=N-SH$ / $H_3C-C=N-SH$

(B) Ringstruktur mit $O=C$, N-N-Phenyl, N=N-Phenyl

(C) $HN=C-SH$ / $HN=C-SH$

(D) Struktur mit $S=C$, N-N-Phenyl (H,H), N=N-Phenyl

(E) $[H_2N-\text{Phenothiazin}-NH_2]^+ Cl^-$

Calcium

393 Bei der Grenzprüfung auf Calcium nach dem Arzneibuch als Calciumoxalat wird die zu prüfende Lösung mit Kristallen von Calciumoxalat geimpft und dann mit einer Vergleichslösung, die in gleicher Weise hergestellt wird, verglichen. - Was ist der Grund für diese Verfahrensweise?
- (A) Ohne Impfung fällt kein Calciumoxalat aus.
- (B) Durch die Impfung wird die Teilchengröße stark verringert.
- (C) Um den Trübungsgrad vergleichen zu können, dürfen sich die ausgefallenen Teilchen nur in ihrer Größe, nicht in ihrer Gesamtzahl unterscheiden.
- (D) Die Impfkristalle sollen in Vergleichs- und Prüflösung etwa gleiche Größe der Calciumoxalat-Teilchen induzieren.
- (E) Die Impfkristalle sollen in Vergleichs- und Prüflösung die gleiche Konzentration der Calciumoxalat-Teilchen induzieren.

Schwermetalle

394 Welche Aussagen treffen zu? - Bei der Prüfung auf Schwermetalle mit Thioacetamid-Reagenz nach Ph.Eur.
- (1) wird der Vergleichslösung ein definierter Teil der Prüflösung zugesetzt
- (2) wird ein Vergleich mit einer Blei-Standardlösung durchgeführt
- (3) wird Thioacetamid unter Bildung von Sulfid-Ionen hydrolysiert

- (A) nur 2 ist richtig
- (B) nur 3 ist richtig
- (C) nur 1 und 2 sind richtig
- (D) nur 2 und 3 sind richtig
- (E) 1 - 3 = alle sind richtig

395 Welche Aussagen treffen zu? - Vor der Grenzprüfung auf Schwermetalle ist bei zahlreichen organischen Substanzen eine Veraschung notwendig. Nach DAB 9 ist hierzu je nach Substanz folgender Zusatz erforderlich:
- (1) Kaliumnitrat/Schwefel
- (2) Perchlorsäure
- (3) Magnesiumsulfat/Schwefelsäure
- (4) Magnesiumoxid

- (A) nur 1 ist richtig
- (B) nur 2 ist richtig
- (C) nur 1 und 2 sind richtig
- (D) nur 2 und 3 sind richtig
- (E) nur 3 und 4 sind richtig

Zink

396 Welche Aussage trifft zu? - Die Ph.Eur. schreibt in den Allgemeinen Analysenmethoden zur Grenzprüfung auf Zink (in Form von Verbindungen) folgendes Reagenz vor:

(A) $(NH_4)_2HPO_4$-Lösung
(B) Schwefelwasserstoff-Lösung
(C) $HgCl_2/NH_4SCN$ (1 : 1)
(D) Urotropin
(E) Kaliumhexacyanoferrat(II)-Lösung

Themenübergreifende Fragen

Ordnen Sie bitte den Reagenzien der Liste 1 die damit gemäß Ph.Eur. jeweils durchzuführende Prüfung aus Liste 2 zu.

Liste 1		Liste 2	
397	Weinsäure	(A)	Kalium (Identität)
		(B)	Natrium (Identität)
398	Hypophosphit-Reagenz	(C)	Eisen (Grenzprüfung)
		(D)	Quecksilber (Grenzprüfung)
399	Magnesiumuranylacetat	(E)	Arsen (Identität und Grenzprüfung)

Ordnen Sie bitte den Reagenzien der Liste 1 die damit gemäß Ph.Eur. jeweils durchzuführende Prüfung aus Liste 2 zu.

Liste 1		Liste 2	
400	Thioharnstoff	(A)	Kalium (Identität und Grenzprüfung)
401	Thioglycolsäure	(B)	Eisen (Grenzprüfung)
		(C)	Magnesium (Grenzprüfung)
402	Natriumhexanitrocobaltat(III)	(D)	Bismut (Identität)
		(E)	Zink (Grenzprüfung)

Ordnen Sie bitte den in Liste 1 aufgeführten Reagenzien jeweils eine in Liste 2 genannte, nach dem Arzneibuch vorgesehene Verwendung zu.

Liste 1		Liste 2	
403	Thioglycolsäure	(A)	Grenzprüfung auf Arsen
		(B)	Grenzprüfung auf Eisen
404	Dithizon (Diphenylthiocarbazon)	(C)	Grenzprüfung auf Kalium-Ionen
		(D)	Grenzprüfung auf Blei in Zuckern
		(E)	Grenzprüfung auf Bismut

Ordnen Sie bitte den in Liste 1 aufgeführten Reinheitsprüfungen gem. dem derzeit gültigen Arzneibuch das jeweils zutreffende Reagenz bzw. die jeweils zutreffende physikalisch-chemische Methode (Liste 2) zu.

Liste 1   Liste 2

405 Blei in Zuckern   (A) Atomabsorptionsspektrophotometrie
406 Zink in Insulin   (B) Flammenphotometrie
                             (C) Diphenylamin
                             (D) Diphenylcarbazid
                             (E) Diphenylthiocarbazon
                                  (= Dithizon)

Ordnen Sie bitte den Arzneibuchbeispielen der Liste 1 die jeweils zutreffende Grenzprüfungs- oder Reinheitsprüfungsmethode aus Liste 2 zu.

Liste 1   Liste 2

407 Blei in Zuckern   (A) komplexometrische Titration gegen Erio T
408 Eisen   (B) Umsetzung mit Thioglycolsäure/Ammoniak
409 Fluorid   (C) Extraktion mit Dithizon/Chloroform
                             (D) Titration mit Thoriumnitrat-Lösung gegen Alizarin nach Destillation als flüchtige Verbindung
                             (E) flammenphotometrische Bestimmung

3. ORGANISCHE BESTANDTEILE

3.1 Elemente in organischen Verbindungen

3.1.1 Nachweis

410 Kohlenstoff kann über sein Oxidationsprodukt nachgewiesen werden, welches beim Verbrennen (von Kohlenstoff) an der Luft entsteht,
weil
das beim Verbrennen von Kohlenstoff an der Luft gebildete Oxidationsprodukt einen charakteristischen Geruch besitzt.

411 Kohlenstoff in organischen Verbindungen kann durch Mischen der Verbindung mit CuO, Erhitzen und Identifizierung des Reaktionsproduktes nachgewiesen werden,
weil
beim Erhitzen einer organischen Verbindung mit überschüssigem CuO elementarer Kohlenstoff (erkennbar an Schwarzfärbung) entsteht.

412 Welche Aussage trifft zu? - Beim Aufschluß Stickstoff-freier organischer Verbindungen durch Schmelzen mit Natrium wird organisch gebundener Schwefel übergeführt in

(A) $Na_2S_2O_3$ (D) Na_2S

(B) Na_2SO_3 (E) $Na_2S_4O_6$

(C) Na_2SO_4

413+ Nach Lassaigne-Aufschluß einer Stickstoff-haltigen, Schwefel-freien organischen Verbindung kann Stickstoff durch die "Berliner Blau-Reaktion" nachgewiesen werden,
weil
das beim Lassaigne-Aufschluß entstehende Dicyan mit Fe^{2+} unter Reduktion einen blauen Farbstoff der Zusammensetzung $Fe_4[Fe(CN)_6]_3$ bildet.

414+ Das gemeinsame Vorliegen von Schwefel und Stickstoff in einer organischen Substanz kann nach Lassaigne-Aufschluß und Auflösen der Aufschlußmasse in verd. Salzsäure direkt durch Farbreaktion mit Eisen(III)-Ionen nachgewiesen werden,
weil
beim Lassaigne-Aufschluß einer organischen Substanz, die sowohl Schwefel als auch Stickstoff enthält, Natriumthiocyanat ("Natriumrhodanid") entsteht.

415 Welche Aussage trifft zu? - Beim Aufschluß Schwefel-
freier organischer Verbindungen durch Schmelzen mit Natrium wird organisch gebundener Stickstoff übergeführt in

(A) Na_2CN_2
(B) $NaNH_2$
(C) $NaCN$
(D) $NaNO_2$
(E) NaN_3

416

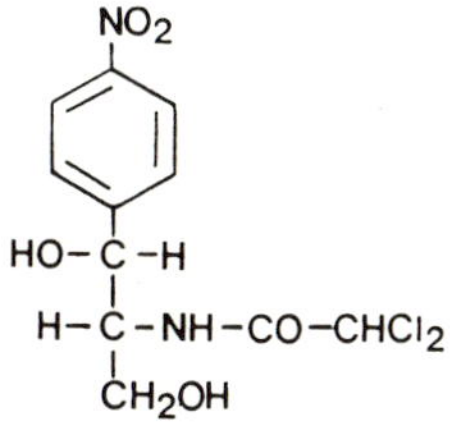

$$\text{HO-}\underset{\underset{CH_2OH}{|}}{\overset{|}{C}}\text{-H}$$
$$\text{H-}\underset{}{\overset{}{C}}\text{-NH-CO-CHCl}_2$$

(with NO_2-substituted benzene ring attached)

Der Nachweis des in Chloramphenicol (s. obige Formel)
gebundenen Chlors kann erfolgen

(1) nach Hydrogenolyse in Gegenwart von Raney-
Nickel
(2) nach Hydrolyse mit Alkalihydroxid-Lösungen
(3) nach dem Schöniger-Verfahren
(4) mit der Beilstein-Probe

(A) nur 1 ist richtig
(B) nur 4 ist richtig
(C) nur 1 und 2 sind richtig
(D) nur 3 und 4 sind richtig
(E) 1 - 4 = alle sind richtig

417 Welche Aussagen treffen zu? - Der Nachweis des in
Chloralhydrat gebundenen Chlors kann erfolgen:

(1) nach Hydrogenolyse in Gegenwart von Raney-
Nickel
(2) nach Hydrolyse mit Alkalihydroxid-Lösungen
(3) nach dem Schöniger-Verfahren
(4) mit der Beilstein-Probe

(A) nur 1 ist richtig
(B) nur 4 ist richtig
(C) nur 1 und 2 sind richtig
(D) nur 3 und 4 sind richtig
(E) 1 - 4 = alle sind richtig

418 Welche Aussage trifft nicht zu? - Die folgenden Arzneistoffe (DAB 9) spalten beim Erhitzen mit Natriumhydroxid-Lösung organisch gebundenes Chlor als Chlorid ab, das anschließend bestimmt werden kann:

(A) Chlorambucil

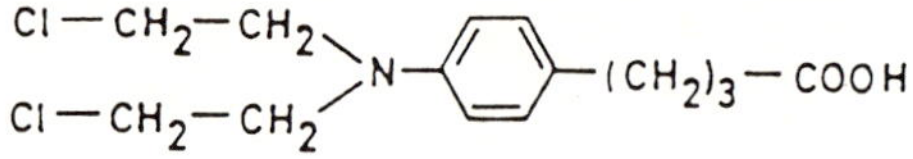

(B) Chloramphenicol

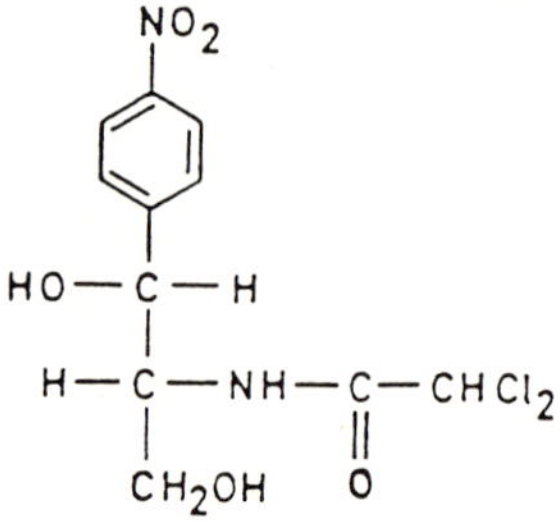

(C) Haloperidol

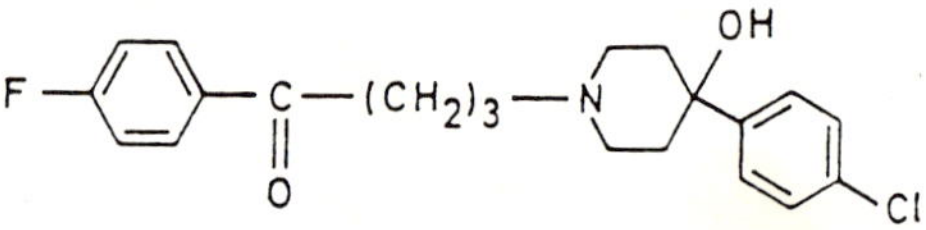

(D) Chlorobutanol

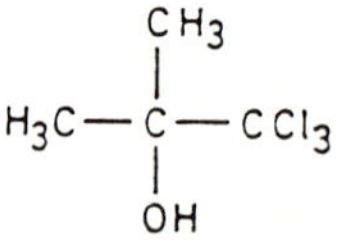

(E) Metrifonat

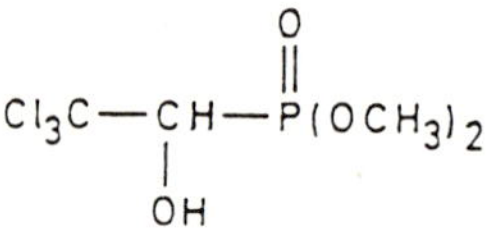

419 Welche Aussage trifft nicht zu? - Organisch gebundenes Brom kann durch folgende Reagenzien in Bromid übergeführt werden:
- (A) Alkalischmelze
- (B) Umsetzung mit Natriumsulfit-Lösung
- (C) Reduktion mit Raney-Nickel in alkalisch-wäßriger Suspension
- (D) Reduktion mit Zink/Schwefelsäure
- (E) Anwendung der Schöniger-Methode nach Ph.Eur.

Ordnen Sie bitte den in Liste 1 aufgeführten Elementen in organischen Verbindungen das jeweils zutreffende in Liste 2 genannte Nachweisverfahren zu (Störungen seien ausgeschlossen).

Liste 1

420+ Stickstoff
421+ Brom
422+ Schwefel

Liste 2

(A) nach Erhitzen mit konz. Schwefelsäure rote Fällung mit KI
(B) nach Aufschluß mit Natrium und Ansäuern Bildung von Berliner Blau bei aufeinanderfolgender Umsetzung mit Eisen(II)- und Eisen(III)-Salzen
(C) nach Erhitzen mit konz. Salpetersäure gelbe Fällung mit Ammoniummolybdat
(D) nach Aufschluß mit Natrium Violettfärbung mit Natriumpentacyanonitrosylferrat(II)
(E) nach Aufschluß mit Natrium und Oxidation mit MnO_4^- Bildung von Eosin aus Fluorescein-Natrium/NH_3

423 Wasserstoff in organischen Verbindungen läßt sich nach dem Verbrennen der Substanz nachweisen. - Welches der folgenden Reagenzien eignet sich zur Identifizierung des hierbei entstehenden Wassers nicht?

(A) Karl-Fischer-Reagenz
(B) Grignard-Reagenz
(C) CO (Wassergasbildung)
(D) Calciumcarbid
(E) Lithiumaluminiumhydrid

424+ Bei der Elementaranalyse einer organischen Verbindung erhält man 84% (m_1/m) C und 16% (m_2/m) H. - Welche der folgenden Summenformeln kommt dieser Zusammensetzung am nächsten?

(A) CH_4
(B) C_2H_6
(C) C_4H_8
(D) C_6H_6
(E) C_7H_{16}

425 Welche Aussage trifft zu? - Bei der Elementaranalyse einer organischen Verbindung erhält man 80% (m_1/m) C und 20% (m_2/m) H. Die Summenformel dieser Verbindung kann sein:

(A) CH_4
(B) C_2H_6
(C) C_4H_8
(D) C_6H_6
(E) C_7H_{16}

426 Welche Aussage trifft zu? - Bei der Elementaranalyse einer organischen Verbindung erhält man 75% (m_1/m) C und 25% (m_2/m) H. Die Summenformel dieser Verbindung kann sein:

(A) CH_4
(B) C_2H_6
(C) C_4H_8
(D) C_6H_6
(E) C_7H_{16}

427 Welche Aussage trifft zu? - Eine Substanz mit der Elementarzusammensetzung 50,05% Schwefel und 49,95% Sauerstoff hat als einfachste Formel:
(Atommassen: O = 16, S = 32)

(A) SO
(B) SO_2
(C) SO_3
(D) S_2O_3
(E) S_2O_7

3.2 Identifizierung organischer Substanzen

3.2.1 Siedetemperatur ("Siedepunkt"), Siedebereich

428[+] Welches der in der folgenden Abbildung mit (A) bis (E) bezeichneten Teile ist in der "Apparatur zur Bestimmung des Siedebereiches" nach Ph.Eur. nicht enthalten?

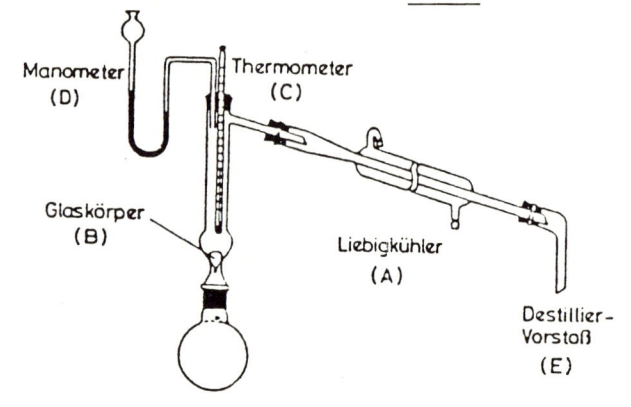

Manometer (D)
Thermometer (C)
Glaskörper (B)
Liebigkühler (A)
Destillier-Vorstoß (E)

429+ Welche Aussage trifft zu? - Die abgebildete Apparatur
des Arzneibuches dient zur

(A) Thermometereichung
(B) Bestimmung des Siede-
bereiches
(C) Bestimmung der Siede-
temperatur
(D) Bestimmung des Dampf-
druckes
(E) Bestimmung der
Schmelztemperatur

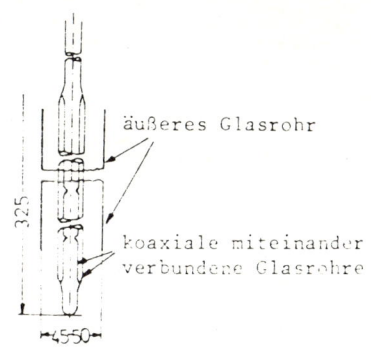

430 Welche Aussage trifft zu? -
Die abgebildete Apparatur
des Arzneibuches dient zur
Bestimmung des

(A) Siedepunktes
(B) Siedebereiches
(C) Schmelzpunktes
(D) Tropfpunktes
(E) Erstarrungspunktes

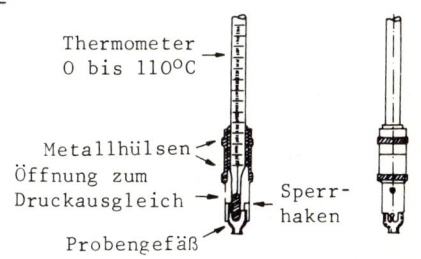

Bestimmung von Wasser

431 Welches der in der folgenden Abbildung mit (A) bis (E) bezeichneten Teile ist in der "Apparatur zur Bestimmung von Wasser durch azeotrope Destillation" nach Ph.Eur. nicht enthalten?

Kühler (C)
Kondensationsrohr (D)
Graduiertes Auffangrohr (E)
Liebig-Kühler (B)
Rundkolben (A)

432 Welche Aussage trifft zu? - Die abgebildete Apparatur des Arzneibuches dient zur Bestimmung

(A) des Ethanolgehaltes
(B) des ätherischen Ölgehaltes in Drogen
(C) von Wasser durch azeotrope Destillation
(D) des Alkaloidgehaltes in Tinkturen und Extrakten
(E) der Verseifungszahl

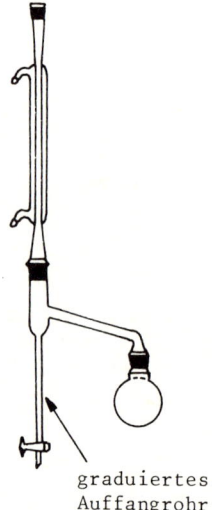

graduiertes Auffangrohr (Teilung: 0,1 ml)

433 Welche der folgenden Methoden werden zur Bestimmung von Wassergehalten durchgeführt?
- (1) Trocknungsverlust
- (2) Hydroxylzahl
- (3) Karl-Fischer-Titration
- (4) azeotrope Destillation (nach Ph.Eur.)

- (A) nur 1 ist richtig
- (B) nur 1 und 3 sind richtig
- (C) nur 2 und 3 sind richtig
- (D) nur 1, 3 und 4 sind richtig
- (E) nur 2, 3 und 4 sind richtig

434 Welche der folgenden Methoden werden zur Bestimmung von Wassergehalten durchgeführt?
- (1) Veraschung
- (2) Hydroxylzahl
- (3) Karl-Fischer-Titration
- (4) Destillation mit Toluol (nach DAB 9)

- (A) nur 3 ist richtig
- (B) nur 1 und 2 sind richtig
- (C) nur 3 und 4 sind richtig
- (D) nur 1, 3 und 4 sind richtig
- (E) 1 - 4 = alle sind richtig

3.2.2 Schmelztemperatur ("Schmelzpunkt")

435 Welche Aussagen treffen zu? - Die Bestimmung des Schmelzpunktes nach Ph.Eur. unter Verwendung eines Metallblocks eignet sich insbesondere für
- (1) hygroskopische Stoffe
- (2) anorganische Stoffe
- (3) Stoffe, die unter Zersetzung schmelzen

- (A) nur 1 ist richtig
- (B) nur 2 ist richtig
- (C) nur 3 ist richtig
- (D) nur 1 und 2 sind richtig
- (E) nur 1 und 3 sind richtig

436 Welche Aussagen zur Sofortschmelzpunkts-Methode nach Ph.Eur. treffen zu?
- (1) Die Substanz wird auf einen Metallblock während des Aufheizens aufgestreut.
- (2) Die Substanz wird auf einen Metallblock während des Abkühlens aufgestreut.
- (3) Als Sofortschmelzpunkt wird die Temperatur angegeben, bei der das letzte Substanzteilchen geschmolzen ist.
- (4) Der Sofortschmelzpunkt ist der Mittelwert von zwei gemessenen Temperaturen t_1 und t_2.

(A) nur 1 und 3 sind richtig
(B) nur 2 und 4 sind richtig
(C) nur 1, 2 und 3 sind richtig
(D) nur 1, 2 und 4 sind richtig
(E) nur 2, 3 und 4 sind richtig

437[+] Welche Aussage trifft zu? - Im Europäischen Arzneibuch ist der Schmelzpunkt nach der "Kapillar-Methode" definiert als

(A) der Temperaturbereich von der ersten Tröpfchenbildung bis zum völligen Durchschmelzen der Substanz im Schmelzpunktröhrchen
(B) der Temperaturbereich, in dem die Hälfte der Substanz (1 mm Höhe) im Schmelzpunktröhrchen geschmolzen ist
(C) die Temperatur, bei der die gesamte Substanz im Schmelzpunktröhrchen sofort schmilzt
(D) die Temperatur, bei der das letzte Teilchen einer kleinen Substanzsäule im Schmelzpunktröhrchen schmilzt
(E) die Temperatur, bei der die Substanz im Schmelzpunktröhrchen gerade zu schmelzen beginnt

438 Welche Aussagen über das eutektische Gemisch von 2 Substanzen treffen zu?

(1) Die eutektische Temperatur liegt zwischen den Schmelztemperaturen der beiden Einzelkomponenten.
(2) Bei isomorphen Substanzen kann die Schmelztemperatur des eutektischen Gemischs über den Schmelztemperaturen der Einzelkomponenten liegen.
(3) Je größer die Differenz der Schmelztemperaturen der Einzelkomponenten ist, um so größer ist das als eutektischer Schmelzpunkt bezeichnete Temperaturintervall.

(A) Keine der Aussagen trifft zu.
(B) nur 1 ist richtig
(C) nur 1 und 2 sind richtig
(D) nur 2 und 3 sind richtig
(E) 1 - 3 = alle sind richtig

439[+] Der Mischschmelzpunkt ist zur Überprüfung der Identität einer Einzelsubstanz meist aufschlußreicher als der einfache Schmelzpunkt der Substanz,
weil
aufgrund des Mischschmelzpunktes in der Regel auch zwischen verschiedenen Substanzen, die bei der gleichen Temperatur schmelzen, unterschieden werden kann.

440 Die Bestimmung des Schmelzpunktes (Kapillar-Methode) wird vom DAB 9 zur Prüfung der Reinheit von Acetylsalicylsäure vorgeschrieben,
weil
durch die Bestimmung des Schmelzpunktes nach DAB 9 (Kapillar-Methode) eine Verunreinigung von Acetylsalicylsäure mit etwa 0,05% Salicylsäure erkannt werden kann.

3.2.3 Relative Dichte

441 Welche Aussage trifft zu? - Nach dem Arzneibuch wird ein Pyknometer verwendet zur Bestimmung

(A) des Siedebereiches
(B) der optischen Drehung
(C) des ätherischen Ölgehaltes
(D) der relativen Dichte
(E) der Brechzahl (Brechungsindex)

442 Welche Aussage trifft zu? - Mit einer Mohrschen Waage (siehe nebenstehende Skizze) kann d i r e k t bestimmt werden:

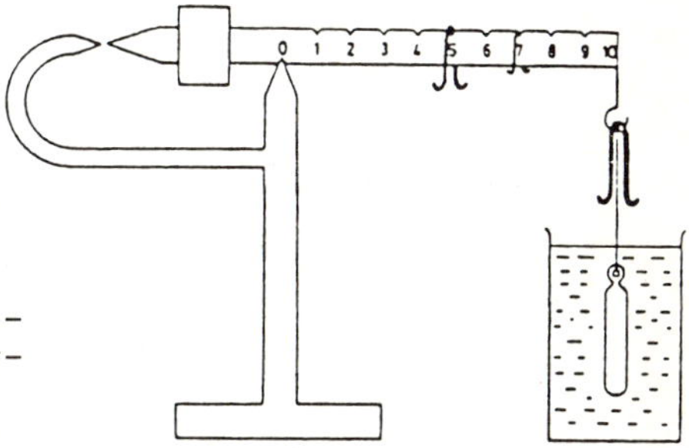

(A) der Volumenausdehnungskoeffizient des Eintauchkörpers
(B) der lineare Ausdehnungskoeffizient der Flüssigkeit
(C) die Dichte der Flüssigkeit
(D) die molare Masse des Eintauchkörpers
(E) die molare Masse der Flüssigkeit

443 Welche der folgenden Geräte werden bei der Bestimmung der Dichte benutzt?

(1) Aräometer
(2) Abbe-Refraktometer
(3) Massenspektrometer
(4) Mohrsche Waage
(5) Pyknometer

(A) nur 1 und 4 sind richtig
(B) nur 4 und 5 sind richtig
(C) nur 1, 3 und 5 sind richtig
(D) nur 1, 4 und 5 sind richtig
(E) nur 2, 4 und 5 sind richtig

444 Welche Aussage über Aräometer trifft nicht zu?
- (A) Die Skalenwerte für kleine Dichten finden sich am Skalenrohr oben, für große Dichten unten.
- (B) Das eingetauchte Teilvolumen des Aräometers ist umgekehrt proportional zur Dichte der Flüssigkeit.
- (C) Der Schwerpunkt des Aräometers muß unterhalb der Skala liegen.
- (D) Mit einem Aräometer kann man die Dichte nur bei solchen Flüssigkeiten bestimmen, die die Wand (meist Glas) benetzen.
- (E) Bei sonst gleicher Bauweise ist die Empfindlichkeit um so größer, je dünner der Skalenrohrhals ist.

445+ Welche Aussage trifft zu? - Die "Relative Dichte" nach Ph.Eur. läßt sich mit folgender Einheitenkombination darstellen:
- (A) $g \cdot mol^{-1}$
- (B) $kg \cdot m^{-3}$
- (C) $mol \cdot g^{-1}$
- (D) $g \cdot cm^{-3} \cdot s^{-1}$
- (E) Keine der Kombinationen trifft zu.

Ethanolgehalt

446 Welche Aussage trifft zu? - Die abgebildete Apparatur des Arzneibuches dient zur Bestimmung des
- (A) Wassergehaltes in Salben
- (B) Ethanolgehaltes in flüssigen Arzneizubereitungen
- (C) ätherischen Ölgehaltes in Drogen
- (D) Alkaloidgehaltes in Tinkturen und Extrakten
- (E) Extraktgehaltes in Tinkturen

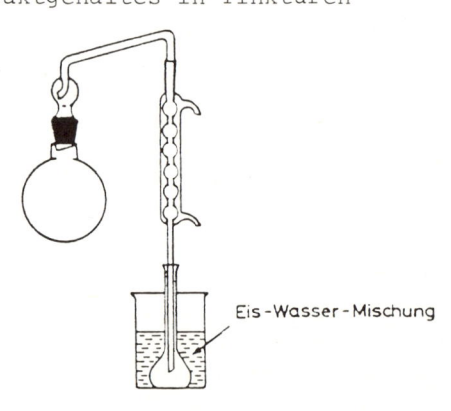

447+ Die Bestimmung des Ethanolgehalts in flüssigen Zubereitungen erfolgt gemäß Arzneibuch nach der Oxidation des Ethanols zu Acetaldehyd,
weil
Acetaldehyd nach der Umsetzung mit Schiffs Reagenz photometrisch bestimmt werden kann.

448 Der Gehalt an Ethanol bzw. Ethanol/Wasser-Gemischen
(% V/V) wird laut Ph.Eur. aus der relativen Dichte abgeleitet,
weil
die relative Dichte mit zunehmendem Ethanolgehalt (% V/V)
zunimmt.

449 Die Bestimmung des Ethanolgehaltes in flüssigen Arzneizubereitungen nach Arzneibuch erfolgt durch Destillation
und Bestimmung der Dichte des Destillats,
weil
Ethanol mit Wasser ein Azeotrop bildet.

3.2.4 Chemische Nachweismethoden für Substanzen und funktionelle Gruppen, insbesondere Prüfungen des Arzneibuches

Hinweise auf oxidierbare und hydrolysierbare Gruppen

450 Welche Aussagen treffen zu? - Folgende Verbindungen lassen sich durch die Charakterisierung ihrer Hydrolyseprodukte identifizieren:
  (1) Lactone
  (2) Nitrile
  (3) Carbonsäureamide
  (4) Lactame
(A) nur 1 und 2 sind richtig
(B) nur 3 und 4 sind richtig
(C) nur 1, 2 und 3 sind richtig
(D) nur 1, 3 und 4 sind richtig
(E) 1 - 4 = alle sind richtig

451 Welche Aussagen treffen zu? - Folgende Verbindungen lassen sich durch die Charakterisierung ihrer Hydrolyseprodukte identifizieren:
  (1) Carbonsäureester
  (2) Acetale
  (3) Carbonsäureamide
  (4) Azomethine
(A) nur 1 und 2 sind richtig
(B) nur 3 und 4 sind richtig
(C) nur 1, 2 und 3 sind richtig
(D) nur 1, 3 und 4 sind richtig
(E) 1 - 4 = alle sind richtig

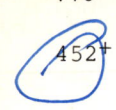

452 Welche Aussage trifft nicht zu? - Bei der Prüfung auf funktionelle Gruppen organischer Verbindungen kann die Entfärbung einer schwach alkalischen Kaliumpermanganat-Lösung verursacht werden durch

(A) Mercaptane
(B) aliphatische Aldehyde
(C) Olefine
(D) Sulfonsäuren
(E) Enole

453 Welche der folgenden Verbindungen ist am wenigsten oxidationsempfindlich?

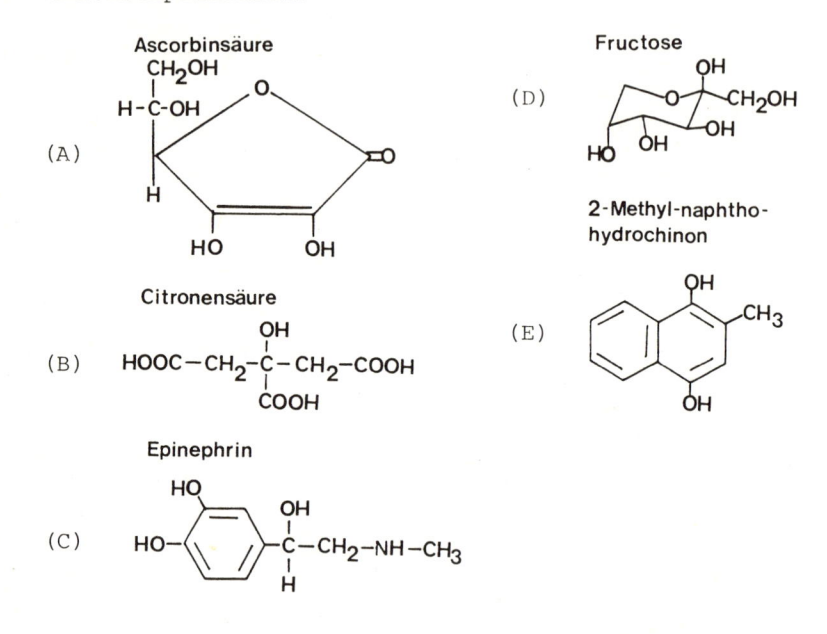

(A) Ascorbinsäure

(B) Citronensäure
HOOC—CH₂—C(OH)(COOH)—CH₂—COOH

(C) Epinephrin

(D) Fructose

(E) 2-Methyl-naphtho-hydrochinon

Alkene - Alkine - Aromaten

454 Welche Aussage trifft nicht zu? - Eine olefinische Doppelbindung zeigt im allgemeinen folgende analytisch anwendbare Reaktionen:

(A) Ozonisierung und nachfolgende Ozonidspaltung
(B) Gelb- bzw. Braunfärbung mit Neßlers Reagenz infolge Abscheidung von metallischem Hg
(C) Epoxidbildung durch Umsetzung mit Persäuren wie Peressigsäure oder Perbenzoesäure
(D) Entfärbung einer wäßrigen sodaalkalischen KMnO₄-Lösung unter Abscheidung von MnO₂
(E) Entfärben einer wäßrigen Brom-Lösung

455 Welche der folgenden Reagenzien sind zum Nachweis von C=C-Doppelbindungen geeignet?

(1) $KMnO_4$
(2) O_3
(3) KOH
(4) O_2
(5) ammoniakalische $CuSO_4$-Lösung

(A) nur 1 und 2 sind richtig
(B) nur 2 und 3 sind richtig
(C) nur 1, 2 und 3 sind richtig
(D) nur 2, 4 und 5 sind richtig
(E) nur 3, 4 und 5 sind richtig

456 Welche Aussage trifft nicht zu? - Zur analytischen Erfassung olefinischer Doppelbindungen in organischen Verbindungen werden folgende Reagenzien eingesetzt:

(A) Brom-Lösung
(B) Pt/H_2
(C) Ozon
(D) Kaliumpermanganat
(E) Alkalihydroxid-Lösung

457 Welche Aussage trifft nicht zu? - Alkene wie Hexen geben folgende Reaktionen:

(A) Anlagerung von Nitrosylchlorid
(B) Umsetzung mit organischen Persäuren
(C) Umsetzung mit Ozon
(D) in alkoholisch-wäßriger Lösung Farbreaktion mit $FeCl_3$
(E) Hydrierung mit Pt/H_2

458+ Welche Aussage trifft nicht zu? - Monosubstituierte Acetylene wie 1-Butin geben folgende Nachweis-Reaktionen:

(A) in Gegenwart von Hg^{2+}/H_2SO_4 Wasseranlagerung zu Carbonylverbindungen
(B) Umsetzung mit Thioharnstoff und anschließende Fällung mit Pikrinsäure
(C) Entfärbung von wäßriger, sodaalkalischer Permanganat-Lösung
(D) mit alkalischer Silbersalz-Lösung Niederschlag von subst. Silberacetylid
(E) Entfärbung von wäßriger Brom-Lösung

459 Welche Aussagen treffen zu? - Monosubstituierte Acetylene wie 1-Butin können von entsprechenden Alkenen mit Hilfe folgender Reaktionen unterschieden werden:

(1) Niederschlagsbildung mit ammoniakalischer Silbersalz-Lösung
(2) Entfärbung von wäßriger Brom-Lösung
(3) unter katalytischer Wirkung von Hg^{2+}/H_2SO_4 Anlagerung von Wasser zu Carbonylverbindungen
(4) Entfärbung von sodaalkal. Permanganat-Lösung

(A) nur 1 ist richtig
(B) nur 2 ist richtig
(C) nur 1 und 3 sind richtig
(D) nur 2 und 4 sind richtig
(E) 1 - 4 = alle sind richtig

460

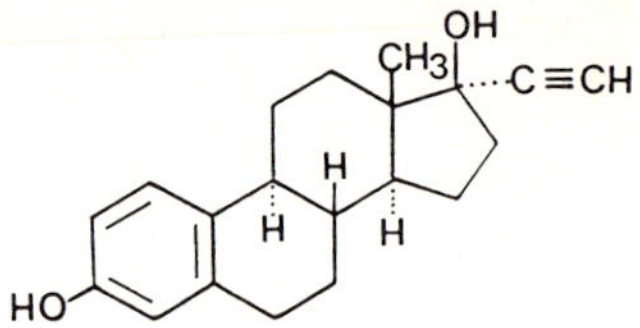

Welche Aussage trifft nicht zu? - Monosubstituierte Acetylene wie Ethinylestradiol (s. obige Formel) können wie folgt nachgewiesen werden:

(A) in Gegenwart von Hg^{2+}/H_2SO_4 Wasseranlagerung zu Carbonylverbindungen
(B) Umsetzung mit Thioharnstoff und anschließende Fällung mit Pikrinsäure
(C) Entfärbung von wäßriger, sodaalkalischer Permanganat-Lösung
(D) mit alkalischer Silbersalz-Lösung Niederschlag von substituiertem Silberacetylid
(E) Entfärbung von wäßriger Brom-Lösung

Alkylhalogenide

461+ Welche der nachfolgend aufgeführten funktionellen Gruppen wird durch Umsetzung mit Thioharnstoff und nachfolgende Fällung des Derivates mit Pikrinsäure nachgewiesen?

(A) R-C≡C-H   (D) R-CH$_2$-NH$_2$
(B) R-CH$_2$-OH   (E) R-CH$_2$-COOH
(C) R-CH$_2$-Cl

462 Alkylhalogenide lassen sich durch Umsetzung mit Thioharnstoff und nachfolgende Fällung mit Pikrinsäure identifizieren,
weil
die nach der Umsetzung von Alkylhalogeniden mit Thioharnstoff gebildeten schwerlöslichen S-Alkyl-isothiuroniumpikrate charakteristische Schmelzpunkte aufweisen.

Alkohole - Glycole - Phenole - Enole - Thiole

463+ Primäre, sekundäre und tertiäre Alkohole lassen sich an ihrem Verhalten bei der Umsetzung mit konz. HCl/ZnCl$_2$ (Lukas-Test) unterscheiden. - Welche der folgenden chemischen Vorgänge laufen dabei ab?

(1) Alkylhalogenidbildung
(2) Bildung eines Zink-Chelates
(3) Dehydrierung

(A) nur 1 ist richtig
(B) nur 2 ist richtig
(C) nur 3 ist richtig
(D) nur 1 und 2 sind richtig
(E) 1 - 3 = alle sind richtig

464+ Welche Aussagen treffen zu? - Primäre und sekundäre Alkohole können charakterisiert werden als:

        (1) 4-Nitrobenzoesäureester
        (2) Halbester der 3-Nitrophthalsäure
        (3) 2,4-Dinitrophenylether
        (4) N-Phenylcarbaminsäureester (Phenylurethane)

  (A) nur 1 und 3 sind richtig
  (B) nur 2 und 4 sind richtig
  (C) nur 1, 2 und 3 sind richtig
  (D) nur 2, 3 und 4 sind richtig
  (E) 1 - 4 = alle sind richtig

465+ Welches der nachfolgend aufgeführten Reagenzien eignet sich *nicht* zur Identifizierung primärer Alkohole?

  (A) 4-Nitrobenzoylchlorid
  (B) Phenylisocyanat
  (C) Phthalsäureanhydrid
  (D) Kohlenstoffdisulfid/OH$^-$
  (E) Thioharnstoff

466+ Welche Aussagen treffen zu? - Alkoholische Gruppen sind durch Derivatbildung mit folgenden Reagenzien charakterisierbar:

        (1) Phenylisocyanat
        (2) Cyanessigester
        (3) 3,5-Dinitrobenzoylchlorid
        (4) Thioacetamid
        (5) Thioharnstoff

  (A) nur 1 und 3 sind richtig
  (B) nur 2 und 4 sind richtig
  (C) nur 1, 2 und 5 sind richtig
  (D) nur 1, 4 und 5 sind richtig
  (E) 1 - 5 = alle sind richtig

467+ Welche der folgenden funktionellen Gruppen reagieren in der Regel mit 3,5-Dinitrobenzoylchlorid unter Bildung eines meist kristallinen Produkts?

  (A) Carbonsäureester
  (B) tertiäre Amine
  (C) Carbonsäureamide
  (D) Aldehyde
  (E) primäre und sekundäre Alkohole

468 Welche der folgenden funktionellen Gruppen reagieren in der Regel mit 3,5-Dinitrobenzoylchlorid in Gegenwart von Pyridin unter Bildung eines meist kristallinen Produkts?

  (A) Ketone
  (B) primäre und sekundäre Alkohole
  (C) Carbonsäureamide
  (D) Aldehyde
  (E) tertiäre Amine

469 Welche der folgenden funktionellen Gruppen reagieren in der Regel mit 3,5-Dinitrobenzoylchlorid in Gegenwart von Pyridin unter Bildung eines meist kristallinen Produkts?

    (1) Phenole
    (2) primäre und sekundäre Alkohole
    (3) Carbonsäureamide
    (4) Aldehyde
    (5) tertiäre Amine

(A) nur 1 und 2 sind richtig
(B) nur 2 und 4 sind richtig
(C) nur 3 und 5 sind richtig
(D) nur 1, 2 und 5 sind richtig
(E) nur 2, 4 und 5 sind richtig

470 Welche Aussagen treffen zu? - Nitrogruppen in Reagenzien, die zur Derivatisierung verwendet werden, z.B. 3,5-Dinitrobenzoylchlorid, bewirken im allgemeinen im Vergleich zu den betreffenden Reagenzien ohne Nitrogruppen:

    (1) erhöhtes Kristallisationsvermögen des Derivates
    (2) geringere Löslichkeit des Derivates
    (3) erhöhte Reaktivität des Reagenzes
    (4) intensivere Färbung des Derivates

(A) nur 1 und 2 sind richtig
(B) nur 3 und 4 sind richtig
(C) nur 1, 2 und 4 sind richtig
(D) nur 2, 3 und 4 sind richtig
(E) 1 - 4 = alle sind richtig

471 Welche Aussagen treffen zu? - Alkohole geben folgende analytisch verwertbare Umsetzungen:

    (1) direkte Farbreaktion mit Fuchsin-Schwefligsäure
    (2) Bildung von O-Acylderivaten bei der Umsetzung mit 3,5-Dinitrobenzoylchlorid
    (3) bei primären und sekundären Alkoholen Bildung von Phenylurethanen bei der Umsetzung mit Phenylisocyanat
    (4) direkte Farbreaktion mit $Na_2[Fe(CN)_5NO]$

(A) nur 2 und 3 sind richtig
(B) nur 3 und 4 sind richtig
(C) nur 1, 2 und 4 sind richtig
(D) nur 2, 3 und 4 sind richtig
(E) 1 - 4 = alle sind richtig

472 1,2-Glycole lassen sich nach der Reaktion mit Natriummetaperiodat oder Bleitetraacetat anhand ihrer Reaktionsprodukte nachweisen,
weil
1,2-Dihydroxyverbindungen durch Natriummetaperiodat oder Bleitetraacetat in charakterisierbare Carbonylverbindungen übergeführt werden.

473 Welche der folgenden Reaktionen gestattet ohne weitere Identifizierung der Reaktionsprodukte eine Unterscheidung eines 1,2-Aminoalkohols mit primärer Aminogruppe vom entsprechenden 1,2-Glycol? - Die Umsetzung mit:

(A) Natriummetaperiodat
(B) Bleitetraacetat
(C) Cu(II)-Salzen in alkalischer Lösung
(D) metallischem Natrium
(E) Keine der obigen Aussagen trifft zu.

474+ Die unten abgebildete Verbindung wird nach Malaprade umgesetzt.

$$CH_2-CH-CH_2-CH-CH-CH-CH_3$$
$$|||||$$
$$OHOHOHOHOH$$

Welche der folgenden Verbindungen ist <u>nicht</u> als Reaktionsprodukt zu erwarten?

(A) $CH_2\begin{smallmatrix}-CHO\\-CHO\end{smallmatrix}$
(B) CH_2-CHO
     $|$
     OH
(C) HCHO
(D) HCOOH
(E) CH_3CHO

475+ Welche Aussage trifft <u>nicht</u> zu? - Die farblose Lösung einer Substanz färbt sich auf Zusatz von Eisen(III)-chlorid-Lösung rot oder violett. Die Färbung kann verursacht sein durch

(A) ein Phenol
(B) ein Thiocyanat
(C) ein Oxalat
(D) ein Salicylat
(E) ein Sulfosalicylat

476 Welche Aussagen treffen zu? - Mit $FeCl_3$-Lösung entsteht eine Färbung mit

(1) Methylsalicylat
(2) Vanillin
(3) Menthol
(4) Acetylsalicylsäure

(A) nur 1 und 2 sind richtig
(B) nur 1 und 4 sind richtig
(C) nur 2 und 3 sind richtig
(D) nur 2, 3 und 4 sind richtig
(E) 1 - 4 = alle sind richtig

477 Welche der folgenden Reaktionen ist zum Nachweis von Phenolen <u>nicht</u> geeignet?

(A) Diazotierungs-Kupplungs-Reaktion
(B) Eisen(III)-chlorid-Reaktion
(C) Azomethin-Bildung
(D) Veresterung nach Schotten-Baumann (mit Benzoylchlorid in wäßrig-schwach alkalischem Milieu)
(E) Umsetzung mit Isocyanaten

478 Welche Aussage trifft nicht zu? - Zum Nachweis von Phenol eignet sich unter entsprechenden Bedingungen:

(A) Dichlorchinonchlorimid
(B) Aminopyrazolon und Kaliumhexacyanoferrat(III)
(C) Diazobenzolsulfonsäure-Lösung
(D) Eisen(III)-chlorid
(E) Chromotropsäure

479 Welche der folgenden Reaktionen ist nicht zur Identifizierung von Thiolen geeignet?

(A) Bildung von Xanthogenaten bei der Umsetzung mit sek. Alkoholen/Alkalihydroxid mit Molybdänsalzen als Katalysator
(B) Bildung von Dialkyldisulfiden bei der Reaktion mit Iod-Lösung (Entfärbung)
(C) Bildung von Sulfonsäuren bei der Umsetzung mit Kaliumpermanganat-Lösung (Entfärbung)
(D) Umsetzung mit 3-Nitrophthalsäureanhydrid
(E) gelbe Fällung bei der Umsetzung mit Bleiacetat-Lösung

480 Bei der Reduktion eines organischen Disulfids in wäßriger Lösung bildet sich ein Thioether,
weil
Disulfide und Thioether ein reversibles Redoxsystem darstellen.

Carbonylverbindungen (Aldehyde und Ketone)

481 Welche Aussage trifft zu? - Der positive Ausfall bei der Umsetzung einer organischen Verbindung mit dem Reagenz nach Tollens (= ammoniakalische Silbersalz-Lösung) kann ein Hinweis sein auf

(A) Acetaldehyd   (D) Propionsäure
(B) Nitrobenzol   (E) Naphthalin
(C) Anisol

482 Welche Aussage trifft zu? - Der positive Ausfall bei der Umsetzung einer organischen Verbindung mit dem Reagenz nach Tollens (= ammoniakalische Silbersalz-Lösung) ist ein Hinweis auf

(A) Benzaldehyd   (D) Propionsäure
(B) Nitrobenzol   (E) Naphthalin
(C) Anisol

483 Welche Aussage trifft zu? - Der positive Ausfall bei der Umsetzung einer organischen Verbindung mit dem Reagenz nach Tollens (= ammoniakalische Silbersalz-Lösung) ist ein Hinweis auf

(A) Ascorbinsäure   (D) Propionsäure
(B) Nitrobenzol   (E) Chlorbenzol
(C) Anisol

484+ Welche Aussage trifft nicht zu? - Aufgrund ihrer Fähigkeit zur Bildung folgender Produkte kann in der Regel eine analytische Unterscheidung einer Aldehyd- oder Ketogruppe von anderen Carbonylgruppen wie Ester- oder Amidcarbonylgruppen erreicht werden:
- (A) 2,4-Dinitrophenylhydrazon
- (B) Semicarbazon
- (C) Oxim
- (D) Pikrat
- (E) Hydrazid

485 Welche/s der folgenden Reaktionen/Reagenzien kann nicht zum Nachweis von Formaldehyd dienen?
- (A) Schiffs Reagenz
- (B) Neßlers Reagenz
- (C) Fehlingsche Lösung
- (D) Chromotropsäure-Reaktion
- (E) ammoniakalische Silbersalz-Lösung (Tollens Reagenz)

486 Welche der folgenden Reagenzien bzw. Reaktionen ist zum Nachweis von Formaldehyd nicht geeignet?
- (A) Bildung eines Dihydropyridin-Derivates durch Reaktion mit Acetylaceton in Gegenwart von Ammonium-Ionen
- (B) Schiffs Reagenz
- (C) Chromotropsäure-Reaktion
- (D) ammoniakalische Silbernitrat-Lösung
- (E) Indophenol-Reaktion

487 Welche Aussage trifft nicht zu? - Zum Nachweis von Formaldehyd eignet sich unter entsprechenden Bedingungen:
- (A) Dimedon (5,5-Dimethyl-cyclohexan-1,3-dion)
- (B) Diazobenzolsulfonsäure-Lösung
- (C) Acetylaceton und Ammoniak
- (D) Chromotropsäure
- (E) Fuchsin-Schwefligsäure

488 Welche der folgenden Aussagen treffen zu? - Formaldehyd läßt sich qualitativ erfassen durch Umsetzung mit
- (1) Chromotropsäure/H_2SO_4 zu einem violett gefärbten Kondensationsprodukt
- (2) Schiffs Reagenz (Fuchsin-Schwefligsäure) in mineralsaurer Lösung zu einem rotvioletten Farbstoff
- (3) Acetylaceton in Ammoniumacetat-haltiger Lösung zu einer gelb gefärbten Verbindung
- (4) Dimedon (5,5-Dimethyl-cyclohexan-1,3-dion) zu einem Kondensationsprodukt (Schmelzpunktbestimmung des Dimedonderivates)

- (A) nur 2 ist richtig
- (B) nur 1 und 2 sind richtig
- (C) nur 2 und 3 sind richtig
- (D) nur 3 und 4 sind richtig
- (E) 1 - 4 = alle sind richtig

489+ Welche Aussage trifft nicht zu? - Zur Identifizierung von aliphatischen Aldehyden können beitragen:
- (A) die Bildung von Semicarbazonen
- (B) die Bildung einer gelbroten Fällung bei der Umsetzung mit Fehlingscher Lösung
- (C) die Bildung von 2,4-Dinitrophenylhydrazonen
- (D) die Banden der C=O - Valenzschwingung im IR-Spektrum um 1700 cm^{-1}
- (E) die Umsetzung mit dem Reagenz nach Lukas (Zinkchlorid/Salzsäure)

490 Welche Aussagen treffen zu? - Das Reagenz Hydroxylaminhydrochlorid kann beim qualitativen Nachweis bzw. bei der Charakterisierung von Arzneistoffen mit folgenden funktionellen Gruppen verwendet werden ($R^{1,2}$=Alkyl):

(1) ß-Lactame (4) $R-CH_2OH$
(2) R-CHO (5) $R^1-CHOH-R^2$
(3) $R^1-\overset{O}{\underset{\|}{C}}-R^2$

- (A) nur 1 ist richtig
- (B) nur 2 und 3 sind richtig
- (C) nur 4 und 5 sind richtig
- (D) nur 1, 2 und 3 sind richtig
- (E) 1 - 5 = alle sind richtig

491+ Eine Verbindung kann

(1) mit Hydroxylamin in ein Oxim sowie
(2) mit Pyrrolidin in ein Enamin

übergeführt werden. - Um welche der folgenden Verbindungen kann es sich hierbei handeln?

- (A) Cyclohexanon
- (B) Benzophenon
- (C) $H_3C-O-C_6H_4-CHO$ (p-Methoxybenzaldehyd)
- (D) $H_3C-CH=CH-CHO$
- (E) 2-Nitrobenzoylchlorid

492 Welche Aussagen treffen zu? - Aldehyde sind durch Derivatbildung mit folgenden Reagenzien charakterisierbar:

   (1) Semicarbazid
   (2) Hydroxylamin
   (3) 2,4-Dinitrophenylhydrazin
   (4) 3,5-Dinitrobenzoylchlorid
   (5) Phenylisocyanat

(A) nur 1, 2 und 3 sind richtig
(B) nur 1, 3 und 4 sind richtig
(C) nur 2, 3 und 5 sind richtig
(D) nur 1, 2, 4 und 5 sind richtig
(E) 1 - 5 = alle sind richtig

Haloform-Reaktion

493+ Welche Aussage trifft <u>nicht</u> zu? - Die Iodoform-Probe verläuft positiv bei:

(A) Aceton   (D) Milchsäure
(B) Methylethylketon (E) 3-Pentanon
(C) Butanon

494+ Welche Aussage trifft <u>nicht</u> zu? - Die Iodoform-Probe verläuft positiv bei:

(A) Methylethylketon (D) Milchsäure
(B) Ethanol   (E) Methanol
(C) Isopropanol

495 Welche der folgenden chemischen Gruppierungen geben unter geeigneten Bedingungen eine positive Haloform-Reaktion?

(1) $CH_3-\underset{\underset{O}{\|}}{C}-Alk$ (4) $CH_3-O-C_6H_4-Alk$

(2) $CH_3-\underset{\underset{OH}{|}}{CH}-Alk$ (5) $Hal_3C-C(CH_3)_2-OH$

(3) $CH_3-CH_2-\underset{\underset{O}{\|}}{C}-Ar$

(A) nur 2 ist richtig
(B) nur 1 und 2 sind richtig
(C) nur 4 und 5 sind richtig
(D) nur 1, 2 und 3 sind richtig
(E) nur 2, 4 und 5 sind richtig

496 Welche Aussage über die Haloform-Reaktion trifft <u>nicht</u> zu?

(A) Stoffe mit $CH_3-\underset{\underset{OH}{|}}{CH}-$ und $CH_3-\underset{\underset{O}{\|}}{C}-$ Gruppen ergeben eine positive Reaktion.
(B) Als Nebenprodukt entsteht stets Formiat.
(C) Als Oxidationsmittel wird Hypohalogenit eingesetzt.
(D) Sie ist zur Darstellung von Carbonsäuren verwendbar.
(E) Sie wird in alkalischem Milieu durchgeführt.

TTC-Reaktion (Ketoalkohole)

497 Beim Nachweis von α-Ketolstrukturen (α-Hydroxyketone) z.B. in Glucocorticoiden mit Hilfe der sog. TTC-Reaktion laufen schematisch folgende Vorgänge ab:

(1) 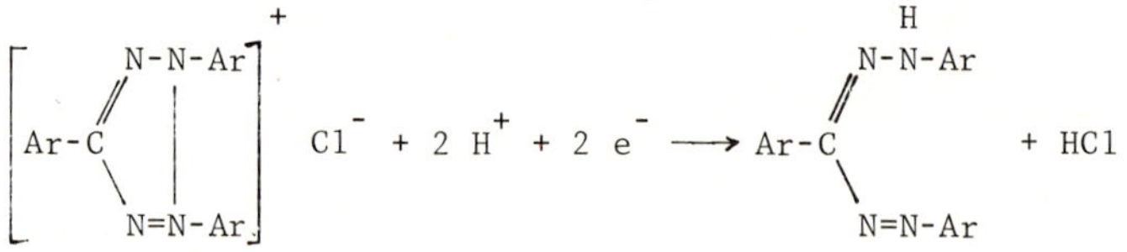 $\left[\begin{array}{c} \text{N-N-Ar} \\ \text{Ar-C} \\ \text{N=N-Ar} \end{array}\right]^+ \text{Cl}^- + 2\,\text{H}^+ + 2\,\text{e}^- \longrightarrow \text{Ar-C}\begin{array}{c} \text{H} \\ \text{N-N-Ar} \\ \text{N=N-Ar} \end{array} + \text{HCl}$

(2) $\text{Ar-C}\begin{array}{c} \text{H} \\ \text{N-N-Ar} \\ \text{N=N-Ar} \end{array} + \text{HCl} \longrightarrow \left[\begin{array}{c} \text{N-N-Ar} \\ \text{Ar-C} \\ \text{N=N-Ar} \end{array}\right]^+ \text{Cl}^- + 2\,\text{H}^+$

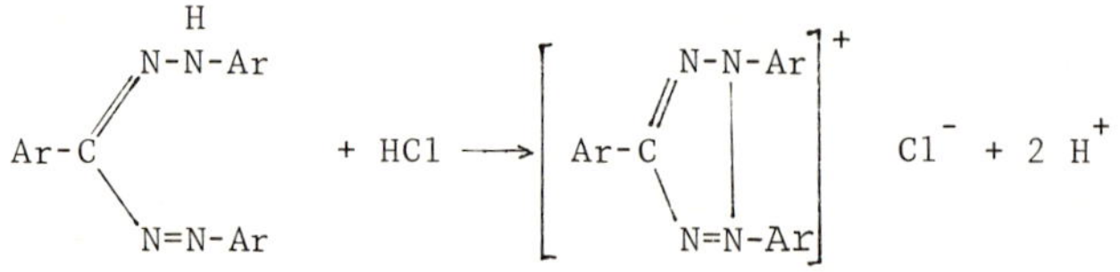

(3) $\text{R-CO-CH}_2\text{OH} \longrightarrow \text{R-CO-CHO} + 2\,\text{H}^+ + 2\,\text{e}^-$

(4) $\text{R-CO-CHO} + \text{OH}^- \longrightarrow \text{R-CHOH-COO}^-$

(5) $\text{R-CO-CH}_2\text{OH} + 2\,\text{H}^+ + 2\,\text{e}^- \longrightarrow \text{R-CHOH-CH}_2\text{OH}$

(A) nur 3 ist richtig
(B) nur 5 ist richtig
(C) nur 1 und 3 sind richtig
(D) nur 2 und 5 sind richtig
(E) nur 1, 3 und 4 sind richtig

498 Welche der folgenden chemischen Gruppierungen geben unter geeigneten Bedingungen eine positive TTC-Reaktion?

(1) $-\underset{\text{O}}{\overset{\|}{\text{C}}}-\underset{\text{O}}{\overset{\|}{\text{C}}}-$

(2) $-\underset{\text{HO}}{\text{C}}=\underset{\text{OH}}{\text{C}}-$

(3) $-\underset{\text{O}}{\overset{\|}{\text{C}}}-\underset{\text{OH}}{\text{CH}}-$

(4) $-\text{CH}=\text{CH}-\underset{\text{O}}{\overset{\|}{\text{C}}}-$

(5) $-\underset{\text{O}}{\overset{\|}{\text{C}}}-\text{CH}_2-\underset{\text{O}}{\overset{\|}{\text{C}}}-\text{OR}$

(A) nur 1 ist richtig
(B) nur 3 ist richtig
(C) nur 5 ist richtig
(D) nur 2 und 3 sind richtig
(E) nur 4 und 5 sind richtig

Amine - Nitrosoverbindungen - Nitroverbindungen

499 Welche Aussagen treffen zu? - Bei der Isonitril-Reaktion von Anilin laufen schematisch folgende Reaktionsschritte ab:

(1) $CHCl_3 \xrightarrow[-H_2O]{OH^-} \bar{C}Cl_3 \xrightarrow[-\frac{1}{2}Hg_2Cl_2]{+Hg^{2+}} \overset{\ominus}{C}Cl_2$

(2) $\text{Ph-}NH_2 + \bar{C}Cl_2 \longrightarrow \text{Zwischenprodukt} \xrightarrow{-HCl} \text{Ph-}N=CHCl$

(3) $\text{Ph-}\bar{N}=CHCl \xrightarrow[-HCl]{OH^-} \text{Ph-}\overset{\oplus}{N}\equiv\overset{\ominus}{C}$

(4) $2 \text{ Ph-}\bar{N}=CHCl + 2 H_2O \longrightarrow \text{Ph-}N=N\text{-Ph} + CO_2 + HCl + 4 H^+$

(5) $CHCl_3 \xrightarrow[-Cl^-]{\overset{OH^-}{-H_2O}} \bar{C}Cl_2$

(A) nur 5 ist richtig
(B) nur 1 und 2 sind richtig
(C) nur 1, 2 und 3 sind richtig
(D) nur 2, 3 und 5 sind richtig
(E) nur 2, 4 und 5 sind richtig

500 Bei der Umsetzung von primären n-Alkyl-Aminen mit Salpetriger Säure können neben primären Alkoholen auch Olefine entstehen,
<u>weil</u>
die bei der Stickstoffabspaltung aus n-Alkyl-Diazonium-Ionen entstehenden Carbenium-Ionen nach einem S_N1- oder E1-Mechanismus weiterreagieren können.

501 Welche chem. Gleichungen (schematisch) treffen für Nachweis-Reaktionen von primären Aminen zu?

(1) $R\text{-}NH_2 + HNO_3 + Cl^- \longrightarrow [R\text{-}\underline{N}=N|]^+ NO_2^- + H_2O + HCl$

(2) $R\text{-}NH_2 + Cl\text{-}CO\text{-}Ar \longrightarrow R\text{-}NH\text{-}CO\text{-}Ar + HCl$

(3) $R\text{-}NH_2 + O=C=N\text{-}Ar \longrightarrow R\text{-}NH\text{-}CO\text{-}NH\text{-}Ar$

(4) $R\text{-}NH_2 + CHCl_3 + 3 KOH \longrightarrow R\text{-}\overset{\oplus}{N}\equiv\overset{\ominus}{C}| + 3 KCl + 3 H_2O$

(5) $R\text{-}NH_2 + Cl\text{-Ph-}Cl \longrightarrow R\text{-NH-Ph-NH-}R + HCl$

(A) nur 1, 2 und 3 sind richtig
(B) nur 2, 3 und 4 sind richtig
(C) nur 3, 4 und 5 sind richtig
(D) nur 1, 2, 4 und 5 sind richtig
(E) nur 2, 3, 4 und 5 sind richtig

502+ Welche Aussagen treffen zu? - Primäre Amine können nachgewiesen werden durch

(1) die Senföl-Reaktion bei der Umsetzung mit CS_2 und anschließend mit $HgCl_2$-Lösung
(2) Bildung alkalilöslicher Sulfonamide bei der Umsetzung mit 4-Toluolsulfochlorid
(3) Bildung von Hydroxamsäuren bei der Umsetzung mit $SOCl_2$/Hydroxylamin
(4) die Isonitril-Reaktion mit Chloroform/NaOH-Lösung

(A) nur 1 und 4 sind richtig
(B) nur 2 und 3 sind richtig
(C) nur 1, 2 und 4 sind richtig
(D) nur 2, 3 und 4 sind richtig
(E) 1 - 4 = alle sind richtig

503+ Welche Aussage trifft <u>nicht</u> zu? - Ein primäres aliphatisches Amin kann analytisch von einem sekundären aliphatischen Amin durch folgende Reaktionen unterschieden werden:

(A) Mit Benzaldehyd bildet sich unter Wasseraustritt ein Azomethin.
(B) Das bei der Umsetzung mit Benzolsulfochlorid erhaltene Reaktionsprodukt löst sich unter Salzbildung in wäßriger Alkalihydroxid-Lösung.
(C) Mit Chloroform/Kaliumhydroxid-Lösung entsteht ein Isonitril.
(D) Bei der Umsetzung mit Carbonsäurehalogeniden entsteht ein Carbonsäureamid.
(E) Bei der Umsetzung mit Natriumnitrit/Essigsäure entsteht freier Stickstoff.

504 Welche Aussagen treffen zu? - Primäre Amine lassen sich charakterisieren durch

(1) Bildung von Senfölen nach der Umsetzung mit CS_2 und danach mit $HgCl_2$-Lösung
(2) Bildung von Isonitrilen mit $CHCl_3$/NaOH
(3) Bildung von gefärbten Verbindungen bei der Reaktion mit dem Natriumsalz der 1,2-Naphthochinon-4-sulfonsäure
(4) Diazotierung und anschließende Kupplung zu Azofarbstoffen, sofern aromatische Amine vorliegen
(5) Bildung farbiger Azomethine mit 4-Dimethylaminobenzaldehyd, sofern aromatische Amine vorliegen

(A) nur 1 und 2 sind richtig
(B) nur 2 und 4 sind richtig
(C) nur 1, 4 und 5 sind richtig
(D) nur 3, 4 und 5 sind richtig
(E) 1 - 5 = alle sind richtig

505[+] Welche der folgenden, schematisch dargestellten Teilschritte führen zu einem Senföl (R = Alkyl)?

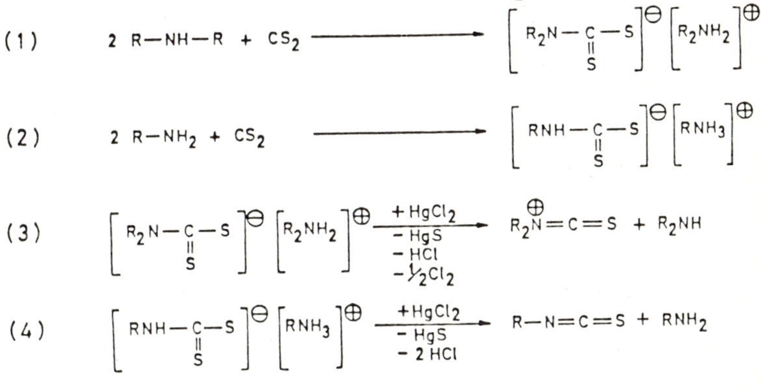

(1) $2\ R{-}NH{-}R + CS_2 \longrightarrow [R_2N{-}\underset{S}{\overset{\|}{C}}{-}S]^{\ominus} [R_2NH_2]^{\oplus}$

(2) $2\ R{-}NH_2 + CS_2 \longrightarrow [RNH{-}\underset{S}{\overset{\|}{C}}{-}S]^{\ominus} [RNH_3]^{\oplus}$

(3) $[R_2N{-}\underset{S}{\overset{\|}{C}}{-}S]^{\ominus} [R_2NH_2]^{\oplus} \xrightarrow[\substack{-HgS \\ -HCl \\ -\frac{1}{2}Cl_2}]{+HgCl_2} R_2\overset{\oplus}{N}{=}C{=}S + R_2NH$

(4) $[RNH{-}\underset{S}{\overset{\|}{C}}{-}S]^{\ominus} [RNH_3]^{\oplus} \xrightarrow[\substack{-HgS \\ -2HCl}]{+HgCl_2} R{-}N{=}C{=}S + RNH_2$

(A) nur 1 und 2 sind richtig
(B) nur 1 und 3 sind richtig
(C) nur 2 und 4 sind richtig
(D) nur 1, 2 und 4 sind richtig
(E) 1 - 4 = alle sind richtig

506 Welche der folgenden, schematisch dargestellten Reaktionsschritte erfolgen bei der Umsetzung von Aminen mit CS_2 und anschließender Einwirkung von $HgCl_2$?

(1) 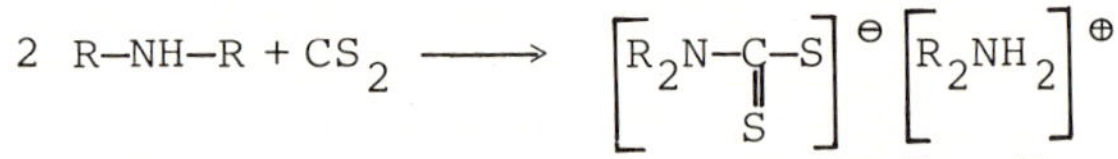 $2\ R{-}NH{-}R + CS_2 \longrightarrow \left[R_2N{-}\underset{S}{\overset{\|}{C}}{-}S\right]^{\ominus} \left[R_2NH_2\right]^{\oplus}$

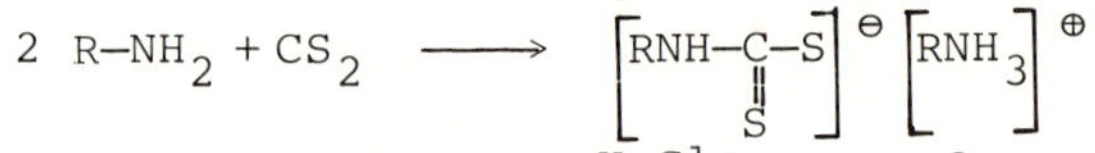

(2) $2\ R{-}NH_2 + CS_2 \longrightarrow \left[RNH{-}\underset{S}{\overset{\|}{C}}{-}S\right]^{\ominus} \left[RNH_3\right]^{\oplus}$

(3) $\left[R_2N{-}\underset{S}{\overset{\|}{C}}{-}S\right]^{\ominus} \left[R_2NH_2\right]^{\oplus} \xrightarrow[\substack{-HgS \\ -HCl \\ -1/2\ Cl_2}]{+HgCl_2} R_2\overset{\oplus}{N}{=}C{=}S + R_2NH$

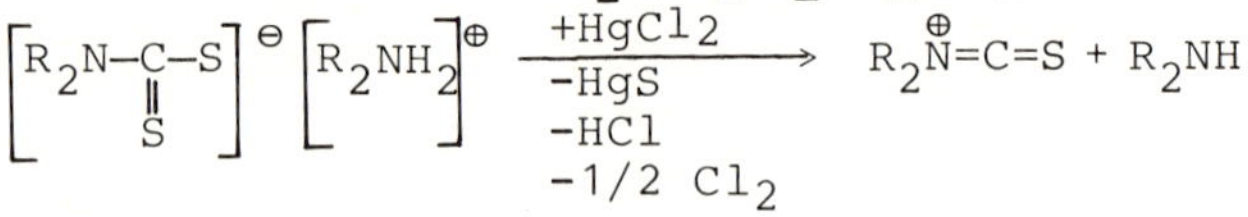

(4) 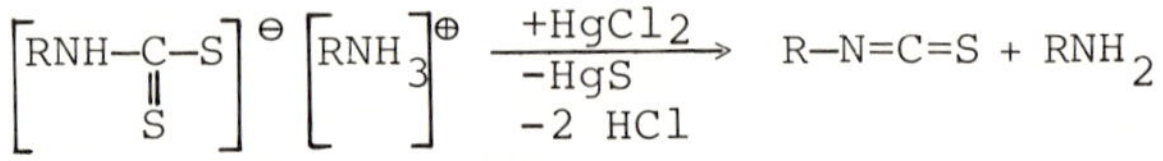 $\left[RNH{-}\underset{S}{\overset{\|}{C}}{-}S\right]^{\ominus} \left[RNH_3\right]^{\oplus} \xrightarrow[\substack{-HgS \\ -2\ HCl}]{+HgCl_2} R{-}N{=}C{=}S + RNH_2$

(A) nur 1 und 2 sind richtig
(B) nur 1 und 3 sind richtig
(C) nur 2 und 4 sind richtig
(D) nur 1, 2 und 4 sind richtig
(E) 1 - 4 = alle sind richtig

507 Welche der folgenden chemischen Gleichungen gilt schematisch für den Nachweis von primären Aminen mit 1,2-Naphthochinon-4-natriumsulfonat?

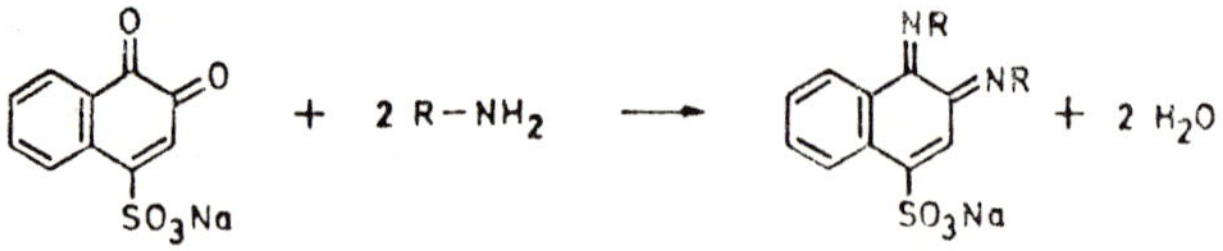

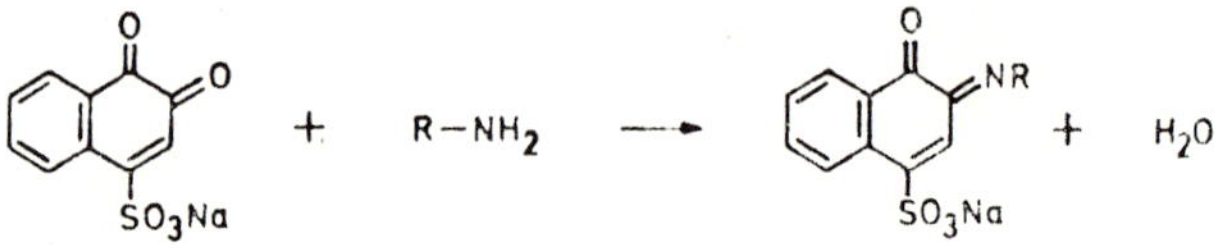

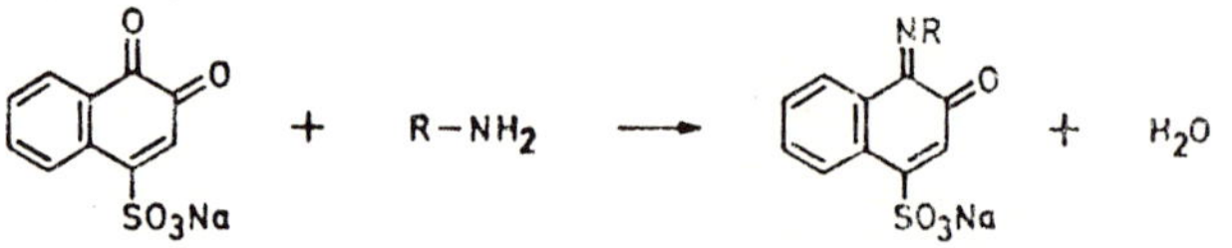

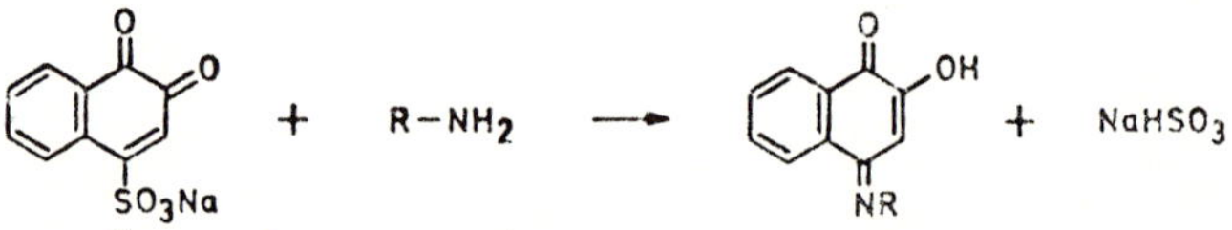

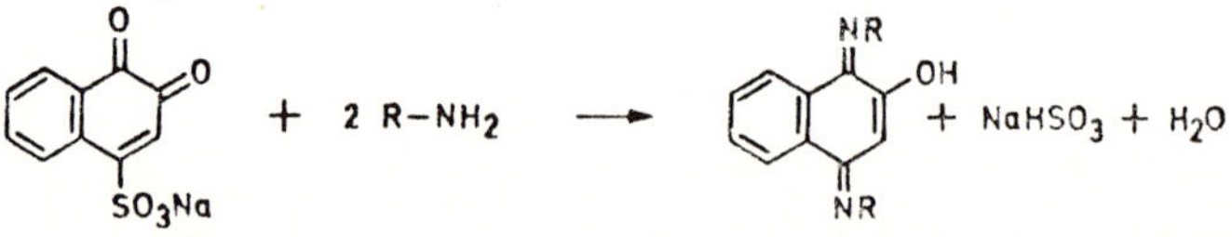

508+ Welche Aussage trifft zu? - 1,2-Naphthochinon-4-natriumsulfonat, ein Reagenz des Arzneibuches, wird u.a. verwendet

(A) zum Nachweis von Cobalt(II)-Salzen
(B) zum Nachweis primärer Amine
(C) zum Nachweis von Vitamin C
(D) als Metallindikator
(E) als Redoxindikator

509 Welche Aussage trifft zu? - 2-Naphthol-Lösung findet als Reagenz Verwendung bei der allgemeinen Identitätsreaktion

(A) primärer aromatischer Amine
(B) sekundärer aromatischer Amine
(C) tertiärer aromatischer Amine
(D) primärer aliphatischer Amine
(E) sekundärer aliphatischer Amine

510 Welche Aussagen treffen zu? - Folgende Stoffe können durch Umsetzung mit p-Dimethylaminobenzaldehyd identifiziert oder nachgewiesen werden:

(1) p-Aminosalicylsäure

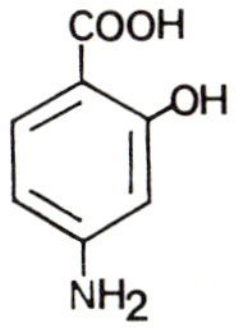

(2) Coffein

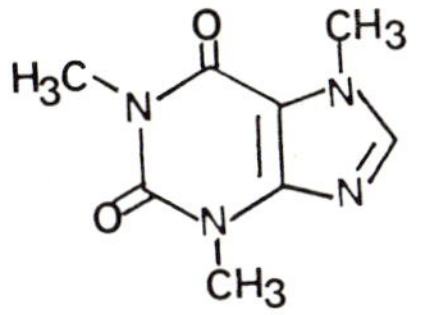

(3) Sulfanilamid

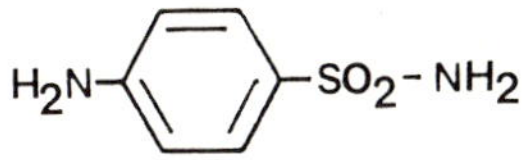

(A) nur 1 ist richtig
(B) nur 1 und 2 sind richtig
(C) nur 1 und 3 sind richtig
(D) nur 2 und 3 sind richtig
(E) 1 - 3 = alle sind richtig

511 Welche Aussagen treffen zu? - Folgende Stoffe können durch Umsetzung mit p-Dimethylaminobenzaldehyd identifiziert oder nachgewiesen werden:

(1) p-Aminosalicylsäure

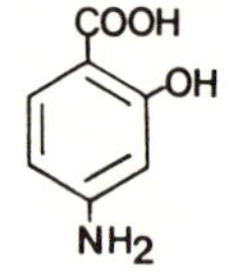

(2) Hydrazin

(3) Sulfanilamid

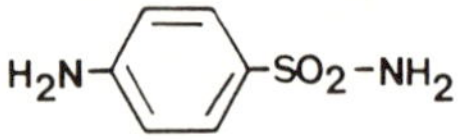

(A) nur 1 ist richtig
(B) nur 1 und 2 sind richtig
(C) nur 1 und 3 sind richtig
(D) nur 2 und 3 sind richtig
(E) 1 - 3 = alle sind richtig

512 Welche Aussagen treffen zu? - Mit 4-Dimethylaminobenzaldehyd lassen sich folgende Verbindungen nachweisen:

(1) Sulfanilamid   (3) Phenazon
(2) Methanol   (4) Aminophenazon

(A) nur 1 ist richtig
(B) nur 1 und 3 sind richtig
(C) nur 1 und 4 sind richtig
(D) nur 2 und 3 sind richtig
(E) 1 - 4 = alle sind richtig

513 Welche Aussage trifft zu? - Das zur Identifizierung von Isoniazid (nach Arzneibuch) mit Vanillin erhaltene Reaktionsprodukt besitzt die Formel

(A) [Struktur]

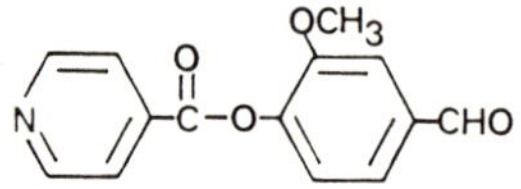

(B) [Struktur]

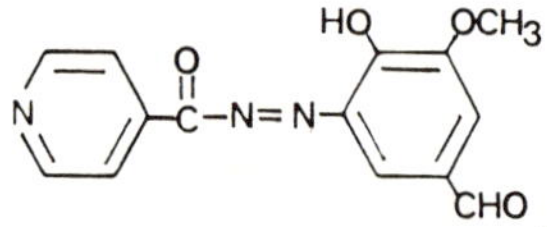

(C) [Struktur]

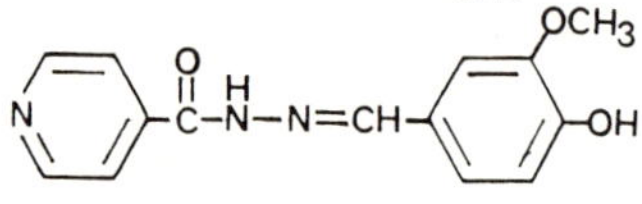

(D) [Struktur]

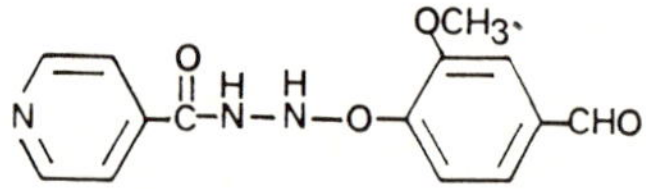

(E) [Struktur]

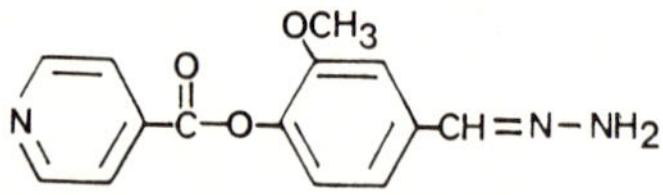

514+ Zum Nachweis von Isonicotinsäurehydrazid neben Nicotinsäureamid eignet sich die Umsetzung mit Aldehyden wie Vanillin (3-Methoxy-4-hydroxybenzaldehyd),
weil
Isonicotinsäurehydrazid im Gegensatz zu Nicotinsäureamid ein Hydrazon zu bilden vermag.

515+ Zur Identifizierung einer N-Nitrosoverbindung wird mit Zink/Eisessig behandelt und das Reaktionsprodukt mit p-Dimethylaminobenzaldehyd umgesetzt. - Was liegt danach vor?

(A) ein Hydrazin
(B) ein Hydrazon
(C) ein Nitrosamin
(D) eine Hydrazoverbindung
(E) eine Azooxyverbindung

Carbonsäure-Derivate

516+ Welche Aussage trifft nicht zu? - Folgende funktionelle Gruppen bzw. Verbindungen können mit Hydroxylamin zu Hydroxamsäuren umgesetzt werden, die über ihre Eisen(III)-Komplexe nachweisbar sind:

(A) Carbonsäureester
(B) Carbonsäurechloride
(C) quartäre Ammoniumverbindungen
(D) β-Lactame
(E) Carbonsäureanhydride

517 Welche Aussage trifft nicht zu? - Folgende funktionelle Gruppen bzw. Verbindungen können mit Hydroxylamin zu Produkten umgesetzt werden, die über ihre Eisen(III)-Komplexe nachweisbar sind.

(A) Carbonsäureester
(B) Carbonsäurechloride
(C) Ether
(D) β-Lactame
(E) Carbonsäureanhydride

518 Welche Aussagen treffen zu? - Das Reagenz Hydroxylaminhydrochlorid kann beim qualitativen Nachweis bzw. bei der Charakterisierung von Arzneistoffen mit folgenden funktionellen Gruppen verwendet werden:

(1) β-Lactame
(2) Aldehyde
(3) Ketone
(4) Carbonsäureethylester
(5) sek. Alkohole

(A) nur 1 ist richtig
(B) nur 1 und 2 sind richtig
(C) nur 3 und 4 sind richtig
(D) nur 3, 4 und 5 sind richtig
(E) nur 1, 2, 3 und 4 sind richtig

519 Carbonsäureester können durch Umsetzen mit alkoholischer Hydroxylaminhydrochlorid-Lösung in Gegenwart von Kaliumhydroxid, anschließendes Ansäuern und Zugabe von Fe^{3+}-Ionen nachgewiesen werden,
weil
bei der Umsetzung von Carbonsäureestern mit NH_2OH Hydroxamate entstehen, die mit Fe^{3+}-Ionen gefärbte Chelate bilden.

520[+] Ester werden nach dem Arzneibuch durch die Blaufärbung, die sie mit Zinn(II)-chlorid ergeben, nachgewiesen,
weil
Ester in der Enolform mit Zinn(II)-Ionen ein blau fluoreszierendes Chelat bilden.

521[+] Säureamide reagieren mit Hydroxylamin und Eisen(III)-chlorid zu einer farbigen Verbindung. - Welche der folgenden Reaktionsgleichungen beschreiben Schritte bei diesem Nachweis (R^1, R^2 = Alkyl)?

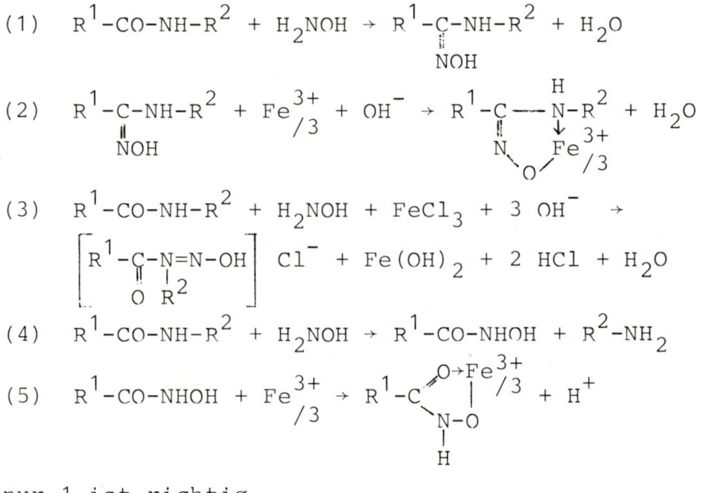

(1) $R^1\text{-CO-NH-}R^2 + H_2NOH \rightarrow R^1\text{-}\underset{NOH}{C}\text{-NH-}R^2 + H_2O$

(2) $R^1\text{-}\underset{NOH}{C}\text{-NH-}R^2 + Fe^{3+}/3 + OH^- \rightarrow R^1\text{-}C\underset{N\diagdown O\diagup}{\overset{H}{\text{---}N\text{-}R^2}} \underset{Fe^{3+}/3}{\downarrow} + H_2O$

(3) $R^1\text{-CO-NH-}R^2 + H_2NOH + FeCl_3 + 3\,OH^- \rightarrow$
$\left[R^1\text{-}\underset{O\ R^2}{\overset{\|\ |}{C\text{-}N\text{=}N\text{-}OH}} \right] Cl^- + Fe(OH)_2 + 2\,HCl + H_2O$

(4) $R^1\text{-CO-NH-}R^2 + H_2NOH \rightarrow R^1\text{-CO-NHOH} + R^2\text{-}NH_2$

(5) $R^1\text{-CO-NHOH} + Fe^{3+}/3 \rightarrow R^1\text{-}C\underset{\underset{H}{N\text{-}O}}{\overset{O\rightarrow Fe^{3+}}{\diagup\ \ |\ \diagdown}}/3 + H^+$

(A) nur 1 ist richtig
(B) nur 3 ist richtig
(C) nur 1 und 2 sind richtig
(D) nur 2 und 4 sind richtig
(E) nur 4 und 5 sind richtig

522 Welche Aussagen treffen zu?

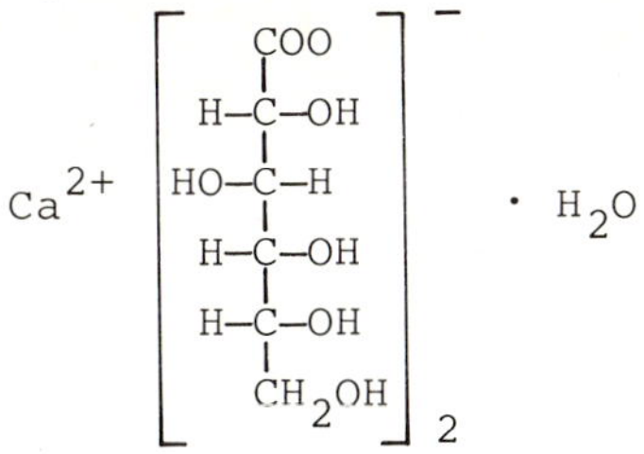

$$Ca^{2+} \begin{bmatrix} COO \\ H-C-OH \\ HO-C-H \\ H-C-OH \\ H-C-OH \\ CH_2OH \end{bmatrix}_2 \cdot H_2O$$

Zur Identifizierung des Calciumgluconats (Ph.Eur.) eignet sich die:
- (1) Reaktion mit Phenylhydrazin zum entsprechenden Phenylhydrazid
- (2) Umsetzung mit Hydroxylamin in alkalischer Lösung; nach Ansäuern Rotfärbung mit Eisen(III)-chlorid-Lösung
- (3) Reaktion mit Phenylhydrazin im Überschuß zum Osazon

- (A) nur 1 ist richtig
- (B) nur 2 ist richtig
- (C) nur 3 ist richtig
- (D) nur 1 und 2 sind richtig
- (E) nur 2 und 3 sind richtig

523 Welche Aussage trifft zu? - Ninhydrin wird verwendet zum Nachweis

- (A) vicinaler Glycole
- (B) tertiärer Amine
- (C) von β-Hydroxyketonen
- (D) von Aminosäuren mit freier NH_2-Gruppe
- (E) von Fettsäuren

Aktive Methyl- bzw. Methylengruppen

524 Welche der folgenden chemischen Gruppierungen geben in alkalischem Milieu mit geeigneten Polynitroaromaten ein gefärbtes Reaktionsprodukt?

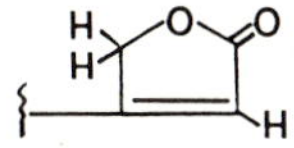

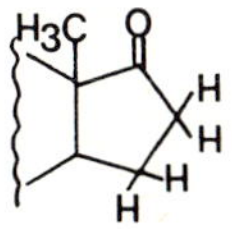

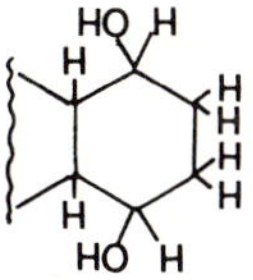

- (A) nur 3 ist richtig
- (B) nur 1 und 2 sind richtig
- (C) nur 1 und 3 sind richtig
- (D) nur 2 und 3 sind richtig
- (E) 1 - 3 = alle sind richtig

Themenübergreifende Fragen

525 Welche Aussagen treffen zu? - Procainhydrochlorid

$$H_2N-C_6H_4-\overset{O}{\underset{}{C}}-O-CH_2-CH_2-N(C_2H_5)_2 \cdot HCl$$

(1) gibt eine Farbreaktion mit 4-Dimethylaminobenzaldehyd
(2) In Procainhydrochlorid ist die primäre Aminogruppe protoniert.
(3) verbraucht bei der Titration in Eisessig in Gegenwart von Quecksilberacetat nicht mehr als ein Äquivalent Perchlorsäure pro Mol
(4) bildet in wäßriger Lösung nach Zusatz von Natriumhydroxid-Lösung eine Trübung oder einen Niederschlag

(A) nur 1 und 4 sind richtig
(B) nur 2 und 3 sind richtig
(C) nur 1, 3 und 4 sind richtig
(D) nur 2, 3 und 4 sind richtig
(E) 1 - 4 = alle sind richtig

526 Welche Aussage trifft zu? - Zur Unterscheidung von Methyl-p-hydroxybenzoat und Propyl-p-hydroxybenzoat eignet sich

(A) die Bestimmung der Lage des Absorptionsmaximums zwischen 240 und 300 nm
(B) die Reaktion mit Millons Reagenz
(C) das Erhitzen mit Natriumhydroxid-Lösung, anschließendes Ansäuern und Bestimmung des Schmelzpunktes der ausgefallenen Kristalle
(D) die Reaktion mit $FeCl_3$-Lösung
(E) Keine der angegebenen Reaktionen gestattet eine eindeutige Unterscheidung der beiden Verbindungen.

527 Welche Aussage trifft nicht zu? - Sulfisomidin

$$H_2N-C_6H_4-SO_2-NH-\text{pyrimidin}(CH_3)_2$$

(A) löst sich in Salzsäure
(B) bildet ein Salz bei der Umsetzung mit Natriumhydroxid-Lösung
(C) reagiert mit Nitrit-Ionen und 2-Naphthol zu einem farbigen Produkt
(D) reduziert Fehlingsche Lösung
(E) läßt sich bromometrisch titrieren

528 Welcher der Arzneistoffe (unter geeigneten Bedingungen) gibt mit Natriumnitrit/Salzsäure und nachfolgendem Zusatz von 2-Naphthol ein farbiges Produkt, läßt sich als schwache Säure in wasserfreiem Milieu titrieren und löst sich in Mineralsäuren unter Salzbildung auf?

(A) 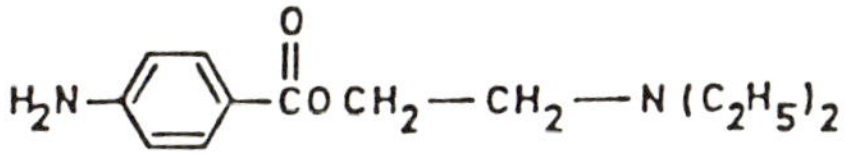 H₂N—⟨⟩—CO—CH₂—CH₂—N(C₂H₅)₂

(B) 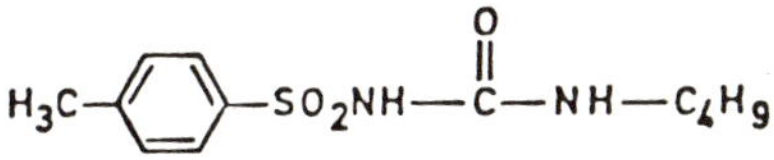 H₃C—⟨⟩—SO₂NH—CO—NH—C₄H₉

(C) 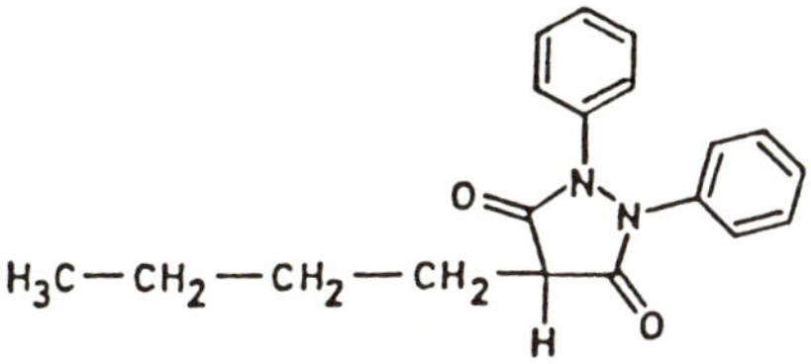 H₃C—CH₂—CH₂—CH₂—[Phenylbutazon-Struktur]

(D) 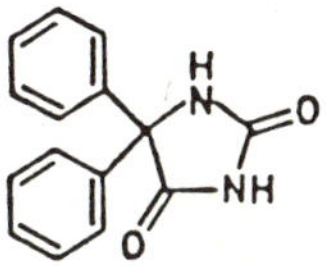 [Phenytoin-Struktur]

(E) 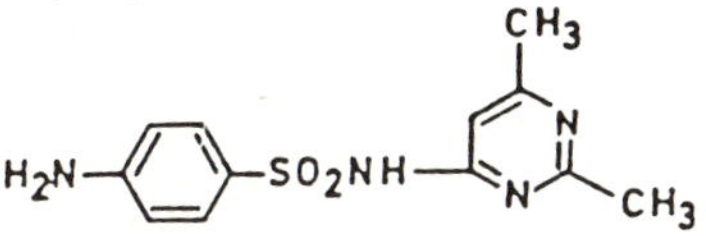 H₂N—⟨⟩—SO₂NH—[4,6-Dimethylpyrimidin]

529 Welche Verbindung ist in Wasser schwerlöslich, gibt mit Salpetriger Säure und 2-Naphthol eine positive Farbreaktion, läßt sich bromometrisch unter Verbrauch von 4 Äquivalenten Brom titrieren, gibt beim Erhitzen Dämpfe, die Bleiacetat-Papier schwärzen und Lackmus-Papier blau färben und ist leicht löslich in verd. Alkalihydroxid-Lösung und verd. Mineralsäuren?

(A) 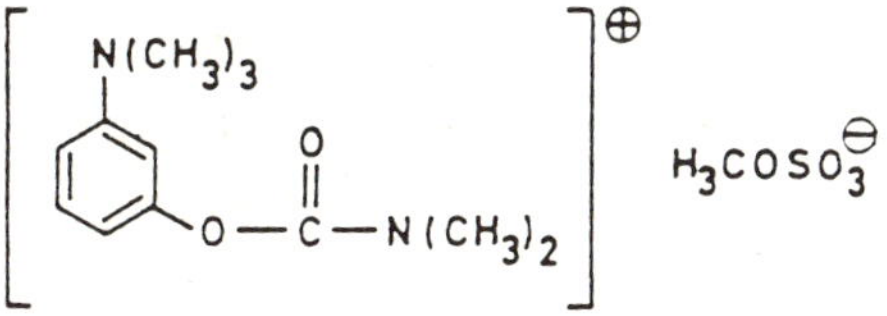 [Struktur mit N(CH₃)₃⁺ und O—CO—N(CH₃)₂] H₃COSO₃⁻

(B) 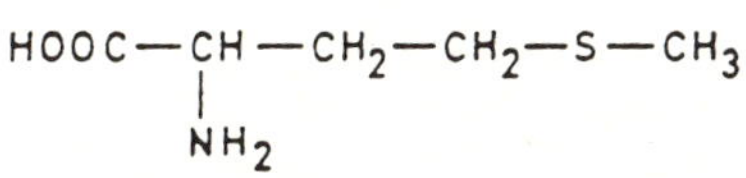 HOOC—CH(NH₂)—CH₂—CH₂—S—CH₃

(C) H₂N—⌬—SO₂—NH—[pyrimidine with CH₃, N, CH₃]

(D) [6-mercaptopurine structure]

(E) [⌊O₃S—CH₂—N(CH₃)— attached to pyrazolone with H₃C, N-CH₃, N-phenyl, =O⌋⁻ Na⁺]

530 [⌊tropane N(CH₃)₂⁺ —O—C(=O)—CH(phenyl)—CH₂OH⌋⁺ X⁻]

Welche Aussage trifft zu? - Methylatropiniumnitrat (s. Abb., X⁻ = NO₃⁻) kann durch folgende Reaktion von Methylatropiniumbromid (X⁻ = Br⁻) unterschieden werden:

(A) Identitätsreaktion auf Alkaloide
(B) Blaufärbung der verdünnten Prüflösung mit Diphenylamin-Lösung R
(C) Ausbleiben eines Niederschlages nach Zusatz verdünnter Natriumhydroxid-Lösung zur Prüflösung
(D) Reaktion nach Vitali
(E) Bestimmung des pH-Wertes der Prüflösung

531 Welche Aussage trifft zu? - Methylatropiniumbromid (s. Abb. Nr. 530, X⁻ = Br⁻) kann durch folgende Reaktion von Methylatropiniumnitrat (X⁻ = NO₃⁻) unterschieden werden:

(A) Identitätsreaktion auf Alkaloide
(B) beim Versetzen mit einer AgNO₃-Lösung Bildung eines gelblichen Niederschlages, der in Ammoniak-Lösung schwerlöslich ist
(C) Ausbleiben eines Niederschlages nach Zusatz verd. Natriumhydroxid-Lösung zur Prüflösung
(D) Reaktion nach Vitali
(E) Bestimmung des pH-Wertes der Prüflösung

Ordnen Sie bitte den in Liste 1 genannten funktionellen Gruppen das jeweils zu ihrem Nachweis geeignete Reagenz aus Liste 2 zu.

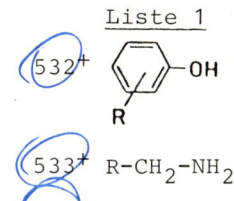

Liste 1

532⁺ C₆H₄(R)-OH

533⁺ R-CH₂-NH₂

534⁺ R-O-O-H

Liste 2

(A) TiSO₄/H₂SO₄

(B) S=C(NH-NH-C₆H₅)(N=N-C₆H₅)

(C) HS-CH₂COOH

(D) [Naphthochinon-4-sulfonat, SO₃Na]

(E) ⁺N=N-C₆H₄-SO₃H

Ordnen Sie bitte den Substanzen der Liste 1 jeweils die Eigenschaft aus Liste 2 zu, die ihrer Verwendung als Nachweisreagenz nach dem Arzneibuch entspricht!

Liste 1

535 Triphenyltetrazoliumchlorid

536 Glyoxalbishydroxyanil

Liste 2

(A) reduzierend
(B) CH-acid
(C) oxidierend
(D) komplexierend
(E) alkylierend

537 Welche Aussagen treffen zu? - Die Diazotierungs-Kupplungs-Reaktion ist geeignet zum Nachweis von:

(1) aromatischen Aldehyden
(2) tertiären Alkoholen
(3) primären aromatischen Aminen
(4) Nitrit-Ionen
(5) Phenolen mit freier o- oder p-Position

(A) nur 4 ist richtig
(B) nur 1 und 4 sind richtig
(C) nur 2 und 5 sind richtig
(D) nur 1, 2 und 3 sind richtig
(E) nur 3, 4 und 5 sind richtig

3.2.5 Identitätsreaktionen des Arzneibuches

Prüfung auf Methanol

538+ Welche Aussage trifft zu? - Die Prüfung auf Methanol erfolgt nach entsprechender Oxidation gemäß den Analysenmethoden der Ph.Eur. mit

(A) Natriumhydrogensulfit/Na_2CO_3
(B) Schiffs Reagenz
(C) Phenylhydrazin
(D) Semicarbazid/Essigsäure
(E) Hydroxylaminhydrochlorid

539 Der Nachweis von Methanol kann gemäß Ph.Eur. über den durch Oxidation entstandenen Formaldehyd mit Schiffs Reagenz erfolgen,
weil
Formaldehyd mit Schiffs Reagenz zu einem rotvioletten Polymethinfarbstoff reagiert.

540 Die Prüfung auf Methanol nach Ph.Eur. ist auch in Anwesenheit von Ethanol durchführbar,
weil
unter den Reaktionsbedingungen der Prüfung auf Methanol nach Ph.Eur. der Aldehydnachweis für Formaldehyd spezifisch ist.

Prüfung auf Isopropanol

541 Welche Aussagen treffen zu? - Isopropanol zeigt folgende Reaktionen, die zum Nachweis herangezogen werden können:

(1) Farbreaktion mit 4-Dimethylaminobenzaldehyd/ konz. H_2SO_4
(2) nach der Oxidation zu Aceton Violettfärbung mit $Na_2[Fe(CN)_5NO]$ in alkalischer Lösung (Legalsche Probe)
(3) weiße Fällung beim Erhitzen mit Quecksilber(II)-sulfat-Lösung (Probe nach Deniges)

(A) nur 1 ist richtig
(B) nur 2 ist richtig
(C) nur 1 und 3 sind richtig
(D) nur 2 und 3 sind richtig
(E) 1 - 3 = alle sind richtig

542 Welche Aussage trifft zu? - In dem bei der "Bestimmung des Ethanolgehaltes in flüssigen Arzneizubereitungen" nach Ph.Eur. erhaltenen Destillat kann eine Verunreinigung durch Isopropanol nachgewiesen werden durch

(A) seinen charakteristischen Geruch
(B) Bildung eines weißen Niederschlages mit Quecksilber(II)-sulfat-Lösung
(C) die sog. Iodoform-Reaktion
(D) Entfärbung von Kaliumpermanganat-Lösung
(E) Keine der Aussagen trifft zu.

Phenol in Sera und Impfstoffen

543 Welche Aussage über die Bestimmung von Phenol in Sera und Impfstoffen gemäß Arzneibuch trifft nicht zu?
- (A) Die Bestimmung erfolgt kolorimetrisch.
- (B) Die Färbung der Lösung rührt von einem Phenol-Eisen(III)-Komplex her.
- (C) Es erfolgt eine oxidative Kondensation.
- (D) Kaliumhexacyanoferrat(III) dient als Oxidationsmittel.
- (E) Es liegt ein Spezialfall einer Indophenol-Reaktion vor.

544 Zur quantitativen Bestimmung von Phenol in Sera und Impfstoffen nach Ph.Eur. wird die zu untersuchende Substanz mit Aminoantipyrin-Lösung und Kaliumhexacyanoferrat(III)-Lösung umgesetzt und anschließend die Farbintensität bei 546 nm gemessen. - Welche Struktur hat der entstehende Farbstoff?

545 Welche Aussage trifft zu? - Phenol in Sera und Impfstoffen wird nach Ph.Eur. ohne vorherige Abtrennung von Eiweiß bestimmt durch
- (A) oxidative Kondensation mit 4-Aminoantipyrin und Messung der Farbintensität
- (B) Azokupplung mit diazotierter Sulfanilsäure und Messung der Farbintensität
- (C) Extinktionsmessung der wäßrigen Lösung im UV-Bereich
- (D) vorsichtiges Abdunsten der Lösung und wasserfreie Titration des trockenen Rückstandes mit ethanolischer 0,1 N-NaOH
- (E) bromometrische Titration der wäßrigen Lösung nach Koppeschaar

Opiumalkaloide

546+ Welche Aussagen treffen zu? - Opiumalkaloide mit freier phenolischer Hydroxylgruppe lassen sich von Opiumalkaloiden mit veretherter phenolischer Hydroxylgruppe unterscheiden durch

    (1) Umsetzung mit 2,4-Dinitrochlorbenzol in ammoniakalischer Lösung
    (2) Reaktion mit Fe^{3+} unter Bildung eines gefärbten Komplexes
    (3) Salzbildung mit Natriumhydroxid-Lösung

(A) nur 1 ist richtig
(B) nur 1 und 2 sind richtig
(C) nur 1 und 3 sind richtig
(D) nur 2 und 3 sind richtig
(E) 1 - 3 = alle sind richtig

Barbiturate

547+ Welche Aussagen über die Identitätsreaktion auf am Stickstoff nicht substituierte Barbiturate nach DAB 9 treffen zu?

    (1) Das Reagenz enthält ein Cobalt(II)-Salz.
    (2) Durch die Verwendung von Calciumchlorid/Natriumhydroxid wird die Reaktion spezifisch für Barbiturate.
    (3) Seitenketten-halogenierte Barbiturate ergeben keine positive Reaktion.
    (4) Hydantoine wie Phenytoin stören die Reaktion nicht.

(A) nur 1 ist richtig
(B) nur 3 ist richtig
(C) nur 2 und 4 sind richtig
(D) nur 1, 2 und 3 sind richtig
(E) nur 1, 3 und 4 sind richtig

548 Die Zwikker-Reaktion stellt keinen spezifischen Nachweis auf Barbiturate dar,
weil
u.a. auch Phenytoin (5,5-Diphenyl-imidazolidin-2,4-dion) eine positive Zwikker-Reaktion zeigt.

549 Welche Aussage trifft zu? - Barbiturate werden nach Ph.Eur. durch eine Blauviolettfärbung in methanolischer Lösung nachgewiesen mit

(A) $CuSO_4/NH_3$
(B) $Be(NO_3)_2$/Piperidin
(C) $Co(CH_3COO)_2/Na_2B_4O_7$
(D) $ZrOCl_2/LiOH$
(E) $NiSO_4$/Pyridin

Xanthydrol-Reaktion

550+ Welche Aussagen treffen zu? - 9-Hydroxyxanthen (Xanthydrol) ist durch die Möglichkeit zur Bildung kristalliner Derivate ein Reagenz auf

    (1) $-C\equiv N$ - Gruppen

    (2) $-C{\overset{\displaystyle O}{\underset{\displaystyle NH_2}{}}}$ - Gruppen

    (3) $-C{\overset{\displaystyle O}{\underset{\displaystyle N(C_2H_5)_2}{}}}$ - Gruppen

    (4) $-\underset{\displaystyle O}{\overset{\displaystyle O}{S}}-NH_2$ - Gruppen

    (5) -CH=N-Alkyl - Gruppen

(A) nur 5 ist richtig
(B) nur 1 und 3 sind richtig
(C) nur 1 und 4 sind richtig
(D) nur 2 und 4 sind richtig
(E) 1 - 5 = alle sind richtig

Prüfung auf Alkaloide

551 Welche Aussage trifft zu? - Dragendorffs Reagenz ist eine Lösung von

(A) Kaliumtetraiodomercurat(II)
(B) Formaldehyd/Schwefelsäure
(C) Kaliumtetraiodobismutat
(D) Cobalt(II)-acetat/Piperidin
(E) Kaliumhexacyanoferrat(III)

552 Welche Aussagen treffen zu? - Dragendorffs Reagenz

    (1) enthält u.a. Tetraiodobismutat-Ionen
    (2) eignet sich als Sprüh- (Anfärb-) Reagenz in der Dünnschicht-Chromatographie
    (3) dient zum Nachweis von Steroidhormonen

(A) nur 1 ist richtig
(B) nur 2 ist richtig
(C) nur 1 und 2 sind richtig
(D) nur 2 und 3 sind richtig
(E) 1 - 3 = alle sind richtig

553 Welche Aussagen treffen zu? - Die Identitätsreaktion auf Alkaloide nach Ph.Eur. und die Reaktion nach Vitali-Morin fallen positiv aus bei

    (1) Atropinsulfat
    (2) Methylscopolaminnitrat
    (3) Scopolaminhydrobromid

(A) nur 1 ist richtig
(B) nur 3 ist richtig
(C) nur 1 und 3 sind richtig
(D) nur 2 und 3 sind richtig
(E) 1 - 3 = alle sind richtig

Prüfung auf "Acetyl"

554 Welche Aussagen über die Identitätsreaktion für "Acetyl" gemäß Arzneibuch treffen zu?

    (1) Die Substanz wird mit Natriumoxalat erhitzt.
    (2) Der Nachweis der gebildeten Oxalessigsäure erfolgt als Hydrazon.
    (3) Das Acetylderivat wird mit einer schwerflüchtigen Säure versetzt.
    (4) Der Nachweis der Essigsäure erfolgt mit Lanthannitrat/Iod/verd. Ammoniak-Lösung auf einer Tüpfelplatte.

(A) nur 1 ist richtig
(B) nur 3 ist richtig
(C) nur 1 und 2 sind richtig
(D) nur 2 und 3 sind richtig
(E) nur 3 und 4 sind richtig

555 Der Nachweis von "Acetyl" nach dem Arzneibuch wird durch Phosphat und Tartrat gestört,
weil
Phosphat und Tartrat mit Lanthan(III)-Ionen schwerlösliche Verbindungen oder Komplexe bilden.

Prüfung auf Formaldehyd

556 Welche Aussagen treffen zu? - Formaldehyd

    (1) gibt mit Chromotropsäure/Schwefelsäure eine Färbung
    (2) gibt mit Schiffs Reagenz eine Rotfärbung
    (3) wird in alkalischer Lösung bei Zugabe von Iod zu Formiat oxidiert

(A) nur 1 ist richtig
(B) nur 1 und 2 sind richtig
(C) nur 1 und 3 sind richtig
(D) nur 2 und 3 sind richtig
(E) 1 - 3 = alle sind richtig

557 Welche Aussagen treffen zu? - Formaldehyd läßt sich nachweisen

       (1) mit Chromotropsäure und H_2SO_4
       (2) mit Fuchsin-Schwefligsäure
       (3) mit H_2O_2 als Formiat
       (4) mit Dragendorffs Reagenz

(A) nur 1 ist richtig
(B) nur 1 und 2 sind richtig
(C) nur 2 und 3 sind richtig
(D) nur 3 und 4 sind richtig
(E) nur 1, 2 und 3 sind richtig

558 Ph.Eur. läßt freien Formaldehyd durch Reaktion mit Acetylaceton und Ammoniak unter Bildung eines gelben Farbstoffes (Hantzsch-Reaktion bzw. Reaktion nach Nash) nachweisen. - Welches der folgenden Formelbilder gibt die Struktur dieses Farbstoffes wieder?

559+ Welche Aussage trifft zu? - Bei der Prüfung auf freien Formaldehyd mit Acetylaceton/Ammoniumacetat nach Ph.Eur. entsteht folgendes gelbe Kondensationsprodukt:

Prüfung auf prim. arom. Amine

560 Welche Aussagen treffen zu? - Beim Nachweis von Aminen durch Diazotierung und Kupplung kann der Reaktionsablauf wie folgt beschrieben werden:

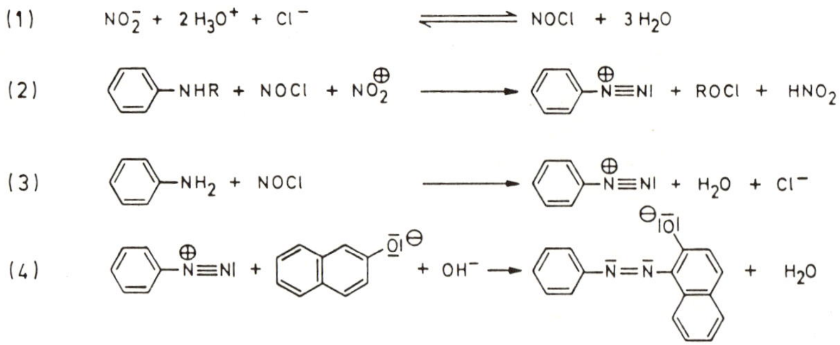

(1) $NO_2^- + 2 H_3O^+ + Cl^- \rightleftharpoons NOCl + 3 H_2O$

(2) $Ph-NHR + NOCl + NO_2^\oplus \longrightarrow Ph-N\equiv N^\oplus + ROCl + HNO_2$

(3) $Ph-NH_2 + NOCl \longrightarrow Ph-N\equiv N^\oplus + H_2O + Cl^-$

(4) $Ph-N\equiv N^\oplus + \text{Naphthol-}O^\ominus + OH^- \longrightarrow Ph-N=N-\text{Naphthyl-}O^\ominus + H_2O$

(A) nur 4 ist richtig
(B) nur 1 und 3 sind richtig
(C) nur 2 und 4 sind richtig
(D) nur 1, 3 und 4 sind richtig
(E) nur 2, 3 und 4 sind richtig

561 Die beiden Identitätsreaktionen nach Ph.Eur. für primäre aromatische Amine der Struktur R-Ph-NH_2 führen zu gefärbten Reaktionsprodukten. - Welche der folgenden Strukturen entsprechen den Endprodukten dieser Identitätsreaktionen?

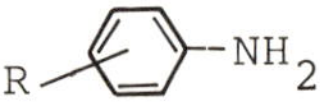

(1) R-Ph-N=CH-Ph-N(CH$_3$)$_2$

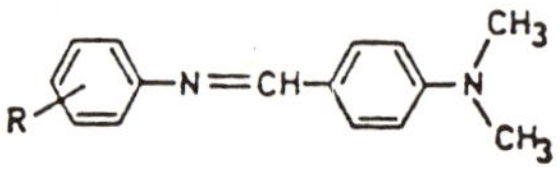

(2) $H_2N^\oplus$=Ph(R)=Ph(R)=$NH_2^\oplus$

(3) $^\ominus O$-Ph(R)-NH-Ph(Cl,Cl)-OH

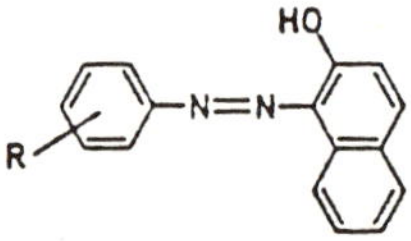

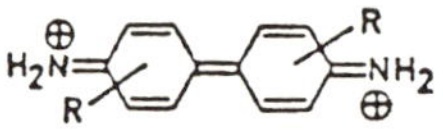

(4) R-Ph-N=N-Naphthyl(OH)

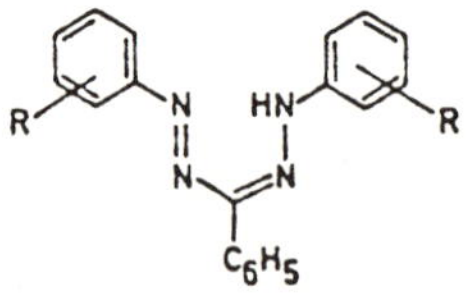

(5) R-Ph-N=N-C(C$_6$H$_5$)=N-NH-Ph-R

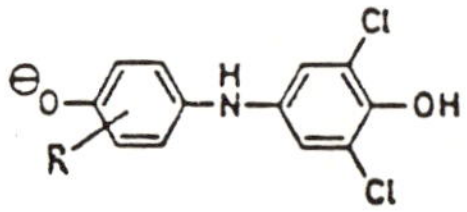

(A) nur 1 und 3 sind richtig
(B) nur 1 und 4 sind richtig
(C) nur 2 und 3 sind richtig
(D) nur 2 und 4 sind richtig
(E) nur 4 und 5 sind richtig

562 Welche Aussagen treffen zu? - p-Dimethylaminobenzaldehyd kann zum Nachweis folgender Verbindungen verwendet werden:

    (1) Sulfanilamid (p-Aminobenzolsulfonamid)
    (2) Methanol
    (3) Nicotinsäurediethylamid (Pyridin-3-carbonsäurediethylamid)
    (4) Aminophenazon (4-Dimethylamino-2,3-dimethyl-1-phenyl-pyrazolin-5-on)

(A) nur 1 ist richtig
(B) nur 2 ist richtig
(C) nur 1 und 3 sind richtig
(D) nur 1 und 4 sind richtig
(E) 1 - 4 = alle sind richtig

Ascorbinsäure

563 Welche der folgenden Methoden können zur Identifizierung oder Bestimmung von Ascorbinsäure herangezogen werden?

    (1) Titration mit 0,1 N-Natriumhydroxid-Lösung
    (2) Titration in saurer Lösung mit 0,1 N-Iod-Lösung
    (3) Reduktion von Silber-Ionen
    (4) Entfärbung von Tillmans Reagenz (2,6-Dichlorphenol-indophenol-Natrium)

(A) nur 1 und 4 sind richtig
(B) nur 2 und 3 sind richtig
(C) nur 1, 2 und 3 sind richtig
(D) nur 1, 3 und 4 sind richtig
(E) 1 - 4 = alle sind richtig

564 Welche Aussage trifft zu? - 2,6-Dichlorphenol-indophenol-Natrium (Tillmans Reagenz) findet analytische Verwendung

(A) zur Identitätsprüfung von Salicylsäure
(B) zur Identitätsprüfung von Reduktonen wie Ascorbinsäure
(C) bei der Gehaltsbestimmung von Campher
(D) als Farbreagenz auf Phenole
(E) Keine der Aussagen (A) bis (D) trifft zu.

565 Welche gemeinsame Eigenschaft besitzen Ascorbinsäure (a), Fructose (b) und Prednison (c)?

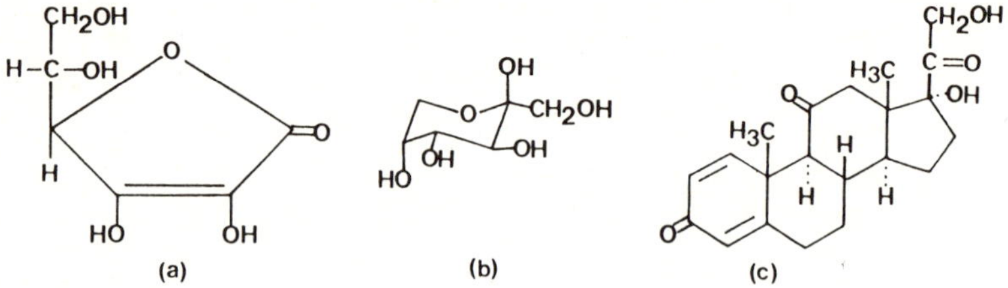

(a) (b) (c)

(A) Absorptionsmaximum bei etwa 240 nm
(B) reduzierend
(C) positive Reaktion mit $FeCl_3$-Lösung
(D) mit NaOH titrierbar
(E) leicht wasserlöslich

Prüfung auf Xanthine (Purine)

566 Eine analytische Unterscheidung zwischen Coffein und Theobromin kann mit wäßriger Alkalihydroxid-Lösung getroffen werden,
weil
Coffein - im Gegensatz zu Theobromin - eine NH-acide Funktion besitzt.

567 Eine analytische Unterscheidung zwischen Coffein und Theobromin kann mit wäßriger Alkalihydroxid-Lösung getroffen werden,
weil
Coffein - im Gegensatz zu Theobromin - keine NH-acide Funktion besitzt.

568 Eine analytische Unterscheidung zwischen Theophyllin und Theobromin kann aufgrund ihres unterschiedlichen Löslichkeitsverhaltens in wäßriger Alkalihydroxid-Lösung leicht getroffen werden,
weil
Theophyllin - im Gegensatz zu Theobromin - keine NH-aciden Eigenschaften besitzt.

569 Xanthine werden nach dem Arzneibuch durch Erhitzen mit Oxalsäure und die nach anschließender Ammoniakzugabe auftretende Rotviolettfärbung nachgewiesen,
weil
aus Xanthinen durch Reduktion u.a. Purpursäure-Derivate entstehen, die mit Ammoniak mesomeriestabilisierte Ammoniumsalze (Murexid-Derivate) ergeben.

570 Welche Aussagen treffen zu? - Bei der Murexid-Reaktion zum Nachweis von Xanthinen entstehen folgende Zwischen- und Endprodukte:

(1) 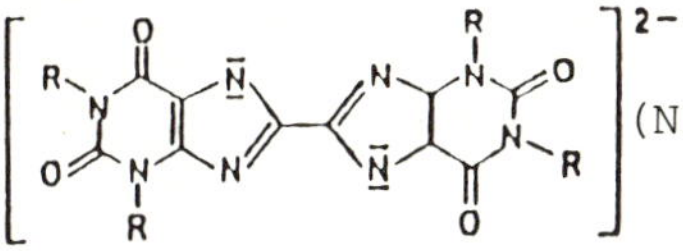 [Struktur] $(NH_4^+)_2$ (4) 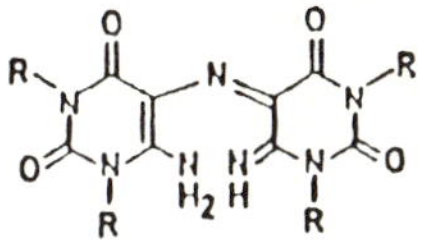 [Struktur]

(2) 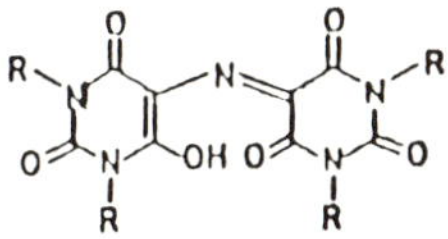 [Struktur] (5) 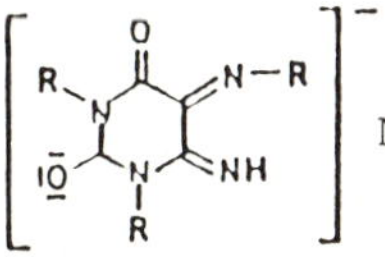 [Struktur] NH_4^+

(3) 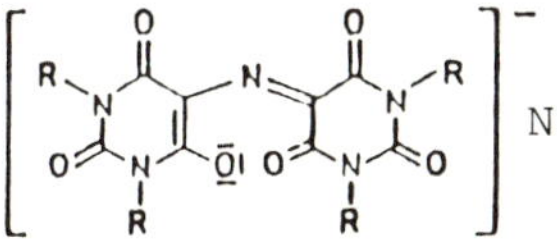 [Struktur] NH_4^+ und andere mesomere Grenzformeln

(A) nur 1 und 4 sind richtig
(B) nur 2 und 3 sind richtig
(C) nur 4 und 5 sind richtig
(D) nur 1, 4 und 5 sind richtig
(E) nur 3, 4 und 5 sind richtig

571 Einige Milligramm eines Stoffes werden mit etwas konzentrierter Wasserstoffperoxid-Lösung und 5 Tropfen verdünnter Salzsäure auf dem Wasserbad zur Trockne eingedampft. Der gelblichrote Rückstand färbt sich nach Zusatz von 1 Tropfen verdünnter Ammoniak-Lösung rotviolett. - Um welchen der folgenden Stoffe kann es sich dabei handeln?

(A) Atropinsulfat   (D) Digitoxin
(B) Codein   (E) Hydrocortison
(C) Coffein

Themenübergreifende Fragen

Ordnen Sie bitte den Substanzen der Liste 1 die jeweils entsprechende Nachweis-Reaktion der Liste 2 zu.

Liste 1   Liste 2
572 Vicinale Glycole   (A) Xanthin-Reaktion
                                (B) Bornträger-Reaktion
573 Purine und Harnsäure-   (C) Tillmans-Reaktion
    Derivate   (D) Zwikker-Reaktion
                                (E) Malaprade-Reaktion

Ordnen Sie bitte den Verbindungen der Liste 1 das zu ihrer Charakterisierung nach Ph.Eur. jeweils einzusetzende Reagenz (bzw. Reagenzienkombination in der angegebenen Reihenfolge) aus Liste 2 zu.

Liste 1

574+ Carbonsäureester
575+ Xanthine
576+ primäre aromatische Amine
577+ Alkaloide
578+ Barbiturate

Liste 2

(A) H_2O_2/HCl, nach Eindampfen Zugabe verdünnter NH_3-Lösung
(B) Dragendorffs Reagenz
(C) methanol. $NH_2OH \cdot HCl$/ethanol. KOH, Ansäuern mit HCl, dann Zugabe von $FeCl_3$
(D) 4-Dimethylaminobenzaldehyd
(E) methanol. Cobalt(II)-acetat-Lösung/$Na_2B_4O_7$

Ordnen Sie bitte den Reagenzien bzw. der Reagenzienkombination der Liste 1 die jeweils zutreffende Stoffgruppe aus Liste 2 zu, die nach dem Arzneibuch mit diesen Reagenzien identifiziert wird.

Liste 1

579+ 4-Dimethylaminobenzaldehyd
580+ Natriumnitrit + verd. HCl/2-Naphthol + verd. NaOH
581+ konz. Wasserstoffperoxid + verd. Salzsäure/verd. Ammoniak-Lösung

Liste 2

(A) primäre arom. Amine
(B) Xanthine
(C) Alkaloide
(D) Ester
(E) Barbiturate

Ordnen Sie bitte den Verbindungen der Liste 1 jeweils ein zu ihrem Nachweis einsetzbares Reagenz der Liste 2 zu.

Liste 1

582+ HCHO
583+ CH_3-CO-CH_3

Liste 2

(A) CH_3-CO-CH_2-CO-CH_3/NH_3
(B) CS_2
(C) 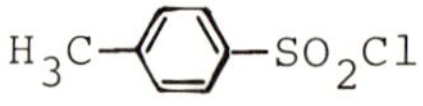 H_3C—⟨⟩—SO_2Cl
(D) $Na_2[Fe(CN)_5NO]$/OH^-
(E) $(NH_4)_2Ce(NO_3)_6$

Ordnen Sie bitte den Stoffgruppen der Liste 1 die jeweils zutreffende Identitätsreaktion des Arzneibuches (Liste 2) zu.

Liste 1

584 Carbonsäureester
585 Xanthine

Liste 2

(A) Natriumnitrit + verd. HCl/ 2-Naphthol + verd. NaOH
(B) Hydroxylaminhydrochlorid + KOH/HCl + Eisen(III)-chlorid
(C) Wasserstoffperoxid + verd. Salzsäure/verd. Ammoniak-Lösung
(D) Cobalt(II)-chlorid/Natriumtetraborat
(E) Fuchsin-Schwefligsäure

Ordnen Sie bitte den in Liste 1 aufgeführten Reaktionsprodukten von Farbreaktionen jeweils den gemäß Arzneibuch nachgewiesenen Arzneistoff (Liste 2) zu.

Liste 1

586 [structure] NH_4^+

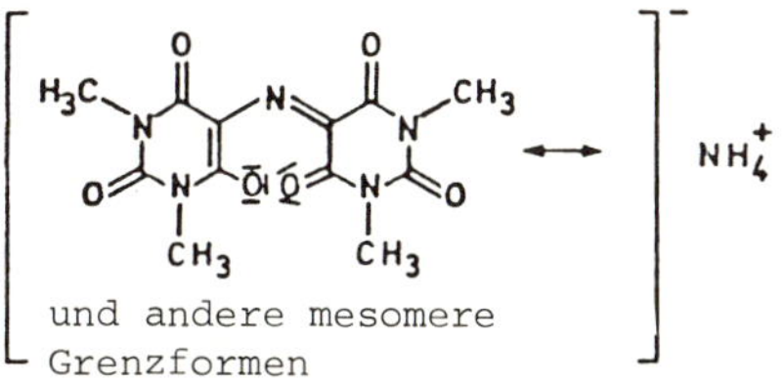

587+ [structure]
und andere mesomere Grenzformen

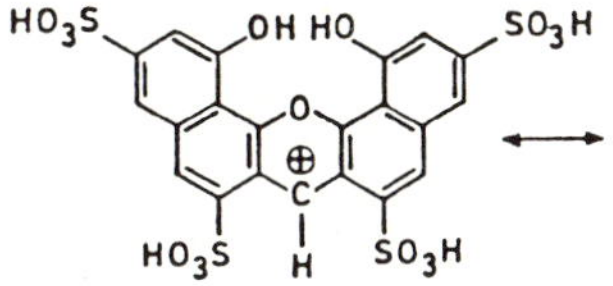

588 [structure]

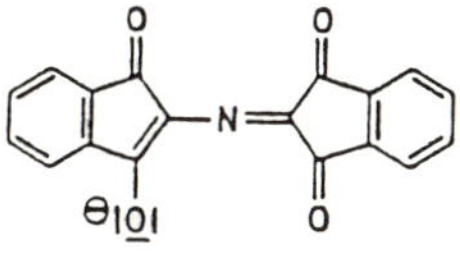

Liste 2

(A) Formaldehyd
(B) Coffein
(C) Hexobarbital
(D) Procain-HCl
(E) Methionin

3.2.6 Nachweis organischer Anionen, insbesondere nach Arzneibuch

589 Welche Aussagen treffen zu? - Beim Erhitzen einer Analysensubstanz tritt der Geruch von Kakodyloxid auf. - Dies deutet hin auf das gleichzeitige Vorliegen von

    (1) Azid
    (2) Acetat
    (3) Diarsentrioxid
    (4) Kaliumchlorat
    (5) Cyanid

(A) nur 1 und 5 sind richtig
(B) nur 2 und 3 sind richtig
(C) nur 2 und 4 sind richtig
(D) nur 3 und 5 sind richtig
(E) nur 2, 3 und 5 sind richtig

590 Welche Aussage trifft zu? - Die Ph.Eur. schreibt in den allgemeinen Analysenmethoden folgende Identitätsreaktion für Acetat vor:

(A) Entwicklung eines Gemisches von CO und CO_2 beim Erhitzen mit konz. H_2SO_4
(B) Bildung eines weißen Niederschlages von $Ca(CH_3COO)_2$ bei der Zugabe von $CaCl_2$-Lösung
(C) Entwicklung von CO_2 beim Versetzen mit 0,1 N-$KMnO_4$-Lösung
(D) Verreiben mit K_2SO_4 (Geruch)
(E) Bildung einer blauen Verbindung bei der Umsetzung mit $La(NO_3)_3$ und 0,1 N-Iod-Lösung unter Zugabe von verdünnter NH_3-Lösung

591 Welche Aussage trifft zu? - Durch die Umsetzung mit Lanthannitrat und die nachfolgende Reaktion mit 0,1 N-Iod-Lösung unter Zugabe von verdünnter NH_3-Lösung ist folgendes Anion zu identifizieren:

(A) Tartrat   (D) Acetat
(B) Benzoat   (E) Citrat
(C) Lactat

592 Der Nachweis von Acetat mit Lanthannitrat/Iod-Lösung/Ammoniak-Lösung nach dem Arzneibuch kann durch Weinsäure gestört werden,
<u>weil</u>
Weinsäure mit Lanthan(III)-Ionen Komplexe bildet.

593 Welche der folgenden Reaktionen können zur Identifizierung von O x a l a t - I o n e n beitragen?

    (1) Die Bildung einer blauen Iod-Einschlußverbindung durch basisches Lanthanoxalat.
    (2) Die Blaufärbung schwach saurer Iodid-Lösungen in Gegenwart von Stärke durch I_2-Bildung.
    (3) Die Entfärbung verdünnter schwefelsaurer $KMnO_4$-Lösungen unter CO_2-Bildung.
    (4) Die Bildung eines tief blaugefärbten Kupfer-(II)-oxalato-Chelats in alkalischer Lösung.
    (5) Die Bildung von Iodoform bei der Zugabe von Iod in alkalischem Medium.

(A) nur 3 ist richtig
(B) nur 1 und 2 sind richtig
(C) nur 1, 4 und 5 sind richtig
(D) nur 2, 3 und 4 sind richtig
(E) nur 2, 3 und 5 sind richtig

594 Der Nachweis von Oxalat-Ionen aus dem Sodaauszug kann nach Ansäuern mit Essigsäure als CaC_2O_4 erfolgen. - Welche der folgenden Anionen ergeben unter diesen Bedingungen ebenfalls schwerlösliche Calciumsalze?

    (1) SCN^- (4) $[Fe(CN)_6]^{4-}$
    (2) CN^- (5) AsO_3^{3-}
    (3) F^-

(A) nur 1 und 2 sind richtig
(B) nur 2 und 5 sind richtig
(C) nur 3 und 4 sind richtig
(D) nur 1, 2, 4 und 5 sind richtig
(E) 1 - 5 = alle sind richtig

595 Welche Aussage trifft nicht zu? - Der Nachweis von Oxalat mittels Calcium-Ionen kann gestört werden durch:

(A) Sulfat   (D) Acetat
(B) Phosphat   (E) starke Säuren
(C) Fluorid

596 Welche Aussage trifft nicht zu? - Beim Nachweis von Lactat nach Ph.Eur. mit alkalischer Iod-Lösung werden folgende Reaktionsschritte durchlaufen:

(A) $I_2 + 2\ OH^- \longrightarrow IO^- + I^- + H_2O$

(B) $H_3C\text{-}CHOH\text{-}COO^- + IO^- \longrightarrow H_3C\text{-}CO\text{-}COO^- + I^- + H_2O$

(C) $H_3C\text{-}CO\text{-}COO^- + 3\ IO^- \longrightarrow I_3C\text{-}CO\text{-}COO^- + 3\ OH^-$

(D) $I_3C\text{-}CO\text{-}COO^- + OH^- \longrightarrow I_3CH + {}^-OOC\text{-}COO^-$

(E) ${}^-OOC\text{-}COO^- + 2\ NaOH \longrightarrow Na_2CO_3 + CO_2 + H_2O$

597 Welche der nachfolgenden Aussagen zu den Identitätsprüfungen auf Lactat gem. Ph.Eur. treffen zu?

(1) Aus der Lösung eines Lactats fällt nach Ansäuern mit Salzsäure ein weißer, kristalliner Niederschlag aus.
(2) Wird ein Lactat mit Iod-Lösung und einem geringen Überschuß von verdünnter Natriumhydroxid-Lösung versetzt, so entsteht ein gelber Niederschlag.
(3) Wird Lactat mit einigen Tropfen Wasser, konz. Schwefelsäure und Guajacol-Lösung geschüttelt, so tritt allmählich eine Rotfärbung auf.
(4) Wird die Lösung eines Lactats mit verdünnter Schwefelsäure und Kaliumpermanganat-Lösung versetzt und erhitzt, so entsteht Acetaldehyd, der am Geruch erkennbar ist.

(A) nur 1 und 3 sind richtig
(B) nur 2 und 4 sind richtig
(C) nur 1, 2 und 4 sind richtig
(D) nur 2, 3 und 4 sind richtig
(E) 1 - 4 = alle sind richtig

598+ Welche Aussagen treffen zu? - Citrat-Ionen können identifiziert werden

(1) durch eine positive Iodoform-Reaktion
(2) durch eine beim Erhitzen mit Calciumchlorid-Lösung auftretende weiße Fällung von Calciumcitrat aus neutraler Lösung
(3) nach der Umsetzung mit $KMnO_4$-Lösung durch Fällung des schwerlöslichen $Hg[OOC-CH_2-CO-CH_2-COO]$.
(4) durch die Bildung von Acetaldehyd beim Erhitzen mit verdünnter Schwefelsäure und $KMnO_4$-Lösung
(5) nach der Umsetzung mit Eisen(II)-sulfat und Wasserstoffperoxid-Lösung durch eine Blaufärbung in alkalischem Medium

(A) nur 1 und 2 sind richtig
(B) nur 2 und 3 sind richtig
(C) nur 3 und 4 sind richtig
(D) nur 1, 4 und 5 sind richtig
(E) 1 - 5 = alle sind richtig

599 Welche der nachfolgenden Aussagen zur Identitätsprüfung auf Citrat gemäß DAB 9 trifft zu?
- (A) nach der Oxidation mit $KMnO_4/H_2SO_4$ Farbreaktion mit Natriumpentacyanonitrosylferrat(II) in Gegenwart von Sulfaminsäure/NH_3
- (B) Eine Citrat-Lösung, mit Fe^{2+}/H_2O_2 und dann tropfenweise mit Natriumhydroxid-Lösung versetzt, ergibt eine intensiv blau gefärbte Lösung.
- (C) Citrat-Ionen geben mit Hg^{2+}-Ionen einen schwerlöslichen Niederschlag.
- (D) Beim Erhitzen einer Citrat-Lösung in Gegenwart verdünnter Schwefelsäure und Kaliumpermanganat-Lösung entsteht Acetaldehyd, der am Geruch erkennbar ist.
- (E) Wird ein Citrat mit Schwefelsäure im Reagenzglas erhitzt, so entsteht ein weißes Sublimat, das sich an der Wand des Reagenzglases niederschlägt.

600+ Welche Aussage trifft _nicht_ zu? - Tartrat-Ionen geben folgende analytisch auswertbare Reaktionen:
- (A) mit Resorcin-Lösung/konz. Schwefelsäure/KBr-Lösung Blaufärbung, nach Eingießen dieser Lösung in Wasser Rotfärbung
- (B) Bildung eines blauen Kupfer(II)-tartrat-Komplexes in wäßriger Alkalihydroxid-Lösung
- (C) Bildung eines schwarzen Bismut(III)-tartrat-Komplexes in natronalkalischer Lösung
- (D) bei trockenem Erhitzen in Abwesenheit von Oxidationsmitteln Verkohlung und Brenzreaktion (charakteristischer Geruch)
- (E) nach Zugabe von $FeSO_4$ und H_2O_2 zur wäßrigen Lösung Gelbfärbung, bei anschließender Zugabe von verd. NaOH-Lösung Blaufärbung (Fenton-Reaktion)

601 Welche Aussage trifft _nicht_ zu? - Tartrat-Ionen geben folgende analytisch auswertbare Reaktionen:
- (A) Blaufärbung mit Resorcin-Lösung/konz. Schwefelsäure/KBr-Lösung, Rotfärbung nach Eingießen dieser Lösung in Wasser
- (B) Bildung eines blauen Kupfer(II)-tartrat-Komplexes in wäßriger Alkalihydroxid-Lösung
- (C) vorübergehende Gelbfärbung nach Zusatz von Eisen(II)-sulfat-Lösung und Wasserstoffperoxid-Lösung, intensive Blaufärbung nach anschließender Zugabe von Natriumhydroxid-Lösung
- (D) Bildung eines schwarzen Bismut(III)-tartrat-Komplexes in natronalkalischer Lösung
- (E) Bildung eines weißen Niederschlages bei Zugabe von Kaliumchlorid-Lösung zur essigsauren Lösung

602 Welche Aussagen treffen zu? - Beim Nachweis von Tartrat mit Fentons Reagenz sind folgende Reaktionsschritte (schematisch!) beteiligt:

(1) $H_2O_2 + Fe^{2+} \longrightarrow Fe^{3+} + OH^- + \cdot OH$

(2)
$$\begin{array}{c} COOH \\ | \\ H-C-OH \\ | \\ HO-C-H \\ | \\ COOH \end{array} \longrightarrow \begin{array}{c} COOH \\ | \\ \cdot C-OH \\ | \\ HO-C-H \\ | \\ COOH \end{array}$$

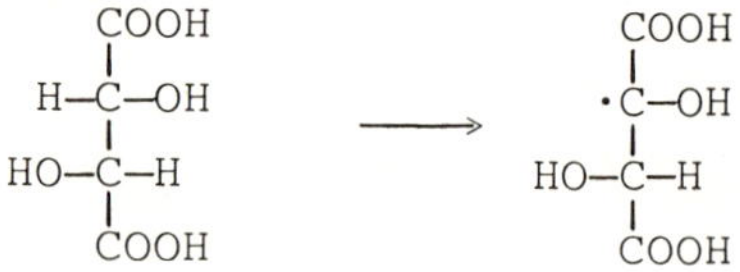

(3)
$$\begin{array}{c} COOH \\ | \\ \cdot C-OH \\ | \\ HO-C-H \\ | \\ COOH \end{array} \longrightarrow \begin{array}{c} HOOC \quad OH \\ \diagdown \diagup \\ C \\ | \\ C \\ \diagup \diagdown \\ HO \quad COOH \end{array}$$

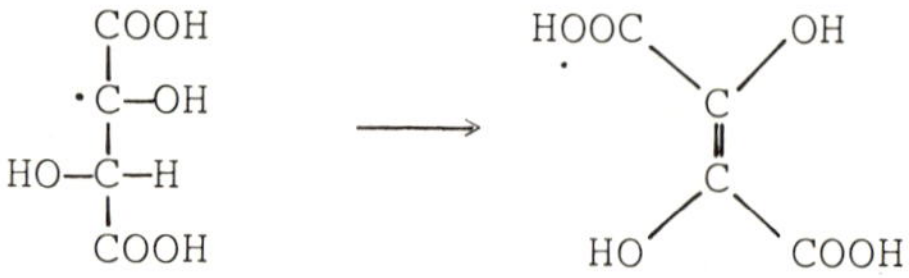

(4)
$$\begin{array}{c} COOH \\ | \\ H-C-OH \\ | \\ HO-C-H \\ | \\ COOH \end{array} \xrightarrow[\substack{-CO_2 \\ -CO \\ -H_2O}]{} \begin{array}{c} H \quad H \\ | \quad \diagup \\ H-C-C \\ | \quad \diagdown \\ OH \quad O \end{array} \longrightarrow \begin{array}{c} H \quad O \\ \diagdown \diagup \\ C \\ | \\ COOH \end{array}$$

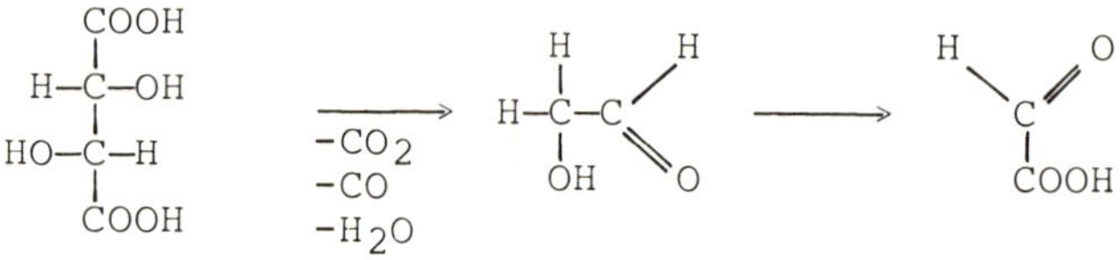

(A) nur 2 ist richtig
(B) nur 4 ist richtig
(C) nur 1 und 4 sind richtig
(D) nur 1, 2 und 3 sind richtig
(E) nur 2, 3 und 4 sind richtig

603 Welche der folgenden Reaktionen können für die Identitätsprüfung auf Benzoat herangezogen werden?

(1) Beim Erhitzen mit Schwefelsäure im Reagenzglas sublimiert Benzoesäure.
(2) Beim Versetzen einer Benzoat-Lösung mit verd. Salzsäure entsteht ein weißer Niederschlag.
(3) Mit $FeCl_3$-Lösung entsteht ein Niederschlag.

(A) nur 1 ist richtig
(B) nur 2 ist richtig
(C) nur 1 und 3 sind richtig
(D) nur 2 und 3 sind richtig
(E) 1 - 3 = alle sind richtig

604 Welche der nachfolgenden Aussagen zur Identitätsprüfung auf Benzoat treffen zu?
- (1) Die Lösung eines Benzoats ergibt nach Zusatz einer Calciumchlorid-Lösung einen weißen, in Essigsäure schwerlöslichen Niederschlag.
- (2) Wird die Lösung eines Benzoats mit verdünnter Salzsäure versetzt, so entsteht ein weißer, kristalliner Niederschlag.
- (3) Beim Erhitzen einer Benzoat-Lösung mit Iod-Lösung und einem geringen Überschuß von Natriumhydroxid-Lösung entsteht ein gelber Niederschlag von Iodoform.
- (4) Wird die neutrale Lösung eines Benzoats mit Eisen(III)-chlorid-Lösung versetzt, entsteht ein beigefarbener, in Ether löslicher Niederschlag.

- (A) nur 2 ist richtig
- (B) nur 3 ist richtig
- (C) nur 1 und 2 sind richtig
- (D) nur 2 und 4 sind richtig
- (E) nur 2, 3 und 4 sind richtig

605 Welche Aussagen treffen zu? - Salicylat-Ionen können identifiziert werden:
- (1) durch die Bildung von Kakodyloxid bei trockenem Erhitzen mit Arsen(III)-oxid
- (2) nach dem Ansäuern von Salicylat-Lösungen mit Salzsäure durch die Bildung eines kristallinen Niederschlages, der nach Umkristallisation einen charakteristischen Schmelzpunkt zeigt
- (3) durch eine Rotfärbung bei der Umsetzung mit Guajacol-Lösung in Schwefelsäure
- (4) nach der Umsetzung mit Eisen(III)-chlorid in neutraler Lösung durch eine Violettfärbung, die in verdünnt essigsaurer Lösung beständig ist

- (A) nur 1 und 4 sind richtig
- (B) nur 2 und 4 sind richtig
- (C) nur 1, 2 und 3 sind richtig
- (D) nur 2, 3 und 4 sind richtig
- (E) 1 - 4 = alle sind richtig

606 Welche Aussage trifft zu? – Der violette Eisen-Salicylat-Komplex zum Nachweis von Salicylat kann durch folgende Formel wiedergegeben werden:

(A) [Struktur: Fe-Salicylat-Komplex 1:1]

(B) [Struktur: Fe-Salicylat-Komplex 1:2]

(C) [Struktur: Fe-Salicylat-Komplex 1:3]

(D) [Struktur: Fe-Salicylat-Komplex 1:1, andere Darstellung]

(E) [Struktur: Fe-Salicylat-Komplex 1:2, andere Darstellung]

607 Welche Aussagen treffen zu? – Zur Identifizierung von Salicylaten können prinzipiell beitragen die

    (1) Reaktion mit Eisen(III)-chlorid
    (2) Umsetzung mit diazotierter Sulfanilsäure in alkalischer Lösung
    (3) Reaktion mit 2,6-Dichlor-1,4-chinon-4-chlorimid in alkalischer Lösung
    (4) Umsetzung mit 4-Amino-2,3-dimethyl-1-phenyl-3-pyrazolin-5-on, Kaliumhexacyanoferrat(III) und Ammoniak
    (5) Reaktion mit Formaldehyd und konzentrierter Schwefelsäure

(A) Keine der Aussagen trifft zu.
(B) nur 1 ist richtig
(C) nur 5 ist richtig
(D) nur 2, 3 und 4 sind richtig
(E) 1 - 5 = alle sind richtig

Ordnen Sie bitte jedem Anion (Liste 1) die jeweils zutreffende Identitätsreaktion oder Nachweismethode (Liste 2) zu.

    Liste 1   Liste 2

608 Acetat   (A) Reaktion mit 0,1 N-Iod-Lösung in absol. Methanol
609 Oxalat   (B) Reaktion mit Lanthannitrat-Lösung und 0,1 N-Iod-Lösung unter Zugabe von NH_3-Lösung
     (C) Reaktion mit Fe^{2+} und H_2O_2 und Zugabe von Alkalihydroxid-Lösung (Fenton-Reaktion)
     (D) Reaktion mit Fuchsin-Schwefligsäure
     (E) Fällung mittels $CaCl_2$ und Nachweis des Anions aus dem Niederschlag mit $KMnO_4$-Lösung

Ordnen Sie bitte den in Liste 1 aufgeführten Anionen die jeweils zutreffende Nachweis-Reaktion aus Liste 2 zu.

Liste 1

610+ Tartrat

611+ Acetat

612+ Citrat

Liste 2

(A) tiefblaue Färbung beim Erhitzen mit KBr, Resorcin und Schwefelsäure
(B) tiefblaue Färbung oder blauer Niederschlag beim Erhitzen mit Lanthannitrat, I_2 und Ammoniak-Lösung
(C) Die schwefelsaure Lösung oxidiert Mn^{2+} zu MnO_4^-.
(D) mit CH_3OH/H_2SO_4 Bildung eines mit grüner Flamme brennenden, flüchtigen Esters
(E) nach der Oxidation mit MnO_4^- weiße Fällung mit einer $HgSO_4$-Lösung

Ordnen Sie bitte den in Liste 1 aufgeführten Anionen die nach Ph.Eur. jeweils vorgeschriebene Identitätsreaktion aus Liste 2 zu.

Liste 1

613 Citrat

614 Lactat

Liste 2

(A) positive Iodoform-Reaktion
(B) Blaufärbung mit Lanthannitrat/Iod/Ammoniak
(C) bei trockenem Erhitzen mit Arsen(III)-oxid Bildung eines charakteristisch riechenden Gases
(D) weißer Niederschlag beim Erhitzen in wäßriger Lösung mit $KMnO_4$ in Gegenwart von überschüssigem $HgSO_4$
(E) mit Eisen(III)-chlorid Violettfärbung in neutraler bis schwach essigsaurer Lösung

Themenübergreifende Fragen

Ordnen Sie bitte den Reagenzien bzw. der Reagenzienkombination der Liste 1 die jeweils zutreffende Stoffgruppe aus Liste 2 zu, die nach dem Arzneibuch mit diesen Reagenzien identifiziert wird!

Liste 1

615 Dragendorffs Reagenz
616 $FeSO_4/H_2O_2$

Liste 2

(A) primäre aromatische Amine
(B) Xanthine
(C) Tartrat
(D) Alkaloide
(E) Barbiturate, nicht am Stickstoff substituierte

Ordnen Sie bitte den in Liste 1 aufgeführten gefärbten Reaktionsprodukten die jeweils zutreffende Identitätsreaktion des Arzneibuchs zu, bei der sie entstehen (Liste 2)!

Liste 1

617 [Strukturformel: bromiertes Phenolphthalein-artiges Reaktionsprodukt]

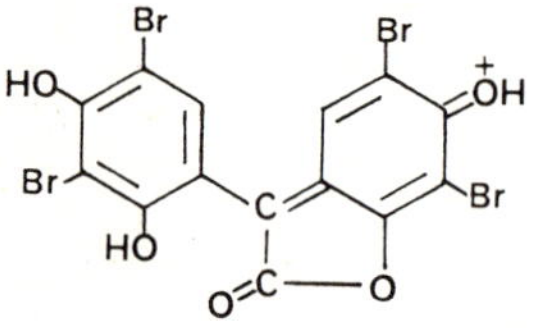

618 [Strukturformel: bromiertes Triphenylmethan-Farbstoff-artiges Produkt mit NH_2-Gruppen]

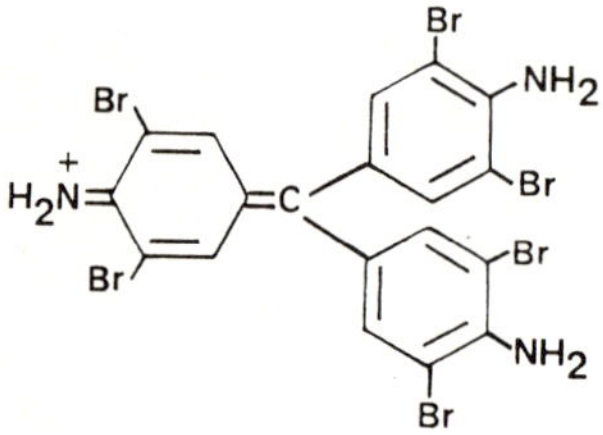

Liste 2

(A) auf Bromid
(B) auf Citrat
(C) auf Lactat
(D) auf Nitrat
(E) auf Tartrat

Qualitative Analyse

1. <u>GRUNDLAGEN</u>

1.1 <u>Allgemeines</u>

1.1.1 <u>Grundbegriffe</u>

<u>Spezifität und Selektivität</u>

Als <u>spezifische</u> Reaktionen und Reagenzien werden solche bezeichnet, die unter <u>bestimmten Versuchsbedingungen</u> für eine <u>einzige</u> Substanz oder ein einziges Ion eindeutig sind. Meist wird man sich jedoch mit <u>selektiven</u> Reaktionen oder Reagenzien begnügen müssen, d.h. Nachweisen, die nur mit wenigen Stoffen positiv ausfallen.
Durch Wahl geeigneter Bedingungen (pH-Wert, "Maskieren") kann die Selektivität vieler Reaktionen gesteigert werden, günstigenfalls bis zur Spezifität.
Beispielsweise kann man "störende Ionen" mit Komplexbildnern "maskieren"; hierbei bilden die störenden Ionen, nicht jedoch das nachzuweisende, mit dem Maskierungsmittel so stabile Komplexe, daß eine Anzeige durch das betreffende Nachweisreagenz unterbleibt.

<u>Grenzkonzentration und Erfassungsgrenze</u>

Zur Definition der <u>Empfindlichkeitsgrenze</u> einer Nachweis-Reaktion verwendet man die Begriffe
- Grenzkonzentration (GK) und
- Erfassungsgrenze (EG) (Nachweisgrenze, Empfindlichkeit).

Die <u>Grenzkonzentration</u> bezeichnet diejenige Konzentration eines nachzuweisenden Stoffes, bei welcher der Nachweis gerade noch positiv ist. Es wird auf 1 g des Stoffes bezogen, und das Lösungsvolumen wird in ml angegeben.
Beispielsweise bedeutet die Angabe, daß die Grenzkonzentration für einen Nachweis 10^{-4} (entsprechend 100 ppm) sei, daß die Reaktion positiv ausfällt, wenn
- mindestens 10^{-4} g der Substanz in 1 ml oder
- mindestens 1 g Substanz in 10^4 ml gelöst sind.

Der negative dekadische Logarithmus der GK wird als <u>Empfindlichkeitsexponent</u> (pD-Wert) bezeichnet. Man unterscheidet zwischen absoluten, in reinem Lösungsmittel gemessenen Exponenten und relativen, in Anwesenheit von Begleitstoffen bestimmten pD-Werten.

Die <u>Erfassungsgrenze</u> gibt die Masse des gesuchten Stoffes an, die noch nachweisbar ist. Sie wird gewöhnlich in Mikrogramm (µg) angegeben. Die Erfassungsgrenze ist - im Ggs. zur GK - abhängig vom verwendeten Arbeitsvolumen.

1.1.2 Vorproben

Vorproben geben brauchbare Hinweise auf die Zusammensetzung einer Substanz oder eines Substanzgemisches und versetzen den Analytiker in die Lage, den Gang der Analyse so zu wählen, daß sich die Bestandteile einer unbekannten Analysenprobe zweifelsfrei ermitteln lassen. Zu den wichtigsten Vorproben der klassischen qualitativen Analyse zählen:

Flammenfärbung (Spektralanalyse)

Viele Elemente senden im atomaren oder ionisierten gasförmigen Zustand bei hohen Temperaturen oder nach elektrischer Anregung Licht bestimmter Farbe aus. Die Linienmuster und die absolute Lage der Spektrallinien sind für die jeweiligen Elemente charakteristisch und addieren sich bei Anwesenheit von zwei oder mehr Elementen. Daher läßt sich die Flammenspektroskopie auch für Substanzgemische analytisch nutzen. (Vgl. Band II, Kap. 11.4 "Grundlagen der Emissionsspektroskopie" und Kap. 11.7 "Grundlagen der Atomabsorptionsspektrophotometrie".)

Die erforderlichen Anregungsbedingungen sind für die einzelnen Elemente sehr unterschiedlich. Für Verbindungen der Alkali- und Erdalkalielemente, des Kupfers und des Bors (z.B. $B(OCH_3)_3$) genügt hierzu bereits die Temperatur der nichtleuchtenden Bunsenflamme.

Charakteristische Flammenfärbungen geben besonders die Chloride von Lithium, Natrium, Kalium, Calcium, Strontium und Barium sowie die Halogenide des Kupfers. Kupfer(II)-sulfat erteilt dagegen der Flamme praktisch keine Färbung. Erdalkalisulfate müssen zuvor reduziert werden.

Tab. 1.1 informiert über die Flammenfärbungen und in Abb. 1.1 sind die Linienmuster einiger wichtiger Elemente aufgelistet.

Tab. 1.1: Flammenfärbungen einiger analytisch wichtiger Elemente

Element	Allg. Farbe	Charakteristische Linien (nm)
Li	rot	670,8
Na	gelb	589,3
K	violett	(768,2); 404,4
Rb	violett	(780); 421
Cs	blau	458
Ca	ziegelrot	622,0; (553,3)
Sr	rot	mehrere rote Linien (604,5; 460,7)
Ba	grün	524,2; 513,7
Cu	grün	Kupfer-Halogenide
B	grün	Borsäuretrimethylester [$B(OCH_3)_3$]

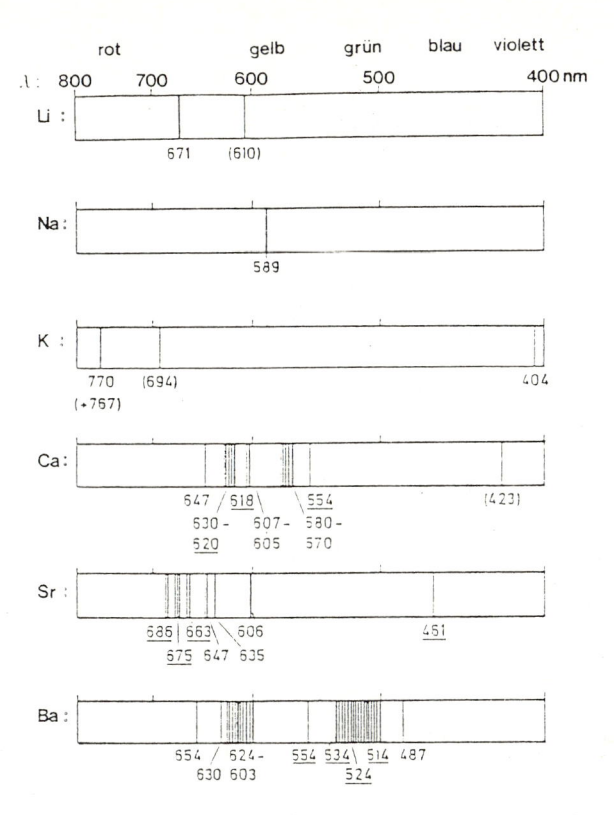

Abb. 1.1: Spektrallinienmuster einiger analytisch wichtiger Elemente

Perlreaktionen (Phosphorsalz- bzw. Boraxperle)

Schmilzt man Natriumammoniumhydrogenphosphat zusammen mit einem Schwermetallsalz, so können sehr charakteristische Färbungen durch Schwermetallphosphate auftreten.
Dabei vermag das primär gebildete Metaphosphat ($NaPO_3$) in der Hitze nicht nur Oxide zu lösen, sondern aus den Salzen auch eine leichter flüchtige Säure freizusetzen, wie z.B.:

$$NaNH_4HPO_4 \xrightarrow{\Delta} NaPO_3 + NH_3\uparrow + H_2O\uparrow$$

$$2\ NaPO_3 + CoCl_2 \longrightarrow Co(PO_3)_2 + 2\ NaCl$$

oder $\quad NaPO_3 + CoSO_4 \longrightarrow NaCoPO_4 + SO_3\uparrow$

In analoger Weise reagiert <u>Borax</u> ($Na_2B_4O_7$) unter Bildung von Schwermetallmetaboraten:

$$Na_2B_4O_7 + CoSO_4 \longrightarrow 2\ NaBO_2 + Co(BO_2)_2 + SO_3\uparrow$$

Gearbeitet wird in der Praxis entweder in der Oxidations- oder in der Reduktionsflamme, weil durch Schwermetalle in unterschiedlichen Oxidationsstufen z.T. verschiedene Färbungen hervorgerufen werden können.

In Tab. 1.2 sind die Perlreaktionen einiger Schwermetalle zusammengestellt.

Tab. 1.2: Phosphorsalzperle (bzw. Boraxperle) einiger analytisch wichtiger Schwermetalle

Element	Oxidationsflamme	Reduktionsflamme
Ni	gelb (h), braun (k)	grau (h, k)
Co	blau (h, k)	blau (h, k)
Mn	violett (h, k)	farblos (h)
Fe	farblos-gelb[1] gelbrot-braunrot[2]	grünlich (h, k)[1]
Cr	grün (h, k)	grün (h, k)
Cu	gelb (h), blau (k)	farblos (h), rotbraun (k)

h = heiß; k = kalt
1) bei schwacher Sättigung; 2) bei starker Sättigung

Erhitzen im Glührohr

Beim Erhitzen einer trockenen Analysenprobe im Glühröhrchen kann
- sich ein Gas entwickeln,
- ein Sublimat entstehen oder
- sich ein Metallspiegel bilden.

Tab. 1.3 informiert über die hierbei gebildeten Gase sowie die Verbindungen, aus denen sie beim Glühen freigesetzt werden.
Ein Metallspiegel kann auf Cadmium (in Anwesenheit von Oxalaten) oder Quecksilber (aus Hg(II)-Verbindungen) hinweisen.
Ein im Glühröhrchen verbleibender schwarzer Rückstand kann von der Verkohlung organischer Substanzen herrühren.

Ein weißes Sublimat spricht für anwesende Ammoniumsalze, Hg-Halogenide oder Arsenoxide; ein gelber Belag deutet auf die Anwesenheit von Arsen(III)-sulfid, Hg(II)-iodid oder auf elementaren Schwefel hin.

Tab. 1.3: Beim Erhitzen im Glührohr entstehende Gase

Gas	Farbe	stammt aus
O_2	–	Peroxide, Chlorate, Bromate
CO_2	–	Carbonate, org. Verbindungen
CO	–	Oxalate, org. Verbindungen
$(CN)_2$	–	Cyanide
SO_2	–	Sulfide (unter Luftzutritt) Sulfite, Thiosulfate
HCl	–	Chloride
Cl_2	gelbgrün	Chloride + Oxidationsmittel
Br_2	braun	Bromide + Oxidationsmittel
I_2	violett	Iodide + Oxidationsmittel
NO_2	braun	Nitrite, Nitrate
NH_3	farblos	Ammoniumsalze
Kakodyloxid	farblos	Arsenverbindungen + Acetat

Oxidationsschmelze

Die Oxidationsschmelze dient zum Nachweis von Chrom- und Mangan-Salzen.
Hierzu wird die fein gepulverte Analysenprobe mit einer Mischung aus gleichen Teilen Soda (Na_2CO_3) und Natrium- bzw. Kaliumnitrat verschmolzen. Bei Anwesenheit von Mn-Salzen entsteht eine grüne (Mn-VI), verschiedentlich auch blaugrüne Schmelze. Der gelegentlich auftretende blaue Farbton der Schmelze ist auf die Bildung von Na_3MnO_4 (Mn-V) zurückzuführen.

$$Mn^{2+} + 2\ NO_3^- + 2\ CO_3^{2-} \longrightarrow MnO_4^{2-} + 2\ NO_2^- + 2\ CO_2\uparrow$$

$$Mn^{2+} + 4\ NO_2^- \longrightarrow MnO_4^{2-} + 4\ NO\uparrow$$

Löst man die erkaltete Schmelze in wenig Wasser und säuert an (HOAc), so disproportioniert Mn-VI zu rotviolettem Permanganat (Mn-VII), und nach einiger Zeit scheidet sich Braunstein (MnO_2) (Mn-IV) ab.

$$3\ MnO_4^{2-} + 4\ H_3O^+ \longrightarrow 2\ MnO_4^- + MnO_2\downarrow + 6\ H_2O$$

Bei der Oxidationsschmelze von Cr(III)-Salzen entsteht gelbes Chromat. Da keine anderen Substanzen unter diesen Bedingungen zu einer gelben Lösung führen, ist die Reaktion recht spezifisch für Chrom-Verbindungen.

$$Cr_2O_3 + 3\ NO_3^- + 2\ CO_3^{2-} \longrightarrow 2\ CrO_4^{2-} + 3\ NO_2^- + 2\ CO_2\uparrow$$

Chromeisenstein ($FeCr_2O_4$), ein Mischoxid (FeO, Cr_2O_3), kann ebenfalls durch eine Oxidationsschmelze aufgeschlossen werden, wobei neben der Oxidation von Cr(III) zu Cr(VI) auch eine Oxidation von Fe(II) zu Fe(III) erfolgt.

$$2\ FeCr_2O_4 + 4\ CO_3^{2-} + 7\ NO_3^- \longrightarrow Fe_2O_3 + 4\ CrO_4^{2-} + 7\ NO_2^- + 4\ CO_2\uparrow$$

Leuchtprobe

Taucht man ein mit kaltem Wasser gefülltes Reagenzglas in eine salzsaure Zinn(II)-Salzlösung ein und hält es anschließend in die nichtleuchtende Bunsenflamme, so zeigt sich an der benetzten Stelle des Glases vom $SnCl_2$ herrührend eine blaue Fluoreszenz.
Sn(IV)-Verbindungen müssen zuvor mit Zink in salzsaurer Lösung zu Sn(II) reduziert werden. Bei Anwesenheit von sehr viel Arsen kann der sonst spezifische Sn-Nachweis versagen. Nur Niob-Verbindungen geben eine ähnliche Fluoreszenz.

Marshsche Probe

Sie dient zum Nachweis von Arsen- und Antimon-Verbindungen, die mittels nascierendem Wasserstoff (aus Zn/HCl) zu Arsin (AsH_3) bzw. Stibin (SbH_3) reduziert werden. Die Hydride zersetzen sich in der Hitze und schlagen sich als As- bzw. Sb-Metallspiegel nieder.

$$As_2O_3 + 6\ Zn + 12\ H^+ \longrightarrow 2\ AsH_3\uparrow + 6\ Zn^{2+} + 3\ H_2O$$

$$4\ AsH_3 + 3\ O_2 \longrightarrow 4\ As\downarrow + 6\ H_2O$$

Zur Unterscheidung der Elemente behandelt man den Metallspiegel anschließend mit ammoniakal. H_2O_2- oder frischer NaOCl-Lösung. Arsen löst sich <u>spontan</u> unter Oxidation und Bildung von farblosem Arsenat, während die merkliche Auflösung von Sb erst nach längerem Einwirken des Oxidans erfolgt.

$$2 \text{ As} + 5 \text{ H}_2\text{O}_2 + 6 \text{ NH}_3 \longrightarrow 2 \text{ AsO}_4^{3-} + 6 \text{ NH}_4^+ + 2 \text{ H}_2\text{O}$$

<u>Verhalten gegenüber Laugen und Ammoniak</u>

Zahlreiche Kationen bilden mit Alkalihydroxiden in Wasser schwerlösliche Metallhydroxide; einige dieser Hydroxide lösen sich jedoch aufgrund ihrer amphoteren Eigenschaften in einem Überschuß an Alkalihydroxid-Lösung unter Bildung komplexer Hydroxo-Anionen wieder auf.

$$Fe^{3+} + 3 \text{ HO}^- \longrightarrow Fe(OH)_3 \xrightarrow{+ \text{ HO}^-} \!\!\!\!/\!\!\!\!\to$$

$$Zn^{2+} + 2 \text{ HO}^- \longrightarrow Zn(OH)_2 \xrightarrow{+ 2 \text{ HO}^-} [Zn(OH)_4]^{2-}$$

In Tab. 1.4 sind einige analytisch wichtige, in überschüssiger Alkalihydroxid-Lösung schwerlösliche Metallhydroxide aufgelistet; Tab. 1.5 gibt Auskunft über eine Reihe von Hydroxiden mit amphoterem Charakter.

Tab. 1.4: Nicht amphotere Hydroxide

Metall-Ion	Zusammensetzung des Hydroxids	Farbe	Zusatz von NH_3 u. NH_4^+
Mg^{2+}	$Mg(OH)_2$	weiß	$[Mg(NH_3)_2]^{2+}$
Ni^{2+}	$Ni(OH)_2$	grün	$[Ni(NH_3)_6]^{2+}$
Co^{2+}	$Co(OH)_2$	rosenrot	$[Co(NH_3)_6]^{2+}$
			Ox. ↓ Luft
	bas. Hydroxide	blau	$[Co(NH_3)_6]^{3+}$
Mn^{2+}	$Mn(OH)_2$	rosa	$[Mn(NH_3)_6]^{2+}$
	Ox. ↓ Luft		
	$MnO(OH)_2$	braun	
Fe^{2+}	$Fe(OH)_2$	weiß	$[Fe(NH_3)_6]^{2+}$
	[Fe-III-Spuren]	[braun]	
Fe^{3+}	$Fe(OH)_3$	rotbraun	$Fe(OH)_3$
Hg^{2+}	HgO	gelb	$HgNH_2X$
Hg_2^{2+}	HgO + Hg	schwarz	$Hg + HgNH_2X$
Bi^{3+}	$Bi(OH)_3$	weiß	$Bi(OH)_3$
	BiO(OH)		BiO(OH)
Cu^{2+}	$Cu(OH)_2$ +)	bläulich	$[Cu(NH_3)_4]^{2+}$
	$-H_2O$ ↓ Hitze		
	CuO	schwarz	
Cd^{2+}	$Cd(OH)_2$	weiß	$[Cd(NH_3)_6]^{2+}$
Cu^+	CuOH	rot	$[Cu(NH_3)_4]^+$
	$-H_2O$ ↓ Hitze		
	Cu_2O	rot	
Ag^+	AgOH	weiß	$[Ag(NH_3)_2]^+$
	$-H_2O$ ↓ Hitze		
	Ag_2O	braun	

(X = z.B. Cl^-, NO_3^-)

+) Frisch gefälltes $Cu(OH)_2$ bzw. CuO lösen sich teilweise in überschüssiger NaOH.

Tab. 1.5: Amphotere Hydroxide

Metall-Ion	Zusammensetzung des Hydroxids	Farbe	Überschuß an Lauge	Zugabe von Ammoniak
Zn^{2+}	$Zn(OH)_2$	weiß	$[Zn(OH)_3]^-$	$[Zn(NH_3)_4]^{2+}$
Al^{3+}	$Al(OH)_3$	weiß	$[Al(OH)_4]^-$	$Al(OH)_3$
Pb^{2+}	$Pb(OH)_2$	weiß	$[Pb(OH)_4]^{2-}$	$Pb(OH)_2$
Sb^{3+}	$Sb(OH)_3 \downarrow {-H_2O}$ $SbO(OH)$	weiß	$[Sb(OH)_4]^-$	$SbO(OH)$
Sn^{2+}	$Sn(OH)_2$	weiß	$[Sn(OH)_3]^-$	$Sn(OH)_2$
Cr^{3+}	$Cr(OH)_3$	graugrün	$[Cr(OH)_6]^{3-}$	$[Cr(NH_3)_6]^{3+}$

Beim Versetzen von Metallsalzlösungen mit <u>Ammoniak</u> fallen primär ebenfalls die Hydroxide des entsprechenden Metalls aus; eine Reihe dieser Hydroxide sind jedoch in einem Überschuß von NH_3 - besonders in Gegenwart von Ammonium-Ionen - als Amminkomplexe löslich (vgl. Tab. 1.4 und 1.5).

$$Fe^{3+} + 3\ H_2O + 3\ NH_3 \longrightarrow 3\ NH_4^+ + Fe(OH)_3\downarrow \xrightarrow{+\ NH_3} \not\to$$

$$Cu^{2+} + 2\ H_2O + 2\ NH_3 \longrightarrow 2\ NH_4^+ + Cu(OH)_2\downarrow \xrightarrow[-\ 2\ H_2O]{+\ 2\ NH_3} [Cu(NH_3)_4]^{2+}$$

Die meisten dieser Amminkomplexe sind farblos, einige sind jedoch so intensiv und charakteristisch gefärbt, daß ihre Bildung teilweise zu ihrem analyt. Nachweis herangezogen werden kann. Farbige Amminkomplexe bilden vor allem: Cu(II) (tiefblau), Ni(II) (blau), Co(II) (schmutziggelb) und Co(III) (rot).

Auch beim Versetzen einer Analysenlösung mit einer <u>Natriumcarbonat</u>-Lösung im Überschuß können aufgrund der <u>alkalischen Reaktion</u> der wässr. Soda-Lösung Metallhydroxide ausfallen bzw. Oxo-Anionen von Sauerstoffsäuren entstehen. Zahlreiche Kationen bilden unter diesen Bedingungen schwerlösliche Carbonate, sofern ihre Hydroxide nicht vorher ausgefallen sind.

$$Na_2CO_3 + H_2O \longrightarrow 2\ (Na^+)_{aq} + \underline{(CO_3^{2-})_{aq}} \xrightarrow{+\ H_2O} HCO_3^- + \underline{HO^-}$$

$$Fe^{3+} + 3\ HO^- \longrightarrow Fe(OH)_3\downarrow$$

$$As^{3+} + 3\ HO^- \longrightarrow H_3AsO_3 + 3\ HO^- \longrightarrow AsO_3^{3-} + 3\ H_2O$$

$$Ca^{2+} + CO_3^{2-} \longrightarrow CaCO_3\downarrow$$

(Anm.: Bezüglich des allg. Verhaltens einer Analysenprobe gegenüber <u>Soda</u> vgl. Kap. 1.2.4 "Sodaauszug", Seite 177, und Kap. 1.2.6 "Soda-Pottasche-Aufschluß", Seite 182.)

Kommentierung spezieller MC-Fragen

(30) Farbloses $PbSO_4$ löst sich in konz. NaOH unter Bildung von Hydroxoplumbaten(II). Aus solchen Lösungen fällt bei Zugabe von Ammoniumsulfid schwarzes Bleisulfid (PbS) aus.

$$PbSO_4 + 4\ HO^- \longrightarrow [Pb(OH)_4]^{2-} + SO_4^{2-}$$

$$[Pb(OH)_4]^{2-} + S^{2-} + 4\ NH_4^+ \longrightarrow PbS\downarrow + 4\ NH_3\uparrow + 4\ H_2O$$

(33) Metallisches Aluminium löst sich in NaOH unter Bildung
(34) von Aluminat. Der hierbei entstehende Wasserstoff vermag gleichzeitig anwesendes Nitrat bis zur Stufe von NH_3 zu reduzieren (vgl. auch MC-Frage 121).

$$3\ Al + 9\ H_2O + 3\ HO^- \longrightarrow 3\ [Al(OH)_4]^- + 4.5\ H_2$$

$$NO_3^- + 4\ H_2 \rightarrow NH_3 + 2\ H_2O + HO^-$$

Verhalten gegenüber Säuren

Erhitzen mit konz. Schwefelsäure:
Behandelt man eine Analysenprobe mit konz. H_2SO_4, so beobachtet man häufig eine <u>Gasentwicklung</u>, wodurch die entsprechenden Ionen teilweise dem weiteren Nachweis entzogen werden. Eine Reihe der gebildeten Gase bzw. Dämpfe sind gefärbt (I_2, Br_2, NO_2, Cr_2OCl_2) oder besitzen einen typischen Geruch (SO_2, HCN). Über die Art und Herkunft des jeweiligen Gases informiert nachfolgende Tab. 1.6.

Die Ursachen einer Gasentwicklung sind unterschiedlicher Natur. Z.B. vermag H_2SO_4 als starke Säure schwächere, in freier Form instabile Säuren aus ihren Salzen in Freiheit zu setzen.

$$CO_3^{2-} + H_2SO_4 \longrightarrow SO_4^{2-} + (H_2CO_3) \longrightarrow CO_2\uparrow + H_2O$$

$$SO_3^{2-} + H_2SO_4 \longrightarrow SO_4^{2-} + (H_2SO_3) \longrightarrow SO_2\uparrow + H_2O$$

Auch die oxidierenden Eigenschaften von konz. H_2SO_4 spielen eine Rolle.

$$2\ I^- + H_2SO_4 \longrightarrow SO_3^{2-} + I_2\uparrow + H_2O$$

Sind unedle Metalle in der Analysenprobe zugegen, so werden sie - sofern keine Passivierung beobachtet wird - unter Bildung von Wasserstoff gelöst, während edlere Metalle (Cu, Ag, Hg) konz. H_2SO_4 zu "H_2SO_3" reduzieren.

$$Fe^o + H_2SO_4 \longrightarrow FeSO_4 + H_2\uparrow$$

$$Cu^o + 2\ H_2SO_4 \longrightarrow CuSO_4 + SO_2\uparrow + 2\ H_2O$$

Tab. 1.6: Gasentwicklung beim Erhitzen mit konz. Schwefelsäure

Gas	Herkunft aus
H_2	Unedle Metalle
CO_2	Carbonate[+], Oxalate
CO	Oxalate, Cyanide
$CO + CO_2$	Tartrate
HCN	Cyanide[+]
H_2S	Lösliche Sulfide[+]
SO_2	Sulfite[+], Thiosulfate[+] oder aus der zugesetzten H_2SO_4 selbst, falls Metalle, Sulfide, Schwefel, Kohle oder andere Reduktionsmittel zugegen sind
Cl_2	Hypochlorite[+], Chloride + Oxidationsmittel
Br_2, HBr	Bromide
I_2	Iodide
HF	Fluoride
HF, SiF_4	Fluorosilicate
Cr_2OCl_2	Chloride + Chromat
NO_2	Nitrite[+], Nitrate

[+] Die Gasentwicklung tritt bereits beim Behandeln mit <u>verdünnter</u> Schwefelsäure ein.

Spezielle Nachweis-Reaktionen mit konz. Schwefelsäure sind:

<u>Ätzprobe</u>: Wird eine Analysenprobe, die <u>Fluorid</u>-Ionen enthält, mit konz. H_2SO_4 übergossen, so entwickelt sich HF, der Glas ätzt.

$$2 F^- + H_2SO_4 \longrightarrow H_2F_2 + SO_4^{2-}$$

Bei Anwesenheit eines Überschusses an <u>Kieselsäure</u> oder <u>Borsäure</u> wird SiF_4 bzw. BF_3 gebildet, die Glas nicht ätzen.

$$2 H_2F_2 + SiO_2 \longrightarrow SiF_4\uparrow + 2 H_2O$$

<u>Kriechprobe</u>: Hierzu wird die Analysenprobe in einem trockenen Reagenzglas mit konz. H_2SO_4 erhitzt. Sind Fluorid-Ionen vorhanden, so wird Fluorwasserstoff gebildet, der Glas ätzt. Beim Umschütteln fließt die H_2SO_4 wie Wasser an einer fettigen Unterlage ab. Infolge der Ätzung des Glases durch HF wird dessen Oberfläche so verändert, daß sie von H_2SO_4 nicht mehr benetzt werden kann.

<u>Wassertropfenprobe</u>: Sie dient entweder als Vorprobe oder als Nachweis-Reaktion zur Identifizierung von <u>Fluoriden</u> und <u>Silicaten</u>.
Hierzu erhitzt man die trockene Analysensubstanz, die SiO_2 (bzw. ein Silicat) <u>und</u> CaF_2 (bzw. ein Fluorid) enthält, in einem Bleitiegel - ggf. nach Hinzufügen des jeweils fehlenden

Reaktionspartners - in einigen Milliliter konz. H_2SO_4. Der Tiegel ist mit einem durchbohrten Deckel verschlossen, und die Bohrung ist mit einem feuchten schwarzen Filterpapier abgedeckt.
Aus CaF_2 (bzw. einem Fluorid) entsteht HF, der mit SiO_2 (bzw. einem Silicat) zu gasförmigem SiF_4 reagiert. Dieses hydrolysiert mit Wasser zu gallertartiger Kieselsäure. Zur Erhöhung der Nachweisspezifität wird das Filterpapier verascht; Kieselsäure bleibt hierbei als weißer Fleck von SiO_2 zurück.

$$CaF_2 + H_2SO_4 \longrightarrow CaSO_4 + H_2F_2$$

$$H_2F_2 + SiO_2 \longrightarrow SiF_4 \uparrow + 2 H_2O$$

$$SiF_4 + (x+2)H_2O \longrightarrow (SiO_2 \cdot xH_2O)\downarrow + 2 H_2F_2$$

Beim Nachweis von Silicaten ist ein größerer Überschuß von CaF_2 zu vermeiden, da sich anstelle von SiF_4 die nicht gasförmige Hexafluorokieselsäure (H_2SiF_6) bilden kann. Borsäure und Borate stören, weil sich BF_3 bildet, das bei der Hydrolyse in HF und lösliche Borsäure zerfällt.

$$3 H_2F_2 + B_2O_3 \longrightarrow 2 BF_3\uparrow + 3 H_2O$$

Erhitzen mit Salpetersäure: HNO_3 ist nicht nur eine starke Säure, sondern auch ein starkes Oxidationsmittel. Die oxidierenden Eigenschaften treten vor allem in der konzentrierten, die sauren in der verdünnten Säure hervor.
Bei den Oxidationsreaktionen mit HNO_3 entsteht in der Regel kein Wasserstoff. Die Salpetersäure wird vielmehr - in Abhängigkeit von der Säurekonzentration, der Temperatur und der Natur des zu oxidierenden Stoffes - zu verschiedenen Stickstoffverbindungen niederer Oxidationsstufe reduziert. Meist wird ein Gemisch mehrerer Produkte erhalten, aber häufig ist NO das Hauptprodukt, wenn man verd. HNO_3 einsetzt, und NO_2, wenn konz. HNO_3 verwendet wird. Mit starken Reduktionsmitteln (z.B. Zink) kann die Reduktion bis zur Stufe des NH_3 erfolgen.

HNO_3 oxidiert die Mehrzahl der Nichtmetalle, wobei vielfach Oxide oder Oxosäuren in den höchsten Oxidationsstufen entstehen. Beispielsweise können Sulfide unter Oxidation zu Sulfat gelöst werden, so daß z.B. $PbSO_4$ ausfallen kann. Einige lösliche Sulfide reagieren unter H_2S-Entwicklung.

$$PbS + 8 HNO_3 \longrightarrow PbSO_4\downarrow + 8 NO_2\uparrow + 4 H_2O$$

$$ZnS + 2 HNO_3 \longrightarrow Zn(NO_3)_2 + H_2S\uparrow$$

Von den Metallen werden nur Gold und einige Platinmetalle nicht von HNO_3 angegriffen, während Eisen, Chrom und Aluminium wegen der Ausbildung oxidischer Schutzschichten in kalter konz. HNO_3 praktisch unlöslich sind. Cu, Ag und Hg lösen sich jedoch in konz. Salpetersäure.

$$3 Ag + NO_3^- + 4 H^+ \longrightarrow 3 Ag^+ + NO\uparrow + 2 H_2O$$

Je nach Temperatur und Säurekonzentration unterschiedlich verhält sich elementares Zinn. In der Kälte entsteht mit verd. HNO_3 zunächst $Sn(NO_3)_2$. Konz. HNO_3 oxidiert es dagegen zu schwerlöslichem Zinndioxidhydrat.

$$Sn + 4\ HNO_3 \longrightarrow SnO_2\downarrow + 4\ NO_2\uparrow + 2\ H_2O$$

$$SnCl_2 + 2\ HNO_3 \longrightarrow SnO_2\downarrow + 2\ NO_2\uparrow + 2\ HCl$$

Somit kann Zinn in der Analyse beim Behandeln mit konz. HNO_3 in den schwerlöslichen Rückstand gelangen.
Lösliche Fe(II)- werden von konz. HNO_3 zu Fe(III)-Salzen und As(III)- bzw. Sb(III)- zu As(V)- bzw. Sb(V)-Verbindungen oxidiert.
In HNO_3 unlöslich sind z.B. Salze wie AgCl, Erdalkalisulfate (z.B. $BaSO_4$) und HgS, während sich Ni_2S_3 und Co_2S_3 in konz. HNO_3 lösen.

$$3\ Ni_2S_3 + 16\ HNO_3 \longrightarrow 6\ Ni(NO_3)_2 + 4\ NO\uparrow + 9\ S\downarrow + 8\ H_2O$$

<u>Verhalten gegenüber Salzsäure</u> (vgl. hierzu auch Kap. 1.2.1 "Lösen fester Analysensubstanzen"):
Salzsäure vermag als starke Mineralsäure schwächere Säuren aus ihren Salzen (konj. Basen) in Freiheit zu setzen. Die nach dem Ansäuern vorliegenden Verbindungen können sich aufgrund ihrer Flüchtigkeit oder ihrer Instabilität dem weiteren Nachweis entziehen. Beispiele hierfür sind: Carbonate, Cyanide, Sulfide, Sulfite und Thiosulfate. Bei Thiosulfaten tritt zudem eine Trübung durch ausfallenden Schwefel auf.

$$CN^- + H^+ \longrightarrow HCN\uparrow$$

$$S^{2-} + 2\ H^+ \longrightarrow H_2S\uparrow$$

$$SO_3^{2-} + 2\ H^+ \longrightarrow (H_2SO_3) \longrightarrow SO_2\uparrow + H_2O$$

$$S_2O_3^{2-} + 2\ H^+ \longrightarrow (H_2S_2O_3) \longrightarrow SO_2\uparrow + S\downarrow + H_2O$$

$$CO_3^{2-} + 2\ H^+ \longrightarrow (H_2CO_3) \longrightarrow CO_2\uparrow + H_2O$$

Auch <u>Arsen(III)-chlorid</u> ($AsCl_3$) ist mit Wasserdampf in Ggw. von HCl (zur Zurückdrängung der Hydrolyse) flüchtig.
Säuert man den <u>Sodaauszug</u> mit konz. HCl an, so können während des Ansäuerns Niederschläge, insbesondere von amphoteren Hydroxiden, auftreten, die sich jedoch bei Erhöhung der H^+-Ionenkonzentration wieder auflösen.
<u>Silicat-Ionen</u> bilden hingegen bleibende Niederschläge, wobei aus konzentrierten Silicat-Lösungen durch Mineralsäuren polymere Kieselsäuren ausfallen (vgl. Komm. Ph.Eur. Bd. I/II, S. 122).

$$x\ (H_2SiO_4)^{2-} + x\ (2\ H^+) \longrightarrow (H_2SiO_3)_x\downarrow + x\ H_2O$$

Enthält die Analysenlösung starke <u>Oxidationsmittel</u>, wie beispielsweise MnO_4^-, so kann in stark salzsaurer Lösung - insbesondere in der Wärme - auch Chlorid zu elementarem Chlor oxidiert werden.

$$2\ MnO_4^- + 16\ H^+ + 10\ Cl^- \longrightarrow 2\ Mn^{2+} + 5\ Cl_2\uparrow + 8\ H_2O$$

(Anm.: Weitere Reaktionen einer Analysenprobe mit Oxidations- bzw. Reduktionsmitteln werden im Kap. 2.2 "Analyse der Anionen", Seite 188, beschrieben.)

1.2 Lösen und Aufschließen

1.2.1 Lösen fester Analysensubstanzen
(vgl. hierzu auch Kap. 1.1.2 "Verhalten gegenüber Säuren und Laugen", Seite 169)

Mit Ausnahme der Spektralanalyse und dem Aufschließen unlöslicher Rückstände setzen die Nachweisreaktionen für Anionen und Kationen die Lösung der Analysenprobe voraus.
Je nach Substanz bzw. Substanzgemisch muß man hierfür verschiedene Lösungsmittel einsetzen. Eine Regel zur Wahl des besten Lösungsmittels gibt es nicht.
Zunächst versuche man es mit Wasser. Ist nämlich die Analysenprobe in Wasser löslich, so können insbesondere bei Kenntnis der vorhandenen Anionen und unter Berücksichtigung der Farbe der Lösung schon wichtige Rückschlüsse auf die Zusammensetzung des Analysengemisches gezogen werden.
Für die Durchführung des Kationentrennungsganges, der auf der pH-abhängigen Änderung der Konzentration der Sulfid-Ionen beruht, muß eine 2 M-HCl-Lösung vorliegen.
Bei Verwendung von 1 M-H$_2$SO$_4$ ist mit der Bildung von schwerlöslichen Pb- und Erdalkalisulfaten zu rechnen. Auch HNO$_3$ ist zunächst nicht geeignet, weil sie mit Thioacetamid bzw. mit Schwefelwasserstoff unter Abscheidung von elementarem Schwefel reagiert.
Deshalb wird man die Analysenprobe in der Regel erst in 2 M-Salzsäure zum Sieden erhitzen. Hat sich nicht alles gelöst, dekantiert man die Lösung ab und wiederholt den Vorgang nochmals. Den dann vorliegenden Rückstand versucht man in konz. HCl zu lösen.

Zwei Lösungsversuche mit 2 M-HCl sind erforderlich, weil z.B. die Löslichkeit von BaCl$_2$ in konz. HCl stark zurückgedrängt ist und Konzentrationsniederschläge auftreten können.

Zu beachten ist auch, daß sich frisch gefälltes AgCl unter Bildung des komplexen Anions [AgCl$_2$]$^-$ in konz. HCl lösen kann. Beim Verdünnen mit Wasser fällt erneut AgCl aus.
Konz. Salzsäure ist erforderlich, um Bi$_2$O$_3$, As$_2$O$_3$, Sb$_2$O$_3$, Sb$_2$S$_{3/5}$, SnS, SnS$_2$, CdS, PbS, Co$_2$S$_3$, Ni$_2$S$_3$ und partiell Fe$_2$O$_3$ zu lösen. Für Fe$_2$O$_3$ ist häufig ein längeres Erhitzen erforderlich.
Erst wenn sich die Substanz nicht oder nur teilweise in konz. HCl löst, nimmt man nacheinander verd. oder konz. Salpetersäure und schließlich Königswasser. Bei Verwendung von HNO$_3$ als Lösungsmittel ist diese nach dem Lösen möglichst weitgehend durch Eindampfen mit HCl zu entfernen. Hierbei sind vor allem Hg-, As- und Sb-Verbindungen häufig flüchtig und können sich bei zu langem und zu kräftigem Abrauchen dem weiteren Nachweis entziehen.
Ist der in konz. Salzsäure unlösliche Rückstand weiß, so kann es sich um AgCl, Hg$_2$Cl$_2$, (PbCl$_2$), PbSO$_4$, SnO$_2$, Al$_2$O$_3$, CaSO$_4$, SrSO$_4$ oder BaSO$_4$ handeln. Hiervon ist nur Hg$_2$Cl$_2$ unter Oxidation in Königswasser löslich.

$$Hg_2Cl_2 + "Cl_2" \longrightarrow 2\ HgCl_2$$

Grüne Rückstände lassen auf Cr_2O_3 bzw. wasserarmes/wasserfreies $Cr_2(SO_4)_3$ schließen, die beide in Königswasser unlöslich sind.
Als farbige, in Königswasser lösliche Rückstände sind zu nennen: Ag_2S (schwarz), HgS (schwarz, rot), Bi_2S_3 (braun), Cu_2S und CuS (schwarz), PbS (schwarz), $As_2S_{3/5}$ (gelb) sowie HgI_2 (rot).
(Anm.: Über die Aufschlußmethoden der in konz. HCl unlöslichen Rückstände informieren die Kap. 1.2.4 bis 1.2.6, S. 179.)

1.2.2 Veraschen

Beim Veraschen org. Substanzen, die nur C, H, N, O enthalten, entstehen flüchtige Verbindungen, so daß Aschebestimmungen in der Regel dazu durchgeführt werden, um bestimmte (nicht alle!) anorg., mineralische Bestandteile quant. zu erfassen. Zu diesem Zweck sind in den Arzneibüchern folgende Prüfungen vorgesehen:

Asche (vgl. Komm. DAB 9 Bd. I, S. 131)

> Unter Asche werden die in Prozent angegebenen Anteile verstanden, die beim Verbrennen und anschließendem Glühen (ohne Zusätze) einer org. Substanz oder einer Droge zurückbleiben.

Hierzu wird 1 g der Substanz oder der pulverisierten Droge 1 h bei 100 - 105 °C getrocknet und dann ohne Zusätze im Porzellan- oder Platintiegel bei ca. 600 °C bis zur Gewichtskonstanz geglüht.
(Anm.: Veraschungen unter Zusatz von $MgSO_4$ bei T < 800 °C oder von MgO im Porzellantiegel bei ca. 800 °C werden im Kap. 2.3.4, Seite 311, bei der "Prüfung auf Schwermetalle" besprochen.)
Die Bestimmung der Asche dient vorwiegend bei Drogen und Naturprodukten (Vaseline, Wachse usw.) zur Ermittlung des Gehaltes an nichtflüchtigen, anorganischen Bestandteilen; bei Reinsubstanzen wird hingegen im allgemeinen die Sulfatasche bestimmt.
Trotz längerem Erhitzen auf 600 °C erhält man manchmal keine weiße Asche, weil Kohleteilchen nur unvollständig verbrennen (Einschluß durch schmelzende Salze). Dann löst man die Schmelze in Wasser und kann anschließend die Kohleteilchen meist ohne Schwierigkeiten veraschen.

Salzsäureunlösliche Asche (vgl. Komm. Ph.Eur. Bd. I/II, S. 173 und Komm. DAB 9 Bd. I, S. 178)

> Die salzsäureunlösliche Asche ist der Rückstand (bezogen auf 100 g Droge), der nach Extraktion der Sulfatasche oder Asche mit Salzsäure/Wasser erhalten wird.

Hierzu wird der bei der Sulfatasche oder der Asche verbleibende Rückstand in Salzsäure/Wasser zum Sieden erhitzt. Der nach Filtration erhaltene Rückstand wird getrocknet und anschließend wiederholt bis zur Gewichtskonstanz bei 600 - 700 °C geglüht.
Die Bestimmung der salzsäureunlöslichen Asche ist eine Reinheitsprüfung und kann bei bestimmten Drogen auch zur Prüfung auf deren Identität herangezogen werden.
Aufgrund ihres natürlichen Mineralgehaltes liefert jede Droge beim Veraschen einen Rückstand, der als (physiologische) Asche oder Normalasche bezeichnet wird. Die Prüfung auf salzsäureunlösliche Asche dient dem Erkennen von nichtflüchtigen, anorganischen Verunreinigungen wie z.B. Sand (allg. Silicate) und Staub, oder von Verfälschungen durch Schönungs- (z.B. $CaCO_3$) bzw. Beschwerungsmittel (z.B. $BaSO_4$)
Durch unvollständige Verbrennung der Kohleteilchen, der Verflüchtigung der Alkalichloride bei mittleren Veraschungstemperaturen und der thermischen Spaltung von Carbonaten bei höheren Temperaturen ist die Reproduzierbarkeit der Aschebestimmung nicht immer gewährleistet. Deshalb ist es häufig auch vorteilhafter, die salzsäureunlösliche Asche aus dem Rückstand der Sulfatasche zu bestimmen.

Sulfatasche (vgl. Komm. Ph.Eur. Bd. I/II, S. 140 und Komm. DAB 9 Bd. I, S. 130)

Die Bestimmung der Sulfatasche gilt bei vielen org. Substanzen als empfindliche Reinheitsprüfung, mit der vor allem anorg. Verunreinigungen aus dem Herstellungsprozeß erfaßt werden.
Hierzu wird eine bestimmte Menge einer Substanz mit 10%iger H_2SO_4 in einem Tiegel solange auf 600 °C erhitzt, bis alle Kohleteilchen entfernt sind. Der Vorgang wird wiederholt. Nach dem Erkalten versetzt man mit Ammoniumcarbonat-Lösung, dampft ab und glüht erneut.
Dieses Veraschen wird solange wiederholt, bis zwei aufeinanderfolgende Wägungen nicht mehr als 0,5 mg voneinander abweichen. Ist der Rückstand nach der ersten Wägung bereits geringer als die in der Monographie angegebene zulässige Menge, so kann die Bestimmung abgebrochen werden.
Wie bereits angeführt, unterliegt die Bestimmung der Normalasche gewissen Schwankungen. Führt man die Veraschung jedoch in Ggw. von H_2SO_4 durch, so verbleiben - auch bei höheren Temperaturen - die beständigen und nichtflüchtigen Sulfate im Rückstand.
In Abhängigkeit von der Erhitzungstemperatur und -zeit beobachtet man jedoch gelegentlich Abweichungen, die auf der Bildung von Pyrosulfaten ($S_2O_7^{2-}$) beruhen. Deshalb setzt man Ammoniumcarbonat hinzu, um eventuell gebildete Pyrosulfate wieder in Sulfate umzuwandeln.

$$S_2O_7^{2-} + CO_3^{2-} \longrightarrow 2\ SO_4^{2-} + CO_2\uparrow$$

1.2.3 Verbrennen im Sauerstoffkolben (SCHÖNIGER-Aufschluß)

(vgl. Komm. Ph.Eur. Bd. I/II, S. 141 und Komm. DAB 9 Bd. I, S. 160)

Bei der Schöniger-Methode verbrennt man die zu analysierende, in aschefreies Filterpapier eingewickelte Substanz in einem Schliffkolben, der mit <u>Sauerstoff</u> gefüllt ist und der die zur Aufnahme der Verbrennungsprodukte dienende Absorptionslösung enthält.

<u>Brom</u>: Zur Absorption dient verd. H_2SO_4, der zur Reduktion des bei der Verbrennung entstehenden elementaren <u>Broms</u> H_2O_2 zugesetzt wird:

$$H_2O_2 + Br_2 \longrightarrow O_2 + 2\ HBr$$

Anschließend werden die Bromid-Ionen argentometrisch nach Volhard bestimmt (vgl. Bd. II, Kap. 8.2.1).

<u>Chlor</u>: Zur Absorption des gebildeten <u>Chlorwasserstoffs</u> wird 1 N-NaOH verwendet, und anschließend werden die Chlorid-Ionen argentometrisch nach Volhard titriert (vgl. Bd. II, Kap. 8.2.1).
Das DAB nutzt diese Methode u.a. im Rahmen der Identitätsprüfung von <u>Diazepam</u> (vgl. Komm. DAB 9, Bd. II, 1423) auch zum qual. Nachweis des kovalent gebundenen Chlors (vgl. hierzu auch Kap. 3.1.1, Seite 314).

<u>Fluor</u>: Der gebildete <u>Fluorwasserstoff</u> wird in verd. Lauge absorbiert, und anschließend werden die Fluorid-Ionen fällungsanalytisch mit Thoriumnitrat-Lösung gegen Alizarinsulfonsäure als Indikator titriert:

$$4\ F^- + Th^{4+} \longrightarrow ThF_4$$

Sobald alle Fluorid-Ionen in Th-tetrafluorid übergeführt sind, entsteht mit überschüssiger Maßlösung ein roter Farblack. Da der Farbwechsel des Indikators stöchiometrisch nicht exakt erfolgt und sein Erkennen individuell unterschiedlich ist, wird zuvor die Thoriumnitrat-Lösung gegen eine Fluorid-Standardlösung eingestellt.

<u>Iod</u>: Das bei der Verbrennung entstandene <u>Iod</u> wird in 1 N-NaOH absorbiert und mit Hypobromit zu Iodat oxidiert. Durch Zugabe von Kaliumhydrogenphthalat wird ein pH-Wert von 4 - 5 eingestellt. Das dabei aus dem überschüssigen Hypobromit gebildete Brom wird teilweise verkocht oder an Phthalsäure gebunden. Anschließend setzt man KI hinzu und titriert das durch die Komproportionierung mit der vorliegenden Iodsäure gebildete elementare Iod mit Thiosulfat gegen Stärke zurück.

$$I_2 + 2\ HO^- \longrightarrow IO^- + I^- + H_2O$$

$$IO^- + I^- + 5\ BrO^- \longrightarrow 5\ Br^- + 2\ IO_3^-$$

$$Br^- + BrO^- + 2\ H_3O^+ \longrightarrow 3\ H_2O + Br_2$$

$$IO_3^- + 5\ I^- + 6\ H_3O^+ \longrightarrow 3\ I_2 + 9\ H_2O$$

$$I_2 + 2\ S_2O_3^{2-} \longrightarrow 2\ I^- + S_4O_6^{2-}$$

Ein Blindversuch wird durchgeführt, weil das zur Herstellung
der Hypobromit-Lösung verwendete Brom häufig nicht Iod-frei
ist. Das DAB nutzt diese Methode zur Gehaltsbestimmung von
Levothyroxin-Natrium (Komm. DAB 9, Bd. II, S. 2138).

<u>Schwefel</u>: Das bei der Verbrennung gebildete SO_2 wird in der
Absorptionslösung mit H_2O_2 zu Schwefelsäure oxidiert, die
anschließend fällungsanalytisch mit gepufferter (pH = 3,7)
Bariumperchlorat-Lösung titriert wird.

$$SO_2 + H_2O_2 \longrightarrow H_2SO_4$$
$$SO_4^{2-} + Ba^{2+} \longrightarrow BaSO_4\downarrow$$

Alizarinsulfonsäure dient als Adsorptionsindikator. Da Fremd-
ionen das Ergebnis beeinflussen, wird bei <u>Anwesenheit</u> von
<u>Halogenid-</u> und <u>Phosphat-Ionen</u> in <u>stärker saurem Gebiet</u> gegen
<u>Naphtharson</u> als <u>Indikator</u> titriert. Auch hier wird ein Blind-
versuch durchgeführt. (Weitere Fällungstitrationen mit Adsorp-
tionsindikatoren werden im Bd. II, Kap. 8.2.3 beschrieben.)

1.2.4 Alkalicarbonat-, Ammoniumtartrat-Lösungen

<u>Sodaauszug (SA)</u>
(vgl. auch Kap. 2.2 "Analyse der Anionen", Seite 187)
Der Nachweis der Anionen erfolgt teilweise aus der Ursubstanz,
teilweise aus dem Sodaauszug, mitunter aber auch aus dem Rückstand des SA oder dem salzsäureunlöslichen Rückstand.
Der Sodaauszug wird vor allem für diejenigen Anionen durchgeführt, deren Nachweise durch Metallkationen gestört werden.
Mit Ausnahme der Alkalielemente bilden die meisten Metallkationen schwerlösliche Hydroxide oder Carbonate, je nachdem ob
das Carbonat oder das Hydroxid des betreffenden Metalls schwerer löslich ist. Zum Teil bilden sich auch basische Carbonate.
All diese Verbindungen werden als "Rückstand des SA" abgetrennt.
Zur Durchführung des SA wird die Ursubstanz mit der 2 - 5fachen
Menge an Soda (Na_2CO_3) versetzt, in Wasser aufgeschlämmt und
zum Sieden erhitzt. Dabei gehen nahezu alle Anionen in Lösung
und liegen als Natriumsalze vor. Aus Ammoniumsalzen entweicht
Ammoniak.
Der unlösliche Rückstand wird abgetrennt, und im Filtrat wird
auf die entsprechenden Anionen bzw. Anionengruppen (vgl. Kap.
2.2.1, Seite 189 und Kap. 2.2.2, Seite 191) geprüft.
Formelmäßig läßt sich das Geschehen bei der Herstellung des
SA mit folgenden Gleichungen beschreiben:

$$Na_2CO_3 + H_2O \rightleftharpoons NaHCO_3 + NaOH$$
$$MeX_2 + Na_2CO_3 \rightleftharpoons MeCO_3\downarrow + 2\ NaX$$
$$MeX_2 + 2\ NaOH \rightleftharpoons Me(OH)_2\downarrow + 2\ NaX$$
$$NH_4X + NaOH \rightleftharpoons NH_3\uparrow + H_2O + NaX$$

Im Rückstand des SA ist auf Silicate, Schwermetallsulfide, Phosphate, Borate, Fluoroborate und Fluorosilicate zu prüfen, die im allgemeinen nur schwer durch eine kochende Soda-Lösung in lösliche Salze umgewandelt werden.
Demgegenüber kann bei Anwesenheit von Erdalkalisulfaten Sulfat im SA nachgewiesen werden, weil durch den großen Überschuß an Carbonat soviel Sulfat in Lösung geht, daß sich Sulfat qualitativ durch Zugabe von Ba-Ionen bestimmen läßt (vgl. MC-Fragen 118, 119).

$$BaSO_4 + CO_3^{2-} \longrightarrow BaCO_3\downarrow + SO_4^{2-}$$

Da eine Soda-Lösung stark alkalisch reagiert, können sich amphotere Substanzen in ihr lösen und als Oxo-Anionen vorliegen. Es sind dies vor allem die Hydroxide und Oxide von Pb^{2+}, $As^{3+/5+}$, $Sb^{3+/5+}$, $Sn^{2+/4+}$, Al^{3+} und Zn^{2+}, die lösliche Hydroxokomplexe bilden. Beim Neutralisieren des SA fallen die entsprechenden Hydroxide meistens aus und können abfiltriert werden. Von den genannten Kationen stört lediglich $Sn^{2+/4+}$ einige Nachweise (vgl. MC-Frage 120).

$$Al(OH)_3 \underset{+ H^+}{\overset{+ HO^-}{\rightleftharpoons}} [Al(OH)_4]^-$$

Thiosalze von $As^{3+/5+}$ bzw. $Sb^{3+/5+}$ gelangen gleichfalls durch Bildung von Thiooxo-Verbindungen in den Sodaauszug. Beim Neutralisieren bzw. beim Ansäuern fallen die charakteristisch gefärbten Sulfide wieder aus. Sie müssen abgetrennt werden. Durch Zugabe von $Cd(OAc)_2$ ist darüber hinaus sicherzustellen, daß kein Sulfid mehr in Lösung vorhanden ist.

$$As_2S_3 + 6 HO^- \rightleftharpoons AsO_2S^{3-} + AsOS_2^{3-} + 3 H_2O$$

Sind Permanganat (MnO_4^-) oder Chromat (CrO_4^{2-}) zugegen, so ist der SA charakteristisch gefärbt. Beide Ionen stören viele Nachweise und müssen entfernt werden. Zweckmäßigerweise geschieht dies durch Verkochen mit Ethanol.

$$2\ MnO_4^- + 5\ C_2H_5OH + 6\ H^+ \longrightarrow 2\ Mn^{2+} + 5\ CH_3CHO + 8\ H_2O$$

$$2\ CrO_4^- + 2\ H^+ \rightleftharpoons Cr_2O_7^{2-} + H_2O$$

$$Cr_2O_7^{2-} + 3\ C_2H_5OH + 8\ H^+ \longrightarrow 2\ Cr^{3+} + 3\ CH_3CHO + 7\ H_2O$$

Lösen von Bleisulfat (vgl. auch Seite 169)

$PbSO_4$ löst sich unter Bildung von Hydroxoplumbaten(II) beim Erwärmen mit 2 M-NaOH. Auch konz. H_2SO_4 löst Bleisulfat unter Komplexbildung.

$$PbSO_4 + 4\ HO^- \longrightarrow [Pb(OH)_4]^{2-} + SO_4^{2-}$$

$$PbSO_4 + H_2SO_4 \longrightarrow H_2[Pb(SO_4)_2]$$

Ebenso ist $PbSO_4$ in ammoniakalischer Tartrat- und Ammoniumacetat-Lösung unter Komplexbildung löslich. Mit Tartrat-Ionen bildet Pb(II) dabei einen ähnlichen Chelatkomplex wie Cu(II) (vgl. hierzu auch Kap. 2.3.2, Seite 269).

Die Löslichkeit von $PbSO_4$ in konz. NaOH oder in Ammoniumtartrat-Lösung dient auch zu dessen Abtrennung von $BaSO_4$ (vgl. MC-Fragen 60, 344, 345).

Aufschlußverfahren

Die Identifizierung einer Substanz setzt in der Regel voraus, daß sie in gelöster Form vorliegt.
Viele Verbindungen sind nun weder durch Säuren (vgl. Kap. 1.1.2, Seite 169 und Kap. 1.2.1, Seite 173) noch durch Komplexbildung in Lösung zu bringen; sie müssen aufgeschlossen werden.
In Tab. 1.7 sind einige schwerlösliche Substanzen und ihre jeweiligen Aufschlußmittel zusammengestellt. Die Art des Aufschlusses richtet sich dabei nach der Zusammensetzung des unlöslichen Rückstandes, die man durch entsprechende Vorproben (vgl. Kap. 1.1.2, Seite 162 und Kap. 2.2, Seite 187) ermittelt hat.

Tab. 1.7: Aufschluß schwerlöslicher Verbindungen

Substanz	Aufschlußmittel
Silberhalogenide	$Zn + H_2SO_4$; Schmelzen mit Na_2CO_3 + K_2CO_3; Lösen in warmem konz. Ammoniak
Erdalkalisulfate, Silicate	Schmelzen mit $Na_2CO_3 + K_2CO_3$
Hochgeglühte Oxide Al_2O_3 (weiß), TiO_2 (weiß) Fe_2O_3 (rotbraun), MgO (weiß)	Schmelzen mit $KHSO_4$ (Al_2O_3 auch Schmelzen mit $Na_2CO_3 + K_2CO_3$)
Cr_2O_3 (grün), $FeCr_2O_4$ (schwarz)	Schmelzen mit $Na_2CO_3 + KNO_3$
SnO_2 (weiß)	Schmelzen mit KCN + NaOH; Schmelzen mit $Na_2CO_3 + S$
komplexe Cyanide, swl. Fluoride	Abrauchen mit konz. H_2SO_4
$CrCl_3$ (violett)	Kochen mit Zn/HCl
$PbSO_4$ (weiß)	Behandeln mit heißer ammoniakalischer Tartrat-Lösung

Die Aufschlüsse können jeweils unabhängig voneinander mit neuem Rückstand durchgeführt werden. Steht nur wenig Substanz zur Verfügung, ist die Reihenfolge - saurer und basischer Aufschluß/Oxidationsschmelze/Freiberger Aufschluß - mit dem Rückstand aus dem jeweils vorher durchgeführten Aufschluß günstig.
Für bestimmte Einzelverbindungen gibt es darüber hinaus spezielle Aufschlußverfahren. Einige dieser Methoden werden im Text bei den entsprechenden Elementen beschrieben.

1.2.5 Saure Aufschlüsse

Aufschluß mit Alkalihydrogensulfaten (Disulfatschmelze)

Durch einen "Pyrosulfat-Aufschluß" werden Oxide wie Fe_2O_3, TiO_2 oder Al_2O_3 in lösliche Verbindungen umgewandelt. Al(III)-oxid wird allerdings nur unvollständig aufgeschlossen.
Beim sauren Aufschluß schmilzt man den unlöslichen Rückstand in einem Nickel-, Platin- oder Quarztiegel mit überschüssigem Kaliumhydrogensulfat ($KHSO_4$). Das saure Sulfat verliert beim Erhitzen (210 °C) Wasser unter Bildung von Kaliumdisulfat (-pyrosulfat) ($K_2S_2O_7$), das bei etwa 300 °C schmilzt. Porzellantiegel werden von der Schmelze angegriffen, wobei Al partiell herausgelöst wird. Auch Bleitiegel sind für den Aufschluß nicht geeignet.
Der Schmelzkuchen des Aufschlusses wird in verd. H_2SO_4 (oder Wasser) gelöst und filtriert. Anschließend führt man im Filtrat die üblichen Nachweis-Reaktionen durch.
Mit der Disulfatschmelze können die o.a. Oxide in wasserlösliche __Sulfate__ übergeführt werden:

$$Fe_2O_3 + 6\ KHSO_4 \longrightarrow Fe_2(SO_4)_3 + 3\ K_2SO_4 + 3\ H_2O$$

$$TiO_2 + 2\ KHSO_4 \longrightarrow [TiO]SO_4 + K_2SO_4 + H_2O$$

Aufgrund der oxidierenden Eigenschaften der Schmelze kann z.B. auch Fe(II) in Fe(III) umgewandelt werden, jedoch reicht die Oxidationskraft einer Disulfatschmelze nicht aus, um Cr(III) oder Pt(0) zu oxidieren (vgl. MC-Frage 80).

Kjeldahl-Aufschluß

(Kjeldahl-Bestimmung nach dem Arzneibuch)
(vgl. Komm. Ph.Eur., Bd. I/II, S. 157 und Komm. DAB 9, Bd. I, S. 159)

> Unter Kjeldahl-Bestimmung versteht man die Zerstörung N-haltiger organischer Verbindungen mit konz. H_2SO_4 (evtl. unter Verwendung von Reduktionsmitteln und Katalysatoren) und anschließende __Stickstoff-Bestimmung__ (als NH_3 bzw. $(NH_4)_2SO_4$).

$$C_wH_xN_yO_z + n\ H_2SO_4 \xrightarrow{\text{Katalysator, Temperatur}} a\ (NH_4)_2SO_4 + b\ H_2O + c\ CO_2$$

Die Kjeldahl-Bestimmung gelingt meist problemlos, wenn der Stickstoff als Amin vorliegt. Schwierigkeiten treten dann auf, wenn NO_2-, NO-, NHOH-Substituenten oder NH-NH- bzw. N=N-Gruppierungen in einem Molekül vorhanden sind, da hier elementarer Stickstoff oder stickstoffhaltige Spaltprodukte während des Aufschlusses entweichen können. Manche Heterocyclen werden von der Schmelze nicht angegriffen.
Zur Durchführung der Kjeldahl-Bestimmung wird die zu analysierende Substanz genau eingewogen, mit einem Gemisch aus K_2SO_4 (oder Na_2SO_4), $CuSO_4$, Se (Verhältnis = 40 : 2 : 1) versetzt und in konz. H_2SO_4 solange erhitzt, bis eine klare Lösung entstanden ist. Das Gemisch wird mit Wasser verdünnt. Nach Zusatz von konz. NaOH-Lösung wird mit Wasserdampf destilliert und das Destillat in einem genau abgemessenen Volu-

men an 0.01 N-HCl aufgefangen. Der Überschuß an HCl wird dann nach Zusatz von Methylrot-Mischindikator-Lösung mit 0.01 N-NaOH-Lösung zurücktitriert (n_1 ml 0.01 N-NaOH).

Zusätzlich wird ein Blindversuch mit Glucose durchgeführt (n_2 ml 0.01 N-NaOH).

Mit m = Einwaage der Substanz in Gramm ergibt sich der Prozentgehalt an Stickstoff zu:

$$\% \ N = 0{,}01401 \ (n_2 - n_1) \ / \ m$$

Wie o.a. werden der Schwefelsäure Alkalisulfate zur Erhöhung der Siedetemperatur (um 10 - 15 °C) sowie $CuSO_4$ und Se zur Verkürzung der Aufschlußzeit zugesetzt. (Der in Ph.Eur. zur Verkürzung der Aufschlußzeit vorgesehene Zusatz von H_2O_2 entfällt nach DAB 9.)

Beim Kjeldahl-Aufschluß wird eine stickstoffhaltige org. Substanz mit konz. H_2SO_4 oxidativ unter Bildung von Ammoniumsulfat zerstört. Daraus wird mit konz. NaOH-Lösung Ammoniak freigesetzt, der anschließend mit Wasserdampf in eine Vorlage mit überschüssiger HCl-Maßlösung eingeleitet wird. Die bei der Bestimmung ablaufenden Reaktionen können durch folgende Gleichungen beschrieben werden:

$$2 \ \text{-N} + H_2SO_4 \xrightarrow{\text{Aufschluß}} (NH_4)_2SO_4$$

$$(NH_4)_2SO_4 + 2 \ NaOH \xrightarrow{\text{Wasserdampf-Destillation}} 2 \ NH_3\uparrow + 2 \ H_2O + Na_2SO_4$$

$$2 \ NH_3\downarrow + 2 \ HCl \xrightarrow{\text{Destillat}} 2 \ NH_4Cl$$

$$HCl(\text{Überschuß}) + NaOH \xrightarrow{\text{Titration}} H_2O + NaCl$$

(Pro N-Atom wird also 1 Val HCl verbraucht)

Das DAB nutzt diese Methode zur Stickstoff-Bestimmung in Copolyvidon (Komm. DAB 9, Bd. II, S. 1337) und zur Gehaltsbestimmung von Meprobamat (Komm. DAB 9, Bd. III, S. 2268).

Berechnungen (MC-Fragen)

(95) 200 mg einer stickstoffhaltigen Substanz (rel. Molmasse: 400) werden nach Kjeldahl aufgeschlossen. Bei der Titration werden 10 ml 0,1 N-HCl verbraucht. Wieviel N-Atome enthält ein Molekül?
200 mg Substanz (M_r = 400) entsprechen einer Konzentration c = 0,5 · 10^{-3} mol. 10 ml einer 0,1 N-HCl-Lösung, deren Normalität gleich ihrer Molarität ist, entsprechen 1 · 10^{-3} mol. Somit enthält die stickstoffhaltige Substanz zwei N-Atome pro Molekül.

(96) 200 mg eines stickstoffhaltigen Arzneistoffes (M_r = 400) entsprechen 0,5 · 10^{-3} mol. 1 ml einer 0,1 N-HCl-Lösung entspricht 0,1 · 10^{-3} mol. Bei Verbrauch von 15 ml 0,1 N-HCl ergibt dies 1,5 · 10^{-3} mol, so daß ein Molekül dieser Substanz drei N-Atome enthalten muß.

(97) 80,2 mg eines heterocyclischen Arzneistoffes (rel. Molekülmasse: 401) mit einem N-Atom pro Molekül entsprechen einer Konzentration von $c = 2 \cdot 10^{-4}$ mol. Theoretisch müßten bei der Titration 20 ml einer 0,01 N-HCl-Lösung ($= 2 \cdot 10^{-4}$ mol) verbraucht werden.
Bei Verbrauch von nur 16 ml 0,01 N-HCl war deshalb der Aufschluß unvollständig.

(98) 40,1 mg eines Arzneistoffes ($M_r = 401$) mit einem N-Atom pro Molekül entsprechen $1 \cdot 10^{-4}$ mol. Theoretisch müßten bei der Titration 10 ml einer 0,01 N-HCl-Lösung ($= 1 \cdot 10^{-4}$ mol) verbraucht werden.
Bei einem Verbrauch von 12 ml einer 0,01 N-HCl muß der Arzneistoff mit einer stickstoffhaltigen Substanz verunreinigt sein, deren Stickstoffgehalt höher ist.

1.2.6 Alkalische Aufschlüsse

Soda-Pottasche-Aufschluß

Man kann den basischen Aufschluß mit Na_2CO_3 (Schmp. 854 °C) oder K_2CO_3 (Schmp. 897 °C) durchführen. Ein Gemisch aus Soda und Pottasche (45% : 55%) ist jedoch vorteilhafter, weil ein solches Gemisch einen tieferen Schmelzpunkt (712 °C) als die reinen Komponenten besitzt.

Mit einer Schmelze von Soda und Pottasche werden Erdalkalisulfate, hochgeglühte Oxide, Silicate und Silberhalogenide aufgeschlossen. SnO_2 bleibt beim basischen Aufschluß unverändert.

Der Aufschluß wird in einem Porzellan- oder Pt-Tiegel durchgeführt. Porzellantiegel sind zum Aufschluß von Al_2O_3 oder Silicaten allerdings ungeeignet, da hierbei stets auch etwas Al(III)-silicat aus dem Tiegelmaterial herausgelöst wird.

Folgende Umsetzungen laufen in der Schmelze ab, wobei durch den großen Überschuß an Alkalicarbonat die Gleichgewichte vollkommen auf die Seite der Reaktionsprodukte verschoben werden.

Erdalkalisulfate: Sie werden in wasserunlösliche Carbonate umgewandelt.

$$BaSO_4 + Na_2CO_3 \rightleftharpoons BaCO_3 + Na_2SO_4$$

Nach dem Erkalten wird der pulverisierte Schmelzkuchen mit Wasser ausgelaugt, der Rückstand in wenig Säure (z.B. warmer Essigsäure) aufgenommen und im Filtrat auf Ba, Sr oder Ca nach den bekannten Methoden (vgl. Kap. 2.3.2 "Nachweis der Kationen", Seite 295) geprüft.

Hochgeglühte Oxide: Aluminiumoxid bildet unter den Bedingungen des basischen Aufschlusses Natriumaluminat ($NaAlO_2$), das sich in Wasser zu Hydroxoaluminat löst. Aus diesen Lösungen fällt $Al(OH)_3$ bei Zugabe von Ammoniumsalzen aus.

$$Al_2O_3 + Na_2CO_3 \rightleftharpoons 2\ NaAlO_2 + CO_2\uparrow$$

$$AlO_2^- + 2\ H_2O \longrightarrow [Al(OH)_4]^- + NH_4^+ \longrightarrow Al(OH)_3\downarrow + NH_3\uparrow + H_2O$$

Silicate: Siliciumdioxid oder Silicate werden durch den Aufschluß in lösliche Silicate, z.B. Oxo-Anionen vom Typ SiO_4^{4-}, übergeführt. Für ein Ca-Al-Silicat ergibt sich beispielsweise folgende Bruttogleichung:

$$CaAl_2SiO_8 + 3\ Na_2CO_3 \longrightarrow 2\ Na_2SiO_3 + CaCO_3 + 2\ NaAlO_2 + 2\ CO_2$$

Der pulverisierte Schmelzkuchen wird mit Wasser ausgelaugt. Die wässr. Lösung wird anschließend mit konz. HCl eingedampft. Das zunächst gelöste Silicat liegt danach als SiO_2 vor, das in 2 M-HCl nicht mehr löslich ist. Macht man das salzsaure Filtrat ammoniakalisch, so fällt - falls ein Al-Silicat aufgeschlossen wurde - $Al(OH)_3$ aus.

Silberhalogenide: Aus Silberhalogeniden entsteht elementares Silber. Der basische Aufschluß kann z.B. für Silberbromid durch folgende Gleichungen beschrieben werden.

$$2\ AgBr + Na_2CO_3 \rightleftharpoons Ag_2CO_3 + 2\ NaBr$$

$$Ag_2CO_3 \longrightarrow 2\ Ag + CO_2\uparrow + 1/2\ O_2\uparrow$$

Günstiger ist es, Silberhalogenide mit Zink in 1 M-H_2SO_4 zu reduzieren und anschließend das metallische Silber in konz. HNO_3 zu lösen.

$$2\ Ag^+ + Zn \longrightarrow Zn^{2+} + 2\ Ag$$

$$3\ Ag + NO_3^- + 4\ H^+ \longrightarrow NO\uparrow + 3\ Ag^+ + 2\ H_2O$$

Darüber hinaus können alle Silberhalogenide auch mit einer konz. Natriumthiosulfat-Lösung ($Na_2S_2O_3$) aufgelöst werden (vgl. hierzu auch Seite 258).

$$AgX + 2\ S_2O_3^{2-} \longrightarrow [Ag(S_2O_3)_2]^{3-} + X^-$$

Oxidationsschmelze (vgl. auch Kap. 1.1.2, Seite 165)

Sie dient zum Aufschluß von Chrom(III)-oxid (Cr_2O_3) und Chromeisenstein ($FeCr_2O_4$). Da die Oxidationsschmelze mit Na_2CO_3 (bzw. K_2CO_3) und KNO_3 oder $NaNO_3$ basisch reagiert, werden auch Substanzen wie $BaSO_4$ oder Al_2O_3 aufgeschlossen. Hierfür sind allerdings längere Reaktionszeiten erforderlich. SnO_2 wird von der Oxidationsschmelze nicht angegriffen.

Freiberger Aufschluß

Der Freiberger Aufschluß ist für schwerlösliche Oxide von Elementen geeignet, die lösliche Thiosalze bilden. Der Aufschluß wird durch andere Rückstände nicht beeinträchtigt.
Zum Aufschluß wird der zu lösende Rückstand mit einem Gemisch von Soda (oder Pottasche) und Schwefel verschmolzen. Der resultierende Schmelzkuchen wird mit Wasser ausgelaugt.
Die Umsetzungsgleichung für Zinnstein (SnO_2) lautet:

$$2\ SnO_2 + 2\ Na_2CO_3 + 9\ S \longrightarrow 2\ Na_2SnS_3 + 3\ SO_2\uparrow + 2\ CO_2\uparrow$$

Beim Ansäuern mit HCl fällt aus den Thiostannat-Lösungen gelbes SnS_2 aus.

$$SnS_3^{2-} + 2\ H^+ \longrightarrow SnS_2\downarrow + H_2S\uparrow$$

(Anm.: Nach neueren Befunden liegt das als SnS_3^{2-} formulierte Thio-Anion in dimerer Form als $Sn_2S_6^{4-}$-Ion vor.)

2. ANORGANISCHE BESTANDTEILE

2.1 Nachweis wichtiger Elementarsubstanzen

(Weitere Nachweisreaktionen, bes. von "Elementen in org. Verbindungen", sind im Kap. 3.1, Seite 313 beschrieben.)

2.1.1 Identitätsprüfungen des Arzneibuches

Kohlenstoff (Medizinische Kohle) (vgl. auch Seite 313)
(Komm. DAB 9, Bd. II, S. 2084 und Komm. Ph.Eur., Bd. III, S. 318)

- Zur Rotglut erhitzt, verbrennt die Substanz langsam ohne Flamme.

Das bei der Verbrennung gebildete Gemisch aus CO und CO_2 kann aufgrund seines CO_2-Anteils durch Einleiten in eine $Ca(OH)_2$- oder $Ba(OH)_2$-Lösung nachgewiesen werden. Es tritt Trübung auf unter Bildung von $CaCO_3$ bzw. $BaCO_3$.

Da die Kohle durch ihr Adsorptionsvermögen hinreichend charakterisiert ist, verzichten einige Arzneibücher auf den o.a. Identitätsnachweis.

Adsorptionsvermögen: Es wird durch die bromometrische Bestimmung von überschüssigem, nicht adsorptiv an die Kohle gebundenem Phenazon (gegen einen Blindwert) ermittelt. Ethoxychrysoidin dient als Redoxindikator (vgl. auch Bd. II, Kap. 7.2.5 "Bromometrie").

Vermutlich entsteht aus Phenazon als Folge einer elektrophilen Substitution 4-Bromphenazon als Titrationsendprodukt.

Phenazon   →   4-Brom-phenazon
            $+Br_2$
            $-HBr$

Ph.Eur. fordert ein Adsorptionsvermögen von mindestens 40 g Phenazon auf 100 g getrocknete Medizinische Kohle.

Je nach Art der Herstellung sind die Adsorptionseigenschaften verschiedener Kohlequalitäten recht unterschiedlich.
Daher lassen andere Arzneibücher das Adsorptionsvermögen gegen zwei Verbindungsklassen ermitteln, z.B. für ein Alkaloid (Strychninsulfat, Chininsulfat) und für einen Farbstoff (Methylenblau).

Sauerstoff
(vgl. Komm. Ph.Eur., Bd. I/II, S. 1035 und Komm. DAB 9, Bd. III, S. 3055)

- Ein glühender Holzspan flammt in Ggw. von Sauerstoff auf.
- Alkal. Pyrogallol-Lösung vermag große Mengen an Sauerstoff unter Bildung gefärbter Produkte zu absorbieren.

Die Pyrogallol-Lösung färbt sich braunrot bis dunkelbraun.
Die entstehenden Oxidationsprodukte wie beispielsweise Purpurogallin sind bisher nur z.T. identifiziert worden.

Pyrogallol → → → Purpurogallin

Feinverteilter Schwefel
(vgl. Komm. DAB 7, S. 1347 und Komm. DAB 9, Bd. III, S. 3075)

Prüfung auf Identität
- Schwefel verbrennt an der Luft mit schwach blauer Flamme
  unter Bildung von SO_2, das angefeuchtetes blaues Lackmus-
  Papier rot färbt.
- Überschüssiges Bromwasser oxidiert Schwefel zu SO_4^{2-}, das
  als schwerlösliches $BaSO_4$ nachgewiesen werden kann.

$$S + 3\ Br_2 + 4\ H_2O \longrightarrow SO_4^{2-} + 6\ Br^- + 8\ H^+$$

Darüber hinaus läßt DAB 9 noch folgende Identitätsprüfung
durchführen:
- 50 mg Substanz werden 10 Sekunden lang mit 5 ml Piperidin
geschüttelt. Die Flüssigkeit färbt sich rot.
Elementarer Schwefel ist in Piperidin löslich. Das nucleophile Lösungsmittel öffnet dabei die kronenförmigen S_8-Moleküle
unter Bildung rot gefärbter Polysulfide.

Prüfung auf Reinheit
Das DAB-Präparat muß durch Behandeln mit wässr. NH_3-Lösung
von Oxidationsprodukten sowie von As- und Se-Verbindungen be-
freit werden.
Arsensulfide lösen sich beim Behandeln von Schwefel mit wässr.
NH_3-Lösung als Thioarsenat-Ionen (AsS_4^{3-}). Dabei erfolgt
gleichzeitig durch den Schwefel eine Oxidation von As(III) zu
As(V).

$$As_2S_3 + 3\ (NH_4)_2S + 2\ S \longrightarrow 2\ (NH_4)_3(AsS_4)$$

Zur Reinheitsprüfung von Schwefel auf Arsen-Verbindungen wird
das NH_3-Filtrat eingedampft. Der Rückstand ergibt bei der Umsetzung mit HNO_3 Arsensäure (H_3AsO_4). Bei der anschließenden
Reduktion mit H_3PO_2 (Thiele-Reagenz) entsteht eine braune,
kolloidale Suspension von elementarem Arsen.

$$2\ H_3AsO_4 + 5\ H_3PO_2 \longrightarrow 2\ As + 5\ H_3PO_3 + 3\ H_2O$$

Selen-Verbindungen werden bei dieser Prüfung mit HNO_3 in
H_2SeO_3 übergeführt, aus der schließlich durch die Umsetzung
mit H_3PO_2 hellrotes Se gebildet wird.

Schwefel, organisch gebundener
(vgl. Komm. Ph.Eur., Bd. I/II, S. 122)

Folgende Identitätsprüfungen werden nach Ph.Eur. durchgeführt:
- Der reduktive Aufschluß (Zn/Na$_2$CO$_3$) der organischen Substanz liefert S^{2-}. Beim Ansäuern (HCl) entsteht daraus gasf. H$_2$S, der mit Pb(II)-acetat braunschwarzes PbS ergibt.
- Der oxidative Aufschluß der organischen Substanz nach der Schöniger-Methode (vgl. Kap. 1.2.3, Seite 177) führt zu SO$_4^{2-}$, das mit BaCl$_2$-Lösung als swl. BaSO$_4$ nachgewiesen werden kann.

Weitere Nachweis-Reaktionen für organisch gebundenen Schwefel werden im Kap. 3.1.1, Seite 314 vorgestellt.

Iod
(vgl. Komm. DAB 9, Bd. II, S. 1977 und Komm. Ph.Eur., Bd. I/II, S. 856 sowie Analytik II, Kap. 7.2.3 "Iodometrie")

Prüfung auf Identität

- Beim Erhitzen der Substanz entweichen violette Dämpfe, die ein blauschwarzes, kristallines Sublimat bilden.
- Iod-Stärke-Reaktion: Blaufärbung auf Zusatz von Stärke-Lösung. Die Farbe verschwindet beim Erhitzen zum Sieden und tritt beim Erkalten wieder auf.

Die intensive Blaufärbung der Iod-Stärke-Reaktion beruht auf der Einlagerung des Pentaiodid-Anions (I$_5^-$) in die Amylose-Helix. Die Farbe wird durch Licht, UV- und Röntgenstrahlung sowie bei Zugabe von Ethanol oder durch Erhitzen geschwächt, weil die Helix-Struktur der Amylose stark vom Lösungsmittel, dem pH-Wert und der Temperatur abhängt.

Prüfung auf Reinheit

- Iod wird mit Wasser verrieben und mit Zinkstaub reduziert. Anschließend wird im Filtrat auf Chlorid und Bromid geprüft.

Da die Eigenfarbe des Iods die Reinheitsprüfungen stört, wird zunächst durch Reduktion mit Zn entfärbt. Vorhandene Verunreinigungen wie z.B. ICN, IBr oder ICl werden gleichfalls reduziert. Das Filtrat wird anschließend mit AgNO$_3$ in Ggw. von NH$_3$ versetzt. Es fällt lediglich AgI aus, während [Ag(NH$_3$)$_2$]$^+$Cl$^-$ und [Ag(NH$_3$)$_2$]$^+$Br$^-$ in Lösung verbleiben. Säuert man nach Abtrennen des Silberiodids an, so werden die komplexen Silbersalze zerstört und AgBr oder AgCl fallen aus.

$$I_2, ICl, IBr, ICN \xrightarrow{+ Zn/ - Zn^{2+}} I^-, Cl^-, Br^-, CN^-$$

$$I^-, Br^-, Cl^- \xrightarrow{+ Ag^+, + NH_3} AgI\downarrow, [Ag(NH_3)_2]^+Cl^-, [Ag(NH_3)_2]^+Br^-$$

$$[Ag(NH_3)_2]^+Br^-, [Ag(NH_3)_2]^+Cl^- \xrightarrow{+ H^+/ - NH_4^+} AgBr\downarrow, AgCl\downarrow$$

Im Ggs. zum DAB 9 läßt Ph.Eur. auch auf Cyanid prüfen, das im Iod als ICN enthalten sein kann.

Zum Nachweis von CN^- erwärmt man die Prüflösung - nach der Reduktion mit Zn - im alkal. Milieu mit Fe^{2+}. Bei Anwesenheit von Cyanid entsteht Hexacyanoferrat(II). Nach dem Ansäuern bildet sich mit Fe(III), das durch Oxidation in alkal. Fe(II)-Salzlösungen stets in geringer Menge vorhanden ist, <u>Berliner Blau</u>.

$$Fe^{2+} + 6\ CN^- \longrightarrow [Fe(CN)_6]^{4-} + Fe^{3+} + K^+ \longrightarrow KFe^{III}[Fe^{II}(CN)_6]$$

<u>Eisenpulver</u>
(vgl. Komm. DAB 7, Seite 772)
(Anm.: Diese Monographie ist im DAB 9 bzw. in der Ph.Eur. nicht enthalten.)
Zur Prüfung auf <u>Identität</u> wird die Substanz in verd. H_2SO_4 gelöst. Nach Zugabe von Kaliumhexacyanoferrat(III)-Lösung wird das entstehende Fe^{2+} als swl., blaues $KFe[Fe(CN)_6]$ nachgewiesen.

$$Fe + H_2SO_4 \xrightarrow{-H_2\uparrow} FeSO_4 + K_3[Fe(CN)_6] \longrightarrow KFe[Fe(CN)_6]\downarrow + K_2SO_4$$

2.2 Analyse der Anionen

Der Nachweis der Anionen kann aus der Ursubstanz, dem Sodaauszug, dem Rückstand des SA oder aus dem salzsäureunlöslichen Rückstand erfolgen.
Von großer Bedeutung für den weiteren Gang der Identifizierung der Anionen sind die nachfolgenden Vorproben, die bereits wichtige Orientierungshilfen auf die An- oder Abwesenheit bestimmter Anionengruppen geben.

<u>Vorproben (Gruppenvorproben)</u>
1) <u>Verhalten gegenüber verd. oder konz. Schwefelsäure</u>
   (vgl. hierzu Kap. 1.1.2, Seite 169)
2) <u>Ansäuern einer Probe des SA mit Salzsäure</u>
Während des Ansäuerns mit HCl können Niederschläge von <u>amphoteren Hydroxiden</u> $(Al(OH)_3, Zn(OH)_2, Pb(OH)_2, Sn(OH)_2$ u.a.) auftreten, die sich jedoch bei stärkerem Ansäuern wieder auflösen.
<u>Silicate</u> bilden hingegen einen bleibenden Niederschlag. Auch <u>Sulfide</u> (aus Thiosalzen) und <u>Schwefel</u> aus Thiosulfaten können ausfallen (vgl. auch Kap. 1.1.2, Seite 172).
3) <u>Ansäuern einer Probe des SA mit HNO_3 und Versetzen mit $AgNO_3$-Lösung</u>
An schwerlöslichen Silbersalzen können ausfallen als
- weißer Nd.: Cl^-, BrO_3^-, IO_3^-, CN^-, SCN^-, $[Fe(CN)_6]^{4-}$
- schwach gelblicher Nd.: Br^-
- gelblicher Nd.: I^-
- orangeroter Nd.: $[Fe(CN)_6]^{3-}$

Hat man nicht stark genug angesäuert, so können außerdem Niederschläge von schwarzem Ag_2S (aus S^{2-} oder $S_2O_3^{2-}$), rotem Ag_2CrO_4 und weißem Ag_2SO_3 auftreten. Diese Niederschläge sind jedoch in konz. HNO_3 löslich; auch AgCN löst sich merklich in konz. Salpetersäure.

Die Silbersalz-Fällung behandelt man mit NH_3-Lösung. Als komplexe Silberdiammin-Salze lösen sich: AgCl, AgBr, $AgBrO_3$, $AgIO_3$, AgCN, AgSCN, Ag_2CrO_4, Ag_2SO_3 und $Ag_3[Fe(CN)_6]$. Den danach verbleibenden Rückstand versucht man in KCN-Lösung zu lösen. Als komplexe Silberdicyano-Salze lösen sich AgI und $Ag_4[Fe(CN)_6]$, während Ag_2S unlöslich ist. AgCl, $AgBrO_3$ und $AgIO_3$ lösen sich auch in kalter, gesättigter $(NH_4)_2CO_3$-Lösung.

4) <u>Ansäuern einer Probe des SA mit Essigsäure und Zugabe von $CaCl_2$-Lösung</u>
Ein weißer Niederschlag eines schwerlöslichen Ca-Salzes fällt aus bei Anwesenheit von: SO_3^{2-} (in der Wärme), PO_4^{3-}, $B_4O_7^{2-}$, Oxalat ($C_2O_4^{2-}$), Tartrat ($C_4H_4O_6^{2-}$), F^-, $[Fe(CN)_6]^{4-}$ sowie SO_4^{2-}, falls letzteres in höherer Konzentration vorliegt.

5) <u>Ansäuern einer Probe des SA mit verd. HCl und Versetzen mit $BaCl_2$-Lösung</u>
Ein weißer Niederschlag des entsprechenden swl. Ba-Salzes fällt aus in Ggw. von: SO_4^{2-}, $[SiF_6]^{2-}$ und evtl. F^-. BaF_2 ist in konz. HCl leicht löslich, $Ba[SiF_6]$ hingegen schwerlöslich.

6) <u>Prüfung auf Oxidationsmittel durch Ansäuern des SA mit HCl und Zugabe von Kaliumiodid/Stärke-Lösung</u>
Eine Blaufärbung durch die Iod-Stärke-Reaktion infolge der Oxidation des zugesetzten Iodids zu elementarem Iod kann hervorgerufen werden durch: $[Fe(CN)_6]^{3-}$, CrO_4^{2-}, $Cr_2O_7^{2-}$, AsO_4^{3-} (schwach), $S_2O_8^{2-}$, NO_2^-, ClO_3^-, BrO_3^-, IO_3^-, MnO_4^- und Wasserstoffperoxid (H_2O_2).

In stark saurer Lösung wird Iodid auch von NO_3^-, Cu^{++} und Fe^{3+} zu Iod oxidiert. Die bei längerem Stehenlassen auftretende Blaufärbung wird jedoch durch die oxidierende Wirkung von Luftsauerstoff verursacht.

Die diesen Redoxprozessen zugrundeliegenden Reaktionsgleichungen lauten:

$$2\ [Fe(CN)_6]^{3-} + 2\ I^- \longrightarrow 2\ [Fe(CN)_6]^{4-} + I_2$$

$$2\ CrO_4^{2-} + 6\ I^- + 16\ H_3O^+ \longrightarrow 2\ Cr^{3+} + 3\ I_2 + 24\ H_2O$$

$$Cr_2O_7^{2-} + 6\ I^- + 14\ H_3O^+ \longrightarrow 2\ Cr^{3+} + 3\ I_2 + 21\ H_2O$$

$$AsO_4^{3-} + 2\ I^- + 2\ H_3O^+ \longrightarrow AsO_3^{3-} + I_2 + 3\ H_2O$$

$$S_2O_8^{2-} + 2\ I^- \longrightarrow 2\ SO_4^{2-} + I_2$$

$$2\ NO_2^- + 2\ I^- + 4\ H_3O^+ \longrightarrow 2\ NO + I_2 + 6\ H_2O$$

$$ClO_3^- + 6\ I^- + 6\ H_3O^+ \longrightarrow Cl^- + 3\ I_2 + 9\ H_2O$$

$$BrO_3^- + 6\ I^- + 6\ H_3O^+ \longrightarrow Br^- + 3\ I_2 + 9\ H_2O$$

$IO_3^- + 5 I^- + 6 H_3O^+ \longrightarrow 3 I_2 + 9 H_2O$

$2 MnO_4^- + 10 I^- + 16 H_3O^+ \longrightarrow 2 Mn^{2+} + 5 I_2 + 24 H_2O$

$H_2O_2 + 2 I^- + 2 H_3O^+ \longrightarrow I_2 + 4 H_2O$

$2 NO_3^- + 6 I^- + 8 H_3O^+ \longrightarrow 2 NO\uparrow + 3 I_2 + 12 H_2O$

$2 Cu^{2+} + 4 I^- \longrightarrow 2 CuI\downarrow + I_2$

$2 Fe^{3+} + 2 I^- \longrightarrow 2 Fe^{2+} + I_2$

7) <u>Prüfung auf Reduktionsmittel durch Entfärbung von Iod-Lösung</u>
Säuert man eine Probe des SA mit HCl an und gibt Iod oder eine Iod/Stärke-Lösung hinzu, so tritt Entfärbung ein bei Anwesenheit von: S^{2-}, SO_3^{2-}, $S_2O_3^{2-}$, AsO_3^{3-}, Hydrazin und Hydroxylamin. Außerdem findet eine schwache Reaktion statt in Gegenwart von: CN^-, SCN^- und $[Fe(CN)_6]^{4-}$.

8) <u>Prüfung auf Reduktionsmittel durch Entfärben von Permanganat-Lösung</u>
Versetzt man die schwefelsaure Probe des SA mit $KMnO_4$, so entfärbt sich die Lösung in Ggw. von: Br^-, I^-, $[Fe(CN)_6]^{4-}$, SCN^-, S^{2-}, SO_3^{2-}, Oxalat ($C_2O_4^{2-}$), Tartrat ($C_4H_4O_6^{2-}$), NO_2^-, $S_2O_8^{2-}$ (in der Wärme), AsO_3^{3-} und H_2O_2. Letzteres entsteht in der Siedehitze auch durch die Hydrolyse von Peroxodisulfaten ($S_2O_8^{2-}$).
Außerdem tritt Entfärbung ein bei Anwesenheit von Ameisensäure, verschiedenen org. Verbindungen, Stickstoffoxiden und Phosphoriger Säure (H_3PO_3).
Die diesen Redoxprozessen zugrundeliegenden Reaktionsgleichungen lauten:

$H_2S_2O_8 + 2 H_2O \longrightarrow 2 H_2SO_4 + H_2O_2$

$2 MnO_4^- + 5 H_2O_2 + 6 H_3O^+ \longrightarrow 2 Mn^{2+} + 5 O_2\uparrow + 14 H_2O$

$2 MnO_4^- + 5 C_2O_4^{2-} + 16 H_3O^+ \longrightarrow 2 Mn^{2+} + 10 CO_2\uparrow + 24 H_2O$

$2 MnO_4^- + 5 HSO_3^- + H_3O^+ \longrightarrow 2 Mn^{2+} + 5 SO_4^{2-} + 4 H_2O$

$8 MnO_4^- + 5 H_2S + 14 H_3O^+ \longrightarrow 8 Mn^{2+} + 5 SO_4^{2-} + 26 H_2O$

$2 MnO_4^- + 10 I^-(Br^-) + 16 H_3O^+ \longrightarrow 2 Mn^{2+} + 5 I_2(Br_2) + 24 H_2O$

$MnO_4^- + 5 Fe^{2+} + 8 H_3O^+ \longrightarrow Mn^{2+} + 5 Fe^{3+} + 12 H_2O$

$2 MnO_4^- + 5 NO_2^- + 6 H_3O^+ \longrightarrow 2 Mn^{2+} + 5 NO_3^- + 9 H_2O$

9) <u>Iod-Azid-Reaktion</u>
Analytisch nutzt man hier die Eigenschaft von Aziden, mit Iod nur in Gegenwart von <u>Sulfhydryl-</u> oder potentiellen Sulfhydrylverbindungen (wie z.B. Penicillinen) zu reagieren. Die Reaktion ist sehr empfindlich und dient zum Nachweis von löslichen Sulfiden, Thiocyanaten (Rhodaniden) und Thiosulfaten.

$2 HN_3 + I_2 \xrightarrow{(R-SH)} 3 N_2\uparrow + 2 HI$

Aus den u.a. Valenzstrukturen einiger schwefelhaltiger Ionen ist ersichtlich, daß Sulfit (SO_3^{2-}) und Sulfat (SO_4^{2-}) diese Reaktion nicht katalysieren können.

$$|\underline{S}|^{2-} \ ; \ NC-\underline{\underline{S}}|^{-} \ ; \ ^{-}|\underline{\underline{S}}-\overset{O}{\underset{O}{\overset{\|}{S}}}-\overline{O}| \ ; \ ^{-}|\overline{O}-\overset{O}{\overset{\|}{S}}-\overline{O}|^{-} \ ; \ ^{-}|\overline{O}-\overset{O}{\underset{O}{\overset{\|}{S}}}-\overline{O}|^{-}$$

2.2.1 Anionengruppen

Während die Kationentrennungsgänge (vgl. Seite 239) bis auf wenige Sonderfälle stets eine weitgehend quantitative Fällung der Ionen der jeweiligen Analysengruppe sicherstellen, ist dies für die Anionentrennungsgänge nicht restlos der Fall.
Die Ursachen hierfür liegen u.a. in den größeren Löslichkeitsprodukten einzelner Niederschläge und in der geringeren Spezifität der Fällungsreagenzien. Auch sind die Fällungsbedingungen häufig schwieriger zu kontrollieren als für die Kationentrennungsgänge.
Der nachfolgend beschriebene Anionentrennungsgang ist in fünf verschiedene Gruppen unterteilt, in denen durch ein Gruppenreagenz eine Reihe von Anionen gemeinsam abgeschieden werden. Das Filtrat enthält jeweils die Anionen der folgenden Gruppen. Nach der Abtrennung der einzelnen Gruppen erfolgt dann die Identifizierung der zu diesen Gruppen gehörenden Anionen.
Folgende Gruppen in der Reihenfolge ihrer Fällung sind zu unterscheiden:

1) <u>Calciumnitrat-Gruppe</u>
Sie enthält alle Anionen, die in schwach alkal. Lösung schwerlösliche <u>Ca-Salze</u> bilden: F^{-}, CO_3^{2-}, SiO_4^{4-}, $B_4O_7^{2-}$, AsO_3^{3-}, AsO_4^{3-}, SO_3^{2-}, PO_4^{3-}, $C_2O_4^{2-}$, $C_4H_4O_6^{2-}$ und evtl. $[SiF_6]^{2-}$ sowie SO_4^{2-}.

2) <u>Bariumnitrat-Gruppe</u>
Sie umfaßt alle Anionen, die in schwach alkal. Lösung schwerlösliche <u>Ba-Salze</u> bilden. Hierzu zählen: CrO_4^{2-}, SO_4^{2-}, $[SiF_6]^{2-}$, IO_3^{-} und BO_3^{-} (teilweise).
In diese Gruppe gehört auch das $S_2O_8^{2-}$-Ion, das zwar kein swl. Bariumsalz bildet, jedoch in der Siedehitze in Sulfat und H_2O_2 zerfällt, so daß swl. Ba-sulfat auftreten kann.

3) <u>Zinknitrat-Gruppe</u>
In dieser Gruppe werden in schwach alkal. Lösung alle verbleibenden Anionen gefällt, die schwerlösliche <u>Zn-Salze</u> bilden wie z.B. S^{2-}, CN^{-}, $[Fe(CN)_6]^{3-}$ und $[Fe(CN)_6]^{4-}$.

4) <u>Silbernitrat-Gruppe</u>
Nach Ansäuern mit HNO_3 bilden sich schwerlösliche <u>Ag-Salze</u> durch: Cl^{-}, Br^{-}, I^{-}, SCN^{-}, $S_2O_3^{2-}$, IO_3^{-} sowie dem Hauptteil von BrO_3^{-}.

5) <u>Lösliche Gruppe</u>
Sie enthält die Anionen ClO_3^{-}, ClO_4^{-}, NO_2^{-} und CH_3COO^{-}, die mit keinem der genannten Fällungsreagenzien schwerlösliche

Niederschläge bilden. In der "Löslichen Gruppe" finden sich stets auch mehr oder minder große Anteile verschleppter Anionen aus den vorherigen Gruppen, insbesondere Bromat.

2.2.2 Nachweis

Fluorid (F^-)

Bezüglich ihrer Löslichkeit in Wasser unterscheiden sich die Fluoride doch deutlich von den übrigen Halogeniden. Beispielsweise sind LiF, AlF_3 und die Fluoride der Erdalkalielemente in Wasser schwerlöslich, während die anderen Halogenide dieser Metalle lösliche Salze bilden. Im Gegensatz zu den Silberhalogeniden (-pseudohalogeniden) ist Silberfluorid (AgF) jedoch eine in Wasser leicht lösliche Verbindung.

Als Nachweis-Reaktionen auf Fluorid-Ionen eignen sich:

1) Nachweis durch Komplexbildung
Mit höher geladenen Kationen (Al^{3+}, Fe^{3+} u.a.) bildet Fluorid mehr oder weniger stabile Komplexe ($[AlF_6]^{3-}$, $[FeF_6]^{3-}$).

Fluorid-Ionen verhindern deshalb durch Komplexbildung mit Ti(IV) dessen Nachweis mit H_2O_2 und führen gleichfalls zur Entfärbung einer Eisen(III)-thiocyanat-Lösung.

$$Ti^{4+} + 6 F^- \longrightarrow [TiF_6]^{2-} \xrightarrow{H_2O_2} \not\to$$

$$Fe(SCN)_3 \text{ (rot)} + 6 F^- \longrightarrow [FeF_6]^{3-} \text{ (farblos)} + 3 SCN^-$$

Durch Bildung des komplexen $[ZrF_6]^{2-}$-Ions entfärben Fluorid-Ionen auch einen in salzsaurer Lösung gebildeten violettroten Zirkonium-Alizarin-Farblack unter Freisetzung von gelbem Alizarin S (vgl. Komm. DAB 9, Bd. III, S. 2462).

2) Fällung von Erdalkalifluoriden
Mit Ca(II)- und Ba(II)-Ionen bilden sich in verd. Mineralsäuren schwerlösliche weiße Niederschläge von CaF_2 und BaF_2.

Die Anwesenheit von Ammonium-Ionen kann diese Fällung verhindern.

3) Ätzprobe (vgl. Kap. 1.1.2, Seite 170)
Hierbei wird durch konz. H_2SO_4 aus Fluoriden Fluorwasserstoff (HF) in Freiheit gesetzt, durch den Glas geätzt wird.

Bei Anwesenheit eines Überschusses an Kieselsäure und Borsäure (bzw. Silicaten und Boraten) wird SiF_4 und BF_3 gebildet, die beide Glas nicht angreifen.

$$CaF_2 + H_2SO_4 \longrightarrow CaSO_4 + H_2F_2$$

$$2\ H_2F_2 + SiO_2 \longrightarrow SiF_4{\uparrow} + 2\ H_2O$$

$$3\ HF + B(OH)_3 \longrightarrow BF_3{\uparrow} + 3\ H_2O$$

4) <u>Kriechprobe</u> (vgl. Kap. 1.1.2, Seite 170)
Der Nachweis versagt wie die Ätzprobe in Ggw. von überschüssiger Kiesel- und Borsäure.

5) <u>Wassertropfenprobe</u> (vgl. Kap. 1.1.2, Seite 170)
Auch dieser Nachweis wird durch viel Borsäure oder Borate gestört.

Zur <u>Grenzprüfung</u> auf Fluorid-Ionen, die auf der Zerstörung eines Thorium-Alizarin S-Farblackes beruht, vgl. Kap. 2.2.5, S. 235.

Chlorid (Cl^-)
(vgl. Komm. Ph.Eur., Bd. I/II, S. 115 und Komm. DAB 9, Bd. I, S. 101)

Fast alle Chloride sind in Wasser leicht löslich. Ausnahmen bilden die swl. Salze AgCl, Hg_2Cl_2 sowie das in kaltem Wasser schwerlösliche $PbCl_2$.

Folgende Reaktionen eignen sich zum qualitativen Nachweis von Chlorid-Ionen:

1) <u>Fällung als Silberchlorid</u>
Beim Versetzen einer Cl^--Ionen enthaltenden Lösung mit $AgNO_3$ fällt weißes, käsiges AgCl aus, das sich auf Zusatz von NH_3 unter Bildung des komplexen $[Ag(NH_3)_2]^+Cl^-$ auflöst und durch Ansäuern, z.B. mit verd. HNO_3, wieder ausgefällt werden kann (Ph.Eur., DAB 9).

$$Ag^+ + Cl^- \longrightarrow AgCl{\downarrow} \underset{(+\ H^+)}{\overset{(+\ NH_3)}{\rightleftarrows}} [Ag(NH_3)_2]^+Cl^-$$

Silberchlorid ist auch in einer Alkalicyanid- sowie in einer konz. $Na_2S_2O_3$-Lösung unter Bildung von Komplexen mit der Koordinationszahl zwei löslich ($[Ag(CN)_2]^-$, $[Ag(S_2O_3)_2]^{3-}$). AgCl löst sich gleichfalls in konz. HCl, wobei $[AgCl_2]^-$ gebildet wird.

Zur weiteren Charakterisierung des AgCl-Niederschlages können folgende Reaktionen herangezogen werden:
Beim Erhitzen mit gelbem $(NH_4)_2S_x$ fällt schwarzes Ag_2S aus,

$$2\ AgCl + S^{2-} \longrightarrow Ag_2S{\downarrow} + 2\ Cl^-$$

und durch Umsetzung mit Zn/H_2SO_4 bzw. mit Formaldehyd in alkal. Lösung entsteht elementares Silber.

$$2\ AgCl + Zn \longrightarrow 2\ Ag{\downarrow} + Zn^{2+} + 2\ Cl^-$$

$$2\ AgCl + H_2CO + 3\ NaOH \longrightarrow 2\ Ag{\downarrow} + 2\ NaCl + HCOONa + 2\ H_2O$$

Die AgCl-Fällung wird durch Ionen wie Br^-, I^-, SCN^-, CN^- oder $[Fe(CN)_6]^{4-}$ gestört (vgl. auch Kap. 2.2.3, Seite 224).

Die Störung durch Thiocyanat-Ionen kann beispielsweise durch vorherige Umsetzung mit $CuSO_4$ und Schwefeldioxid-Lösung beseitigt werden, weil SCN^- mit $Cu(I)$, das aus $Cu(II)$ durch Reduktion mit SO_2 gebildet wurde, als $CuSCN$ ausgefällt werden kann (MC-Frage 127).

$$2\ SCN^- + 2\ Cu^{2+} + SO_3^{2-} + H_2O \longrightarrow 2\ CuSCN\downarrow + SO_4^{2-} + 2\ H^+$$

2) Oxidation zu elementarem Chlor
Chlorid-Ionen können in salpetersaurer Lösung mit $KMnO_4$ oder MnO_2 zu Cl_2 oxidiert werden. Dieses oxidiert anschließend Iodid zu Iod und färbt somit Kaliumiodid-Stärke-Papier <u>blau</u> (<u>Ph.Eur.</u>).

$$2\ Cl^- + MnO_2 + 4\ H_3O^+ \longrightarrow Mn^{2+} + Cl_2 + 6\ H_2O$$

3) Chromylchlorid-Reaktion
Cl^--Ionen werden mit $K_2Cr_2O_7/H_2SO_4$ in flüchtiges, <u>rotbraunes Chromylchlorid</u> (CrO_2Cl_2), dem Säurechlorid der Chromsäure ($H_2CrO_4 = CrO_2(OH)_2$), übergeführt und durch Erhitzen in NaOH übergetrieben. Dabei bildet sich durch Hydrolyse Chromat, das die Lösung gelb färbt.

$$4\ Cl^- + Cr_2O_7^{2-} + 6\ H^+ \longrightarrow 2\ CrO_2Cl_2\uparrow + 3\ H_2O$$

$$CrO_2Cl_2 + 4\ HO^- \longrightarrow 2\ Cl^- + CrO_4^{2-} + 2\ H_2O$$

Chromylchlorid oxidiert als Cr(VI)-Verbindung auch <u>Diphenylcarbazid</u> zu Diphenylcarbazon und wird dabei zu Cr(III) reduziert. Chrom(III) reagiert anschließend mit Diphenylcarbazon zu einem <u>rotvioletten</u> Farbkomplex (DAB 9).

AgCl und Hg_2Cl_2 gehen die Chromylchlorid-Reaktion nicht ein. F^- (Bildung von Chromylfluorid), I^-, Br^- (Oxidation von Diphenylcarbazid durch gebildetes Brom) sowie NO_2^- und NO_3^- (Bildung von NOCl) stören den Nachweis.

Zur Grenzprüfung auf Chlorid-Ionen vgl. Kap. 2.2.5, Seite 235.

Bromid (Br^-)
(vgl. Komm. Ph.Eur., Bd. I/II, S. 114 und Komm. DAB 9, Bd. I, S. 99)

Mit Ausnahme von AgBr, Hg_2Br, TlBr und $PbBr_2$ sind alle anderen Bromide in Wasser leicht löslich.

Bromid-Ionen geben folgende Reaktionen, die zu ihrer Identifizierung herangezogen werden können:

1) **Fällung als Silberbromid**
Aus einer Br⁻-haltigen Lösung fällt bei Zugabe von $AgNO_3$ ein gelblicher Nd. von AgBr aus, der in verd. HNO_3 unlöslich und in NH_3-Lösung schwerlöslich ist (Ph.Eur., DAB 9).

$$Ag^+ + Br^- \longrightarrow AgBr\downarrow$$

In konz. Ammoniak, KCN- und $Na_2S_2O_3$-Lösungen bilden sich jedoch lösliche Komplexe (vgl. Chlorid). Beim Behandeln mit $(NH_4)_2S$ entsteht in der Wärme Ag_2S.

2) **Oxidation zu elementarem Brom**
Säuert man die Probelösung mit HCl oder H_2SO_4 an, unterschichtet sie dann mit $CHCl_3$ oder CCl_4 und gibt anschließend tropfenweise Chlorwasser hinzu, so wird Bromid zu Brom oxidiert, und die org. Phase färbt sich braun. Bei weiterer Reagenzienzugabe schlägt die Farbe unter Bildung von Bromchlorid (BrCl) in weingelb um.

$$2\,Br^- + Cl_2 \longrightarrow Br_2 + 2\,Cl^- \quad ; \quad Br_2 + Cl_2 \longrightarrow 2\,BrCl$$

Chlor kann in bequemer Weise auch aus Chloramin T (N-Chlor-p-toluolsulfonamid-Natrium) erzeugt werden.

$$H_3C\text{-}C_6H_4\text{-}SO_2\text{-}N(Na)Cl \xrightarrow[-Na^+]{+2\,H^+; Cl^-} H_3C\text{-}C_6H_4\text{-}SO_2\text{-}NH_2 + Cl_2$$

Chloramin T   **p-Toluolsulfonamid**

Weitere Oxidationsmittel, die Br^- in Br_2 überführen, sind: $KBrO_3$, H_2O_2, MnO_2, K_2CrO_4, $K_2Cr_2O_7$, H_2SO_4 conc., $KMnO_4$ und PbO_2. Hierbei laufen folgende Redoxprozesse ab:

$$2\,Br^- + H_2SO_4 + 2\,H^+ \longrightarrow 1\,Br_2 + SO_2\uparrow + 2\,H_2O$$

$$5\,Br^- + KBrO_3 + 6\,H^+ \longrightarrow 3\,Br_2 + K^+ + 3\,H_2O$$

$$2\,Br^- + H_2O_2 + 2\,H^+ \longrightarrow 1\,Br_2 + 2\,H_2O$$

$$2\,Br^- + MnO_2 + 4\,H^+ \longrightarrow 1\,Br_2 + Mn^{2+} + 2\,H_2O$$

$$5\,Br^- + MnO_4^- + 8\,H^+ \longrightarrow 2{,}5\,Br_2 + Mn^{2+} + 4\,H_2O$$

$$3\,Br^- + K_2CrO_4 + 8\,H^+ \longrightarrow 1{,}5\,Br_2 + 2\,K^+ + Cr^{3+} + 4\,H_2O$$

$$6\,Br^- + Cr_2O_7^{2-} + 14\,H^+ \longrightarrow 3\,Br_2 + 2\,Cr^{3+} + 7\,H_2O$$

$$2\,Br^- + PbO_2 + 4\,H^+ \longrightarrow 1\,Br_2 + Pb^{2+} + 2\,H_2O$$

3) **Eosin-Probe**
Durch Oxidation von Bromid mit $K_2Cr_2O_7/H_2SO_4$ entsteht elementares Brom, das den gelben Farbstoff Fluorescein in rot gefärbtes Eosin (Tetrabromfluorescein) zu überführen vermag (Ph.Eur.).

Die rote Farbe tritt noch deutlicher hervor, wenn man das mit Fluorescein getränkte Papier anschließend über Ammoniak hält.

Fluorescein → (Br$_2$) → Eosin

4) Nachweis mit Schiffs Reagenz
Blei(IV)-oxid (PbO$_2$) oxidiert Bromid zu elementarem Brom, das Schiffs Reagenz in ortho-Stellung zu den Aminogruppen elektrophil bromiert.
Da Rosanilin-HCl ein Gemisch homologer Salze ist (R = H und CH$_3$), entstehen dabei **violette** Pentabrom- (R = CH$_3$) und Hexabrom-rosanilinium-Salze (R = Br).

Rosanilin-HCl   R=H;CH$_3$ →(Br$_2$)→   R=CH$_3$;Br

5) Bromierung von Phenol
Oxidiert man Br$^-$ zu Br$_2$ und gibt anschließend einige Tropfen Phenol-Lösung hinzu, so bildet sich eine weiße Fällung von 2.4.6-Tribromphenol (vgl. hierzu auch Bd. II, Kap. 7.2.5 "Bromometrie - Kernbromierung").

Iodid (I$^-$)
(vgl. Komm. Ph.Eur., Bd. I/II, S. 117 und Komm. DAB 9, Bd. I, S. 103)

Von den Iodiden sind AgI, PdI$_2$, HgI$_2$, TlI, CuI und PbI$_2$ in Wasser noch schwerer löslich als die entsprechenden Bromide. Alle übrigen Iodide sind wasserlöslich.
Die schwerlöslichen Iodide setzen sich bei der Herstellung des Sodaauszuges nicht oder kaum um; sie können aber relativ leicht beim Erhitzen der Analysensubstanz mit konz. H$_2$SO$_4$ durch die entstehenden violetten Dämpfe erkannt werden. Auch zahlreiche andere Oxidationsmittel (z.B. NO$_2^-$, Cu^{2+}, Fe^{3+},

H_2O_2, PbO_2, IO_3^-, Cr(VI)-Verbindungen u.a.) oxidieren Iodid leicht zu elementarem Iod (vgl. Seite 188).
Im Ggs. zu Chlorid bildet Iodid mit Cr(VI) keine flüchtige Chromylverbindung.

Iodid kann außerdem nachgewiesen werden durch:

1) <u>Fällung als Silberiodid</u>
Beim Versetzen einer Probelösung mit $AgNO_3$ fällt <u>blaßgelbes</u> AgI aus:

$$Ag^+ + I^- \longrightarrow AgI\downarrow$$

AgI ist schwerlöslich in NH_3 und verd. HNO_3, löst sich aber unter Komplexbildung in KCN- und konz. Thiosulfat-Lösungen. Beim Erhitzen mit $(NH_4)_2S_x$ bildet sich schwarzes Ag_2S (Ph.Eur., DAB 9).

2) <u>Oxidation zu elementarem Iod</u>
- Iodid-Ionen werden in verdünnt mineralsaurer Lösung von $K_2Cr_2O_7$ zu elementarem Iod oxidiert, das sich in Chloroform mit violetter Farbe löst (Ph.Eur., DAB 9).

$$6\ I^- + Cr_2O_7^{2-} + 14\ H_3O^+ \longrightarrow 2\ Cr^{3+} + 3\ I_2 + 21\ H_2O$$

- Versetzt man eine mit verd. H_2SO_4 angesäuerte Lösung mit <u>Chlorwasser</u> und unterschichtet mit $CHCl_3$ oder CCl_4, so färbt sich die organische Phase <u>violett</u>. Bei weiterer Reagenzienzugabe tritt Entfärbung ein, weil I_2 teilweise zu farblosem Iodat oxidiert und z.T. auch in farbloses Iodtrichlorid (ICl_3) übergeführt wird.

$$2\ I^- + Cl_2 \longrightarrow I_2 + 2\ Cl^-$$

$$I_2 + 5\ Cl_2 + 6\ H_2O \longrightarrow 10\ HCl + 2\ HIO_3$$

$$I_2 + 3\ Cl_2 \longrightarrow 2\ ICl_3$$

Elementares Iod löst sich in organischen Lösungsmitteln mit unterschiedlichen Farben. Beispielsweise sind Lösungen von I_2 in CS_2, $CHCl_3$ oder CCl_4 <u>violett</u>, in Alkoholen, Ethern oder Ketonen <u>braun</u> und in Benzol <u>braunrot</u> gefärbt. Diese Farbabweichungen von der blauschwarzen Eigenfarbe des Iods beruhen auf der Wechselwirkung von Lösungsmittelmolekülen mit der Elektronenhülle des Iods.

<u>Cyanid (CN^-)</u>

Von den Cyaniden sind nur die Alkali-, Erdalkali-Cyanide sowie Hg(II)- und Au(III)-cyanid in Wasser leicht löslich; alle anderen lösen sich hingegen nur schwer in Wasser.

Das CN^--Ion gleicht in vielen Eigenschaften den Halogenid-Ionen (Pseudohalogenid).
Es kann mit zahlreichen Schwermetallionen (Cu^+, Fe^{2+}, Fe^{3+} usw.) sehr stabile Komplexe bilden.
Mit Ausnahme von AgCN gehen alle Cyanide bei der Herstellung des Sodaauszuges in Lösung. Da sich jedoch in Ggw. von Schwermetallionen stabile, lösliche Komplexe bilden können, ist eine negative Reaktion auf Cyanid im SA noch kein hinreichen-

der Beweis für seine Abwesenheit. Man prüfe deshalb auch
stets in der Ursubstanz auf Cyanid.
Zur Identifizierung von Cyaniden dienen die nachfolgenden
Reaktionen:

1) <u>Verhalten gegenüber Schwefelsäure</u>
Aus einfachen Cyaniden und leicht zerstörbaren Cyanokomplexen
wird in verd. H_2SO_4 oder beim Verreiben mit $KHSO_4$ <u>Blausäure</u>
(HCN) in Freiheit gesetzt, die an ihrem Geruch nach <u>bitteren
Mandeln</u> erkannt werden kann. Alle Cyanide, auch die stabilsten,
werden durch konz. H_2SO_4 zersetzt, wobei neben HCN auch CO und
Ammoniumsulfat gebildet werden.

$$6\ CN^- + 6\ H^+ \longrightarrow 6\ HCN + 3\ H_2SO_4 + 6\ H_2O \longrightarrow 3\ (NH_4)_2SO_4 + 6\ CO\uparrow$$

Zur Zerstörung von Cyaniden eignet sich auch deren Umsetzung
mit <u>Natriumhypochlorit</u> (NaOCl) in stark alkal. Lösung. Hierbei wird oberhalb von pH 11 Cyanid zunächst zu Cyanat (OCN^-)
und dann weiter zu Carbonat oxidiert.

$$CN^- + OCl^- \longrightarrow OCN^- + Cl^-$$

$$2\ OCN^- + 3\ OCl^- + 2\ HO^- \longrightarrow N_2\uparrow + 2\ CO_3^{2-} + 3\ Cl^- + H_2O$$

2) <u>Fällung schwerlöslicher Cyanide</u>
- Cu^{2+}-Ionen fällen aus cyanidhaltigen Lösungen zunächst <u>gelbes</u> $Cu(CN)_2$, das leicht in Dicyan $[(CN)_2]$ und <u>weißes</u> CuCN zerfällt. Letzteres ergibt mit überschüssigem Cyanid den <u>farblosen</u> $[Cu(CN)_4]^{3-}$-Komplex.

$$4\ CN^- + 2\ Cu^{2+} \longrightarrow 2\ Cu(CN)_2 \longrightarrow 2\ CuCN\downarrow + (CN)_2\uparrow$$

$$CuCN + 3\ CN^- \longrightarrow [Cu(CN)_4]^{3-}$$

- Cyanide bilden mit $AgNO_3$-Lösung einen weißen Nd. von AgCN,
der im Sauren schwerlöslich ist, sich jedoch in NH_3, Thiosulfat und Cyanidüberschuß löst. AgCN fällt also erst dann aus,
wenn ein Überschuß an Ag^+-Ionen vorhanden ist.

$$Ag^+ + 2\ CN^- \longrightarrow [Ag(CN)_2]^- + Ag^+ \longrightarrow 2\ AgCN\downarrow$$

Die Reaktion versagt bei $Hg(CN)_2$, da dieses zwar in Wasser
löslich ist, jedoch praktisch undissoziiert vorliegt. Setzt
man aber Cl^--Ionen hinzu und säuert mit Oxalsäure an, so wandelt sich $Hg(CN)_2$ in $HgCl_2$ um, und Cyanid kann nachgewiesen
werden.

$$[Hg(CN)_2]_{undiss.} \xrightarrow{+\ 2\ Cl^-} [HgCl_2]_{undiss.} \xrightarrow{+\ 2\ CN^-\ +\ H^+} 2\ HCN\uparrow$$

3) <u>Berliner Blau-Reaktion</u>
In alkalischer Lösung bilden CN^--Ionen mit Fe(II)-Salzen komplexe Hexacyanoferrate (II), die im Sauren mit Fe^{3+}-Ionen
<u>Berliner Blau</u> ergeben.
Die Zugabe von Fe(III) ist nicht unbedingt erforderlich, da
im allgemeinen genügend Fe(II) durch Luftsauerstoff zu Fe(III)
oxidiert wird.

$$6\ CN^- + Fe(OH)_2 \longrightarrow [Fe(CN)_6]^{4-} + 2\ HO^- \longrightarrow K[Fe^{III}Fe^{II}(CN)_6]$$

4) Umwandlung in Thiocyanat
Cyanid-Ionen können mit Ammoniumpolysulfid in Thiocyanat-Ionen übergeführt werden, die sich anschließend als <u>blutrotes</u> Fe(III)-thiocyanat identifizieren lassen.

$$CN^- + S_x^{2-} \longrightarrow SCN^- + S_{x-1}^{2-}$$

$$3\ SCN^- + Fe^{3+} \longrightarrow Fe(SCN)_3 \quad (rot)$$

Thiocyanat (Rhodanid) (SCN$^-$)

Thiocyanate (Rhodanide) sind aus Cyaniden und Schwefel bzw. Polysulfiden darstellbar. Die meisten Thiocyanate sind im Ggs. zur freien Thiocyansäure in wässriger Lösung beständig.

Als Pseudohalogenid bildet SCN$^-$ mit Ag(I), Hg(I), Hg(II), Cu(I), Au(I), Tl(I) und Pb(II)-Ionen in Wasser schwerlösliche Salze. Die anderen Thiocyanate lösen sich dagegen leicht in Wasser.
Außer AgSCN werden alle swl. Thiocyanate bei der Herstellung des Sodaauszuges in lösliche Alkalithiocyanate umgewandelt.

Thiocyanat bildet mit zahlreichen Schwermetallionen stabile Komplexe wie z.B. $[Hg(SCN)_4]^{2-}$, $[Co(SCN)_4]^{2-}$, $[Ag(SCN)_2]^-$ und ist als Ligand auch im Anion des <u>Reinecke-Salzes</u>, $[Cr(SCN)_4(NH_3)_2]^-$, enthalten.

Analytisch auswertbare Reaktionen des Thiocyanat-Ions sind:

1) Bildung schwerlöslicher Salze
- Tropft man AgNO$_3$-Lösung in eine SCN$^-$ enthaltende Probelösung, so fällt an der Eintropfstelle <u>weißes Silberthiocyanat (AgSCN)</u> aus, das sich beim Umschütteln als $[Ag(SCN)_2]^-$ löst. Bei weiterer Zugabe von AgNO$_3$ fällt wieder AgSCN aus, das swl. in HNO$_3$, jedoch löslich in Ammoniak ist.

$$Ag^+ + SCN^- \longrightarrow AgSCN\downarrow + SCN^- \longrightarrow [Ag(SCN)_2]^- + Ag^+ \longrightarrow 2\ AgSCN\downarrow$$

Bei der thermischen Zersetzung von AgSCN bildet sich schwarzes Ag$_2$S.

- Versetzt man eine Probelösung mit CuSO$_4$ und Schwefliger Säure (aus Na$_2$SO$_3$/H$_2$SO$_4$), so fällt ein <u>weißer</u> Niederschlag von Cu(I)-thiocyanat aus. Diese Reaktion wird häufig zur Abtrennung von Rhodanid genutzt.

$$2\ Cu^{2+} + SO_3^{2-} + 2\ SCN^- + H_2O \longrightarrow 2\ CuSCN\downarrow + SO_4^{2-} + 2\ H^+$$

2) Bildung gefärbter Salze bzw. Komplexe
- Mit Co(II)-Ionen bildet sich in neutraler Lösung lösliches, <u>blaues</u> Co(SCN)$_2$, während in saurer Lösung die blaue komplexe Säure H$_2$[Co(SCN)$_4$] entsteht. Beide sind mit Amylalkohol + Ether extrahierbar.

$$Co^{2+} + 2\ SCN^- \longrightarrow Co(SCN)_2 + 2\ HSCN \longrightarrow H_2[Co(SCN)_4] \quad (blau)$$

- Mit Fe(III)- <u>nicht</u> jedoch mit Fe(II) - bildet sich in schwach <u>salzsaurer</u> Lösung <u>rotes</u>, mit Ether extrahierbares Fe(SCN)$_3$.

$$Fe^{3+} + 3\ SCN^- \longrightarrow Fe(SCN)_3 \quad (tiefrot)$$

Die Reaktion wird durch Co(II)-Ionen aufgrund der Bildung der o.a. blauen Verbindungen sowie durch Hg(II)-Ionen infolge der Bildung von praktisch undissoziiertem $Hg(SCN)_2$ oder komplexem $[Hg(SCN)_4]^{2-}$ gestört.

Den störenden Einfluß von F^-, PO_4^{3-}, AsO_4^{3-}, H_3BO_3, CN^-, Tartrat und Oxalat, die mit Fe^{3+}-Ionen Komplexe wie z.B. Hexafluoroferrat(III), $[FeF_6]^{3-}$, bilden, kann man durch erhöhten Mineralsäurezusatz sowie durch einen Überschuß an Fe(III) ausschalten. Auch Hexacyanoferrate(II) stören durch Bildung von Berliner Blau. Cyanoferrate werden deshalb vor der Fe(III)-Zugabe mit $CdSO_4$ aus salpetersaurer Lösung gefällt, oder man extrahiert $Fe(SCN)_3$ aus dem Fe(III)-cyanoferrat-Gemisch mit Ether.

Der Rhodanid-Nachweis kann ferner durch Reduktionsmittel wie Iodid gestört werden, die Fe(III) zu Fe(II) reduzieren.

Die möglichen Beeinflussungen des Thiocyanat-Nachweises mit Fe(III) faßt das nachfolgende Schema nochmals zusammen.

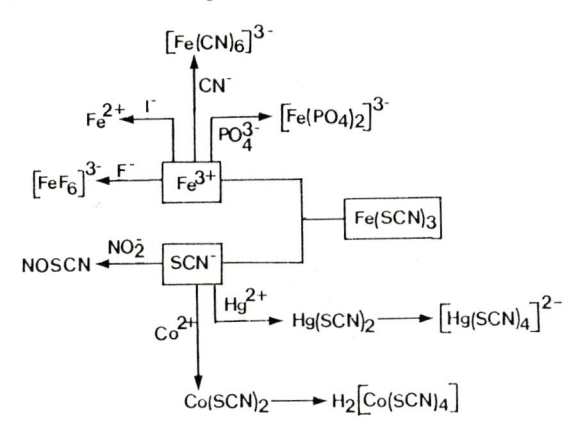

3) Iod-Azid-Reaktion (vgl. Kap. 2.2, Seite 189)

Chlorat (ClO_3^-)

Sämtliche Chlorate sind in Wasser leicht löslich, so daß für ClO_3^- keine spezifischen Fällungsreaktionen existieren.

Für die Analytik von Chlorat-Ionen ist deshalb vor allem ihr Oxidationsvermögen von Bedeutung:
- So wird Chlorat durch Reduktionsmittel wie I^-, SO_3^{2-}, NO_2^-, Fe^{2+}, Sn^{2+}, $H_{nasc.}$ und unedle Metalle (Zn, Fe) zu Chlorid reduziert, das anschließend z.B. als AgCl nachgewiesen werden kann. Hierbei laufen u.a. folgende Reaktionen ab:

$$ClO_3^- + 3\ NO_2^- \longrightarrow Cl^- + 3\ NO_3^-$$

$$ClO_3^- + 3\ Zn + 6\ H^+ \longrightarrow Cl^- + 3\ Zn^{2+} + 3\ H_2O$$

$$ClO_3^- + 3\ SO_3^{2-} \longrightarrow Cl^- + 3\ SO_4^{2-}$$

$$ClO_3^- + 6\ I^- + 6\ H^+ \longrightarrow Cl^- + 3\ I_2 + 3\ H_2O$$

- In stark phosphorsaurer Lösung vermag ClO_3^- selbst Mn(II) zu Mn(III) unter Bildung des <u>violetten</u> komplexen Anions $[Mn(PO_4)_2]^{3-}$ zu oxidieren.

$$ClO_3^- + 6\ Mn^{2+} + 12\ PO_4^{3-} + 6\ H^+ \longrightarrow 6\ [Mn(PO_4)_2]^{3-} + Cl^- + 3\ H_2O$$

- Mit konz. HCl-Lösung komproportioniert Chlorat zu elementarem Chlor.

$$ClO_3^- + 5\ Cl^- + 6\ H^+ \longrightarrow 3\ Cl_2 + 3\ H_2O$$

Bromat (BrO_3^-)

Die Arzneibücher lassen Bromide auf Verunreinigungen durch Bromat prüfen, das aufgrund des Herstellungsprozesses anwesend sein kann.
Bromate bilden nur wenige schwerlösliche Salze ($AgBrO_3$, $Ba(BrO_3)_2$). Silberbromat ist in warmem Wasser und in 2 M-NH_3- sowie in kalter, gesätt. $(NH_4)_2CO_3$-Lösung löslich.

Analytisch nutzt man vor allem das Oxidationsvermögen von Bromat aus:
- Mit Bromid komproportioniert Bromat zu elementarem Brom. Diese Reaktion bildet die Grundlage der bromatometrischen (bromometrischen) Titrationen (vgl. Bd. II, Kap. 7.2.5).

$$BrO_3^- + 5\ Br^- + 6\ H^+ \longrightarrow 3\ Br_2 + 3\ H_2O$$

- Durch Iodid oder Nitrit wird Bromat über die Stufe des elementaren Broms hinaus bis zum Bromid reduziert.

$$BrO_3^- + 6\ I^- + 6\ H^+ \longrightarrow 3\ I_2 + Br^- + 3\ H_2O$$

$$BrO_3^- + 3\ NO_2^- \longrightarrow Br^- + 3\ NO_3^-$$

- Bromate geben mit $MnSO_4/H_2SO_4$ eine <u>Rotfärbung</u>, die auf der Bildung von komplexem Mn(III)-sulfat beruht.
- Mit <u>Fuchsin-Schwefligsäure</u> ergibt BrO_3^- eine charakteristische <u>Violettfärbung</u>. Hierbei wird Bromat durch vorhandenes Sulfit zu Brom reduziert, das anschließend den Triphenylmethan-Farbstoff elektrophil substituiert (vgl. Nachweis von Bromid mit Rosanilinium-Salzen, Seite 195).

Iodat (IO_3^-)

Da Iodide häufig aus Iodaten hergestellt werden, lassen die Arzneibücher auf Iodat als mögliche Verunreinigung von Iodiden prüfen.
Wie Bromat bildet auch Iodat ein swl. Silber- ($AgIO_3$) und ein swl. Barium-Salz ($Ba(IO_3)_2$). Das <u>weiße</u> $AgIO_3$ ist in verd. HNO_3 unlöslich, geht jedoch unter Bildung des Silberdiammin-Komplexes auf Zusatz von NH_3 in Lösung.
Alle Iodate sind starke Oxidationsmittel.
- Durch schwache Reduktionsmittel (NO_2^-, I^-) werden sie zu elementarem Iod, durch starke Reduktionsmittel (Zn, SO_3^{2-}) bis zur Stufe des Iodids reduziert.

$$IO_3^- + 5\ I^- + 6\ H^+ \longrightarrow 3\ I_2 + 3\ H_2O$$

$$2\ IO_3^- + 5\ NO_2^- + 2\ H^+ \longrightarrow I_2 + 5\ NO_3^- + H_2O$$

$$IO_3^- + 3\ SO_3^{2-} \longrightarrow I^- + 3\ SO_4^{2-}$$

$$IO_3^- + 3\ Zn + 6\ H^+ \longrightarrow I^- + 3\ Zn^{2+} + 3\ H_2O$$

- Im Ggs. zu ClO_3^- und BrO_3^- kann Iodat durch Hypophosphorige Säure reduziert werden, wobei sich freies Iod bildet, das durch die Iod-Stärke-Reaktion nachgewiesen werden kann.

$$12\ HIO_3 + 15\ H_3PO_2 \longrightarrow 6\ I_2 + 6\ H_2O + 15\ H_3PO_4$$

Chromat (CrO_4^{2-}) und Dichromat ($Cr_2O_7^{2-}$)

Die wichtigsten Cr(VI)-Verbindungen sind Chrom(VI)-oxid (CrO_3), Chromate (CrO_4^{2-}) und Dichromate ($Cr_2O_7^{2-}$).
Analytisch auswertbare Reaktionen von Cr(VI)-Verbindungen sind:

1) Chromat-Dichromat-Gleichgewicht
Zwischen CrO_4^{2-} und $Cr_2O_7^{2-}$ besteht ein pH-abhängiges Gleichgewicht. Säuert man eine Chromat-Lösung an, so tritt ein Farbwechsel von gelb nach orange ein, und es bildet sich das zweikernige Dichromat.

$$\text{(gelb)}\quad 2\ CrO_4^{2-} + 2\ H_3O^+ \rightleftharpoons Cr_2O_7^{2-} + 3\ H_2O \quad\text{(orange)}$$

Die Reaktion ist umkehrbar; Dichromate gehen deshalb bei höheren pH-Werten wieder in Chromate über.
Bei Zugabe von konz. H_2SO_4 zu Dichromat-Lösungen schreitet die Kondensation weiter fort, und über Trichrom- ($H_2Cr_3O_{10}$) und Tetrachromsäure ($H_2Cr_4O_{10}$) usw. bildet sich schließlich rotes Chrom(VI)-oxid (= Chromsäureanhydrid).

$$Cr_2O_7^{2-} + 2\ H_3O^+ \rightleftharpoons 2\ CrO_3 + 3\ H_2O$$

Di-, Tri- und Tetrachromsäure sind Beispiele für Isopolysäuren.

2) Bildung schwerlöslicher Chromate
Während im allgemeinen alle Dichromate in Wasser löslich sind, bildet CrO_4^{2-} in neutraler bzw. essigsaurer, acetatgepufferter Lösung mit Ba^{2+} (gelb), Sr^{2+} (gelb), Pb^{2+} (gelb), Hg_2^{2+} (tieforange) und Ag^+ (braunrot) schwerlösliche Verbindungen.

Wegen des in wässr. Lösung bestehenden Chromat-Dichromat-Gleichgewichts fallen auch aus neutralen Dichromat-Lösungen die entsprechenden Chromate aus.

$$2\ Me^{2+} + Cr_2O_7^{2-} + H_2O \longrightarrow 2\ MeCrO_4 + 2\ H^+$$

Die Fällung ist aber nur dann vollständig, wenn die freiwerdenden Protonen abgefangen werden. Man arbeitet daher am besten in einer acetatgepufferten Essigsäure-Lösung.

3) Oxidationen mit Dichromat
Dichromate wirken in saurer, besonders schwefelsaurer Lösung als starke Oxidationsmittel und werden dabei zu Cr(III)-Salzen reduziert. Hierdurch schlägt die Farbe der Lösung von orange nach grün um.
Beispiele solcher Redoxreaktionen sind:

$$Cr_2O_7^{2-} + 3\ H_2S + 8\ H^+ \longrightarrow 2\ Cr^{3+} + 3\ S\downarrow + 7\ H_2O$$
(Schwefel-Abscheidung)

$$Cr_2O_7^{2-} + 3\ H_2SO_3 + 2\ H^+ \longrightarrow 2\ Cr^{3+} + 3\ SO_4^{2-} + 4\ H_2O$$

$$Cr_2O_7^{2-} + 6\ Cl^- + 14\ H^+ \longrightarrow 2\ Cr^{3+} + 3\ Cl_2\uparrow + 7\ H_2O$$

$$Cr_2O_7^{2-} + 6\ I^- + 14\ H^+ \longrightarrow 2\ Cr^{3+} + 3\ I_2 + 7\ H_2O$$

$$Cr_2O_7^{2-} + 3\ C_2H_5OH + 8\ H^+ \longrightarrow 2\ Cr^{3+} + 3\ CH_3CHO + 7\ H_2O$$
(Geruch nach Acetaldehyd)

$$Cr_2O_7^{2-} + 6\ Fe^{2+} + 14\ H^+ \longrightarrow 2\ Cr^{3+} + 6\ Fe^{3+} + 7\ H_2O$$

Wegen der Schwefel-Abscheidung bei der Umsetzung mit Schwefelwasserstoff muß Dichromat (oder Chromat) vor dem H_2S-Trennungsgang durch Verkochen mit Ethanol entfernt werden.

4) <u>Nachweis als Chromperoxid</u>
Diese Reaktion ist für Cr(VI) spezifisch.
Dichromat bildet in saurer Lösung (HNO_3, H_2SO_4) in der Kälte mit H_2O_2 ein <u>blaues</u>, instabiles <u>Chromperoxid</u> (CrO_5 = $CrO(O_2)_2$), das mit Ether oder Amylalkohol aus der wässrigen Lösung ausgeschüttelt werden kann. Dabei entsteht ein beständigeres Addukt der Form $CrO_5 \cdot R$ (R = Ether, Alkohol, Keton, Ester oder Pyridin).
Auch im Chromperoxid besitzt das Cr-Atom wie im Dichromat die Oxidationszahl "+ 6".
Nach einiger Zeit schlägt die <u>blaue</u> Farbe unter Bildung von Cr(III) und Freisetzung von molekularem Sauerstoff nach grün um.

$$Cr_2O_7^{2-} + 4\ H_2O_2 + 2\ H^+ \longrightarrow 2\ \underset{O}{\overset{O}{\underset{\|}{O\!\!>\!\!Cr\!\!<\!\!O}}}\ (CrO_5) + 5\ H_2O$$

$$4\ CrO_5 + 12\ H^+ \longrightarrow 4\ Cr^{3+} + 6\ H_2O + 7\ O_2\uparrow$$

Zum Nachweis von Cr(VI)-Verbindungen als <u>Chromylchlorid</u> bzw. mit <u>Diphenylcarbazid</u> siehe Seite 193. Weitere Reaktion von Chrom-Verbindungen werden im Kap. 2.3.2, Seite 290 beschrieben.
Zur Verwendung von Chromat bzw. Dichromat bei Redoxtitrationen vgl. Bd. II, Kap. 7.2.6 "Chromatometrie".

<u>Permanganat (MnO_4^-)</u>
Permanganate sind starke Oxidationsmittel. In Gegenwart von Reduktionsmitteln wird in <u>alkalischer</u> Lösung $MnO(OH)_2$, in <u>saurer</u> Lösung Mn^{2+} gebildet. Im ersten Fall werden also drei, im zweiten fünf Elektronen aufgenommen.
Die Entfärbung einer schwefelsauren MnO_4^--Lösung ist eine wichtige Vorprobe (vgl. Kap. 2.2, Seite 189) zum Erkennen von Substanzen wie H_2O_2, Sulfit, Sulfid, Oxalat, Ethanol, Fe(II), Nitrit usw.
Wegen der Oxidation von H_2S bzw. von Sulfiden zu elementarem Schwefel und teilweise darüber hinaus bis zur Stufe des Sulfats muß Mn(VII) vor Beginn des Kationentrennungsganges (vgl. Seite 239) aus dem Analysengang entfernt werden. Dies gelingt am besten durch Verkochen mit Ethanol.

$$2\ MnO_4^- + 5\ S^{2-} + 16\ H^+ \longrightarrow 2\ Mn^{2+} + 5\ S\downarrow + 8\ H_2O$$

$$8\ MnO_4^- + 5\ H_2S + 14\ H^+ \longrightarrow 8\ Mn^{2+} + 5\ SO_4^{2-} + 12\ H_2O$$

$$2\ MnO_4^- + 5\ CH_3CH_2OH + 6\ H^+ \longrightarrow 2\ Mn^{2+} + 5\ CH_3CHO + 8\ H_2O$$

Die Oxidation von Oxalat zu CO_2 dient zur Einstellung einer volumetrischen Permanganat-Lösung (vgl. Bd. II, Kap. 7.2.1 "Manganometrie").

$$2\ MnO_4^- + 5\ C_2O_4^{2-} + 16\ H^+ \longrightarrow 2\ Mn^{2+} + 10\ CO_2\uparrow + 8\ H_2O$$

Die Reaktion verläuft zunächst langsam, sie wird jedoch durch die gebildeten Mn(II)-Ionen <u>autokatalytisch</u> beschleunigt.

Wie bereits ausgeführt, wird Mn(VII) in alkal. Lösung zu Mn(IV)-oxid (<u>Braunstein</u>) (MnO_2) bzw. seinem Hydrat $MnO(OH)_2$ reduziert. Das Oxidationspotential ist in alkal. Lösung zwar höher, doch behindert der voluminös ausfallende Braunstein häufig die Anwendung dieser Reaktion.

$$2\ MnO_4^- + 3\ SO_3^{2-} + H_2O \longrightarrow 2\ MnO_2\downarrow + 3\ SO_4^{2-} + 2\ HO^-$$

In neutraler bis schwach alkalischer Lösung komproportioniert (synproportioniert) Permanganat mit Mn(II) zu Mn(IV).

$$2\ MnO_4^- + 3\ Mn^{2+} + 4\ HO^- + 3\ H_2O \longrightarrow 5\ MnO(OH)_2$$

Weitere Eigenschaften von Mn-Verbindungen werden im Kap. 2.3.2 "Nachweis der Kationen", Seite 286 diskutiert.

Kaliumpermanganat ($KMnO_4$)
(vgl. Komm. Ph.Eur., Bd. I/II, S. 886 und Komm. DAB 9, Bd. II, S. 2052)

<u>Prüfung auf Identität</u>: Permanganat wird in alkal. Lösung mit Ethanol zu Braunstein (MnO_2) reduziert. Aus dem Alkohol bildet sich - neben wenig Acetaldehyd (Geruch) - vor allem Essigsäure.

$$4\ MnO_4^- + 3\ CH_3CH_2OH \longrightarrow 4\ MnO_2 + 3\ CH_3COO^- + 4\ H_2O + HO^-$$

Die während der Reaktion beobachtete grüne Farbe wird von intermediär gebildetem Manganat(VI) verursacht, aus dem beim Erhitzen schließlich das im alkalischen Milieu stabile MnO_2 entsteht.

Andere Pharmakopöen lassen eine saure $KMnO_4$-Lösung in der Kälte mit $NaHSO_3$ oder H_2O_2 bzw. in der Wärme mit Oxalsäure reduzieren.

Sulfat (SO_4^{2-})
(vgl. Komm. Ph.Eur., Bd. I/II, S. 126 und Komm. DAB 9, Bd. I, S. 107)

Abgesehen von einigen basischen Sulfaten des Bi(III), Cr(III) und Hg(II) sowie von $BaSO_4$, $SrSO_4$, $CaSO_4$ und $PbSO_4$ sind alle anderen Sulfate in Wasser leicht löslich.
Während die basischen Sulfate auf Zusatz von Säuren in Lösung gehen, löst sich $BaSO_4$ in konz. HCl nur spurenweise, und $SrSO_4$ geht merklich erst beim Kochen in konz. HCl in Lösung.

Dagegen werden PbSO$_4$ und CaSO$_4$ unter diesen Bedingungen vollständig gelöst.
Alle Sulfate - selbst die schwerlöslichen - setzen sich jedoch bei längerem Erhitzen mit Soda-Lösung um, so daß SO$_4^{2-}$ fast immer im SA auftritt und nachgewiesen werden kann.
Zur Identifizierung von SO$_4^{2-}$-Ionen wird vor allem die Fällung schwerlöslicher Sulfate als Nachweisreaktion herangezogen.

- Beim Versetzen einer 2 M-salzsauren Sulfat-Probelösung mit BaCl$_2$ fällt ein weißer Nd. von BaSO$_4$ aus (Ph.Eur., DAB 9).

$$Ba^{2+} + SO_4^{2-} \longrightarrow BaSO_4 \downarrow$$

Man muß allerdings vorher stets mit HCl ansäuern, da viele andere Ba(II)-Salze (BaCO$_3$, Ba$_3$(PO$_4$)$_2$, BaSO$_3$) in Wasser gleichfalls schwerlöslich sind, jedoch in stark saurem Milieu wieder in Lösung gehen.
In salzsaurer Lösung bilden Ba^{2+}-Ionen auch mit F$^-$ und [SiF$_6$]$^{2-}$ swl. Verbindungen, wobei sich BaF$_2$ und Ba[SiF$_6$] in heißer konz. HCl lösen. Eine Entscheidung zwischen BaSO$_4$ und Ba[SiF$_6$] ist jedoch häufig erst durch Betrachtung des kristallinen Niederschlages unter dem Mikroskop möglich.

Um den bei der Fällung mit BaCl$_2$ erhaltenen Niederschlag als BaSO$_4$ näher zu charakterisieren, läßt das DAB 9 zusätzlich noch die folgenden Prüfungen durchführen:
Die BaSO$_4$-Suspension muß auf Zusatz von Iod-Lösung gelb bleiben. BaSO$_3$ (Sulfit) und BaS$_2$O$_4$ (Dithionit) würden durch Reduktion von I$_2$ zu I$^-$ zu einer Entfärbung führen.
Durch nachfolgende, tropfenweise Zugabe einer Sn(II)-Lösung muß sich die Suspension entfärben. Andernfalls liegt Ba(IO$_3$)$_2$ vor, das Iodid erneut zu Iod oxidieren würde.
Beim anschließenden Erhitzen zum Sieden darf kein gefärbter Niederschlag auftreten. BaSeO$_4$ würde hierbei zu rotem Se und BaWO$_4$ zu Wolframblau reduziert werden.

- In anderen Arzneibüchern nutzt man die Fällung von swl. PbSO$_4$ als Identitätsreaktion. Darüber hinaus kristallisiert aus essigsaurer Lösung beim Versetzen mit Benzidin-acetat swl. Benzidin-sulfat, (H$_3$N-C$_6$H$_4$-C$_6$H$_4$-NH$_3$)$^{2+}$SO$_4^{2-}$, aus.

Zur Grenzprüfung auf Sulfat-Ionen vgl. Kap. 2.2.5, Seite 237.

Sulfit (SO$_3^{2-}$)

Die folgenden Reaktionen eignen sich als Nachweis-Reaktionen für Sulfit-Ionen:

1) Bildung von Schwefeldioxid
Beim Versetzen einer Sulfit-Lösung mit starken Säuren (HCl, H$_2$SO$_4$) oder beim Verreiben der Analysensubstanz mit KHSO$_4$ wird SO$_2$ in Freiheit gesetzt, das an seinem charakteristischen Geruch erkannt werden kann.

$$SO_3^{2-} + 2\ HSO_4^- \longrightarrow SO_2 \uparrow + 2\ SO_4^{2-} + H_2O$$

Die Reaktion wird durch Substanzen wie z.B. Acetat gestört, die unter diesen Bedingungen gleichfalls stechend riechende Gase oder Dämpfe bilden.

2) **Nachweis als Sulfat**
Sulfite sind starke Reduktionsmittel, die von Substanzen wie CrO_4^{2-}, Hg^{2+}, Hg_2^{2+}, Fe^{3+}, I_2 (Entfärben von Iod-Lösung), IO_3^-, BrO_3^- und H_2O_2 leicht zu Sulfat oxidiert werden, das anschließend als $BaSO_4$ gefällt werden kann. Hierbei laufen u.a. folgende Redoxprozesse ab:

$$SO_3^{2-} + Hg_2^{2+} + H_2O \longrightarrow SO_4^{2-} + 2 H^+ + 2 Hg\downarrow \quad \text{(schwarz)}$$

$$3 SO_3^{2-} + BrO_3^- (IO_3^-) \longrightarrow 3 SO_4^{2-} + Br^- (I^-)$$

$$SO_3^{2-} + I_2 + H_2O \longrightarrow SO_4^{2-} + 2 I^- + 2 H^+$$

$$SO_3^{2-} + H_2O_2 \longrightarrow H_2O + SO_4^{2-} \longrightarrow BaSO_4\downarrow$$

3) **Reduktion von Sulfit**
Stärkere Reduktionsmittel (Zn/HCl oder $SnCl_2$) reduzieren Sulfit in saurer Lösung bis zur Stufe des Sulfids, das als H_2S entweicht.

$$SO_3^{2-} + 3 Zn + 8 H^+ \longrightarrow H_2S\uparrow + 3 Zn^{2+} + 3 H_2O$$

Leitet man jedoch H_2S durch eine salzsaure Probelösung oder fügt Thioacetamid hinzu, so erfolgt Komproportionierung unter Abscheidung von elementarem Schwefel.

$$SO_3^{2-} + 2 S^{2-} + 6 H^+ \longrightarrow 3 H_2O + 3 S\downarrow \quad \text{(gelb)}$$

4) **Bildung von schwerlöslichen Sulfiten**
- Aus neutraler bis schwach saurer Lösung fällt mit $AgNO_3$ ein weißer Nd. von Ag_2SO_3, der in heißer verd. HNO_3, in NH_3 oder im Überschuß von Sulfit löslich ist.

$$2 Ag^+ + SO_3^{2-} \longrightarrow Ag_2SO_3 + SO_3^{2-} \longrightarrow 2 [AgSO_3]^-$$

$$\mathrel{} + 4 NH_3 \longrightarrow 2 [Ag(NH_3)_2]^+ + SO_3^{2-}$$

Das komplexe Ag-sulfit zerfällt beim Erhitzen, wobei Ag^+-Ionen durch Sulfit zu elementarem Silber reduziert werden.

$$2 [AgSO_3]^- \longrightarrow 2 Ag\downarrow + SO_4^{2-} + SO_2\uparrow$$

- Aus neutralen Probelösungen fallen mit $BaCl_2$ oder $SrCl_2$ weiße Niederschläge von $BaSO_3$ bzw. $SrSO_3$ aus, die leicht löslich in Säuren sind.

5) **Bildung gefärbter Komplexe**
SO_3^{2-}-Ionen bilden mit $Na_2[Fe(CN)_5NO]$ eine rotgefärbte Verbindung.

$$SO_3^{2-} + [Fe(CN)_5NO]^{2-} \longrightarrow [Fe(CN)_5NOSO_3]^{4-}$$

In Ggw. von frisch gefälltem $Zn_2[Fe(CN)_6]$ - hergestellt aus $ZnSO_4$ und $K_4[Fe(CN)_6]$ - und überschüssigen Zn(II)-Ionen ist die Reaktion wesentlich empfindlicher, weil sich der Niederschlag von blaßrot nach rot verfärbt.

6) **Entfärben von Triphenylmethan-Farbstoffen**
Neutrale bis schwach saure Sulfit-Lösungen entfärben infolge Zerstörung der chinoiden Molekülstruktur Lösungen von Triphe-

nylmethan-Farbstoffen wie z.B. Malachitgrün (R = H) oder Fuchsin (R = CH$_3$).

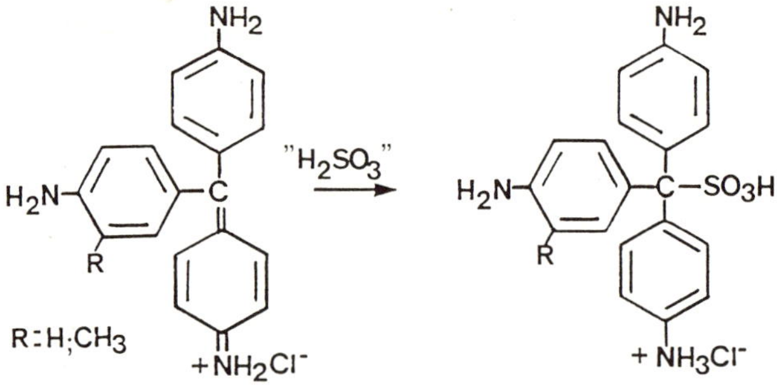

Fuchsin

Fuchsin-Schwefligsäure

Durch anschließende Zugabe von Aldehyden (Formaldehyd, Acetaldehyd) treten erneut gefärbte Produkte auf (vgl. Kap. 3.2.4 "Nachweis von Carbonylverbindungen", Seite 364).

Thiosulfat ($S_2O_3^{2-}$)

Für die Analytik von Thiosulfat-Ionen sind folgende Reaktionen von Bedeutung:

1) Verhalten gegenüber starken Säuren
Thiosulfate werden durch starke Säuren (z.B. HCl, H$_2$SO$_4$) in die freie, unbeständige Thioschwefelsäure (H$_2$S$_2$O$_3$) übergeführt, die langsam in kolloidal ausfallenden Schwefel und Schwefeldioxid zerfällt, das durch seinen stechenden Geruch leicht wahrzunehmen ist.

$$S_2O_3^{2-} + 2\ H^+ \longrightarrow (H_2S_2O_3) \longrightarrow S\downarrow + SO_2\uparrow + H_2O$$

2) Verhalten gegenüber Oxidationsmitteln
Iod-Lösung wird durch $S_2O_3^{2-}$-Ionen in schwach saurem oder neutralem Milieu entfärbt. Dabei bildet sich Tetrathionat ($S_4O_6^{2-}$). Diese Reaktion bildet die Grundlage der iodometrischen Bestimmung von Oxidationsmitteln (vgl. Bd. II, Kap. 7.2.3 "Iodometrie").

$$2\ S_2O_3^{2-} + I_2 \longrightarrow 2\ I^- + S_4O_6^{2-}$$

In alkalischer Lösung erfolgt hingegen eine Oxidation bis zur Stufe des Sulfats.

$$S_2O_3^{2-} + 4\ I_2 + 10\ HO^- \longrightarrow 2\ SO_4^{2-} + 8\ I^- + 5\ H_2O$$

Chlor und Brom oxidieren Thiosulfat bereits im neutralen Medium bis zum Sulfat, das anschließend z.B. als swl. SrSO$_4$ nachgewiesen werden kann.

$$S_2O_3^{2-} + 4\ Cl_2\ (Br_2) + 5\ H_2O \longrightarrow 2\ SO_4^{2-} + 8\ Cl^-\ (Br^-) + 10\ H^+$$

3) Iod-Azid-Reaktion (vgl. hierzu Kap. 2.2, Seite 189)

4) **Bildung schwerlöslicher und komplexer Thiosulfate**
- $S_2O_3^{2-}$-Ionen ergeben mit Silbernitrat im neutralen oder essigsauren Medium einen <u>weißen</u> Niederschlag von $Ag_2S_2O_3$, der sich im Überschuß von Thiosulfat als Dithiosulfatoargentat(I) löst.

$$2 Ag^+ + S_2O_3^{2-} \longrightarrow Ag_2S_2O_3\downarrow + 3 S_2O_3^{2-} \longrightarrow 2 [Ag(S_2O_3)_2]^{3-}$$

Dieser Komplex entsteht auch aus swl. <u>Silberhalogeniden</u> (AgCl, AgBr, AgI) beim Behandeln mit Thiosulfat-Lösung sowie beim Entwickeln photographischer Schichten während des Herauslösens von unbelichtetem AgBr.
$Ag_2S_2O_3$ ist ebenso wie andere Schwermetallthiosulfate (z.B. des As, Sb) thermisch unbeständig und zerfällt beim Erhitzen zu <u>schwarzem</u> Silbersulfid.

$$Ag_2S_2O_3 + H_2O \xrightarrow{Hitze} Ag_2S\downarrow + H_2SO_4$$

- Mit Fe(III)-Ionen bildet sich zunächst der <u>violette</u> Fe(III)-thiosulfat-Komplex, der sich leicht in Fe(II) und Tetrathionat umwandelt.

$$2 S_2O_3^{2-} + 2 Fe^{3+} \longrightarrow 2 [Fe(S_2O_3)]^+ \longrightarrow 2 Fe^{2+} + S_4O_6^{2-}$$

5) **Bildung von Thiocyanat**
Beim Erhitzen einer Thiosulfat-Probelösung mit Alkalicyaniden bilden sich SO_3^{2-}- und SCN^--Ionen; letztere ergeben mit $FeCl_3$ <u>rotes</u> $Fe(SCN)_3$.

$$S_2O_3^{2-} + CN^- \longrightarrow SO_3^{2-} + SCN^- \longrightarrow Fe(SCN)_3 \quad (rot)$$

Sulfide, Polysulfide und Rhodanide stören.

Zur Verwendung und Haltbarkeit von <u>Thiosulfat-Maßlösungen</u> vgl. Analytik II, Kap. 7.2.3 "Iodometrie".

Natriumthiosulfat ($Na_2S_2O_3$)
(vgl. Komm. Ph.Eur., Bd. III, S. 616 und Komm. DAB 9, Bd. III, S. 2507)

Prüfung auf Identität

a) Iod oxidiert Thiosulfat zu Tetrathionat.

$$I_2 + 2\ S_2O_3^{2-} \longrightarrow 2\ I^- + S_4O_6^{2-}$$

b) Nach Zusatz von $AgNO_3$-Lösung fällt weißes Silberthiosulfat ($Ag_2S_2SO_3$) aus, das sich rasch in schwarzes Silbersulfid (Ag_2S) umwandelt. Für die Prüfung ist ein Überschuß an Ag^+-Ionen notwendig, da sonst lösliche, stabile Thiosulfato-Komplexe wie $[Ag(S_2O_3)]^-$ oder $[Ag(S_2O_3)_2]^{3-}$ gebildet werden.

$$Ag_2S_2O_3 + H_2O \xrightarrow{\Delta} Ag_2S + H_2SO_4$$

c) Verd. Säuren setzen aus Thiosulfat-Lösungen unter Abscheidung von elementarem Schwefel Schwefeldioxid (SO_2) frei. Daneben entstehen Polythionate.

$$S_2O_3^{2-} + H^+ \longrightarrow S\downarrow + HSO_3^- \ ; \ HSO_3^- + H^+ \longrightarrow SO_2\uparrow + H_2O$$

Das freigesetzte SO_2 reduziert Iodat zu Iod und färbt somit Kaliumiodat-Stärke-Papier blau.

Sulfid (S^{2-})

Viele Schwermetallsulfide sind schwerlöslich, teilweise bereits in saurer, zum Teil erst in alkalischer Lösung. Diese unterschiedliche, pH-abhängige Löslichkeit vieler Metallsulfide nutzt man im Kationentrennungsgang (vgl. Kap. 2.3.1, Seite 239).

In Wasser löslich sind nur die Sulfide der Alkalielemente und Ammoniumsulfid. Erdalkalisulfide hydrolysieren leicht zu Hydrogensulfiden, die ebenfalls in Wasser leicht löslich sind.

Farblose $(NH_4)_2S$- und Alkalisulfid-Lösungen lösen elementaren Schwefel unter Bildung von Polysulfiden wie $(NH_4)_2S_x$. In Abhängigkeit vom Schwefelgehalt tritt dabei eine gelbe bis rote Farbe auf.

Für die Analytik von Sulfid-Ionen sind folgende Reaktionen von Bedeutung:

1) **Verhalten gegenüber Säuren**
Durch Hydrolyse wasserlöslicher Sulfide sowie beim Behandeln von schwerlöslichen Sulfiden mit Säuren (HCl, H_2SO_4) entsteht Schwefelwasserstoff (H_2S), der an seinem charakteristischen Geruch erkannt oder durch ein im Gasraum gehaltenes, mit Pb(II)-acetat getränktes Filterpapier infolge Bildung von schwarzem PbS identifiziert werden kann.

$$S^{2-} + 2\ H^+ \longrightarrow H_2S\uparrow + Pb^{2+} \longrightarrow 2\ H^+ + PbS\downarrow \quad \text{(schwarz)}$$

Manche Sulfide (z.B. HgS) sind in den o.a. Säuren unlöslich. Sie entwickeln erst dann H_2S, wenn man gleichzeitig elementares Zink hinzufügt.

$$HgS + Zn + 2\ H^+ \longrightarrow H_2S\uparrow + Hg\downarrow + Zn^{2+}$$

2) **Bildung schwerlöslicher Sulfide**
- Neben der Bildung von PbS nutzt man auch die Bildung von
<u>schwarzem</u> Ag_2S oder <u>weißem</u> ZnS zum Nachweis von Sulfid-Ionen.
- Da lösliche Sulfide in neutraler und besonders in saurer
Lösung manchen Anionennachweis beeinträchtigen, muß S^{2-} aus
dem Sodaauszug <u>vor</u> dem Ansäuern entfernt werden. Dies geschieht vorteilhaft mit Cd(II)-acetat-Lösung. Zunächst fällt
<u>gelbes</u> CdS, und erst nach erfolgter quant. Sulfid-Fällung bildet sich <u>weißes</u> $CdCO_3$. Die Fällung von Cd-carbonat zeigt somit das <u>Ende der</u> Sulfid-Abtrennung an.

3) <u>Reduktion mit Schwefelwasserstoff</u>
Aus Sulfiden freigesetzter Schwefelwasserstoff wird durch Oxidationsmittel - z.B. durch Luftsauerstoff - zu elementarem
Schwefel oxidiert. Daher müssen beispielsweise Permanganat
oder Chromat <u>vor</u> der H_2S-Gruppenfällung reduziert werden. Die
<u>Entfärbung von Iod-Lösung</u> ist ein weiterer Hinweis auf das
Vorliegen von Sulfiden.

$$H_2S + I_2 \longrightarrow 2\ HI + S\downarrow$$

Schwefelwasserstoff reduziert ferner Fe(III) zu Fe(II) und
Sb(V) bzw. As(V) zu den entsprechenden dreiwertigen Verbindungen.

4) <u>Iod-Azid-Reaktion</u> (vgl. auch Kap. 2.2, Seite 189)
Reine Lösungen von NaN_3 und I_2 sind nebeneinander beständig.
Sie werden aber durch Zusatz von Sulfiden katalytisch zerlegt,
wodurch eine stürmische N_2-Entwicklung ausgelöst wird.

$$S^{2-} + I_2 \longrightarrow S + 2\ I^- \ ;\ S + 2\ N_3^- \longrightarrow S^{2-} + 3\ N_2\uparrow$$

Die Reaktion wird auch von $S_2O_3^{2-}$-, SCN^--Ionen sowie organischen Sulfhydrylverbindungen induziert, die ebenfalls Schwefel in der Oxidationsstufe "-2" enthalten. Die Ggw. anderer
schwefelhaltiger Ionen (SO_3^{2-}, SO_4^{2-}) stört hingegen nicht.

5) <u>Bildung gefärbter Komplexe und Verbindungen</u>
- Lösliche Sulfide reagieren in sodaalkalischer Lösung mit
Natriumpentacyanonitrosylferrat(II), $Na[Fe(CN)_5NO]$, unter
Bildung einer blauviolett gefärbten Verbindung. Die Farbe ist
relativ unbeständig.

$$S^{2-} + [Fe(CN)_5NO]^{2-} \longrightarrow [Fe(CN)_5NOS]^{4-} \quad (violett)$$

In stark alkalischer Lösung verhindern HO^--Ionen diese Reaktion durch die Bildung des beständigeren Natriumpentacyanonitritoferrat(II).

$$[Fe(CN)_5NO]^{2-} + 2\ HO^- \longrightarrow [Fe(CN)_5NO_2]^{4-} + H_2O$$

- Durch Umsetzung von N.N-Dimethyl-1.4-phenylendiamin in saurer Lösung (HCl, H_2SO_4) mit $FeCl_3$ und Sulfid-Ionen (bzw. H_2S)
bildet sich <u>Methylenblau</u>.

Methylenblau

Nitrat (NO_3^-)
(vgl. Komm. Ph.Eur., Bd. I/II, S. 119 und Komm. DAB 9, Bd. I, S. 105)

Salpetersäure und ihre Salze sind beständige Verbindungen. Konz. HNO_3 und Nitrate wirken jedoch - besonders bei höheren Temperaturen - oxidierend.
Alle Nitrate sind wasserlöslich. Als Nachweise entfallen daher Fällungsreaktionen.
Nitrat wird im Sodaauszug nachgewiesen; nur in Ggw. von Hg oder Bi bilden sich bei der Herstellung des SA schwerer lösliche basische Nitrate, die im Rückstand des SA verbleiben.
Zur Identifizierung von Nitraten können folgende Eigenschaften und Reaktionen beitragen:

1) <u>Thermolyse von Nitraten</u>
Schwermetallnitrate zersetzen sich beim Erhitzen und bilden Metalloxide, <u>braunes</u> Stickstoffdioxid und Sauerstoff.

$$4\ BiONO_3 \longrightarrow 2\ Bi_2O_3 + O_2\uparrow + 4\ NO_2\uparrow$$

Alkali- und Erdalkalinitrate zerfallen unter diesen Bedingungen in Nitrite und O_2.

$$2\ NaNO_3 \longrightarrow 2\ NaNO_2 + O_2\uparrow$$

2) <u>Reduktion mit Metallen</u>
- Beim Erhitzen von Nitrat mit H_2SO_4/metallischem <u>Kupfer</u> entstehen <u>rötlich-braune</u> Dämpfe von Stickstoffdioxid (NO_2) (Ph.Eur.).

$$2\ NO_3^- + Cu + 4\ H^+ \longrightarrow 2\ NO_2\uparrow + Cu^{2+} + 2\ H_2O$$

Bei Verwendung von unedlen Metallen wie <u>Zink</u> ist die Produktbildung in starkem Maße von der Konzentration der Salpetersäure-Lösung abhängig:
- mit konz. HNO_3 bilden sich <u>braune</u> Dämpfe von NO_2

$$4\ HNO_3 + Zn \longrightarrow Zn(NO_3)_2 + 2\ NO_2\uparrow + 2\ H_2O$$

- mit einem Gemisch aus konz. HNO_3/H_2O (1:2) bilden sich fast <u>farblose</u> Dämpfe von NO, die an der Luft <u>braun</u> werden.

$$8\ HNO_3 + 3\ Zn \longrightarrow 3\ Zn(NO_3)_2 + 2\ NO\uparrow + 4\ H_2O$$

- mit einer Mischung von verd. HNO_3 und einem Teil Wasser entsteht <u>Wasserstoff</u> als farbloses, brennbares Gas.

$$2\ HNO_3 + Zn \longrightarrow Zn(NO_3)_2 + H_2\uparrow$$

3) <u>Reduktion zu Ammoniak</u>
Für die Reduktion von Nitrat in <u>alkalischer</u> Lösung eignen sich Metalle oder Legierungen, die sich in Lauge unter H_2-Entwicklung lösen. Hierzu zählen: <u>Devardasche Legierung</u> (50% Cu, 45% Al, 5% Zn), Al-Grieß oder Zn-Staub.

$$3\ NO_3^- + 8\ Al + 5\ HO^- + 18\ H_2O \longrightarrow 3\ NH_3\uparrow + 8\ [Al(OH)_4]^-$$

$$NO_3^- + 4\ Zn + 7\ HO^- + 6\ H_2O \longrightarrow NH_3\uparrow + 4\ [Zn(OH)_4]^{2-}$$

Durch den Laugenüberschuß bildet sich hierbei lösliches Hydroxozinkat bzw. Hydroxoaluminat.
NO_2^--Ionen stören. NH_4^+-Ionen müssen zuvor durch Kochen mit NaOH entfernt werden.

4) **Ringprobe**
- Man löst in einer schwefelsauren Probelösung etwas $FeSO_4$ und unterschichtet mit konz. Schwefelsäure. Nitrat wird durch Fe(II) zu NO reduziert, das an der Grenzfläche H_2O/konz. H_2SO_4 mit überschüssigem $FeSO_4$ braunes bis amethystfarbenes Pentaaquonitrosylferrat(II)-sulfat, $[Fe(H_2O)_5NO]SO_4$, bildet (Ph.Eur.).

$$2\ HNO_3 + 6\ FeSO_4 + 3\ H_2SO_4 \longrightarrow 3\ Fe_2(SO_4)_3 + 4\ H_2O + 2\ NO$$

$$NO + [Fe(H_2O)_6]^{2+} \longrightarrow [Fe(H_2O)_5NO]^{2+} + H_2O$$

Die Reaktion wird durch NO_2^--Ionen gestört, die deshalb zuvor mit Amidosulfonsäure, H_2N-SO_3H, zerstört werden müssen. Der Nachweis versagt gleichfalls bei Anwesenheit von Oxidationsmitteln (z.B. $Cr_2O_7^{2-}$), die Fe(II) zu Fe(III) oxidieren, oder bei Anwesenheit von Reduktionsmitteln (z.B. I^-), die Nitrat reduzieren. Phosphorsäure stört nicht, da sie nur mit Fe(III)-Ionen stabile Phosphatkomplexe bildet (MC-Fragen 161 - 163, 165).

5) **Farbreaktion mit Lunges Reagenz**
Nitrat kann mit Zink in essigsaurer Lösung zu Nitrit reduziert und dieses anschließend mit Lunges Reagenz als roter Azofarbstoff nachgewiesen werden (vgl. hierzu "Nachweis von Nitrit", Seite 213). Es ist wichtig, daß Nitrat vor der Reagenzienzugabe reduziert wird.
NO_2^--Ionen stören; sie müssen vorher entfernt werden.

6) **Farbreaktion mit Diphenylamin**
Man löst Diphenylamin in konz. H_2SO_4/HCl und fügt tropfenweise eine Nitrat-Probelösung hinzu. Es tritt eine tiefblaue Färbung auf.
In saurer Lösung sind Nitrate starke Oxidationsmittel, die farbloses Diphenylamin zu oxidieren vermögen.

2 Diphenylamin —Ox.→ Tetraphenylhydrazin

—H⁺ Uml.→ Diphenylbenzidin —Ox.→ Diphenylbenzidin-violett (Diphenylaminblau)

Die Reaktion ist sehr empfindlich, doch wenig spezifisch, da viele andere Oxidationsmittel die gleiche Reaktion ergeben. Die chinoide Struktur von Diphenylaminblau bildet sich auch in Abwesenheit von Chlorid, jedoch sollen - in noch ungeklärter Weise - Cl^--Ionen die Empfindlichkeit der Reaktion stark erhöhen.

7) Janovsky-Zimmermann-Reaktion (DAB 9)
(Vgl. auch Identifizierung aktivierter Methyl- und Methylengruppen mit Polynitroaromaten, Seite 371)
Nitrate liefern in Ggw. von konz. H_2SO_4 Salpetersäure, die im Gemisch mit H_2SO_4 als Nitriersäure Nitrobenzol (a) in m-Dinitrobenzol (b) überführt.
Dieses wird mit Aceton in stark alkal. Lösung durch die Janovsky-Zimmermann-Reaktion als tiefviolettes Janovsky-Produkt (c) (Meisenheimer-Komplex) oder mit überschüssigem Nitrobenzol durch nachfolgende Oxidation als Zimmermann-Produkt (d) nachgewiesen.

Nitrit (NO_2^-)

Salpetrige Säure ist in reinem Zustand nicht stabil. Sie geht unter Wasserabspaltung leicht in N_2O_3 über, das weiter in NO und NO_2 zerfällt. Ihre wässr. Lösungen sind selbst in großer Verdünnung und bei niedrigen Temperaturen nur kurze Zeit haltbar.
Salpetrige Säure und ihre Salze besitzen sowohl oxidierende als auch reduzierende Eigenschaften.
Alle Nitrite – außer $AgNO_2$ – sind in Wasser leicht löslich; daher existieren für Nitrite keine charakteristischen Fällungsreaktionen.
Nitrit-Ionen geben die folgenden Reaktionen, die zu ihrer Identifizierung beitragen können:

1) Zerfall von Salpetriger Säure
Versetzt man eine Nitrit-Lösung mit HOAc, 1 M-H_2SO_4 oder einer anderen Mineralsäure, so entsteht HNO_2, die in ein Gemisch von braunem Stickstoffdioxid (NO_2) und farblosem Stickstoffmonoxid (NO) zerfällt. Beim Arbeiten an der Luft erhält man nur NO_2, da NO sofort zu NO_2 oxidiert wird.

$$2\ HNO_2 \longrightarrow H_2O + N_2O_3 \longrightarrow NO\uparrow + NO_2\uparrow$$

$$2\ NO + \text{Luft-}O_2 \longrightarrow 2\ NO_2\uparrow$$

Während Nitrite in Ggw. von Luftsauerstoff braune Dämpfe bereits beim Erwärmen in verd. H_2SO_4 bilden, geben Nitrate schwach braune Dämpfe erst in konz. H_2SO_4.

2) Reduktion von Nitriten
– In saurer Lösung wird Iodid von NO_2^- zu Iod oxidiert. Bromide werden hingegen nicht oxidiert.

$$2\ HNO_2 + 2\ HI \longrightarrow 2\ H_2O + 2\ NO\uparrow + I_2 \longrightarrow \text{Iod-Stärke-Reaktion}$$

Die Reaktion ist sehr empfindlich, jedoch nicht spezifisch für Nitrit, da andere Oxidationsmittel gleichfalls Iodid in Iod umwandeln.
- Wie Nitrate, so werden auch Nitrite in <u>alkalischer</u> Lösung durch Devardascher-Legierung, Al-Grieß oder Zn-Staub bis zur Stufe von <u>Ammoniak</u> (NH_3) reduziert, der anschließend mit Neßlers <u>Reagenz</u> (vgl. Seite 305) nachgewiesen werden kann.

$$NO_2^- + 2\ Al + HO^- + 5\ H_2O \longrightarrow NH_3\uparrow + 2\ [Al(OH)_4]^-$$

$$NO_2^- + 3\ Zn + 5\ HO^- + 5\ H_2O \longrightarrow NH_3\uparrow + 3\ [Zn(OH)_4]^{2-}$$

3) <u>Oxidation von Nitriten</u>
Beispielsweise wird eine $KMnO_4$-Lösung im schwefelsauren Milieu durch Nitrit entfärbt, das selbst zu Nitrat oxidiert wird.

$$2\ MnO_4^- + 5\ NO_2^- + 6\ H^+ \longrightarrow 2\ Mn^{2+} + 5\ NO_3^- + 3\ H_2O$$

4) <u>Ringprobe</u> (Bildung des Pentaaquonitrosyleisen(II)-Kations)
$FeSO_4$ bildet wie mit Nitrat, aber zum Unterschied von diesem bereits in <u>schwach saurer</u> Lösung, mit Nitrit-Ionen eine <u>braune</u> bis amethystfarbene Nitrosoeisen(II)-Verbindung. Nach IR-spektroskopischen Untersuchungen scheint das NO im Komplex als "NO^+" vorzuliegen.

$$NO_2^- + Fe^{2+} + 2\ H^+ \longrightarrow NO + Fe^{3+} + H_2O$$

$$[Fe(H_2O)_6]^{2+} + NO \longrightarrow [Fe(H_2O)_5NO]^{2+} + H_2O$$

Bei exakter Einhaltung eines schwach sauren pH-Bereiches stört NO_3^- nicht.

5) <u>Bildung von Diazoniumsalzen und Azokupplung</u>
Primäre Amine lassen sich mit HNO_2 in Diazoniumsalze überführen (vgl. Kap. 3.2.4 "Nachweis von Aminen", Seite 377). Aliphatische Diazoniumsalze sind instabil; sie hydrolysieren leicht unter N_2-Abspaltung zu Alkoholen und Alkenen. Arom. Diazoniumsalze sind demgegenüber bei tiefen Temperaturen zumindest so stabil, daß sie mit arom. Aminen oder Phenolen zu charakteristisch gefärbten <u>Azofarbstoffen</u> kuppeln können.

- Säuert man eine Nitrit enthaltende Lösung mit Eisessig an und setzt nacheinander Sulfanilsäure und dann 1-Naphthylamin (<u>Lunges Reagenz</u>) hinzu, so kuppelt das aus Sulfanilsäure und HNO_2 gebildete Diazoniumsalz mit dem Naphthylamin zu einem <u>roten</u> Azofarbstoff.

$$HO_3S-\!\!\!\left\langle\bigcirc\right\rangle\!\!\!-NH_2 + HNO_2 \xrightarrow{HOAc} HO_3S-\!\!\!\left\langle\bigcirc\right\rangle\!\!\!-\overset{+}{N}\!\!\equiv\!\!N\ AcO^-$$

Sulfanilsäure   Diazoniumsalz

1-Naphthylamin $\longrightarrow$ $HO_3S-\!\!\!\left\langle\bigcirc\right\rangle\!\!\!-N=N-\!\!\!\left\langle\bigcirc\bigcirc\right\rangle\!\!\!-NH_2$

Azofarbstoff

Da 1-Naphthylamin toxisch ist, sollte man besser N.N-dialkylierte 1-Aminonapthalinsulfonsäuren als Nachweisreagenzien benutzen.

- Beim Diazotieren des <u>Nitrins</u> (o-Aminobenzalphenylhydrazon) tritt in saurer Lösung eine intensiv <u>rotviolette</u> Färbung auf, die nach kurzer Zeit in gelb umschlägt.

6) <u>Bildung von Nitrosophenazon</u>
Bei der Umsetzung von <u>Phenazon</u> (Antipyrin) mit HNO_2 bildet sich <u>grün</u> gefärbtes 4-Nitrosophenazon.

<u>Zerstörung von Nitrit</u>
Die Reaktionen zur Entfernung von Nitriten aus dem Analysengang sind wichtig, da Nitrate nur dann nachgewiesen werden können, wenn Nitrit abwesend ist.
Ohne störende Nebenreaktionen gelingt dies in saurem Medium mit <u>Amidosulfonsäure</u> (Sulfaminsäure). Hierbei handelt es sich um eine Synproportionierung von "N^{3+}" mit "N^{3-}" zu "N^0".

$$HNO_2 + H_2N-SO_2-OH \longrightarrow N_2\uparrow + H_2SO_4 + H_2O$$

Auch <u>Stickstoffwasserstoffsäure</u> (HN_3) oder ihre Salze (Azide) sind hierfür geeignet. Neben elementarem Stickstoff entsteht zusätzlich noch Distickstoffmonoxid (N_2O).

$$N_3^- + 2\,H^+ + NO_2^- \longrightarrow N_2\uparrow + N_2O\uparrow + H_2O$$

Nitrite können gleichfalls mit überschüssigem <u>Harnstoff</u> ($CO(NH_2)_2$) in der Kälte bei schwachem Ansäuern des Sodaaus-

zuges oder aus der neutralen Lösung der Analysensubstanz
quant. entfernt werden.

$$2\ HNO_2 + (H_2N)_2CO \longrightarrow CO_2\uparrow + 3\ H_2O + 2\ N_2\uparrow$$

Phosphat (PO_4^{3-})
(vgl. Komm. Ph.Eur., Bd. I/II, S. 120, und Komm. DAB 9, Bd. I, S. 106)

Die Orthophosphorsäure kann drei Reihen von Salzen bilden:
- primäre Phosphate (Dihydrogenphosphate) (MeH_2PO_4)
- sekundäre Phosphate (Hydrogenphosphate) (Me_2HPO_4)
- tertiäre Phosphate (Me_3PO_4).

In Wasser sind - mit Ausnahme von Li_3PO_4 - nur die Alkaliphosphate sowie die primären Erdalkaliphosphate leicht löslich.
Folgende Eigenschaften können zur Identifizierung von PO_4^{3-}-Ionen herangezogen werden:

1) Verhalten beim Erhitzen
Durch Erhitzen primärer Phosphate, z.B. NaH_2PO_4, entstehen Polyphosphate, während sekundäre Phosphate, z.B. Na_2HPO_4, zu Diphosphaten (Pyrophosphaten) kondensieren.

$$x\ NaH_2PO_4 \longrightarrow (NaPO_3)_x + x\ H_2O$$

$$2\ Na_2HPO_4 \longrightarrow Na_4P_2O_7 + H_2O$$

2) Bildung schwerlöslicher Niederschläge
- Versetzt man die neutrale Lösung eines Phosphats mit $AgNO_3$, so entsteht ein gelber Nd. von Ag_3PO_4, der in HOAc, HNO_3 und NH_3 löslich ist (Ph.Eur., DAB 9).

$$3\ Ag^+ + PO_4^{3-} \longrightarrow Ag_3PO_4\downarrow \quad (gelb)$$

- In neutraler Lösung bildet sich mit $BaCl_2$ ein weißer Nd. von sek. Bariumphosphat ($BaHPO_4$), während bei der Fällung aus ammoniakalischer Lösung vorwiegend tert. $Ba_3(PO_4)_2$ entsteht. Sr(II) verhält sich ähnlich, dagegen wird Ca^{2+} als basisches Ca-phosphat oder Hydroxylapatit, $Ca_5(PO_4)_3OH$, gefällt.
Phosphat muß daher beim Kationentrennungsgang (vgl. Seite 256) vor der Ammonsulfid-Gruppe abgetrennt werden, da sonst die Erdalkali-Ionen mit den Ionen der $(NH_4)_2S$-Gruppe als Phosphate ausfallen können.

- Mit $FeCl_3$ bildet sich ein weißer Nd. von $FePO_4$, das durch mitgefällte basische Fe(III)-Salze auch rostfarben sein kann. $FePO_4$ ist in Essigsäure löslich, sofern nicht die Acidität der Lösung durch Acetat abgestumpft wird.
Da Erdalkaliphosphate unter diesen Bedingungen nicht ausgefällt werden, ist die Reaktion zur Abtrennung von PO_4^{3-}-Ionen im Kationentrennungsgang geeignet.

- Eine ammoniakalische, NH_4Cl-haltige Lösung eines Mg-Salzes fällt - auch aus verd. Lösungen - weißes Magnesiumammoniumphosphat, das bereits in verd. Säuren löslich ist.

$$HPO_4^{2-} + NH_4^+ + Mg^{2+} + HO^- \longrightarrow MgNH_4PO_4\downarrow + H_2O$$

- Selbst aus stark salzsaurer Lösung fällt mit $ZrOCl_2$ ein weißer Nd. von Zirkonphosphat. Diese Reaktion kann gleichfalls zur Abtrennung von Phosphat vor der Ammonsulfid-Gruppe genutzt werden.

$$4\ H_3PO_4 + 3\ ZrOCl_2 \longrightarrow 6\ HCl + 3\ H_2O + Zr_3(PO_4)_4\downarrow \quad (weiß)$$

3) Bildung von Heteropolyanionen
- Aus einer salpetersauren Phosphat-Lösung fällt bei Zusatz von Ammoniummolybdat swl. gelbes Ammoniumdodekamolybdatophosphat aus, das in NH_3-Lösung löslich ist (Ph.Eur.)

$$H_2PO_4^- + 12\ MoO_4^{2-} + 3\ NH_4^+ + 22\ H^+ \longrightarrow (NH_4)_3[P(Mo_3O_{10})_4] + 12\ H_2O$$

Ammoniummolybdatophosphat ist das Salz einer Heteropolysäure. Analoge ebenfalls gelbe Heteropolysäuren bilden Arsenat und Silicat, die deshalb den Nachweis stören.

- Versetzt man mit einer Ammonium-Molybdat-Vanadat-Lösung $[(NH_4)_2MoO_4/(NH_4)_3VO_4]$, so entsteht in neutraler bis salpetersaurer Lösung ein orange gefärbtes, gemischtes Heteropolyanion, $[PV_2Mo_{10}O_{40}]^{5-}$ (DAB 9).

Arsenat und Silicat bilden analog gefärbte Verbindungen und stören.

Arsenat (AsO_4^{3-})
(vgl. Komm. Ph.Eur., Bd. I/II, S. 113 und Komm. DAB 9, Bd. I, S. 97)

Arsenate zeigen eine recht große Ähnlichkeit mit den Phosphaten und sind weitgehend mit diesen isomorph, d.h. sie bilden mit ihnen Mischkristalle und geben häufig die gleichen Reaktionen.
Folgende Nachweise können zu ihrer Identifizierung beitragen:

1) Fällung schwerlöslicher Salze
- Aus Arsenat-Lösungen wird mit H_2S ein gelber Nd. von As_2S_5 gefällt, der je nach den Reaktionsbedingungen auch As_2S_3 und Schwefel enthält, und der mit der Fällung der H_2S-Gruppe aus dem Trennungsgang abgetrennt wird.
- AsO_4^{3-} bildet mit Ag^+-Ionen in neutraler Lösung einen braunen Nd. von Ag_3AsO_4, während mit Phosphat eine gelbe Fällung entsteht.

$$AsO_4^{3-} + 3\ Ag^+ \longrightarrow Ag_3AsO_4\downarrow \quad (braun)$$

- In ammoniakal. Lösung wird Arsenat mit Mg^{2+}-Ionen als weisses, schwerlösliches Magnesiumammoniumarsenat gefällt.

$$Mg^{2+} + NH_4^+ + HAsO_4^{2-} + HO^- \longrightarrow MgNH_4AsO_4\downarrow + H_2O$$

- Darüber hinaus bildet Arsenat in salpetersaurer Lösung beim Versetzen mit Ammoniummolybdat-Lösung einen gelben Nd. von Ammoniummolybdatoarsenat, $(NH_4)_3[As(Mo_3O_{10})_4]$. NH_3-Lösung zerlegt das Heteropolysalz in Ammoniumarsenat und Ammoniummolybdat.

2) **Reduktion von Arsenverbindungen**
- In stark saurer Lösung vermag Arsenat Iodid zu Iod zu oxidieren, wobei es selbst zu Arsenit reduziert wird.

$$AsO_4^{3-} + 2 H_3O^+ + 2 I^- \rightleftharpoons AsO_3^{3-} + 3 H_2O + I_2$$

- Die Lösung einer Arsenverbindung, eines Arsenits (Me_3AsO_3) oder eines Arsenats (Me_3AsO_4) wird mit Hypophosphit ($H_2PO_2^-$) erhitzt. Es entsteht ein **brauner** Nd. von metallischem Arsen (Ph.Eur., DAB 9).

$$2 AsCl_3 + 3 H_3PO_2 + 3 H_2O \longrightarrow 2 As\downarrow + 3 H_3PO_3 + 6 HCl$$

Weitere Reaktionen von Arsenverbindungen werden im Kap. 2.3.2 "Nachweis der Kationen", Seite 271 beschrieben.
Zur Grenzprüfung auf Arsen (Arsenit, Arsenat) vgl. Kap. 2.2.5, Seite 233.

Silicat (SiO_3^{2-})
(vgl. Komm. Ph.Eur., Bd. I/II, S. 122 und Komm. DAB 9, Bd. I, S. 107 sowie Bd. III, S. 3125ff.)

Orthokieselsäure (H_4SiO_4) neigt - insbesondere in saurer Lösung - zur Kondensation unter Bildung von Polysilicaten unterschiedlicher Struktur. Endprodukt der Kondensation ist Siliciumdioxid (SiO_2).
In den Silicaten ist jedes Si-Atom tetraedrisch von vier O-Atomen umgeben, wobei die Sauerstoffatome nicht nur zu einem Si-Atom gehören, sondern auch eine Sauerstoffbrücke zwischen zwei Si-Atomen ausbilden können.
Die Vielfalt an Silicaten wird auch dadurch erhöht, daß sie noch andere Elemente, insbesondere Aluminium, enthalten können (Alumosilicate).
Mit Ausnahme der reinen Alkali- und Bariumsilicate sind alle anderen Silicate in Wasser schwer löslich. Durch starke Säuren werden sie teilweise zersetzt. Allgemein nimmt die Löslichkeit mit steigendem Kondensationsgrad ab.

Für die Analytik von Silicaten sind folgende Reaktionen von Bedeutung:

1) **Bildung von Kieselsäuregallerte**
Versetzt man eine konz. Silicat-Lösung mit einer anorganischen Säure (z.B. HCl), so bildet sich gallertartiges, wasserhaltiges SiO_2 (Kieselsäure) (Ph.Eur.).
Es bleibt aber stets eine nicht unbedeutende Menge kolloidal in Lösung. Durch zweimaliges Eindampfen zur Trockne mit konz. HCl wird auch noch die kolloidal gelöste Kieselsäure ausgefällt. Die Kondensation schreitet dabei bis zum in Wasser und Säure unlöslichen Siliciumdioxid fort.
Silicate können auf diese Weise von anderen Ionen abgetrennt werden. Die quant. Abscheidung der Kieselsäure ist erforderlich, da sie sonst im Trennungsgang in der $(NH_4)_2S$-Gruppe anstelle von $Al(OH)_3$ erscheint und dessen Nachweis stört.
Auch Ammoniumsalze (z.B. NH_4Cl) fällen aus Alkali-silicat-Lösungen gallertartige Kieselsäure aus, weil durch die NH_4^+-Ionen die HO^--Konzentration stark verringert wird.

2) Aufschluß von Silicaten
Um Silicate aufzuschließen, stehen mehrere Methoden zur Verfügung:
a) Salzsäure-Aufschluß (Da in der qual. Analyse meist unbekannt ist, ob ein durch HCl zersetzbares Silicat vorliegt, wählt man am besten gleich eine der beiden folgenden Methoden.)
b) Flußsäure-Aufschluß (vgl. "Wassertropfenprobe", Seite 170)
c) Alkalicarbonat-Aufschluß (vgl. Kap. 1.2.6, Seite 182)

3) Wassertropfenprobe (Ph.Eur., DAB 9)
Flußsäure, in einem Pb- oder Pt-Tiegel aus CaF_2 und H_2SO_4 hergestellt, greift Silicate und SiO_2 unter Bildung von gasf. Siliciumtetrafluorid (SiF_4) an. SiF_4 hydrolysiert mit Wasser (schwarzes, feuchtes Filterpapier) zu gallertartiger, weißer Kieselsäure und HF.

$$CaF_2 + H_2SO_4 \longrightarrow CaSO_4 + 2\ HF$$

$$4\ HF + SiO_2 \longrightarrow SiF_4\uparrow + 2\ H_2O$$

$$SiF_4 + (x+2)\ H_2O \longrightarrow SiO_2(H_2O)_x \downarrow + 4\ HF$$

Ein Überschuß von CaF_2 ist zu vermeiden, da sich mit überschüssigem HF statt SiF_4 die nicht flüchtige Hexafluorokieselsäure (H_2SiF_6) bildet.

$$SiF_4 + 2\ HF \longrightarrow H_2SiF_6$$

$$3\ SiF_4 + n\ H_2O \longrightarrow SiO_2(H_2O)_{n-2} + 2\ H_2[SiF_6]$$

In Gegenwart von Bor-Verbindungen reagiert HF unter Bildung von BF_3 bzw. des sehr stabilen $[BF_4]^-$-Komplexes. Borsäure oder Borate sollten daher vor der Prüfung auf SiO_2 als Borsäuretrimethylester entfernt werden.

4) Bildung von Molybdatokieselsäure
Silicat-Lösungen bilden mit Molybdänsäure eine gelbgefärbte Heteropolysäure.

$$H_4SiO_4 + 12\ MoO_2^{2+} + 12\ H_2O \longrightarrow H_4[Si(Mo_3O_{10})_4] + 24\ H^+$$

PO_4^{3-} und AsO_4^{3-} stören. Die Störung von PO_4^{3-} läßt sich ausschalten, indem man den Nd. von Ammoniummolybdatophosphat vorher abfiltriert.

Carbonat (CO_3^{2-}) und Hydrogencarbonat (HCO_3^-)
(vgl. Komm. Ph.Eur., Bd. I/II, S. 115 und Komm. DAB 9, Bd. I, S. 100)

"Kohlensäure" bildet zwei Reihen von Salzen: (saure) Hydrogencarbonate ($MeHCO_3$) und (neutrale) Carbonate (Me_2CO_3).

Von den neutralen Carbonaten sind nur die der Alkalielemente und Ammoniumcarbonat in Wasser leicht löslich. Alle anderen sind dagegen meist schwerlöslich.
Sie lösen sich jedoch wie z.B. $CaCO_3$ teilweise in CO_2-haltigem Wasser unter Bildung von Hydrogencarbonaten.

$$CaCO_3 + CO_2 + H_2O \rightleftharpoons Ca(HCO_3)_2$$

Der CO_3^{2-}-Nachweis wird prinzipiell mit der Ursubstanz durch Zersetzen mit verd. Säuren (H_2SO_4, HCl, HOAc) ausgeführt. Hierbei bildet sich CO_2, das beim Einleiten in eine $Ba(OH)_2$- oder $Ca(OH)_2$-Lösung einen weißen Nd. von $BaCO_3$ bzw. $CaCO_3$ ergibt, der sich in verd. Salzsäure löst (Ph.Eur., DAB 9).

$$CO_3^{2-} + H^+ \longrightarrow HCO_3^- + H^+ \longrightarrow (H_2CO_3) \longrightarrow H_2O + CO_2\uparrow$$

$$Ca(OH)_2 + CO_2 \longrightarrow H_2O + CaCO_3\downarrow$$

Einige Arzneibücher lassen Carbonat auch in Form des swl. weißen Ag_2CO_3 identifizieren. Ag_2CO_3 zersetzt sich beim Erhitzen unter Bildung von braunem Silberoxid.

$$2\ Ag^+ + CO_3^{2-} \longrightarrow Ag_2CO_3\downarrow \longrightarrow Ag_2O\downarrow + CO_2\uparrow$$

Der Nachweis des CO_2 kann noch empfindlicher gestaltet werden, wenn man das Gas in eine Phenolphthalein-Lösung einleitet, die durch einen geringen Gehalt an CO_3^{2-} gerade rot gefärbt ist. Durch Bildung von HCO_3^- wird das pH der Lösung erniedrigt und der Indikator entfärbt.

$$CO_2 + CO_3^{2-} + H_2O \rightleftharpoons 2\ HCO_3^-$$

Der Nachweis von CO_3^{2-} wird durch SO_3^{2-} und $S_2O_3^{2-}$ gestört, da das nach Behandeln mit Säuren daraus gebildete SO_2 mit $Ba(OH)_2$ swl. $BaSO_3$ ergibt. Man muß deshalb die Analysensubstanz vor dem Carbonat-Nachweis einige Zeit mit H_2O_2 umsetzen. Dadurch werden die o.a. Schwefelverbindungen in nichtflüchtiges Sulfat übergeführt.

$$SO_3^{2-} + H_2O_2 \longrightarrow SO_4^{2-} + H_2O$$

Fluorid-Ionen stören ebenfalls den Carbonat-Nachweis durch Bildung von swl. CaF_2 bzw. BaF_2.

Borat (BO_3^{3-}), Tetraborat ($B_4O_7^{2-}$) und Borsäure (H_3BO_3)
(vgl. Komm. Ph.Eur., Bd. I/II, S. 488 und Komm. DAB 9, Bd. II, S. 1032)

Orthoborsäure ($H_3BO_3 = B(OH)_3$), in wässriger Lösung oder als Salbe verwendet, besitzt milde antiseptische Eigenschaften. Die Borsäure ist eine sehr schwache Lewis-Säure und neigt zur Selbstkondensation unter Bildung von Polyboraten. Die Säure ist in heißem Wasser leicht, in kaltem schwer löslich (Möglichkeit zur Umkristallisation).
Die Salze leiten sich meist von der - in freier Form nicht bekannten - Tetraborsäure ab und haben die Zusammensetzung $Me_2B_4O_7$. Borax, $Na_2B_4O_7$, ist das wichtigste Salz dieser Säure.
Nur die Alkaliborate sind wasserlöslich, die anderen lösen sich dagegen leicht in Säuren.
H_3BO_3 kann im SA nachgewiesen werden, da sich alle Borate mit Ausnahme von Borosilicaten beim Kochen mit Na_2CO_3-Lösung in lösliche Alkaliborate umwandeln. Borosilicate müssen aus der Ursubstanz nachgewiesen werden.
Analytisch bedeutsam sind die nachfolgenden Reaktionen:

1) Bildung schwerlöslicher Borate
- Mit $AgNO_3$ Fällung von weißem, in Säuren und NH_3 leicht löslichem Silbermetaborat, $AgBO_2$. Durch die entstehenden H^+-Ionen

ist die Fällung nicht quantitativ. In der Hitze hydrolysiert
AgBO$_2$ unter Abscheidung von <u>braunem</u> Silberoxid.

$$B_4O_7^{2-} + 4\ Ag^+ + H_2O \rightleftharpoons 4\ AgBO_2\downarrow + 2\ H^+$$

$$2\ AgBO_2 + 3\ H_2O \longrightarrow 2\ H_3BO_3 + Ag_2O\downarrow$$

- Erdalkali-Ionen (Ba^{2+}, Ca^{2+}) fällen aus alkal. Lösungen Metaborate mit langkettigen Anionen. Die Erdalkaliborate sind in ganz schwachen Säuren und NH$_4$Cl-Lösung löslich. Auch eine Reihe anderer in alkal. Lösung schwerlöslicher Metaborate werden schon von schwachen Säuren wie HOAc gelöst.

$$B_4O_7^{2-} + 2\ Ba^{2+} + 2\ HO^- \rightleftharpoons 2\ Ba(BO_2)_2\downarrow + H_2O$$

2) <u>Nachweis durch Flammenfärbung</u>
Aus Boraten mit H$_2$SO$_4$ freigesetzte Borsäure färbt die äußerste Zone einer Bunsenflamme <u>grün</u>.
Bei manchen Borosilicaten versagt der Nachweis. In diesem Fall verreibt man die Probe mit CaF$_2$/H$_2$SO$_4$. Infolge der Bildung von flüchtigem Bortrifluorid tritt in der nichtleuchtenden Bunsenflamme Grünfärbung auf.

$$2\ H_3BO_3 + 3\ CaF_2 + 3\ H_2SO_4 \longrightarrow 2\ BF_3\uparrow + 3\ CaSO_4 + 6\ H_2O$$

3) <u>Bildung von Borsäuretrimethylester</u>
Unter der wasserentziehenden Wirkung von konz. H$_2$SO$_4$ bildet sich aus Borsäure und Methanol Borsäuretrimethylester (Kp = 68,5 °C), der mit grüner Flamme brennt (<u>Ph.Eur., DAB 9</u>).

$$H_3BO_3 + 3\ CH_3OH \longrightarrow B(OCH_3)_3 + 3\ H_2O$$

4) <u>Bildung von Alkoxyborsäuren</u>
Man neutralisiert eine Borat-Probelösung, so daß sie durch einige Tropfen Phenolphthalein-Lösung gerade noch rot gefärbt ist. Gibt man dann einige Tropfen Glycerol, Mannitol oder Sorbitol hinzu, so bilden sich komplexe Alkoxysäuren von der Acidität der Essigsäure. Der pH-Wert wird verringert und dadurch der Indikator entfärbt.

$$2\ \begin{array}{c}|\\-C-OH\\|\\-C-OH\\|\end{array} + B(OH)_3 \longrightarrow \left[\begin{array}{c}|\\-C-O\\|\\-C-O\\|\end{array}\!\!\!B\!\!\!\begin{array}{c}|\\O-C-\\|\\O-C-\\|\end{array}\right]^- + 2\ H_2O + H_3O^+$$

Diese Reaktion ist auch zur quant. Bestimmung geeignet (vgl. hierzu Bd. II, Kap. 6.2.2).
Periodat (IO$_4^-$) reagiert ähnlich und stört.

<u>Natriumtetraborat (Borax) (Na$_2$B$_4$O$_7$ · 10 H$_2$O)</u>
(vgl. Komm. Ph.Eur., Bd. I/II, S. 594 und Komm. DAB 9, Bd. III, S. 2503)

<u>Prüfung auf Identität</u>
- Es wird die für Borverbindungen charakteristische grüne Flammenfärbung des leicht flüchtigen Borsäuretrimethylesters, B(OCH$_3$)$_3$, als Identitätsprüfung herangezogen.
- Borax-Lösungen reagieren schwach alkalisch gegen Phenolphthalein. Bei Zugabe von Glycerol bildet jedes Boratom des hy-

drolytisch zerfallenen $B_4O_7^{2-}$-Anions einen einbasischen, stark sauren Chelatkomplex, und die Rotfärbung des Phenolphthalein-Indikators verschwindet.

Komplexe Cyanide
Cyanid-Ionen geben mit komplexbildenden Kationen (Fe^{2+}, Fe^{3+}, Mn^{2+}, Cr^{3+}, Co^{3+}, Ni^{2+}, Cd^{2+}, Cu^+, Ag^+ u.a.m.) überaus beständige komplexe Anionen der Zusammensetzung: $[Me^I(CN)_2]^-$, $[Me^I(CN)_4]^{3-}$, $[Me^{II}(CN)_4]^{2-}$, $[Me^{II}(CN)_6]^{4-}$ und $[Me^{III}(CN)_6]^{3-}$.

Von den komplexen Cyaniden sind besonders zu erwähnen:
$K_4[Fe(CN)_6]$ = Kaliumhexacyanoferrat(II) (gelbes Blutlaugensalz)
$K_3[Fe(CN)_6]$ = Kaliumhexacyanoferrat(III) (rotes Blutlaugensalz)

Hexacyanoferrat(II), $[Fe(CN)_6]^{4-}$, und Hexacyanoferrat(III), $[Fe(CN)_6]^{3-}$

Fast alle Hexacyanoferrate(II) von Kationen mit der Ladung "+2" (Ca^{2+}, Zn^{2+}, Mn^{2+}, Fe^{2+} u.a.) sind schwer löslich und vielfach charakteristisch gefärbt.
$Zr[Fe(CN)_6]$ und $Th[Fe(CN)_6]$ sind selbst in Säuren schwerlöslich, während die entsprechenden Hexacyanoferrate(III) wasserlöslich sind.
Dieser Unterschied in der Löslichkeit erlaubt eine Trennung von $[Fe(CN)_6]^{4-}$ und $[Fe(CN)_6]^{3-}$. Eine weitere Unterscheidungsmöglichkeit beruht auf der guten Löslichkeit von $Ag_3[Fe(CN)_6]$ in NH_3, während $Ag_4[Fe(CN)_6]$ darin unlöslich ist.
Sämtliche Cyanoferrate(II), lösliche wie schwerlösliche, können durch Kochen mit HgO unter Bildung von undissoziiertem $Hg(CN)_2$ zerstört werden. Heiße konz. H_2SO_4 zersetzt Cyanoferrate unter Entwicklung von CO.
Der Nachweis der Cyanoferrate erfolgt im Sodaauszug. Zu beachten ist, daß einige schwerlösliche Cyanoferrate des Cu^{2+}, Fe^{2+}, Fe^{3+} u.a. sich beim Kochen mit Sodalösung nur begrenzt in lösliche Alkalicyanoferrate umwandeln.

Cyanoferrate können nachgewiesen werden durch:
1) Bildung von schwerlöslichen Salzen
- Versetzt man eine neutrale oder schwach saure Probelösung mit $AgNO_3$, so fällt ein weißer Nd. von $Ag_4[Fe(CN)_6]$ bzw. von orangerotem $Ag_3[Fe(CN)_6]$ aus. Beide sind swl. in verd. HNO_3, lösen sich jedoch in Alkalicyanid- und Natriumthiosulfat-Lösungen. In Ammoniak ist nur $Ag_3[Fe(CN)_6]$ löslich.
Durch Oxidation mit konz. HNO_3 kann $Ag_4[Fe(CN)_6]$ in $Ag_3[Fe(CN)_6]$ umgewandelt werden.
- Aus neutralen oder salpetersauren Lösungen fällt beim Versetzen mit Cu^{2+}-Ionen rotbraunes $Cu_2[Fe(CN)_6]$ oder (schmutzig) grünes $Cu_3[Fe(CN)_6]_2$ aus. Beide Niederschläge lösen sich in 2 M-NH_3.
- Cyanoferrate stören häufig die anderen Anionennachweise und müssen deshalb quant. abgetrennt werden. Hierfür eignet sich am besten die Fällung als Cd-cyanoferrate. In neutraler bis

schwach essigsaurer Lösung fällt weißes Cd-hexacyanoferrat(II) und hellgelbes Cd-hexacyanoferrat(III). Beide Substanzen lösen sich in 2 M-NH_3-Lösung.

2) Bildung von Berliner Blau - Turnbulls Blau
Versetzt man eine saure $[Fe(CN)_6]^{4-}$-Lösung mit Fe^{3+}, so bildet sich Berliner Blau. Gibt man zu einer Probelösung von $[Fe(CN)_6]^{3-}$ $FeSO_4$ hinzu, so entsteht Turnbulls Blau.
Beide Reaktionsprodukte sind jedoch aufgrund des nachfolgenden Gleichgewichts weitgehend identisch.

$$Fe^{2+} + [Fe(CN)_6]^{3-} \rightleftharpoons [Fe(CN)_6]^{4-} + Fe^{3+}$$

Bei einem Stoffmengenverhältnis Fe(II) bzw. Fe(III) zu $[Fe(CN)_6]^{3-/4-}$ von 1:1 bilden sich kolloidal gelöste Produkte der Form $K[Fe^{III}Fe^{II}(CN)_6]$, überwiegen die Fe-Ionen, so entstehen unlösliche Verbindungen wie $Fe_4[Fe(CN)_6]_3$.
Die exakte Struktur des Berliner Blau ist jedoch nach wie vor noch Gegenstand einer kontrovers geführten Diskussion.

2.2.3 Nachweis wichtiger nebeneinander vorliegender Anionen

A) Gemische von Halogeniden und Pseudohalogeniden

1) Nachweis von Bromid und Iodid neben Chlorid und Pseudohalogeniden

- Zur Vorprobe auf Bromid und Iodid erhitzt man die Analysensubstanz mit konz. H_2SO_4. Bei Anwesenheit von Br^- entstehen braune, bei I^- violette Dämpfe. Eine braune Farbe ist für Br^- nicht spezifisch, da auch NO_2, aus Nitriten oder Nitraten stammend, eine ähnliche Färbung verursacht. Zudem können die violetten Iod-Dämpfe die braunen Brom-Dämpfe überdecken und somit ihr Erkennen erschweren.
- Iodid und Bromid sind nebeneinander in schwefelsaurer Lösung nach aufeinanderfolgender Freisetzung der elementaren Halogene mit Chlor und anschließender Extraktion in eine $CHCl_3$- oder CCl_4-Phase aufgrund der auftretenden Färbung der organischen Phase nachweisbar.
Dieser Nachweis ist möglich, weil die Normalpotentiale in der Reihenfolge Cl_2/Cl^- > Br_2/Br^- > I_2/I^- abnehmen (vgl. Seite 226. Tab. 1.8), Chlor also die beiden anderen Halogene aus ihren Salzen freisetzen kann, wobei I_2 aufgrund seines niedrigeren Redoxpotentials zuerst gebildet wird, und weil ein Reagenzüberschuß zunächst gebildetes elementares Iod in farblose Verbindungen (Iodat, Iodtrichlorid) überführt.
Zur Durchführung des gemeinsamen Nachweises von Br^- und I^- versetzt man den schwefelsauren Sodaauszug mit $CHCl_3$ (CCl_4 oder CS_2) und gibt anschließend Chlorwasser oder Chloramin T-Lösung hinzu. Eine Violettfärbung der org. Phase zeigt I^- an.
Cyanid stört, da es unter diesen Bedingungen mit I_2 farbloses Iodcyan (ICN) bildet. Deshalb vertreibt man es am besten vor der Oxidation als Blausäure durch Aufkochen der sauren Lösung.

$$2\ I^- + Cl_2 \longrightarrow 2\ Cl^- + I_2 \quad \text{(violett)}$$

$$HCN\uparrow \xleftarrow{H^+} CN^- + I_2 \longrightarrow I^- + ICN \quad \text{(farblos)}$$

Durch weitere Zugabe von Chlorwasser verschwindet die anfängliche violette Färbung, da Iod zu farblosem Iodat (IO_3^-) und farblosem Iodtrichlorid (ICl_3) oxidiert wird.

$$I_2 + 5\ Cl_2 + 18\ H_2O \longrightarrow 2\ IO_3^- + 10\ Cl^- + 12\ H_3O^+$$

$$I_2 + 3\ Cl_2 \longrightarrow 2\ ICl_3$$

Bei weiterem Reagenzüberschuß schlägt die Farbe der org. Phase bei Anwesenheit von Bromid über **braun** (Br_2) nach **weingelb** (BrCl) um.

$$2\ Br^- + Cl_2 \longrightarrow 2\ Cl^- + Br_2 \quad \text{(braun)}$$

$$Br_2 + Cl_2 \longrightarrow 2\ BrCl \quad \text{(weingelb)}$$

Das nachfolgende Schema gibt nochmals einen Überblick über die beschriebene Nachweismethode.

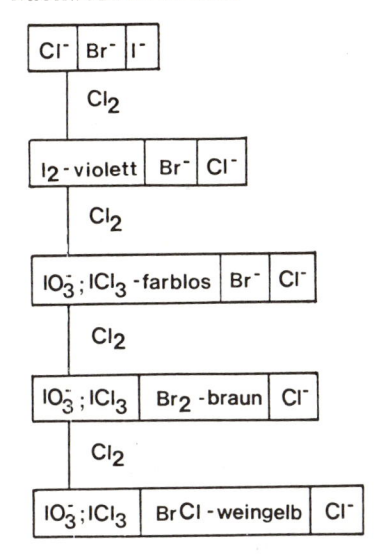

Cl^-	Br^-	I^-

Cl_2

I_2-violett	Br^-	Cl^-

Cl_2

IO_3^-; ICl_3 -farblos	Br^-	Cl^-

Cl_2

IO_3^-; ICl_3	Br_2 -braun	Cl^-

Cl_2

IO_3^-; ICl_3	BrCl -weingelb	Cl^-

— Iodid-Ionen können auch aus einer salpetersauren Probe des SA gemeinsam mit Br^- und Cl^- als schwerlösliche Silbersalze ausgefällt werden. AgI wird durch seine Schwerlöslichkeit in konz. NH_3 von den anderen Silberhalogeniden abgetrennt.

Nur Silberhexacyanoferrat(II) ist ebenfalls in konz. Ammoniak schwerlöslich. Deshalb behandelt man anschließend die AgI-Fällung mit Zn/H_2SO_4. Dabei geht Iodid in Lösung und kann wie oben beschrieben identifiziert werden.

Zum fraktionierten Lösen der Silberhalogenide sind KCN- oder Thiosulfat-Lösungen ungeeignet, da sie alle drei Silberhalogenide lösen. Alle Silberhalogenide werden gleichfalls durch Zn/H_2SO_4 aufgeschlossen (vgl. Seite 183).

Das nachfolgende Schema faßt nochmals die skizzierte Trennmethode zusammen.

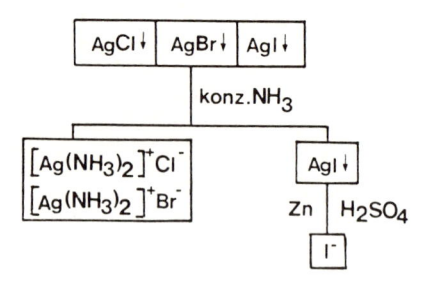

```
        ┌─────┬─────┬─────┐
        │AgCl↓│AgBr↓│AgI↓ │
        └─────┴──┬──┴─────┘
              konz.NH₃
         ┌───────┴───────┐
  ┌──────────────┐   ┌──────┐
  │[Ag(NH₃)₂]⁺Cl⁻│   │ AgI↓ │
  │[Ag(NH₃)₂]⁺Br⁻│   └──┬───┘
  └──────────────┘    Zn│H₂SO₄
                      ┌─┴─┐
                      │I⁻ │
                      └───┘
```

2) <u>Nachweis von Chlorid neben Bromid, Iodid und Pseudohalogeniden</u>

Zum <u>Nachweis von Chlorid</u> neben den anderen Halogeniden und Pseudohalogeniden stehen mehrere Methoden zur Verfügung.

- Zu dem mit HNO_3 angesäuerten SA tropft man $AgNO_3$-Lösung hinzu und fällt die Silberhalogenide gemeinsam aus. Der Nd. wird abfiltriert und in der Kälte mit einer konz. Ammoniumcarbonat-Lösung geschüttelt.
Unter diesen Bedingungen löst sich praktisch nur AgCl, während AgBr und AgI infolge ihres kleineren Löslichkeitsproduktes (vgl. Bd. II, Kap. 5.1.2) nicht gelöst werden.
Dem Filtrat wird Br^- zugesetzt. Ein aufgrund der geringeren Löslichkeit von AgBr im Vergleich zu AgCl gebildeter Nd. von <u>Silberbromid</u> zeigt Cl^- an. Aus dem gleichen Grund fällt bei Zugabe von I^- swl. AgI aus. Die aus der Dissoziation des Diamminsilberchlorid-Komplexes resultierende Konzentration an freien Ag^+-Ionen, reicht also in kalter, wässr. $(NH_4)_2CO_3$-Lösung aus, das Löslichkeitsprodukt von AgI bzw. AgBr zu überschreiten, so daß AgI auf Zusatz von KI und AgBr auf Zusatz von KBr gefällt werden. Säuert man lediglich an, so bildet sich ein Nd. von AgCl.

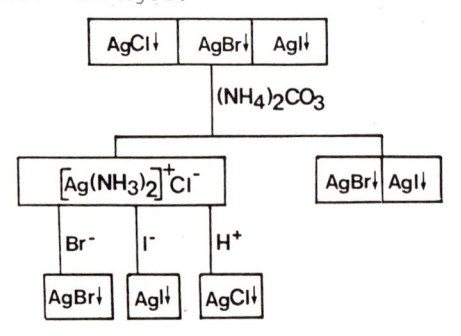

```
        ┌─────┬─────┬─────┐
        │AgCl↓│AgBr↓│AgI↓ │
        └─────┴──┬──┴─────┘
              (NH₄)₂CO₃
         ┌───────┴───────┐
  ┌──────────────┐   ┌──────┬─────┐
  │[Ag(NH₃)₂]⁺Cl⁻│   │AgBr↓ │AgI↓ │
  └──────┬───────┘   └──────┴─────┘
     ┌───┼───┐
    Br⁻  I⁻  H⁺
    ┌─┐ ┌─┐ ┌──┐
    │AgBr↓│AgI↓│AgCl↓│
    └─┘ └─┘ └──┘
```

Die den Nachweis störenden Cyanide und Thiocyanate werden durch kurzes Aufkochen der salpetersauren Probelösung vertrieben. Hexacyanoferrate(II) und -(III) bilden gleichfalls schwerlösliche Silbersalze und werden vorher als Cd-Salze gefällt und abgetrennt.

Eine weitere Variante der Abtrennung dieser störenden Ionen besteht darin, sie vor dem Chlorid-Nachweis durch Zusatz von $CuSO_4$ und Schwefliger Säure (vgl. Seite 193) als CuCN, CuSCN oder $Cu_2[Fe(CN)_6]$ zu fällen.

- Ebenso kann man zum Nachweis von Chlorid neben Br^- und I^- die gemeinsame Silbersalzfällung mit $K_3[Fe(CN)_6]$ versetzen und sehr verd. (3%ige) Ammoniak-Lösung hinzugeben. Bei Anwesenheit von Cl^- überzieht sich der Nd. mit einer braunen Schicht von $Ag_3[Fe(CN)_6]$, da unter diesen Bedingungen nur AgCl in NH_3 löslich ist.

$$AgCl + 2\ NH_3 \longrightarrow [Ag(NH_3)_2]^+ + Cl^-$$

$$3\ [Ag(NH_3)_2]^+ + [Fe(CN)_6]^{3-} \longrightarrow 6\ NH_3\uparrow + Ag_3[Fe(CN)_6]\downarrow$$

- Ein weiterer Nachweis von Cl^- neben den anderen Halogeniden und Pseudohalogeniden ist durch Bildung und Abdestillieren von flüchtigem Chromylchlorid (CrO_2Cl_2) mit anschließendem Nachweis als Chromat (CrO_4^{2-}) möglich.
Hierzu wird die Analysensubstanz mit $K_2Cr_2O_7$/konz. H_2SO_4 behandelt. Bromide und Iodide werden zu den Elementen oxidiert, während Chlorid in flüchtiges CrO_2Cl_2 umgewandelt wird. Die gebildeten Produkte werden in NaOH übergetrieben. Brom und Iod disproportionieren zu farblosen Produkten, und Chromylchlorid wird zu gelbem Chromat hydrolysiert.

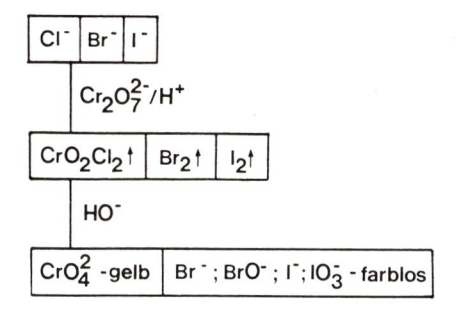

```
┌─────┬─────┬─────┐
│ Cl⁻ │ Br⁻ │ I⁻  │
└─────┴─────┴─────┘
       │
   Cr₂O₇²⁻/H⁺
       │
┌──────────┬──────┬─────┐
│ CrO₂Cl₂↑ │ Br₂↑ │ I₂↑ │
└──────────┴──────┴─────┘
       │
      HO⁻
       │
┌──────────────┬──────────────────────────┐
│ CrO₄²⁻ -gelb │ Br⁻; BrO⁻; I⁻; IO₃⁻ - farblos │
└──────────────┴──────────────────────────┘
```

Die Reaktion versagt bei AgCl, $HgCl_2$ und Hg_2Cl_2, bei Anwesenheit von NO_3^- bzw. NO_2^- und von Reduktionsmitteln. Auch bei Anwesenheit von F^- ist sie nicht eindeutig. Fluorid bildet unter diesen Bedingungen das gleichfalls flüchtige Chromylfluorid (CrO_2F_2).

- In essigsaurer Lösung können die stärkeren Reduktionsmittel Br^- und I^- selektiv vom schwächeren Reduktionsmittel Chlorid abgetrennt werden. $KMnO_4$ oxidiert unter diesen Bedingungen Br^- zu Br_2 und I^- zu I_2, während Chloride nicht angegriffen werden. Man vertreibt die gebildeten Halogene durch Kochen und weist anschließend im Filtrat Cl^- als AgCl nach.

- Die Löslichkeit der Silberhalogenide nimmt mit steigender Ordnungszahl des Halogens ab. Parallel dazu tritt eine Farbvertiefung auf. Man kann so durch fraktionierte Fällung zumindest eine partielle Trennung herbeiführen. Diese Methode besitzt jedoch nur eine geringe praktische Bedeutung.

3) Redoxverhalten der Halogene und Halogenide
   (Nachweis mit Oxidationsmitteln)

Wie Tab. 1.8 ausweist, nehmen die Normalpotentiale der korr. Redoxpaare Halogen/Halogenid vom Fluor zum Iod hin ab. Fluor ist das stärkste, Iod das schwächste Oxidationsmittel, während Iodid von allen Halogeniden am stärksten reduzierend wirkt.

Tab. 1.8: Normalpotentiale der Halogene

Redoxpaar	F_2/F^-	Cl_2/Cl^-	Br_2/Br^-	I_2/I^-
E^o (Volt)	+ 2,866	+ 1,358	+ 1,087	+ 0,536

Das Redoxpotential eines Redoxpaares charakterisiert nun seine reduzierende bzw. oxidierende Wirkung. Je negativer das Potential ist, desto stärker reduzierend wirkt seine reduzierte Form; je positiver das Potential ist, desto stärker oxidierend wirkt die oxidierte Form des korr. Redoxpaares. Es gilt:

Ein oxidierbares Teilchen (Red^1) kann nur von einem Oxidationsmittel (Ox^2) oxidiert werden, dessen Potential positiver ist als das Redoxpotential des Redoxpaares (Red^1/Ox^1).

Man muß sich aber stets bewußt sein, daß das Redoxpotential eines Redoxpaares von Faktoren wie der Bildung swl. Niederschläge oder stabiler Komplexe beeinflußt wird. In den Fällen, in denen die Redoxreaktion mit einer Protolyse verbunden ist, hängt das wirksame Redoxpotential auch vom pH-Wert des Mediums ab.

Über die Normalpotentiale (in Volt) analytisch wichtiger korr. Redoxpaare informiert die nachfolgende Tab. 1.9.

Tab. 1.9: Normalpotentiale ausgewählter korr. Redoxpaare

Redoxpaar	E^o	Redoxpaar	E^o
H_2O_2/H_2O	+ 1,776	NO_2^-/NO (HOAc)	+ 0,983
$PbO_2/PbSO_4$	+ 1,691	Hg^{2+}/Hg_2^{2+}	+ 0,920
MnO_4^-/MnO_2	+ 1,679	Fe^{3+}/Fe^{2+}	+ 0,771
MnO_4^-/Mn^{2+}	+ 1,507	H_2O_2/O_2	+ 0,695
PbO_2/Pb^{2+} (HNO_3)	+ 1,455	$HgCl_2/Hg_2Cl_2$	+ 0,630
$Cr_2O_7^{2-}/Cr^{3+}$ (H_2SO_4)	+ 1,232	$[Fe(CN)_6]^{3-}/[Fe(CN)_6]^{4-}$	+ 0,358
MnO_2/Mn^{2+} (H_2SO_4)	+ 1,224	Cu^{2+}/Cu^+	+ 0,153
$Cu^{2+}/[Cu(CN)_2]^-$	+ 1,103	$S_2O_3^{2-}/S_4O_6^{2-}$	+ 0,008

Aus der Kenntnis dieser Redoxpotentiale lassen sich folgende Aussagen ableiten (MC-Fragen 130, 136, 186 - 188):

- Chlor oxidiert Bromid und Iodid zu den elementaren Halogenen, die sich in org. Lösungsmitteln mit charakteristischer Farbe lösen. Hierauf beruht auch der Nachweis von Br^- und I^- neben Cl^- mit Chlorwasser oder Chloramin T-Lösung (vgl. Seite 222).

$$2 X^- (Br^-, I^-) + Cl_2 \longrightarrow 2 Cl^- + X_2 (Br_2, I_2)$$

- Die oxidierende Wirkung von MnO_4^- bzw. MnO_2 ist stark pH-abhängig. Für eine Lösung, die MnO_4^- und Mn^{2+} im Verhältnis 100 : 1 enthält, beträgt bei pH = 0 das Redoxpotential E = 1,524 (V), bei pH = 3 (etwa 0,1 N-HOAc) aber nur noch 1,236 Volt.
Bei pH = 0 kann man mit Permanganat Cl^- zu Chlor oxidieren; bei pH = 3 ist diese Oxidation nicht mehr möglich. Hingegen läßt sich Br^- in essigsaurer Lösung (pH 2 - 3) zu Br_2 oxidieren. Die Oxidation von I^- zu I_2 ist sogar bei pH = 7 noch durchführbar.
Analoge Betrachtungen lassen sich auch für MnO_2 anstellen.

$$2 MnO_4^- + 10 Hal^- + 16 H_3O^+ \longrightarrow 5 Hal_2 + 2 Mn^{2+} + 24 H_2O$$

$$MnO_2 + 2 Hal^- + 4 H_3O^+ \longrightarrow Hal_2 + Mn^{2+} + 6 H_2O$$

- Das Normalpotential des Redoxpaares Fe^{3+}/Fe^{2+} beträgt 0,77 V, so daß Fe(III)-Ionen noch Iodid zu Iod oxidieren können, nicht mehr aber Bromid oder Chlorid. Aus diesem Grund stören von den Halogeniden nur Iodide den Thiocyanat-Nachweis mit $FeCl_3$.

$$2 Fe^{3+} + 2 I^- \longrightarrow 2 Fe^{2+} + I_2$$

- Dichromat in schwefelsaurer Lösung oxidiert Bromide und Iodide zu den elementaren Halogenen, während Chlorid in Chromylchlorid übergeführt wird.

- Das Normalpotential von NO_2^-/NO (E^o = 0,98 V) indiziert, daß Nitrit-Ionen in essigsaurer Lösung nur Iodid zu I_2 oxidieren können. Die Oxidation von Iodiden mit KNO_2 kann deshalb zur selektiven Bestimmung von I^- neben Br^- und Cl^- analytisch genutzt werden.

$$2 I^- + 2 NO_2^- + 4 H^+ \longrightarrow I_2 + 2 NO\uparrow + 2 H_2O$$

- Reines Wasserstoffperoxid oder konz. Lösungen von H_2O_2 sind starke Oxidationsmittel. Gegenüber Substanzen mit positiverem Potential vermag es aber auch reduzierend zu wirken. Ferner ist sein Redoxpotential stark pH-abhängig, so daß es in stark sauren Lösungen Bromid zu Brom, in schwach (essigsauren) sauren Lösungen <u>nur</u> noch Iodid zu Iod zu oxidieren vermag.

$$H_2O_2 + 2 Hal^- (Br^-, I^-) + 2 H_3O^+ \longrightarrow Hal_2 (Br_2, I_2) + 4 H_2O$$

- Am Beispiel der Reduktion von Cu(II)- zu Cu(I)-Verbindungen erkennt man den Einfluß der Löslichkeit auf das Redoxpotential. Die sehr geringe Löslichkeit von CuI, d.h. die kleine Konzentration an freien Cu^+-Ionen, bewirkt, daß das Redoxpo-

tential von Cu(II)/Cu(I) positiver als 0,58 V wird, so daß
Iodid durch Cu^{2+} zu Iod oxidiert werden kann.

$$2\ Cu^{2+} + 4\ I^- \longrightarrow 2\ CuI\downarrow + I_2$$

In gleicher Weise bildet sich auch CuCN.

$$2\ Cu^{2+} + 4\ CN^- \longrightarrow 2\ CuCN\downarrow + (CN)_2\uparrow$$

Zusammenfassung: Neben Chlor setzen auch konz. H_2SO_4, $K_2Cr_2O_7$, $KMnO_4$, MnO_2 und PbO_2 in sauren Lösungen aus Bromiden und Iodiden die elementaren Halogene in Freiheit.
Schwächere Oxidationsmittel wie Bromwasser, Fe(III)-Salze, Alkalinitrite oder H_2O_2(HOAc) oxidieren in schwach saurer Lösung nur noch Iodide zu I_2.

4) Pseudohalogenide nebeneinander
Allgemein anwendbar ist der Cyanid-Nachweis durch Freisetzen von Blausäure aus der Ursubstanz mit $NaHCO_3$ oder 2 M-HOAc und anschließender Bildung von AgCN im Gärröhrchen. Hexacyanoferrate stören hierbei nicht, da aus ihnen unter diesen Bedingungen kein HCN entsteht.
Bei Abwesenheit von Hexacyanoferraten und Rhodaniden kann CN^- auch mittels der Berliner Blau-Reaktion oder als Thiocyanat aus dem Sodaauszug nachgewiesen werden.
Der Thiocyanat-Nachweis kann mittels der Iod-Azid-Reaktion erfolgen, oder man gibt zum schwach angesäuerten SA Fe(III)-Ionen hinzu. Ist $[Fe(CN)_6]^{4-}$ zugegen, so muß man mit einem Fe(III)-Überschuß arbeiten und danach das gebildete $Fe_4[Fe(CN)_6]_3$ abfiltrieren oder $Fe(SCN)_3$ aus dem Reaktionsgemisch mit Äther extrahieren.
Auch F^-, PO_4^{3-}, Oxalat und Tartrat stören, da sie mit Fe(III) stabile Komplexe bilden. Iodid stört gleichfalls; es wird durch Fe(III) zu I_2 oxidiert, das durch seine braune Farbe die Identifizierung von $Fe(SCN)_3$ im Ether/Amylalkohol-Gemisch erschwert.
Man beseitigt diese Störung, indem man aus schwach salpetersaurer Lösung AgI und AgSCN gemeinsam ausfällt. AgSCN löst sich z.T. in konz. NH_3. Dem ammoniakalischen Filtrat werden $(NH_4)_2S$ oder Thioacetamid zugesetzt; es fällt schwarzes Ag_2S aus.
AgSCN gibt kein Thiocyanat an den Sodaauszug ab und muß mit konz. NH_3 in Lösung gebracht werden.
Die besten Nachweise für Hexacyanoferrate sind die Berliner Blau- bzw. die Turnbulls Blau-Reaktion.

B) Gemische schwefelhaltiger Ionen nebeneinander

Je nachdem, ob lösliche oder in nichtoxidierenden Säuren schwerlösliche Sulfide vorliegen, ist der Nachweis von Sulfid in unterschiedlicher Weise zu führen.
Lösliche Sulfide werden mit verd. HCl versetzt, und das freiwerdende gasf. H_2S wird mit Pb(II)-acetat getränktem Filterpapier als schwarzes PbS nachgewiesen.
Zu konzentrierte HCl oder zu starkes Erhitzen sind zu vermeiden, weil infolge entweichender HCl-Dämpfe aus Pb(II) $PbCl_2$ und konz. Salzsäure entstehen und dadurch die Bildung von PbS ausbleibt. Unter diesen Bedingungen wird auch HI aus Iodiden

freigesetzt, was zur Bildung von PbI_2 führt und Sulfide vortäuschen kann.
Für den Sulfid-Nachweis aus dem Sodaauszug stehen die Fällung mit $AgNO_3$-Lösung, die blauviolette Farbreaktion mit $Na_2[Fe(CN)_5NO]$ oder die Iod-Azid-Reaktion zur Verfügung.
Mit dem Nachweis durch $Na_2[Fe(CN)_5NO]$-Lösung werden auch Thio- und Thiooxosalze des Arsens und Antimons erfaßt. Die Iod-Azid-Reaktion ist gleichfalls positiv bei Vorliegen von Thiosulfat und Thiocyanat.
Ist auf swl. Sulfide zu prüfen, so wird die Ursubstanz oder der Rückstand des SA mit Zn/HCl behandelt. Der Nachweis des dabei entweichenden H_2S erfolgt wie oben beschrieben. Man kann den Rückstand des SA auch mit HNO_3 kochen und das gebildete Sulfat mit $BaCl_2$-Lösung nachweisen.
Zur Prüfung auf SO_3^{2-}, $S_2O_3^{2-}$ und SO_4^{2-} im SA muß <u>vor</u> deren Nachweis Sulfid mit Cd(II)-acetat-Lösung als CdS abgetrennt werden. Sulfid stört u.a. dadurch, daß es mit vorhandenem Sulfit zu elementarem Schwefel komproportioniert.
Auf SO_3^{2-}, SO_4^{2-} und $S_2O_3^{2-}$ wird dann im Filtrat der CdS-Fällung geprüft, wobei SO_3^{2-} und SO_4^{2-} gemeinsam als swl. Sr(II)-Salze gefällt werden. Im danach resultierenden Filtrat wird auf Thiosulfat geprüft.
Die beschriebene Trennmethode ist im nachfolgenden Schema nochmals zusammengefaßt.

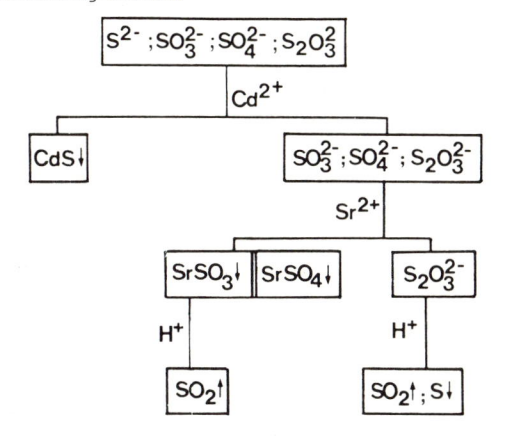

```
        ┌─────────────────────────────────┐
        │ S²⁻ ; SO₃²⁻ ; SO₄²⁻ ; S₂O₃²⁻  │
        └─────────────────┬───────────────┘
                        Cd²⁺
          ┌───────────────┴───────────────┐
     ┌────────┐                ┌─────────────────────┐
     │ CdS↓  │                │ SO₃²⁻ ; SO₄²⁻ ; S₂O₃²⁻ │
     └────────┘                └──────────┬──────────┘
                                        Sr²⁺
                              ┌───────────┴────────────┐
                     ┌────────┬─────────┐       ┌──────────┐
                     │ SrSO₃↓ │ SrSO₄↓  │       │ S₂O₃²⁻  │
                     └────┬───┴─────────┘       └────┬─────┘
                         H⁺                         H⁺
                       ┌─────┐                  ┌────────┐
                       │ SO₂↑│                  │ SO₂↑;S↓│
                       └─────┘                  └────────┘
```

Zum <u>Sulfit-Nachweis</u> behandelt man einen Teil des Sr-Niederschlages mit verd. H_2SO_4 oder verreibt ihn mit $KHSO_4$. Es tritt ein charakteristischer Geruch von SO_2 auf. Das entstehende Gas kann auch in einem mit Wasser gefüllten Gärröhrchen aufgefangen und anschließend durch Reduktion von Iod- oder $KMnO_4$-Lösung, durch die Reaktion mit Fuchsin oder durch Umsetzung mit $ZnSO_4/K_4[Fe(CN)_6]/Na_2[Fe(CN)_5NO]$ nachgewiesen werden.
Auf <u>Sulfat</u> wird in einer gesonderten, mit HCl angesäuerten Probe des SA mit $BaCl_2$ geprüft. Sulfit stört unter diesen Bedingungen nicht.
<u>Thiosulfat</u> erkennt man daran, daß aus dem angesäuerten Filtrat der Sr-Salzfällung Schwefeldioxid entweicht und sich allmäh-

lich elementarer Schwefel abscheidet. Dieses gleichzeitige Auftreten von Schwefel ermöglicht auch ein Erkennen von Thiosulfat neben Sulfit.
Aus neutralen $S_2O_3^{2-}$-Lösungen kann Thiosulfat mit $AgNO_3$ oder durch die Iod-Azid-Reaktion identifiziert werden.

C) Carbonat neben Sulfit

Der Nachweis von Carbonat wird durch Sulfit und Thiosulfat gestört, da SO_2 wie CO_2 mit $Ba(OH)_2$-Lösung einen swl. Niederschlag bildet.

$$CO_3^{2-} + 2\,H^+ \longrightarrow (H_2CO_3) \longrightarrow H_2O + CO_2\uparrow \longrightarrow BaCO_3\downarrow$$

$$SO_3^{2-} + 2\,H^+ \longrightarrow (H_2SO_3) \longrightarrow H_2O + SO_2\uparrow \longrightarrow BaSO_3\downarrow$$

$$S_2O_3^{2-} + 2\,H^+ \longrightarrow (H_2S_2O_3) \longrightarrow H_2O + S\downarrow + SO_2\uparrow \longrightarrow BaSO_3\downarrow$$

Auch mit Sr- und Ca-Salzen entstehen in beiden Fällen swl. Verbindungen.
Man muß deshalb die Analysensubstanz vor dem Carbonat-Nachweis mit H_2O_2 erhitzen, Salzsäure zusetzen und das gebildete Gas in $Ba(OH)_2$-Lösung einleiten. Durch Umsetzung mit H_2O_2 wird Sulfit in nichtflüchtiges Sulfat umgewandelt.

$$SO_3^{2-} + H_2O_2 \longrightarrow H_2O + SO_4^{2-} \not\longrightarrow$$

$$CO_3^{2-} \longrightarrow CO_3^{2-} + 2\,H^+ \longrightarrow (H_2CO_3) \longrightarrow CO_2\uparrow \longrightarrow BaCO_3\downarrow$$

Auch $KMnO_4$ kann zur Oxidation verwendet werden. Oxalat und Tartrat müssen jedoch abwesend sein, da sie durch $KMnO_4$ zu CO_2 oxidiert werden.
Störungen des Carbonat-Nachweises können auch durch Fluorid-Ionen auftreten. F^- gelangt als HF in die $Ba(OH)_2$-Lösung und führt zu einem weißen Nd. von BaF_2. Durch Zugabe eines Zirkon(IV)-Salzes kann Fluorid vorher als $[ZrF_6]^{2-}$-Komplex gebunden und die Störung dadurch beseitigt werden.

D) Gemische von Nitrat und Nitrit

Als Vorprobe auf Nitrit dient das Erhitzen der Analysensubstanz mit verd. H_2SO_4, wobei nach Freisetzung der Salpetrigen Säure aus ihren Salzen unter Disproportionierung ein Gemisch von farblosem NO und braunem NO_2 entsteht. Beim Arbeiten an der Luft erhält man stets NO_2, da NO sofort durch Luftsauerstoff zu NO_2 oxidiert wird.

$$\overset{+3}{2\,HNO_2} \longrightarrow H_2O + \overset{+2}{NO}\uparrow + \overset{+4}{NO_2}\uparrow$$

$$2\,NO + O_2 \longrightarrow 2\,NO_2\uparrow$$

Nitrate ergeben erst mit konz. H_2SO_4 schwach braune Dämpfe. Bei dieser Vorprobe bilden sich braune Dämpfe auch durch Oxidation von Bromiden zu elementarem Brom.
Zum Nachweis von Nitrit wird der SA mit verd. H_2SO_4 angesäuert. Nach Zugabe von $FeSO_4$ entsteht eine braune Farbe. Die

Bildung des roten Azofarbstoffes mit <u>Lunges Reagenz</u> ist ein weiterer empfindlicher Nitrit-Nachweis.
Nitrit (NO_2^-) stört auf jeden Fall den NO_3^--Nachweis und muß deshalb <u>vorher</u> mit <u>Amidosulfonsäure</u> oder mit <u>Harnstoff</u> entfernt werden. Hierzu wird entweder der SA oder die neutrale Lösung der Analysensubstanz mit Harnstoff-Lösung versetzt und in der Kälte ganz schwach angesäuert, oder es wird nicht ganz neutralisiert und tropfenweise Amidosulfonsäure-Lösung hinzugegeben. In beiden Fällen wird Nitrit in elementaren Stickstoff übergeführt. Dabei ist ein Überschuß von Amidosulfonsäure zu vermeiden, da sonst einige Nachweise versagen.

$$HNO_2 + H_2N-SO_2-OH \longrightarrow H_2SO_4 + N_2\uparrow + H_2O$$

$$2\ HNO_2 + (H_2N)_2C=O \longrightarrow CO_2\uparrow + 3\ H_2O + 2\ N_2\uparrow$$

Zum <u>Nachweis von Nitrat</u> kann die Ringprobe sowie die Reduktion zu NH_3 (mit Zn/HO^-) herangezogen werden. Letztere Reaktion ist nur bei Abwesenheit von anderen N-haltigen Substanzen eindeutig; NH_4^+-Ionen müssen vorher durch Kochen mit NaOH-Lösung beseitigt werden.
NO_3^- kann auch mit Zn in essigsaurer Lösung zu NO_2^- reduziert und dann mit Lunges Reagenz nachgewiesen werden.
Liegen schwerlösliche, basische Hg- oder Bi(III)-nitrate (z.B. $BiONO_3$) vor, so geht NO_3^- <u>nicht</u> in den Sodaauszug. In diesem Fall wird im Rückstand des SA auf NO_3^- geprüft.

E) <u>Gemische von Phosphat und Arsenat</u>

Da sich Phosphate in ihren Löslichkeiten sehr stark unterscheiden, muß der <u>Phosphat-Nachweis</u> an verschiedenen Stellen des Analysenganges erfolgen.
<u>Lösliche Phosphate</u> können sowohl im salzsauren Auszug der Analysensubstanz als auch im Sodaauszug nachgewiesen werden. Bei <u>schwerlöslichen Phosphaten</u> prüft man auch im Rückstand des SA bzw. im salzsäureunlöslichen Rückstand.
Bei Anwesenheit von Silicat (SiO_4^{4-}) und Arsenat (AsO_4^{3-}) erfolgt die PO_4^{3-}-Identifizierung erst nach dem Abrauchen der löslichen Kieselsäure mit HCl (Überführung in salzsäureunlösliches SiO_2) und nach der quant. Fällung von AsO_4^{3-} als As_2S_3 im Filtrat der H_2S-Gruppe, wie dies das nachfolgende Schema ausweist:

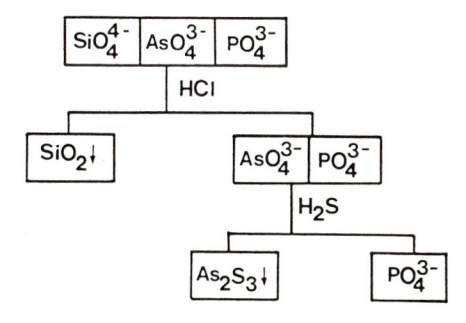

```
          ┌─────────────────────────┐
          │ SiO₄⁴⁻ │ AsO₄³⁻ │ PO₄³⁻ │
          └─────────────────────────┘
                      │ HCl
          ┌───────────┴───────────┐
       SiO₂↓              ┌──────────────┐
                          │ AsO₄³⁻│ PO₄³⁻│
                          └──────────────┘
                                │ H₂S
                          ┌─────┴─────┐
                        As₂S₃↓      PO₄³⁻
```

Zum Nachweis von Phosphat eignen sich neben der Fällung als $Zr_3(PO_4)_4$ die Bildung von $MgNH_4PO_4$ oder die Reaktion mit Ammoniummolybdat-Lösung. Hierzu muß aber zunächst der Schwefelwasserstoff verkocht und vorhandenes Oxalat durch Zugabe von H_2O_2 entfernt werden.

F) <u>Arsenat (AsO_4^{3-}) und Arsenit (AsO_3^{3-}) nebeneinander</u>

- In <u>getrennten</u> Lösungen vorliegendes Arsenit ergibt mit $AgNO_3$-Lösung in neutralem Medium einen <u>gelben</u> Nd. von Ag_3AsO_3, während As(V) unter diesen Bedingungen <u>braunes</u> Ag_3AsO_4 bildet. Beide Niederschläge sind in Säuren und $\overline{NH_3}$ löslich.

$$AsO_3^{3-} + 3\ Ag^+ \longrightarrow Ag_3AsO_3\downarrow \quad (gelb)$$

$$AsO_4^{3-} + 3\ Ag^+ \longrightarrow Ag_3AsO_4\downarrow \quad (braun)$$

- Mit $MgCl_2$-Lösung entsteht bei Vorliegen von Arsenat in Ggw. von NH_3/NH_4Cl kristallines $MgNH_4AsO_4$ x 6 H_2O, und mit Ammoniummolybdat-Lösung bildet sich <u>gelbes</u> Ammoniummolybdatoarsenat. Arsenit gibt diese Reaktionen nicht.

- Arsenite lassen sich mit I_2, HNO_3 oder H_2O_2/HO^- zu Arsenaten oxidieren. Mit Iod bildet sich ein pH-abhängiges Gleichgewicht aus. Iodid-Ionen reduzieren in <u>stark</u> saurer Lösung Arsenat zu Arsenit.

$$AsO_3^{3-} + I_2 + H_2O \rightleftharpoons AsO_4^{3-} + 2\ I^- + 2\ H^+$$

Auch mit H_2S oder Schwefliger Säure wird Arsenat zu Arsenit reduziert. Setzt man Arsenate oder Arsenite hingegen mit $SnCl_2/HCl$ um, so bildet sich elementares Arsen (<u>Bettendorf-Probe</u>). As(III) wird darüber hinaus mit Zn/H_2SO_4 oder Al/HO^- bis zur Stufe des Arsins (AsH_3) reduziert.

Bzgl. weiterer Nachweise von Arsen-Verbindungen vgl. Kap. 2.3.2, Seite 271.

2.2.4 <u>Spezielle Identitätsreaktionen des Arzneibuches</u>

Spezielle Identitätsprüfungen auf Arsen (Arsenit, Arsenat), Chlorid, Bromid, Iodid, Carbonat und Hydrogencarbonat, Nitrat, Phosphat, Silicat und Sulfat, wie sie das Europäische (Ph.Eur.) sowie das Deutsche Arzneibuch (DAB 9) durchführen lassen, wurden bereits im Kap. 2.2.2 "Nachweis der Anionen" bei den betreffenden Elementen beschrieben und sind mit (Ph.Eur.) bzw. (DAB 9) entsprechend gekennzeichnet.

Grenzprüfungen auf Arsen (Arsenit, Arsenat), Fluorid, Chlorid und Sulfat werden im nachfolgenden Kap. 2.2.5, Seite 233 behandelt.

2.2.5 Spezielle Grenzprüfungen des Arzneibuches

Grenzprüfung auf Arsen (Arsenit, Arsenat)
(vgl. Komm. DAB 9, Bd. I, S. 118 und Komm. Ph.Eur., Bd. I/II, S. 129)

Methode A (nach H. Smith)

Apparatur: Die Apparatur (siehe Abb. 1.2) besteht aus einem 100 ml Erlenmeyer-Kolben mit Schliffstopfen, durch den ein etwa 200 mm langes Glasrohr mit 5 mm innerem Durchmesser reicht. Dessen unteres Ende ist zu einer Kapillare ausgezogen, und oberhalb davon befindet sich eine seitliche, 2 - 3 mm große Öffnung.
Am oberen Ende des plangeschliffenen Glasrohres wird mit Hilfe zweier Zugfedern ein zweites, etwa 30 mm langes Glasrohr befestigt.

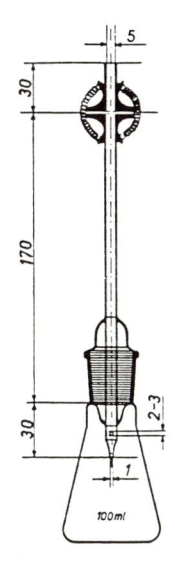

Abb. 1.2: Apparatur zur Grenzprüfung auf Arsen
(Längenangaben in mm)

Durchführung: Das untere Glasrohr wird mit Pb(II)-acetat-Watte oder -Papier beschickt. Zwischen die Planschliffe wird $HgBr_2$-Papier gelegt.
Die in den jeweiligen Monographien vorgeschriebene Substanzmenge wird in 25 ml Wasser gelöst bzw. bei Verwendung des entsprechenden Volumens einer Probelösung wird mit 25 ml Wasser verdünnt. Man gibt nacheinander 15 ml 36%ige HCl-Lösung, 0,1 ml $SnCl_2$- und 5 ml KI-Lösung hinzu und läßt 15 min stehen. Anschließend fügt man 5 g aktiviertes Zink hinzu und erwärmt die verschlossene Apparatur in einem Wasserbad in der Weise, daß eine gleichmäßige Gasentwicklung gewährleistet ist.

Nach mindestens 2 h darf der auf dem mit $HgBr_2$ getränktem Papier entstandene Fleck nicht stärker gefärbt sein als der der Referenzlösung, die 1 ppm As enthält.

Bestimmung: Nascierender Wasserstoff - aus Zn/HCl dargestellt - reduziert Arsen-Verbindungen zu Arsin (AsH_3).

$$As^{3+} + 3\ Zn + 3\ H^+ \longrightarrow AsH_3 + 3\ Zn^{2+}$$

Arsin, das mit dem H_2-Strom zum $HgBr_2$-Papier gelangt, reagiert dort in einer Reihe von Reduktionsschritten zu orange bis braun gefärbten Quecksilberarseniden.

$$AsH_3 + HgBr_2 \xrightarrow{-\ HBr} AsH_2(HgBr) + HgBr_2 \xrightarrow{-\ HBr} AsH(HgBr)_2$$

$$+\ HgBr_2 \xrightarrow{-\ HBr} As(HgBr)_3 + AsH_3 \xrightarrow{-\ 3\ HBr} As_2Hg_3$$

Der aus Iodid und HCl gebildete Iodwasserstoff reduziert zuvor fünfwertiges Arsen zu dreiwertigem.

$$AsO_4^{3-} + 2\ HI \rightleftharpoons AsO_3^{3-} + I_2 + H_2O$$

$SnCl_2$ fördert sowohl die Wasserstoffentwicklung als auch die Reduktion von As(III) zu Arsin.
H_2S bzw. PH_3 verursachen mit $HgBr_2$ ähnliche Färbungen und stören. Dies wird durch das Dazwischenschalten von Pb(II)-acetat-Watte beseitigt.
Probe- und Vergleichslösung sind nebeneinander zu prüfen, da die auf dem $HgBr_2$-Papier entstandenen Flecke durch Lichteinwirkung allmählich verblassen.

Methode B (nach J. Thiele)

Durchführung: Die in der jeweiligen Monographie vorgeschriebene Substanzmenge wird in einem Reagenzglas nacheinander mit 4 ml 36%iger HCl, 5 mg KI und 3 ml Hypophosphit-Reagenz versetzt und unter gelegentlichem Umschütteln 15 min auf dem Wasserbad erwärmt.
Die zu prüfende Lösung darf nicht stärker gefärbt sein als die Referenzlösung, die 10 ppm Arsen enthält.

Bestimmung: Die aus Hypophosphit und HCl in Freiheit gesetzte Phosphinsäure (H_3PO_2) reduziert As-Verbindungen zu elementarem Arsen, das durch Dunkelfärbung der Lösung oder durch die Abscheidung eines schwarzen Niederschlages zu erkennen ist.
Notwendig für das Gelingen der Reaktion ist ein Überschuß an Salzsäure, durch den As-Verbindungen vor der Reduktion mit H_3PO_2 wahrscheinlich in Chloride, insbesondere $AsCl_3$, umgewandelt werden.

$$2\ AsCl_3 + 3\ H_3PO_2 + 3\ H_2O \longrightarrow 2\ As\downarrow + 3\ H_3PO_3 + 6\ HCl$$

Auch hier wird durch Zugabe von I^- zunächst As(V) zu As(III) reduziert. Der KI-Zusatz entfällt bei Anwesenheit von Sulfat-Ionen, da I^- auch die Reduktion von SO_4^{2-} zu S oder H_2S katalysiert.
Die Methode nach Thiele ist weniger empfindlich als Variante A, sie ist dafür aber wesentlich einfacher durchzuführen.

Ag(DDTC)-Verfahren (vgl. Komm. DAB 7, S. 61)

Apparatur: Sie entspricht in etwa der der Methode A des DAB 9, jedoch ist hier das in den Erlenmeyer-Kolben eintauchende Glasrohr mit einem rechtwinklig-gebogenen zweiten Glasrohr verbunden, dessen anderes Ende - zu einer Kapillare ausgezogen - in ein Reagenzglas mit 3 ml Silber-diethyldithiocarbamat-Lösung [Ag(DDTC)] eintaucht.

Bestimmung: Die As-Verbindungen werden mittels nascierendem Wasserstoff (aus Zn/HCl) zu AsH_3 reduziert. Ein $SnCl_2$-Zusatz dient der leichteren Reduktion von As(V) zu As(III), und die Zugabe von $CuSO_4$ beschleunigt die Wasserstoffentwicklung.

In Pyridin entsteht aus dem flüchtigen Arsin und überschüssigem Ag(DDTC) eine Lösung von kolloidalem Silber und Arsendiethyldithiocarbamat, deren Absorptionsmaximum bei 530 nm liegt.

$$AsH_3 + 6\ Ag(DDTC) \longrightarrow 6\ Ag + 3\ HDDTC + As(DDTC)_3$$

$$HDDTC : (H_5C_2)_2 N-\underset{\underset{S}{\|}}{C}-SH \quad ; \quad DDTC^- : (H_5C_2)_2 N-\underset{\underset{S}{\|}}{C}-S^-$$

Grenzprüfung auf Chlorid
(vgl. Komm. DAB 9, Bd. I, S. 120 und Komm. Ph.Eur., Bd. I/II, S. 133)

15 ml der vorgeschriebenen Probelösung werden mit 1 ml 12,5%-iger HNO_3 versetzt. Diese Mischung wird auf einmal in ein Reagenzglas gegossen, in dem sich 1 ml einer $AgNO_3$-Lösung befindet.
Eine Referenzlösung mit 5 ppm Chlorid wird in analoger Weise behandelt.
Die Lösungen werden 5 min vor Licht geschützt aufbewahrt und gegen einen dunklen Hintergrund betrachtet.
Die zu prüfende Lösung darf bei horizontaler Durchsicht durch Silberchlorid (AgCl) nicht stärker getrübt sein als die Referenzlösung.
Da sich Silberhalogenide am Licht verfärben, ist eine direkte Lichteinwirkung zu vermeiden und die vorgeschriebene Reaktionszeit exakt einzuhalten.
Bei der Prüfung werden neben Chlorid auch Bromid, Iodid, Cyanid und Thiocyanat erfaßt.

Grenzprüfung auf Fluorid
(vgl. Komm. DAB 9, Bd. I, S. 121 und Komm. Ph.Eur., Bd. III, S. 44)

Apparatur: In Abb. 1.3 ist die zur Grenzprüfung auf Fluorid verwendete Apparatur dargestellt.

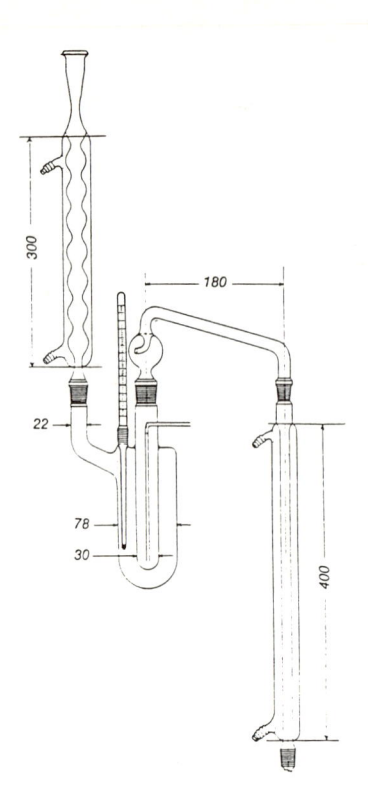

Abb. 1.3: Apparatur zur Grenzprüfung auf Fluorid
(Längenangaben in mm)

Durchführung: In das innere Rohr der Apparatur werden die in der jeweiligen Monographie vorgeschriebene Substanzmenge, 0,1 g säuregewaschener Sand und 20 ml konz. H_2SO_4 (96%)/Wasser (1:1) eingefüllt. Das Mantelgefäß, das Tetrachlorethan (Kp = 146 °C) enthält, wird zum Sieden aufgeheizt.

Das entstehende Destillat wird in einem Meßkolben gesammelt, in dem sich 0,3 ml 0,1 N-NaOH-Lösung sowie 0,1 ml Phenolphthalein-Lösung befinden. Anschließend wird mit Wasser ad 100 ml verdünnt (Untersuchungslösung).
Die Referenzlösung wird in gleicher Weise durch Destillation von 5 ml einer Fluorid-Lösung mit 10 ppm Fluorid hergestellt.

In zwei Meßzylinder werden dann je 20 ml beider Lösungen mit 5 ml Aminomethylalizarindiessigsäure-Reagenz versetzt.

Nach 20 min darf die Blaufärbung der ursprünglich roten Untersuchungslösung nicht stärker sein als die der Referenzlösung.

Bestimmung: Durch Sand (SiO_2)/Schwefelsäure wird Fluorid in Hexafluorokieselsäure (H_2SiF_6) übergeführt, die mit Wasserdampf als Gemisch von HF und SiF_4 in eine Vorlage destilliert wird. (Anstelle von H_2SO_4 kann auch die schwerer flüchtige Perchlorsäure verwendet werden.)

$$SiO_2 + 6\ HF \xrightarrow{-\ 2\ H_2O} H_2[SiF_6] \longrightarrow SiF_4\uparrow + 2\ HF\uparrow$$

Die Bestimmung des Fluorids im Destillat erfolgt kolorimetrisch durch Umsetzung des <u>weinroten</u> Cer(III)-Alizarin-Komplexes mit Fluorid-Ionen. Im pH-Bereich von 3,8 - 5,5 bildet sich durch Ligandensubstitution ein <u>blaugefärbter</u> Fluorid-Komplex, dessen Absorptionsmaximum bei 620 nm liegt.

Im Ggs. zum DAB 9 wird nach Ph.Eur. das Destillat in einer mit Wasser gefüllten Vorlage aufgefangen, wobei Hydrolyse des SiF_4 zu SiO_2 und Fluorid eintritt. Man setzt 0,5 ml Alizarin-Lösung und dann tropfenweise 0,1 N-NaOH bis zum Farbumschlag nach Rosa hinzu. Nach Zugabe von 0,1 ml 0,1 N-HCl wird mit einer 0,025%igen Thoriumnitrat-Lösung bis zum Farbumschlag nach Orange titriert.
Das Volumen der $Th(NO_3)_4$-Lösung, das bei der Bestimmung verbraucht wird, darf nicht größer sein als das bei der Titration der Vergleichslösung benötigte Volumen.
Die in der Ph.Eur. durchgeführte Titration des Destillats mit Thoriumnitrat-Lösung entspricht im Prinzip der Fluorid-Bestimmung nach der Schöniger-Methode (vgl. Kap. 1.2.3, Seite 176).

<u>Grenzprüfung auf Sulfat</u>
(vgl. Komm. DAB 9, Bd. I, S. 129 und Komm. Ph.Eur., Bd. I/II, S. 139)

1,5 ml Sulfat-Lösung mit <u>10 ppm Sulfat</u> werden mit 1 ml einer 25%igen $BaCl_2$-Lösung versetzt, geschüttelt und 1 min stehengelassen. Anschließend fügt man 15 ml der zu prüfenden Lösung und 0,5 ml 30%ige Essigsäure hinzu.
Der Referenzlösung wird anstelle der Untersuchungslösung 15 ml einer SO_4^{2-}-Lösung mit 10 ppm Sulfat hinzugefügt.

Nach 5 min darf die zu prüfende Lösung nicht stärker getrübt sein als die Vergleichslösung.
Bei der Bestimmung der Grenzkonzentration an zulässigem Sulfat, bei der Übersättigungserscheinungen eine große Rolle spielen, hängt der Trübungsgrad der $BaSO_4$-Fällung von der Zahl und der Größe der entstehenden Teilchen ab.
Beide Parameter werden im hohen Maße von der Anwesenheit von Impfkristallen, Fremdelektrolyten und äußeren Faktoren wie Temperatur, pH-Wert, Reihenfolge und Geschwindigkeit der Reagenzienzugabe beeinflußt.
Die zuvor aus $K_2SO_4/BaCl_2$ erzeugten zahlreichen kleinen $BaSO_4$-Kristalle sollen die Bildung von Teilchen gleicher Größe induzieren und dadurch die Reproduzierbarkeit des Trübungsvergleichs erhöhen.
Alle für die Prüfung benötigten Lösungen sind mit destilliertem Wasser herzustellen. Bei Verwendung von demineralisiertem Wasser können Störungen in der Kristallbildung und im Kristallwachstum auftreten.

Kohlenmonoxid in medizinischen Gasen
(vgl. Komm. Ph.Eur., Bd. I/II, S. 135 und Komm. DAB 9, Bd. I, S. 133)

Apparatur: Die Apparatur zur Grenzprüfung auf CO besteht aus mehreren hintereinandergeschalteten U-Rohren und Waschflaschen.

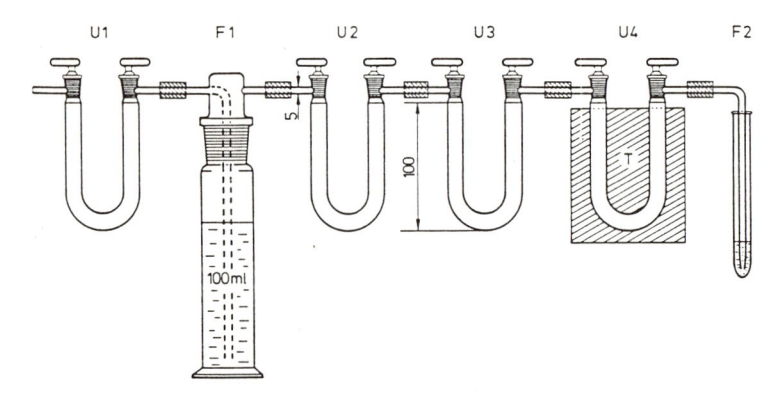

Abb. 1.4: Apparatur zur Bestimmung von Kohlenmonoxid
(Längenangaben in mm)

Bestimmung: Das erste, mit CrO_3 gefüllte U-Rohr (U1) entfernt Gase wie beispielsweise H_2S oder leicht oxidierbare Halogenwasserstoffe, die diese Grenzprüfung stören.
Weitere, mit KOH-Lösung oder Phosphorpentoxid gefüllte Waschflaschen und U-Rohre absorbieren CO_2 und Wasserdampf.
Zur eigentlichen CO-Bestimmung dient bei höheren Temperaturen (ca. 120 °C) in U4 Iod(V)-oxid (I_2O_5), das CO zu CO_2 oxidiert und dabei selbst zu elementarem Iod reduziert wird.

$$5\ CO + I_2O_5 \longrightarrow I_2\uparrow + 5\ CO_2\uparrow$$

Das freigesetzte Iod sublimiert bei dieser Temperatur in eine mit KI-Stärke-Lösung gefüllte Vorlage und wird anschließend mit Natriumthiosulfat-Lösung titriert.

$$I_2 + I^- \longrightarrow I_3^- + 2\ S_2O_3^{2-} \longrightarrow 3\ I^- + S_4O_6^{2-}$$

Unter den gleichen Bedingungen wird nach DAB 9 ein <u>Blindwert</u> mit einem vorgeschriebenen Volumen an <u>Argon</u> ermittelt. Diese Änderung gegenüber der Ph.Eur. (CO-freie Luft als Spül- und Blindgas) wurde vorgenommen, weil Argon durch fraktionierte Destillation verflüssigter Luft praktisch CO-frei gewonnen werden kann.

<u>Weitere Methoden</u>: Bei anderen Bestimmungsmethoden verwendet man zum Nachweis von CO ein mit verd. $PdCl_2$-Lösung getränktes Filterpapier.
CO reduziert Pd(II) zu elementarem Palladium, das schon in geringer Konzentration eine Dunkelfärbung des Filterpapieres verursacht. Andere reduzierende Gase stören und können CO vortäuschen.

$$CO + PdCl_2 + H_2O \longrightarrow CO_2\uparrow + Pd + 2\ HCl$$

Kohlenmonoxid kann außerdem durch Absorption in einer ammoniakalischen Cu(I)-chlorid-Lösung bestimmt werden.

2.3 Analyse der Kationen

2.3.1 Trennungsgänge

Die verschiedenen, in der Literatur beschriebenen Kationentrennungsgänge gehen mit Ausnahme der Erdalkali- und Alkalielemente nicht konform mit der Stellung des jeweiligen Elementes im PSE; sie richten sich nach der Löslichkeit der Chloride, Sulfide, Hydroxide und Carbonate im sauren oder alkalischen pH-Bereich.
Der in diesem Buch hauptsächlich beschriebene Trennungsgang beruht auf der unterschiedlichen Löslichkeit der Metallsulfide im sauren und alkal. Medium.
Im Verlaufe der Analyse werden dabei nacheinander folgende Gruppen abgetrennt:

1) <u>Salzsäure-Gruppe</u>: Sie umfaßt die Elemente, die in Wasser und Säuren schwerlösliche Chloride bilden. Hierzu zählen: Ag, Pb, Hg(I) u.a.

2) <u>Schwefelwasserstoff-Gruppe</u>: Zu ihr gehören Elemente, die in saurer Lösung schwerlösliche Sulfide bilden. Man unterteilt sie weiter in die Elemente der
a) <u>Kupfer-Gruppe</u>: Cu, Hg(II), Pb, Bi, Cd, Tl(III)
b) <u>Arsen-Zinn-Gruppe</u>: As, Sb, Sn u.a.
Die Sulfide der Kupfer-Gruppe sind in $(NH_4)_2S_x$ schwerlöslich; demgegenüber lösen sich die Sulfide der Elemente der Arsen-

Zinn-Gruppe in Ammoniumpolysulfid-Lösung unter Bildung von Thiosalzen bzw. den Thiosalzen analogen Verbindungen.

3) <u>Ammoniumsulfid-Gruppe</u>: Sie umfaßt die Elemente, die in <u>ammoniakalischer</u> Lösung schwerlösliche Sulfide oder Hydroxide bilden.
Dabei werden die Elemente in der Oxidationsstufe "+2" als Sulfide gefällt: Co, Ni, Zn, Mn,
während die Elemente in der Oxidationsstufe "+3" als swl. Hydroxide abgetrennt werden: Al, Fe, Cr u.a.

4) <u>Ammoniumcarbonat-Gruppe</u>: Hierzu zählen Elemente, die durch die vorstehend genannten Reagenzien nicht ausgefällt werden, die jedoch in ammoniakalischer Lösung mit $(NH_4)_2CO_3$ schwerlösliche Carbonate bilden: Ca, Sr und Ba.

5) <u>Lösliche Gruppe</u>: Zu ihr gehören die Elemente, die - unter gewissen Bedingungen - mit allen vorstehenden Fällungsreagenzien keine schwerlöslichen Niederschläge bilden: Mg, Na, K, Li, Rb, Cs und NH_4^+.

Schwefelwasserstoff als Fällungsmittel

Gasf. <u>Schwefelwasserstoff</u> (H_2S) reagiert mit vielen Metallkationen unter Bildung von Sulfiden, die sich in ihren <u>Löslichkeitsprodukten</u> (vgl. Tab. 1.10) erheblich unterscheiden. Auf dieser pH-abhängigen, unterschiedlichen Löslichkeit beruht der in diesem Kap. skizzierte Trennungsgang.

Tab. 1.10: Löslichkeitsprodukte einiger Metallsulfide
(pK_L = - log K_L)

Sulfid	pK_L	Sulfid	pK_L
Ag_2S	49	CdS	27
Hg_2S	47	As_2S_3	28,6
HgS	52	As_2S_5	39,7
PbS	28	Sb_2S_3	27,8
Bi_2S_3	72	SnS	28
Cu_2S	46,7	SnS_2	26
CuS	44		
α-CoS *)	21,3	FeS	18,4
β-CoS *)	26,7	MnS	15
α-NiS *)	20,5	ZnS	24
β-NiS *)	26,0		

*) Bei den α-Formen handelt es sich um die frisch gefällten Sulfide; als β-Formen bezeichnet man die in 2 M-HCl nicht mehr löslichen Co- und Ni-sulfide.

Die Löslichkeit von H_2S in Wasser ist ziemlich gering (bei 20 °C: 2,47 l H_2S in 1 l Wasser).
Schwefelwasserstoff ist eine schwache, zweiprotonige Säure (pK_{s1} = 7,06 und pK_{s2} = 12,0); das HS^--Ion ist somit eine schwache, das S^{2-}-Ion eine starke Base.

In wässriger Lösung existieren folgende Dissoziationsgleichgewichte:

$$H_2S + H_2O \rightleftharpoons H_3O^+ + HS^- \quad ; \quad HS^- + H_2O \rightleftharpoons H_3O^+ + S^{2-}$$

$$K_{s1} = \frac{[HS^-] \cdot [H_3O^+]}{[H_2S]} \qquad K_{s2} = \frac{[S^{2-}] \cdot [H_3O^+]}{[HS^-]}$$

$$K_s(\text{gesamt}) = \frac{[S^{2-}] \cdot [H_3O^+]^2}{[H_2S]} = K_{s1} \cdot K_{s2}$$

Je nach dem pH-Wert der Lösung ist also die Dissoziation des H_2S stärker nach links oder rechts verschoben. In saurer Lösung (pH < 7) ist die Konzentration an Sulfidionen so gering, daß nur bei den Sulfiden der Elemente der H_2S-Gruppe das Löslichkeitsprodukt (vgl. Bd. II, Kap. 5.1.2) überschritten wird und diese ausfallen. In ammoniakalischer Lösung (pH = 8 - 10) ist die Sulfidionen-Konzentration erheblich höher, so daß dann die Sulfide mit größerem Löslichkeitsprodukt gefällt werden (Ammoniumsulfid-Gruppe).
Eine Reihe von Kationen bildet dagegen in wässriger Lösung keine schwerlöslichen Sulfide (Ammoniumcarbonat- und Lösliche Gruppe).

Verwendung von Thioacetamid

Thioacetamid (Fp = 111 - 113 °C) ist eine farblose, nahezu geruchlose, wasserlösliche Substanz. Durch Hydrolyse entsteht H_2S und Ammoniumacetat.

$$\underset{\text{Thioacetamid}}{H_3C-\overset{\overset{S}{\|}}{C}-NH_2} + H_2O$$

A ↙   B ↘

$$\underset{\text{Acetamid}}{H_3C-\overset{\overset{O}{\|}}{C}-NH_2} + H_2S \qquad \underset{\text{Thioessigsäure}}{H_3C-\overset{\overset{O}{\|}}{C}-SH} + NH_3$$

$$\rightarrow H_2S + \underset{\text{Ammoniumacetat}}{H_3C-COO^- \; NH_4^+} \leftarrow$$

Thioacetamid hydrolysiert bei einem pH-Wert um den Neutralpunkt (pH = 7) äußerst langsam; auch in saurer Lösung (pH = 1; 80 °C) ist nach 45 min erst die Hälfte des Thioacetamids umgesetzt. In alkalischer Lösung verläuft dagegen die Hydrolyse etwa 8 - 10 mal schneller als in saurem Milieu.

Für die Hydrolyse sind zwei Reaktionswege denkbar. Untersuchungen haben ergeben, daß in saurer Lösung die Hydrolyse zu etwa 80% über den Weg A und zu 20% über den Weg B erfolgt; in alkal. Lösung ist dieses Verhältnis gerade umgekehrt.

Es zeigte sich aber auch, daß in ammoniakalischer Lösung die Bildung von Metallsulfiden mit Thioacetamid schneller abläuft, als H_2S durch Hydrolyse in Freiheit gesetzt wird. Offenbar entstehen aus der intermediär gebildeten Thioessigsäure und Schwermetallkationen Salze oder Komplexe, die ihre Hydrolyse außerordentlich beschleunigen.

Salzsäure-Gruppe

Zur Salzsäure-Gruppe gehören diejenigen Elemente, die in Wasser schwerlösliche Chloride bilden. Es sind dies: Silber (als Ag^+), Quecksilber (als Hg_2^{2+}) und teilweise Blei (als Pb^{2+}).

Aus praktischen Gründen trennt man diese Kationen vor der Durchführung der H_2S-Gruppe ab. Zum einen leitet man H_2S besser in eine salzsaure statt in eine salpetersaure Lösung ein, weil sonst viel H_2S zu elementarem Schwefel oxidiert wird. Zum anderen disproportioniert Hg(I) in Ggw. von H_2S zu Hg(O) und Hg(II). Da sich metallisches Quecksilber in HNO_3 löst, würden daraus Störungen in der Kupfer-Gruppe resultieren. Hg(II) und restliches Pb(II) werden dagegen als Sulfide in der Schwefelwasserstoff-Gruppe gefällt.
Für die Abtrennung der HCl-Gruppe muß eine salpetersaure Lösung vorliegen. Bei Zugabe von Salzsäure fallen dann folgende Niederschläge aus: AgCl (weiß), Hg_2Cl_2 (weiß) und teilweise $PbCl_2$ (weiß). Ein zu starker Überschuß an HCl kann zur Bildung von löslichem $[AgCl_2]^-$ führen, so daß Ag(I) in die H_2S-Gruppe gelangen kann und sich beim Quecksilber wiederfindet.

Der Chlorid-Niederschlag wird abfiltriert und mit kaltem Wasser gewaschen. Anschließend wird er in Wasser suspendiert, zum Sieden erhitzt und sofort abzentrifugiert. Das in Hitze gelöste $PbCl_2$ kristallisiert beim Erkalten des Zentrifugats erneut aus und kann näher charakterisiert werden (vgl. Kap. 2.3.2, Seite 264).
Der verbliebene Rückstand wird zum Herauslösen von restlichem $PbCl_2$ mehrmals mit heißem Wasser gewaschen.
Ein Teil des Nd. wird in der Kälte mit halbkonz. NH_3 behandelt. Eine durch Disproportionierung entstehende Schwarzfärbung von metallischem Quecksilber und Quecksilberamidochlorid ($HgNH_2Cl$) zeigt Hg an. AgCl geht hierbei als Diamminkomplex, $[Ag(NH_3)_2]Cl$, in Lösung.
Man zentrifugiert und säuert das Filtrat mit HCl an; bei Anwesenheit von Silber fällt erneut AgCl aus.
Die skizzierte Trennung versagt, wenn wenig Ag(I) neben viel Hg(I) vorhanden ist. Deshalb wird ein zweiter Teil des Rückstandes mit HNO_3 behandelt und Hg(I) zu Hg(II) oxidiert. $HgCl_2$ ist im Gegensatz zu Hg_2Cl_2 bzw. AgCl in Wasser löslich. Der nach Verdünnen mit Wasser resultierende Niederschlag (AgCl) wird mit Ammoniak versetzt und wie oben beschrieben analysiert.

Das nachfolgende Schema faßt die erwähnten Trennoperationen der HCl-Gruppe nochmals zusammen.

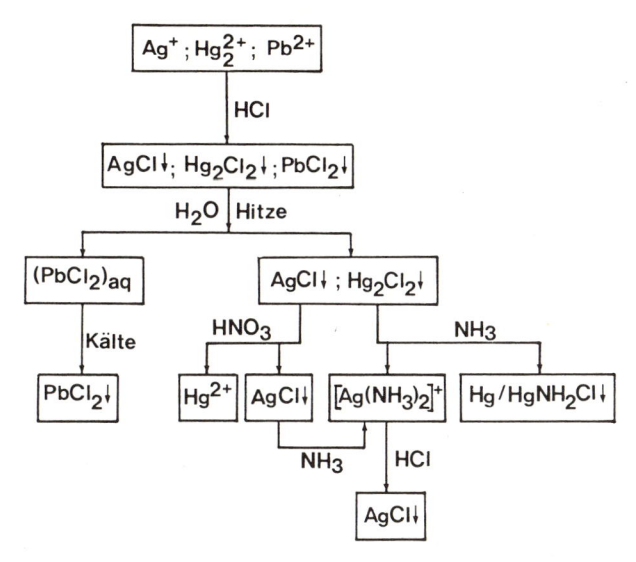

```
                    Ag⁺ ; Hg₂²⁺ ; Pb²⁺
                           │
                          HCl
                           │
                  AgCl↓ ; Hg₂Cl₂↓ ; PbCl₂↓
                           │
                       H₂O │ Hitze
              ┌────────────┴────────────┐
          (PbCl₂)aq              AgCl↓ ; Hg₂Cl₂↓
              │              ┌───────┴────────┐
           Kälte           HNO₃              NH₃
              │          ┌───┴───┐         ┌───┴────┐
           PbCl₂↓      Hg²⁺   AgCl↓   [Ag(NH₃)₂]⁺  Hg/HgNH₂Cl↓
                               │         │
                              NH₃       HCl
                               └────┬────┘
                                  AgCl↓
```

Weitere Einzelnachweise der erwähnten Kationen sind im Kap. 2.3.2, Seite 259) beschrieben.
Nach der Fällung von AgCl, Hg_2Cl_2 und $PbCl_2$ muß die Salpetersäure abgeraucht werden, um die H_2S-Gruppe durchführen zu können. Dieses Abrauchen hat jedoch oft den Verlust von Quecksilber, Arsen und Antimon zur Folge.
Silber und Quecksilber(I) sind nur selten in einer Analyse vorhanden, Chlorid hingegen häufig. Aus diesem Grund kann man fast nie die Salzsäure-Gruppe lehrbuchmäßig abtrennen. Deshalb werden in der Regel die oben genannten Niederschläge den unlöslichen Rückständen zugeschlagen und bei deren Aufarbeitung identifiziert.

Schwefelwasserstoff-Gruppe

Zur Fällung der Sulfide wird in eine 2 - 3 M salzsaure Analysenlösung H_2S eingeleitet und zur quant. Abscheidung von CdS allmählich auf etwa das 5fache mit Wasser verdünnt. Alternativ hierzu kann man auch die salzsaure Lösung mit festem Thioacetamid versetzen und in einem verschlossenen Gefäß 15 - 20 Minuten auf dem Wasserbad erwärmen. Anschließend zentrifugiert man die Sulfidfällung ab. (Durch das Verdünnen mit Wasser sollte jedoch ein pH-Wert von etwa 5 nicht überschritten werden, da dann bereits ZnS ausfallen kann.)
Aus der Reihenfolge des Auftretens verschieden gefärbter Sulfide kann man erste Hinweise auf die Zusammensetzung der Probe erhalten. In der Reihenfolge ihrer Fällung bilden sich: As_2S_3, As_2S_5 (gelb), SnS_2 (hellgelb), Sb_2S_3, Sb_2S_5 (orange), SnS (braun), HgS (schwarz), PbS (schwarz), CuS, Cu_2S (schwarz), Bi_2S_3 (braun) und CdS (gelb).

Es sei jedoch davor gewarnt, mehr als nur einen Hinweis in den auftretenden Farben zu sehen. Es treten Überschneidungen und damit Mischfarben auf. Bei Verwendung von Thioacetamid fällt zudem Kupfer zunächst als grünlich-weißes [Cu(CH$_3$CSNH$_2$)$_4$] Cl aus.
Das Zentrifugat des Sulfid-Niederschlags wird auf Vollständigkeit der Fällung geprüft. Zu diesem Zweck gibt man zu einigen Tropfen des Zentrifugats etwas CdCl$_2$-Lösung hinzu. Bildet sich sofort ein Nd. von gelbem CdS, so war die Fällung vollständig.
Das Zentrifugat wird für die Ammoniumsulfid-Gruppe aufgehoben. Der Sulfid-Niederschlag wird anschließend mehrmals mit (gelber) Ammoniumpolysulfid-Lösung digeriert. Es lösen sich die Sulfide von As, Sb und ziemlich langsam die des Sn unter Bildung von Thiosalzen (Arsen-Zinn-Gruppe), während HgS, PbS, Bi$_2$S$_3$, CuS und CdS (Kupfer-Gruppe) als unlöslicher Rückstand verbleiben. Auch CuS kann etwas in Lösung gehen und findet sich dann beim As wieder.
Bei Vorliegen von As$_2$S$_3$ und Sb$_2$S$_3$ erfolgt beim Behandeln mit Ammoniumpolysulfid-Lösung gleichzeitig eine Oxidation durch Schwefel zu Thioarsenat(V) bzw. Thioantimonat(V), so daß insgesamt folgende Löseprozesse ablaufen können:

$$Me_2S_3 + 3\ S^{2-} + 2\ S^0 \longrightarrow 2\ MeS_4^{3-} \quad (Me:\ As,\ Sb)$$

$$Me_2S_5 + 3\ S^{2-} \longrightarrow 2\ MeS_4^{3-}$$

Auch SnS wird von gelbem Ammoniumpolysulfid unter gleichzeitiger Oxidation als Thiostannat(IV) gelöst.

$$SnS + S_2^{2-} \longrightarrow SnS_3^{2-} \quad ; \quad SnS_2 + S^{2-} \longrightarrow SnS_3^{2-}$$

Das nachfolgende Schema faßt die bisher besprochenen Trennoperationen der H$_2$S-Gruppe nochmals kurz zusammen:

```
┌─────────────────────────────────────────────────────────────────┐
│ As³⁺/⁵⁺;Sb³⁺/⁵⁺;Sn²⁺/⁴⁺;Hg²⁺;Pb²⁺;Bi³⁺;Cu²⁺;Cd²⁺                │
└─────────────────────────────────────────────────────────────────┘
                              │ H₂S
┌─────────────────────────────────────────────────────────────────┐
│ As₂S₃/₅↓;Sb₂S₃/₅↓;SnS₁/₂↓;HgS↓;PbS↓;Bi₂S₃↓;CuS↓;CdS↓            │
└─────────────────────────────────────────────────────────────────┘
                              │ (NH₄)₂Sₓ
        ┌─────────────────────┴─────────────────┐
┌───────────────────────────────┐   ┌───────────────────────┐
│ HgS↓;PbS↓;Bi₂S₃↓;CuS↓;CdS↓    │   │ AsS₄³⁻;SbS₄³⁻;SnS₃²⁻  │
└───────────────────────────────┘   └───────────────────────┘
```

Kupfer-Gruppe

Die in (gelber) Ammoniumpolysulfid-Lösung nicht gelösten Sulfide behandelt man anschließend mit 20%iger HNO$_3$. Dabei lösen sich mit Ausnahme von HgS alle anderen Sulfide unter gleichzeitiger Abscheidung von elementarem Schwefel.
Der Rückstand - bestehend aus HgS, S oder sehr selten auch weißes Hg$_2$S(NO$_3$)$_2$ enthaltend - wird in Königswasser gelöst. Nach Verdünnen mit Wasser führt man die entsprechenden Hg(II)-Nachweise (vgl. Kap. 2.3.2, Seite 260) durch.

Das salpetersaure Filtrat, das Pb^{2+}, Bi^{3+}, Cu^{2+} und Cd^{2+} enthalten kann, wird mit H_2SO_4 bis zur SO_3-Entwicklung abgeraucht. Durch das Abrauchen werden alle anderen Anionen, die eine Fällung von Bleisulfat beeinflussen können, entfernt. Nach dem Abdampfen wird mit Wasser verdünnt. Es fällt $PbSO_4$ aus, das abgetrennt und nach Lösen in ammoniakalischer Tartrat- bzw. konz. Ammoniumacetat-Lösung näher charakterisiert werden kann (vgl. Kap. 2.3.2, Seite 265).
Das schwefelsaure Filtrat, in dem Bi^{3+}, Cu^{2+} und Cd^{2+} enthalten sein können, wird mit überschüssigem konz. NH_3 bis zur deutlich alk. Reaktion versetzt. Dabei fällt Bi(III)-hydroxid $(Bi(OH)_3)$ in Form gallertartiger Flocken aus, die abgetrennt werden.
Eine tiefblaue Färbung der Lösung durch Bildung von $[Cu(NH_3)_4]^{2+}$ gilt als Kupfer-Nachweis, da die gleichfalls gebildeten Komplexe $[Cd(NH_3)_4]^{2+}$ oder $[Cd(NH_3)_6]^{2+}$ farblos sind und deshalb nicht stören.
Zum ammoniakalischen Filtrat setzt man anschließend KCN-Lösung hinzu. Dabei wandelt sich in einer Redoxreaktion unter Bildung von Dicyan $(CN)_2$, der blaue Cu(II)-tetrammin-Komplex in den sehr stabilen, farblosen Cu(I)-tetracyano-Komplex um. Parallel dazu werden die Cd-Amminkomplexe unter Ligandensubstitution zu farblosem $[Cd(CN)_4]^{2-}$ umgewandelt.
Leitet man anschließend in diese Lösung H_2S ein, so fällt Cd(II) als gelbes CdS aus. Demgegenüber ist der $[Cu(CN)_4]^{3-}$-Komplex so wenig in Einzelionen dissoziiert, daß die Konzentration an hydratisierten Cu^+-Ionen nicht ausreicht, um das Löslichkeitsprodukt von Cu_2S zu überschreiten.

$$2\,[Cu(NH_3)_4]^{2+} + 10\,CN^- \longrightarrow 2\,[Cu(CN)_4]^{3-} + (CN)_2\uparrow + 8\,NH_3$$

$$[Cd(NH_3)_4]^{2+} + 4\,CN^- \longrightarrow [Cd(CN)_4]^{2-} + 4\,NH_3$$

$$[Cu(CN)_4]^{3-} \rightleftharpoons 4\,CN^- + Cu^+ \xrightarrow{H_2S} \!\!\!\!/\!\!\!\!/ \,Cu_2S$$

$$[Cd(CN)_4]^{2-} \rightleftharpoons 4\,CN^- + Cd^{2+} \xrightarrow{H_2S} CdS\downarrow$$

Als Alternative zur beschriebenen Cu-Cd-Trennung bietet sich auch an, die Lösung der Amminkomplexe mit Natriumdithionit $(Na_2S_2O_4)$ als Reduktionsmittel zu versetzen. Dabei fällt metallisches Kupfer aus und kann abgetrennt werden. Das farblose Filtrat wird anschließend für den Cd-Nachweis verwendet.

$$2\,Cu^{2+} + 2\,S_2O_4^{2-} \xrightarrow{\Delta} 2\,Cu^0 + 2\,SO_2\uparrow$$

Das nachfolgende Schema zeigt in zusammengefaßter Form nochmals die besprochenen Trennoperationen der Cu-Gruppe.

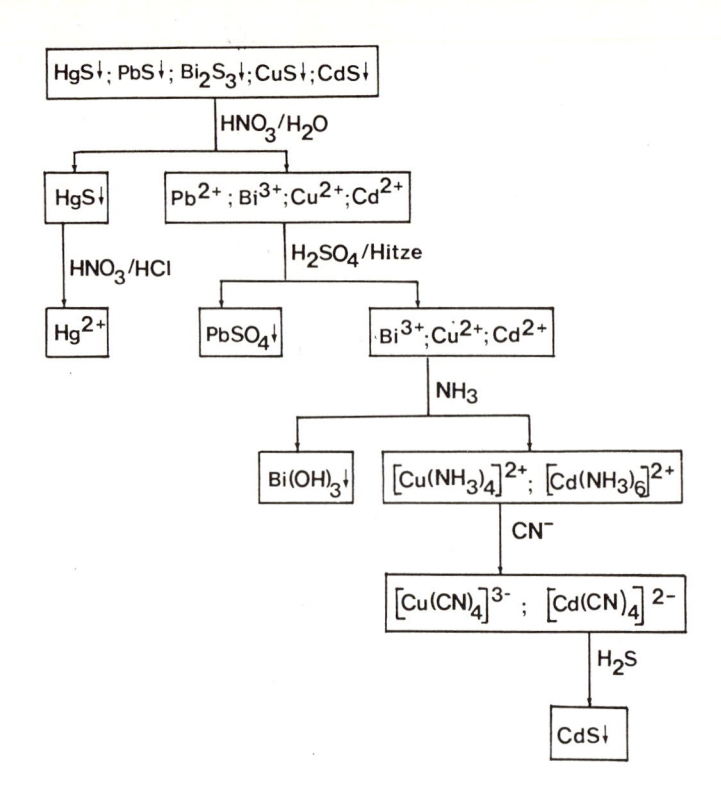

```
                    ┌─────────────────────────────────────┐
                    │ HgS↓; PbS↓; Bi₂S₃↓; CuS↓; CdS↓      │
                    └─────────────────────────────────────┘
                                    │ HNO₃/H₂O
                    ┌───────────────┴──────────────────┐
            ┌───────┴──────┐              ┌────────────┴──────────────┐
            │    HgS↓      │              │ Pb²⁺; Bi³⁺; Cu²⁺; Cd²⁺    │
            └──────────────┘              └───────────────────────────┘
                │ HNO₃/HCl                        │ H₂SO₄/Hitze
            ┌───┴──────┐              ┌───────────┴──────────────┐
            │  Hg²⁺    │          ┌───┴─────┐          ┌─────────┴──────────┐
            └──────────┘          │ PbSO₄↓  │          │ Bi³⁺; Cu²⁺; Cd²⁺   │
                                  └─────────┘          └────────────────────┘
                                                                │ NH₃
                                                ┌───────────────┴──────────────────────────┐
                                        ┌───────┴──────┐              ┌────────────────────┴──────────────────┐
                                        │  Bi(OH)₃↓    │              │ [Cu(NH₃)₄]²⁺; [Cd(NH₃)₆]²⁺            │
                                        └──────────────┘              └───────────────────────────────────────┘
                                                                            │ CN⁻
                                                              ┌─────────────┴──────────────┐
                                                              │ [Cu(CN)₄]³⁻ ; [Cd(CN)₄]²⁻  │
                                                              └────────────────────────────┘
                                                                            │ H₂S
                                                                       ┌────┴───┐
                                                                       │ CdS↓   │
                                                                       └────────┘
```

Arsen-Zinn-Gruppe

Das nach der Abtrennung der Sulfide der Cu-Gruppe anfallende
Filtrat enthält AsS_4^{3-}, SbS_4^{3-} und SnS_3^{2-}-Ionen.
Die Lösung wird mit 2 M-HCl angesäuert; es fallen As_2S_5 (gelb),
Sb_2S_5 (orange) und SnS_2 (gelb) mit viel Schwefel vermischt
aus. Der Niederschlag wird abfiltriert, das Filtrat wird verworfen.
Aus dem abfiltrierten Sulfidgemisch kann As_2S_5 auf einem der
beiden folgenden Wege selektiv abgetrennt werden.
a) Man kocht den Sulfid-Niederschlag mit konz. HCl; Sb_2S_5 und
SnS_2 gehen als $[SbCl_6]^-$ bzw. $[SnCl_6]^{2-}$ in Lösung, während
As_2S_5 (mit Schwefel vermischt) ungelöst zurückbleibt und anschließend mit 2 M-NH_3 und einigen Tropfen H_2O_2 als Arsenat
in Lösung gebracht werden kann.
b) Umgekehrt kann man zunächst selektiv As_2S_5 mit konz.
$(NH_4)_2CO_3$-Lösung aus dem Sulfidgemisch herauslösen; es bilden
sich AsS_4^{3-}, AsO_4^{3-} und $AsOS_3^{3-}$-Ionen, aus denen in der
Siedehitze mit H_2O_2 einheitlich Arsenat entsteht.
Der zuvor abgetrennte Rückstand, bestehend aus Sb_2S_5 und SnS_2,
wird in konz. HCl gelöst.
Man erhält also nach beiden Methoden zwei Lösungen; die eine
enthält AsO_4^{3-}, die andere die komplexen Chloride $[SbCl_6]^-$ und
$[SnCl_6]^{2-}$.

Nach dem Abdampfen des HCl-Überschusses können Antimon und
Zinn entweder nebeneinander oder getrennt nachgewiesen werden.

a) Zum Antimon-Nachweis wird die Lösung mit Ammoniumoxalat
versetzt, mit Wasser verdünnt und Thioacetamid hinzugegeben
bzw. H_2S eingeleitet.
Dabei bildet sich ein stabiler Sn-oxalato-Komplex, so daß das
Löslichkeitsprodukt von SnS_2 nicht überschritten wird, während Antimon als Sulfid ausfällt und abgetrennt werden kann.

b) Man bringt in die schwach salzsaure Lösung einen Eisennagel. Nach einiger Zeit hat sich Antimon als schwarzer Überzug
oder in Form schwarzer Flocken elementar niedergeschlagen.

In den jeweils vom Sb befreiten Lösungen wird dann auf Zinn
geprüft (vgl. Kap. 2.3.2, Seite 278).
Die beschriebenen Trennoperationen der As-Sn-Gruppe sind im
nachfolgenden Schema nochmals kurz skizziert.

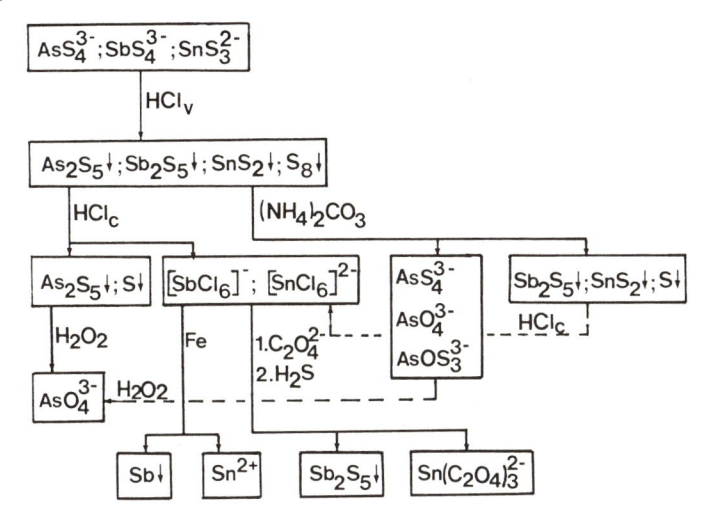

```
                    ┌─────────────────────────────┐
                    │ AsS₄³⁻; SbS₄³⁻; SnS₃²⁻       │
                    └──────────────┬──────────────┘
                                   │ HCl_v
                    ┌──────────────┴──────────────┐
                    │ As₂S₅↓; Sb₂S₅↓; SnS₂↓; S₈↓   │
                    └──┬───────────────────┬──────┘
                   HCl_c              (NH₄)₂CO₃
        ┌──────────┴──────────┐    ┌──────┴────────┐
        │ As₂S₅↓; S↓          │    │ [SbCl₆]⁻; [SnCl₆]²⁻ │    │ AsS₄³⁻; AsO₄³⁻; AsOS₃³⁻ │    │ Sb₂S₅↓; SnS₂↓; S↓ │
        └──────────┬──────────┘
              H₂O₂
          ┌────────┴─────┐
          │ AsO₄³⁻       │  H₂O₂   Fe    1. C₂O₄²⁻     ──── HCl_c ────┘
          └──────────────┘                2. H₂S
                         ┌───┐ ┌────┐ ┌──────┐ ┌─────────────┐
                         │Sb↓│ │Sn²⁺│ │Sb₂S₅↓│ │Sn(C₂O₄)₃²⁻  │
                         └───┘ └────┘ └──────┘ └─────────────┘
```

Ammoniumsulfid-Urotropin-Gruppe

Zu dieser analytischen Gruppe gehören - von wenigen Ausnahmen
abgesehen - diejenigen Elemente, die in <u>ammoniakalischer</u> Lösung (pH etwa = 8) schwerlösliche <u>Hydroxide</u> oder <u>Sulfide</u> bilden. Zu ihrer Trennung existieren im Prinzip zwei Wege:

- <u>Gemeinsame Fällung</u> der Elemente mit Ammoniak und farblosem
Ammoniumsulfid
oder
- die sog. <u>Hydrolysentrennung</u>, d.h. Fällung der Elemente in
zwei getrennten Gruppen. Zunächst erfolgt eine Fällung der
Hydroxide mit Urotropin oder einem entsprechenden anderen
Reagenz in schwach saurer und danach Fällung der Sulfide mit
$(NH_4)_2S$ aus ammoniakalischer Lösung.
Beide Wege lassen sich auch miteinander kombinieren.

Sind nur die häufigeren Elemente (Fe, Cr, Al, Zn, Mn, Co und
Ni) anwesend, so kann man die Trennung mit Hilfe der ersten
Variante durchführen.

Diese Methode besitzt jedoch gewisse Nachteile. So ist sie z.B. für den Nachweis geringer Mengen einiger Elemente neben einem großen Überschuß anderer relativ ungeeignet. Außerdem muß man vorher Phosphat abtrennen, um Störungen zu vermeiden.

Sind neben den o.a. häufigeren Elementen noch seltenere (Be, U, V u.a.) in der Analysenlösung vorhanden, so empfiehlt sich das zweite Verfahren.

Vorteil der Hydrolysentrennung ist, daß auch geringe Mengen irgendeiner Substanz neben größeren Mengen einer anderen nachweisbar sind. Ferner ist bei Anwesenheit von Phosphat keine Änderung des Trennungsganges erforderlich. Der Nachteil der Hydrolysentrennung besteht darin, daß man bei einem definierten pH-Wert arbeiten muß.

Als Fällungsmittel haben sich Ammonium- bzw. Natriumacetat und Urotropin bewährt. Die Verwendung der o.a. Acetate ist nicht möglich, wenn Chrom zugegen ist, da dieses als komplexes Salz bei der Hydroxid-Fällung in Lösung verbleiben kann. Am zuverlässigsten und vollständigsten gelingt die hydrolytische Fällung mit Urotropin (Hexamethylentetramin).

Für die Durchführung beider Varianten müssen Chrom als Cr(III) und Mangan als Mn(II) vorliegen. Falls CrO_4^{2-} (gelb) oder MnO_4^- (violett) zugegen sind, müssen sie zuvor mit Ethanol zerstört werden. Der Überschuß an Ethanol wird anschließend verkocht.

$$2\ MnO_4^- + 5\ CH_3CH_2OH + 6\ H^+ \longrightarrow 2\ Mn^{2+} + 5\ CH_3CHO + 8\ H_2O$$

$$Cr_2O_7^{2-} + 3\ CH_3CH_2OH + 8\ H^+ \longrightarrow 2\ Cr^{3+} + 3\ CH_3CHO + 7\ H_2O$$

Gemeinsame Fällung mit Ammoniumsulfid

Zur Vertreibung von überschüssigem H_2S wird das Filtrat der H_2S-Gruppe kurz aufgekocht. Anschließend gibt man, um Mg(II) als Diamminkomplex in Lösung zu halten, festes NH_4Cl hinzu und versetzt mit NH_3 bis zur deutlich alkalischen Reaktion. Dabei treten Niederschläge von $Mn(OH)_2$, $Fe(OH)_3$, $Al(OH)_3$ und $Cr(OH)_3$ auf, während die restlichen Kationen als Amminkomplexe gelöst bleiben. Danach gibt man einen kleinen Überschuß an farbloser $(NH_4)_2S$-Lösung hinzu bzw. leitet H_2S ein oder versetzt mit Thioacetamid. Es fallen die restlichen Sulfide aus, verbunden mit der Umwandlung einiger Hydroxide in swl. Sulfide.

Der auftretende Niederschlag kann bestehen aus: CoS/Co_2S_3 (schwarz), NiS/Ni_2S_3 (schwarz), FeS (schwarz), MnS (fleischfarben/rosa), ZnS (weiß), $Al(OH)_3$ (weiß) und $Cr(OH)_3$ (schmutzig grün).

In Lösung bleiben die Ionen der Erdalkali- und Alkalielemente.

Sind in der Analysenlösung Ni(II) und Co(II) zugegen, so bilden sich unter Ausschluß von Luftsauerstoff NiS bzw. CoS. Beim Fällen unter Luftzutritt oder in Gegenwart von überschüssigem Ammoniumsulfid entstehen jedoch zunächst basische Sulfide wie Co(OH)S und Ni(OH)S, die leicht in die dreiwertigen Salze Co_2S_3 bzw. Ni_2S_3 übergehen.

Auf die Verwendung von farblosem Ammoniumsulfid sollte unbedingt geachtet werden, da mit gelbem $(NH_4)_2S_x$ häufig kolloi-

des Nickelsulfid entsteht, das sich nur schlecht abtrennen läßt. Weil die Ausflockung mit Ammoniumacetat manchmal mißlingt, empfiehlt sich dann, NiS durch Ansäuern und Kochen mit konz. HCl zu zersetzen und anschließend erneut zu fällen.
Darüber hinaus sollte die $(NH_4)_2S$-Lösung stets frisch hergestellt werden. Ältere Lösungen können durch partielle Oxidation SO_4^{2-}-Ionen enthalten, so daß Erdalkalielemente, insbesondere Sr und Ba, als Sulfate mitausgefällt werden. Ferner darf das verwendete Ammoniak nicht carbonathaltig sein, weil dann die Erdalkalielemente als Carbonate in die $(NH_4)_2S$-Gruppe gelangen können.
Die Ammoniumsulfid-Gruppenfällung wird abgetrennt und der Niederschlag mit 2 M-HCl solange behandelt, bis die H_2S-Entwicklung beendet ist. Ungelöst bleiben NiS/Ni_2S_3 und CoS/Co_2S_3.
Das Filtrat enthält Fe^{2+}-, Mn^{2+}-, Al^{3+}-, Cr^{3+}- und Zn^{2+}-Ionen.

Den schwarzen Sulfid-Niederschlag löst man in warmer 2 M-HOAc unter Zusatz von 30%igem H_2O_2 und trennt den dabei ausfallenden Schwefel ab. In der resultierenden Lösung wird nebeneinander auf Cobalt und Nickel geprüft (vgl. Seite 279). (Das alternative Lösen der Co- und Ni-Sulfide mit Königswasser hat Nachteile.)
Das salzsaure - Fe(II), Mn(II), Al(III), Cr(III) und Zn(II) enthaltende - Filtrat wird zur Vertreibung von überschüssigem H_2S kurz aufgekocht. Durch Zugabe von HNO_3 wird anschließend Fe(II) zu Fe(III) oxidiert.

$$3\ Fe^{2+} + NO_3^- + 4\ H^+ \longrightarrow 3\ Fe^{3+} + NO\uparrow + 2\ H_2O$$

Diese Oxidation wird durchgeführt, weil die Löslichkeitsprodukte drei- und höherwertiger Metallhydroxide in der Regel kleiner sind und dadurch die Hydroxid-Abscheidung quantitativer verläuft.
Die neutralisierte Analysenlösung gießt man anschließend in eine Mischung von $H_2O_2/NaOH$. Cr(III) wird zu Cr(VI) und Mn(II) zu Mn(IV) oxidiert. Es fallen aus: $Fe(OH)_3$ (rotbraun) sowie $MnO(OH)_2$ (braunschwarz). In Lösung verbleiben farbloses Aluminat, $(Al(OH)_4^-)$, farbloses Zincat, $(Zn(OH)_4^{2-})$, sowie gelbes Chromat, (CrO_4^{2-}).

$$Mn^{2+} + 2\ HO^- \longrightarrow Mn(OH)_2 + H_2O_2 \longrightarrow MnO(OH)_2\downarrow + H_2O$$

$$2\ Cr^{3+} + 3\ H_2O_2 + 10\ HO^- \longrightarrow 2\ CrO_4^{2-} + 8\ H_2O$$

Der Hydroxid-Niederschlag wird abfiltriert und in verd. HCl oder H_2SO_4 gelöst. In der resultierenden Lösung können Eisen und Mangan nebeneinander identifiziert werden (vgl. Kap. 2.3.2, Seite 283).
Das stark alkalische Filtrat, in dem sich Al(III), Zn(II) und Cr(VI) befinden, wird zur Zerstörung von überschüssigem H_2O_2 gekocht und mit festem NH_4Cl versetzt.
Durch den NH_4^+-Zusatz wird die HO^--Ionenkonzentration der Lösung so stark verringert, daß das Löslichkeitsprodukt von $Al(OH)_3$ überschritten wird und dieses ausfällt, während Zink als $[Zn(NH_3)_6]^{2+}$ neben CrO_4^{2-} gelöst bleibt.

Das Zentrifugat der Al(OH)$_3$-Abtrennung zeigt bei Anwesenheit von Chromat eine gelbe Farbe, was von keinem anderen Ion vorgetäuscht werden kann. Man säuert die Lösung mit HOAc an und versetzt mit einer BaCl$_2$-Lösung; es fällt BaCrO$_4$ aus.

Im essigsauren Filtrat des BaCrO$_4$-Niederschlags befindet sich noch Zn(II), das z.B. durch Einleiten von H$_2$S als farbloses ZnS nachgewiesen werden kann.

Die Durchführung der Ammoniumsulfid-Gruppenfällung ist im nachfolgenden Schema nochmals kurz skizziert.

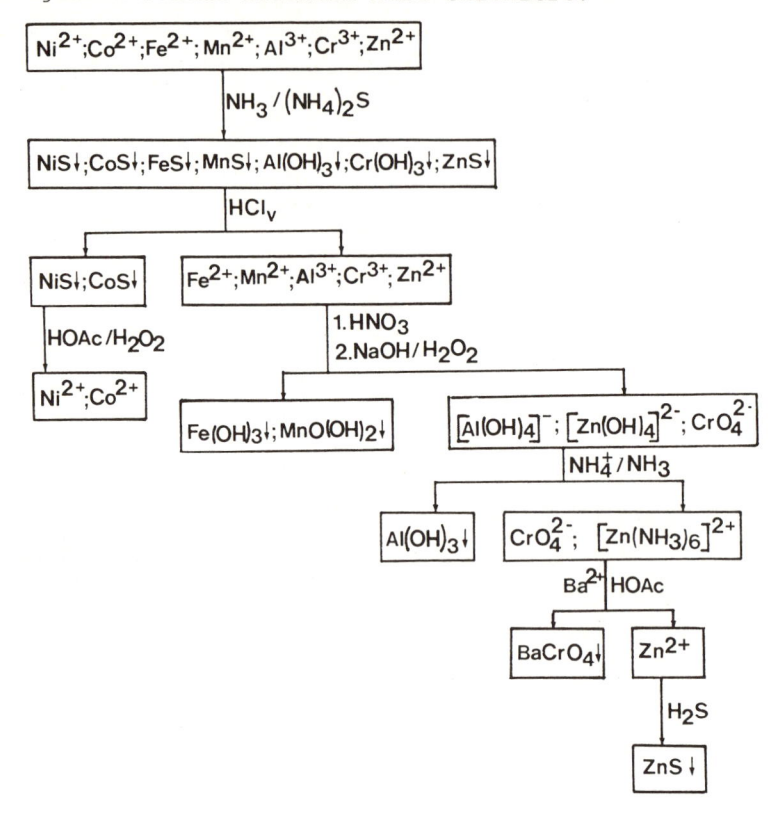

```
        ┌─────────────────────────────────────────────┐
        │ Ni²⁺;Co²⁺;Fe²⁺;Mn²⁺;Al³⁺;Cr³⁺;Zn²⁺           │
        └─────────────────────┬───────────────────────┘
                              │ NH₃ / (NH₄)₂S
        ┌─────────────────────┴───────────────────────┐
        │ NiS↓;CoS↓;FeS↓;MnS↓;Al(OH)₃↓;Cr(OH)₃↓;ZnS↓ │
        └─────────────────────┬───────────────────────┘
                              │ HCl_v
            ┌─────────────────┴─────────────────┐
    ┌───────┴────┐                  ┌───────────┴──────────┐
    │ NiS↓;CoS↓  │                  │ Fe²⁺;Mn²⁺;Al³⁺;Cr³⁺;Zn²⁺ │
    └───────┬────┘                  └───────────┬──────────┘
            │ HOAc/H₂O₂                         │ 1. HNO₃
    ┌───────┴────┐                              │ 2. NaOH/H₂O₂
    │ Ni²⁺;Co²⁺  │                ┌─────────────┴──────────────┐
    └────────────┘       ┌────────┴──────┐    ┌────────────────┴────────┐
                         │ Fe(OH)₃↓;MnO(OH)₂↓│ [Al(OH)₄]⁻;[Zn(OH)₄]²⁻;CrO₄²⁻│
                         └───────────────┘    └────────────┬────────────┘
                                                           │ NH₄⁺/NH₃
                                              ┌────────────┴────────────┐
                                    ┌─────────┴───┐    ┌────────────────┴────────┐
                                    │ Al(OH)₃↓    │    │ CrO₄²⁻;[Zn(NH₃)₆]²⁺     │
                                    └─────────────┘    └────────────┬────────────┘
                                                            Ba²⁺│HOAc
                                                        ┌───────┴────────┐
                                                   ┌────┴─────┐   ┌──────┴───┐
                                                   │ BaCrO₄↓ │   │  Zn²⁺    │
                                                   └──────────┘   └──────┬───┘
                                                                         │ H₂S
                                                                   ┌─────┴────┐
                                                                   │  ZnS↓    │
                                                                   └──────────┘
```

Urotropin-Trennung

Die salz- oder schwefelsaure Lösung wird so lange mit Ammoniumcarbonat-Lösung versetzt, bis sich der an der Eintropfstelle bildende Niederschlag durch Umschütteln nicht mehr auflöst. Mit wenig verd. HCl bringt man ihn in Lösung, setzt ggf. NH$_4$Cl hinzu und erhitzt zum Sieden. Zur heißen Lösung läßt man dann eine 10%ige Urotropin-Lösung hinzutropfen und filtriert.

Der abgetrennte Niederschlag kann bestehen aus: Al(OH)$_3$ (weiß), Fe(OH)$_3$ (rotbraun), FePO$_4$ (weiß), Cr(OH)$_3$ (grün) und Be(OH)$_2$ (weiß).

In Lösung bleiben Co, Ni, Mn, Zn, die Erdalkali- und Alkalielemente sowie Spuren an Be.

Der Hydroxid-Niederschlag wird in warmer konz. HCl gelöst, und nach Verdünnen mit Wasser wird $FeCl_3$ mit Ether extrahiert.
Die wässr. Phase wird eingedampft und dann mit $NaOH/H_2O_2$ behandelt. Dabei fallen die restlichen Fe-Mengen als $Fe(OH)_3$ aus, während sich $[Al(OH)_4]^-$, $[Be(OH)_4]^{2-}$ und CrO_4^{2-} im Filtrat gelöst befinden.
Durch Zusatz von festem NH_4Cl werden $Al(OH)_3$ bzw. $Be(OH)_2$ gefällt und können nebeneinander nachgewiesen werden. Durch die Chromat-Ionen ist die verbleibende Lösung gelb gefärbt.

Das Zentrifugat der Urotropin-Fällung wird eingeengt, schwach ammoniakalisch gemacht und mit farblosem $(NH_4)_2S$ versetzt. Es fallen CoS, NiS, MnS und ZnS aus, während die Elemente der 1. und 2. Hauptgruppe in Lösung bleiben.
Der Sulfid-Niederschlag wird in verd. HOAc bis zum Aufhören der H_2S-Entwicklung gerührt. MnS geht in Lösung; ZnS, CoS/Co_2S_3 und NiS/Ni_2S_3 verbleiben als Rückstand.
Der Rückstand wird abfiltriert und mit kalter 0,5 M-HCl behandelt. Dabei wird ZnS gelöst, während die Ni- und Co-Sulfide zurückbleiben.
Im nachfolgenden Schema ist der beschriebene Hydrolysentrennungsgang nochmals kurz zusammengefaßt.

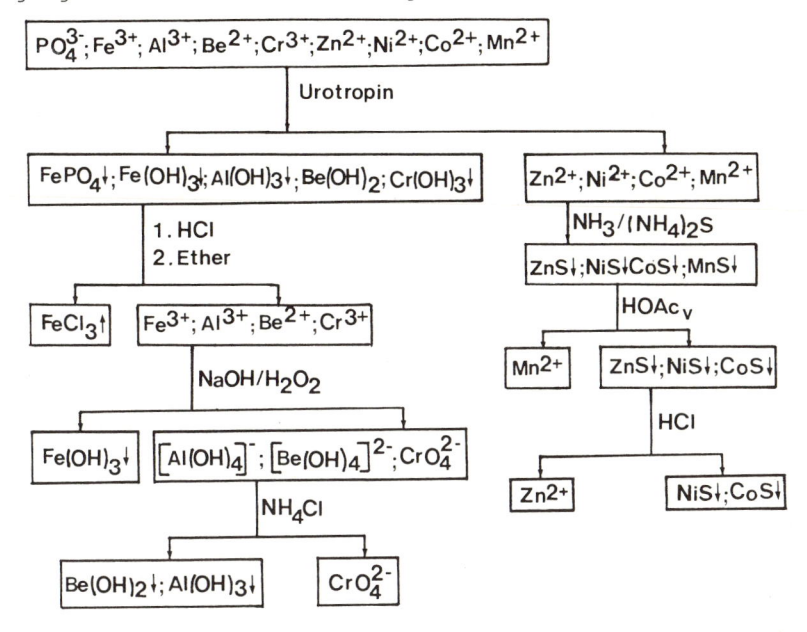

```
   PO₄³⁻; Fe³⁺; Al³⁺; Be²⁺; Cr³⁺; Zn²⁺; Ni²⁺; Co²⁺; Mn²⁺
                          │
                      Urotropin
              ┌───────────┴───────────┐
   FePO₄↓; Fe(OH)₃↓; Al(OH)₃↓;       Zn²⁺; Ni²⁺; Co²⁺; Mn²⁺
   Be(OH)₂; Cr(OH)₃↓                         │
              │                      NH₃ / (NH₄)₂S
          1. HCl                             │
          2. Ether                  ZnS↓; NiS↓; CoS↓; MnS↓
       ┌──────┴──────┐                       │
    FeCl₃↑   Fe³⁺; Al³⁺; Be²⁺; Cr³⁺       HOAc v
                    │                ┌──────┴──────┐
              NaOH / H₂O₂          Mn²⁺     ZnS↓; NiS↓; CoS↓
       ┌──────┴──────┐                              │
    Fe(OH)₃↓   [Al(OH)₄]⁻; [Be(OH)₄]²⁻; CrO₄²⁻     HCl
                    │                       ┌──────┴──────┐
                  NH₄Cl                   Zn²⁺      NiS↓; CoS↓
            ┌──────┴──────┐
       Be(OH)₂↓; Al(OH)₃↓    CrO₄²⁻
```

Ammoniumcarbonat-Gruppe

Das Filtrat der $(NH_4)_2S$-Gruppe enthält die Kationen der $(NH_4)_2CO_3$-Gruppe und die der "Löslichen Gruppe". Alle diese Ionen sind farblos.
Zur Entfernung von Sulfid-Ionen säuert man mit HCl an und kocht die Lösung zur Vertreibung des gebildeten H_2S.

Ferner enthält die Analysenlösung größere Mengen an Ammoniumsalzen, die die Fällung der Erdalkalicarbonate beeinträchtigen können. Beispielsweise ist die Ausfällung von $CaCO_3$ unvollständig oder wird verhindert, weil in der Lösung eines Carbonats die CO_3^{2-}-Konzentration um so mehr herabgesetzt ist, je höher die NH_4^+-Konzentration dieser Lösung ist.

$$CO_3^{2-} + NH_4^+ \rightleftharpoons HCO_3^- + NH_3$$

Zur Vertreibung von Ammoniumsalzen wird die salzsaure Lösung bis zur Trockne eingedampft; dann versetzt man mit HNO_3 oder Königswasser und engt erneut zur Trockne ein. Verbleibt kein Rückstand, so sind keine Erdalkali- oder Alkalikationen vorhanden.
Der Rückstand wird in verd. HCl gelöst. In aliquoten Teilen der resultierenden Lösung prüft man mit H_2SO_4 bzw. NH_3/Ammoniumoxalat auf die Anwesenheit von Ba(II), Sr(II) und Ca(II). Ist eine der beiden Reaktionen positiv, so muß die nachstehende Trennung durchgeführt werden; sind sie negativ, so wird gleich auf Mg^{2+} und die Alkali-Ionen geprüft.
Die salzsaure Analysenlösung wird mit 2 M-NH_3 ammoniakalisch gemacht. Dabei bildet sich soviel NH_4Cl, um eine Mitfällung von $MgCO_3$ bzw. Li_2CO_3 zu verhindern. Anschließend gibt man festes Ammoniumcarbonat hinzu und kocht kurz auf.
Die ausfallenden Carbonate - $BaCO_3$ (weiß), $SrCO_3$ (weiß) und $CaCO_3$ (weiß) - werden abzentrifugiert und das Zentrifugat für die Nachweise des Mg^{2+} sowie der Alkali-Ionen aufgehoben.

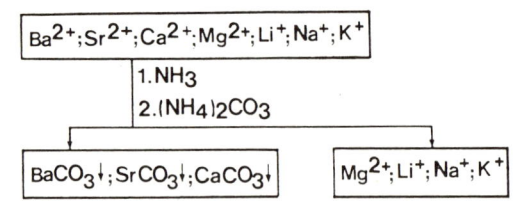

```
        ┌─────────────────────────────────────────┐
        │ Ba²⁺;Sr²⁺;Ca²⁺;Mg²⁺;Li⁺;Na⁺;K⁺          │
        └─────────────────────────────────────────┘
                    1. NH₃
                    2. (NH₄)₂CO₃
           ┌────────────┴────────────┐
    ┌──────────────────────┐   ┌──────────────────┐
    │ BaCO₃↓;SrCO₃↓;CaCO₃↓ │   │ Mg²⁺;Li⁺;Na⁺;K⁺  │
    └──────────────────────┘   └──────────────────┘
```

Ein Teil des Carbonat-Niederschlags wird in HCl gelöst und spektralanalytisch untersucht. Der Hauptteil der Fällung wird analysiert, wobei mehrere Verfahren zur Trennung von Ba, Sr und Ca existieren.

<u>Chromat-Sulfat-Verfahren</u>: Man löst die Carbonate in 2 M-HOAc, puffert mit NaOAc und versetzt in der Wärme mit $K_2Cr_2O_7$-Lösung. Es fällt $BaCrO_4$ aus, das abgetrennt wird.
Die vollständige Fällung des Ba(II), die für den Sr-Nachweis zwingend notwendig ist, erkennt man daran, daß das Zentrifugat durch den Überschuß an CrO_4^{2-}-Ionen gelb gefärbt ist und auf Zusatz von weiterem NaOAc kein $BaCrO_4$ mehr ausfällt.

Das Filtrat des $BaCrO_4$-Niederschlags wird anschließend in der Wärme mit Na_2CO_3-Lösung versetzt. Es fallen $SrCO_3$ und $CaCO_3$ aus.
Der isolierte Rückstand wird in 2 M-HCl gelöst und mit halbkonz. H_2SO_4 oder Ammoniumsulfat versetzt. Es entsteht ein Nd. von $SrSO_4$.

Das resultierende Filtrat wird schwach ammoniakalisch gestellt und auf Calcium hin untersucht (vgl. Kap. 2.3.2, Seite 295).

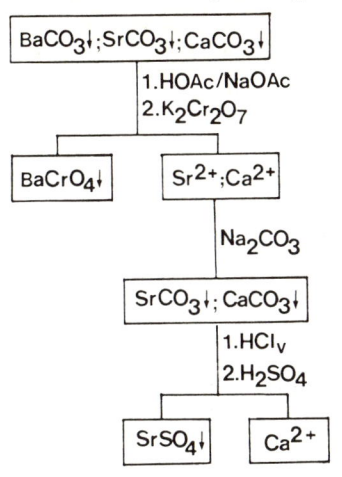

```
        ┌─────────────────────────┐
        │ BaCO₃↓;SrCO₃↓;CaCO₃↓    │
        └─────────────────────────┘
                    │ 1.HOAc/NaOAc
                    │ 2.K₂Cr₂O₇
            ┌───────┴───────┐
      ┌─────────┐    ┌──────────────┐
      │ BaCrO₄↓ │    │ Sr²⁺;Ca²⁺    │
      └─────────┘    └──────────────┘
                            │ Na₂CO₃
                    ┌──────────────────┐
                    │ SrCO₃↓; CaCO₃↓   │
                    └──────────────────┘
                            │ 1.HCl_v
                            │ 2.H₂SO₄
                    ┌───────┴───────┐
                ┌────────┐    ┌────────┐
                │ SrSO₄↓ │    │ Ca²⁺   │
                └────────┘    └────────┘
```

<u>Ethanol-Ether-Verfahren</u>: Bei diesem Verfahren wird die unterschiedliche Löslichkeit der Erdalkalichloride und -nitrate in Ethanol oder einem Ethanol/Diethylether-Gemisch (1:1) zur Trennung ausgenutzt.

Element	Nitrat	Chlorid
Calcium	löslich	löslich
Strontium	unlöslich	löslich
Barium	unlöslich	unlöslich

Der Carbonat-Niederschlag wird in 2 M-HNO_3 gelöst und zur Trockne eingedampft. Dabei darf die Masse nicht über 200 °C erhitzt werden, da sonst eine thermische Zersetzung der Nitrate zu Oxiden eintritt.
Das erkaltete Gemisch wird zerkleinert und zweimal mit Ethanol oder einem Ethanol-Ether-Gemisch ausgewaschen, um $Ca(NO_3)_2$ möglichst vollständig herauszulösen. Ungelöstes Sr- und Ba-nitrat werden jeweils abfiltriert.
Das ethanolische Filtrat wird vom Lösungsmittel befreit, der erhaltene Rückstand in Wasser gelöst und auf Ca^{2+} geprüft.

Der in Ethanol unlösliche Rückstand wird in 2 M-HCl gelöst und die Lösung zur Trockne eingeengt. Dadurch werden Sr- und Ba-nitrat in die Chloride übergeführt. Die feingepulverten Chloride werden anschließend mindestens zweimal mit Ethanol ausgewaschen, um $SrCl_2$ möglichst quant. herauszulösen.

Man zentrifugiert jeweils vom ungelösten $BaCl_2$ ab und identifiziert Barium z.B. als $BaSO_4$.
Die vereinigten ethanolischen Lösungen werden auf dem Wasserbad zur Trockne eingedampft und auf Sr geprüft.

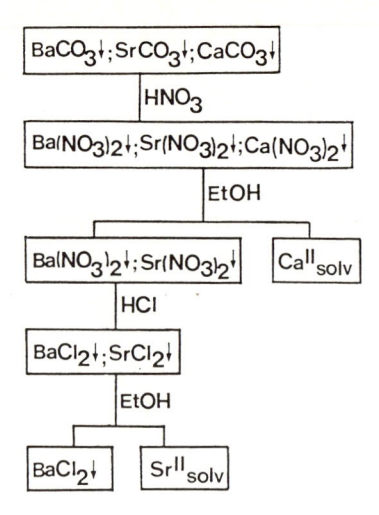

```
         ┌─────────────────────────────┐
         │ BaCO₃↓;SrCO₃↓;CaCO₃↓        │
         └──────────────┬──────────────┘
                     HNO₃
         ┌─────────────────────────────┐
         │ Ba(NO₃)₂↓;Sr(NO₃)₂↓;Ca(NO₃)₂↓│
         └──────────────┬──────────────┘
                     EtOH
         ┌──────────────────────┐  ┌─────────┐
         │ Ba(NO₃)₂↓;Sr(NO₃)₂↓  │  │ Ca^II_solv │
         └──────────┬───────────┘  └─────────┘
                 HCl
         ┌──────────────────┐
         │ BaCl₂↓;SrCl₂↓    │
         └────────┬─────────┘
               EtOH
         ┌──────────┐  ┌──────────┐
         │ BaCl₂↓   │  │ Sr^II_solv │
         └──────────┘  └──────────┘
```

Pentanol-Verfahren: Dieses Verfahren beruht auf der Löslichkeit von Calciumchlorid in Pentanol; $SrCl_2$ und $BaCl_2$ sind darin unlöslich.
Hierzu wird der Nd. der Carbonate in 2 M-HCl gelöst und zur Trockne eingedampft. Die pulverisierten Chloride werden anschließend mit Pentanol verrieben; es löst sich $CaCl_2$.

Der in Pentanol unlösliche Rückstand, bestehend aus $SrCl_2$ und $BaCl_2$, wird in 2 M-Essigsäure gelöst, mit NaOAc gepuffert und mit Dichromat-Lösung versetzt. Es fällt $BaCrO_4$ aus. Im Filtrat kann auf Strontium geprüft werden.

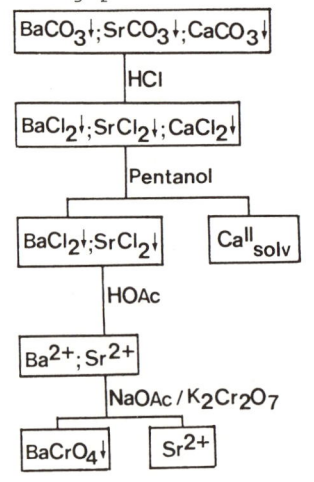

```
         ┌─────────────────────────────┐
         │ BaCO₃↓;SrCO₃↓;CaCO₃↓        │
         └──────────────┬──────────────┘
                      HCl
         ┌─────────────────────────────┐
         │ BaCl₂↓;SrCl₂↓;CaCl₂↓        │
         └──────────────┬──────────────┘
                   Pentanol
         ┌──────────────────┐  ┌─────────┐
         │ BaCl₂↓;SrCl₂↓    │  │ Ca^II_solv │
         └────────┬─────────┘  └─────────┘
                HOAc
         ┌──────────────┐
         │ Ba²⁺;Sr²⁺    │
         └──────┬───────┘
           NaOAc / K₂Cr₂O₇
         ┌──────────┐  ┌──────────┐
         │ BaCrO₄↓  │  │ Sr²⁺     │
         └──────────┘  └──────────┘
```

Sulfat-Verfahren: Durch Zugabe von 2 M-H_2SO_4 zur salzsauren Analysenlösung werden $BaSO_4$ und $SrSO_4$ gefällt. Dabei kann auch $PbSO_4$ ausfallen, das jedoch oft wegen Übersättigung oder Komplexbildung in Lösung bleibt.

Die Fällung der Sulfate wird mit konz. Ammoniumacetat-Lösung ausgewaschen, in der dann Blei mit $K_2Cr_2O_7$-Lösung als gelbes $PbCrO_4$ nachgewiesen werden kann.
Will man die Abtrennung von $PbSO_4$ vermeiden, dann führt man die Sulfat-Fällung erst nach der H_2S-Gruppe durch.
$BaSO_4$ und $SrSO_4$ werden basisch aufgeschlossen und mit einem der oben genannten Verfahren getrennt.
Das Calcium gelangt nach der Abtrennung von Sr- und Ba-sulfat allein in die $(NH_4)_2CO_3$-Gruppe und kann dort nachgewiesen werden.

Lösliche Gruppe

Die Identifizierung von Na^+-, K^+-, Li^+- und Mg^{2+}-Ionen erfolgt im Zentrifugat der Ammoniumcarbonat-Gruppe. Bei Analysensubstanzen, die nur Kationen der "Löslichen Gruppe" enthalten, kann ein Säureauszug verwendet werden. NH_4^+ wird aus der Ursubstanz nachgewiesen.
Ist NH_4^+ zugegen, so entfernt man es durch Abrauchen der festen Substanz über offener Flamme, bis keine weißen Nebel mehr entweichen und der Geruch nach NH_3 verschwunden ist. Bei dieser Operation darf man aber nicht so hoch erhitzen, daß die Substanz glüht, da sonst Kaliumsalze verdampfen können.
Der nach dem Abrauchen des NH_4^+ verbleibende salzartige Rückstand enthält Mg^{2+} und (oder) die Ionen der 1. HG. In Gegenwart von Li^+ wird der Nachweis von Mg gestört. Man trennt deshalb Magnesium als Hydroxid ab. Im Filtrat befinden sich die Alkali-Ionen, die nebeneinander nachgewiesen werden können.
Bei Abwesenheit von Li^+ löst man den nach dem Abrauchen der Ammoniumsalze erhaltenen salzartigen Rückstand in verd. HOAc und weist die Elemente Mg, Na und K nebeneinander nach (vgl. Kap. 2.3.2, Seite 299).

Störungen des Kationentrennungsganges durch Anionen

Eine Reihe von Anionen stören verschiedene Kationennachweise und müssen deshalb vor oder während der Durchführung des Kationentrennungsganges entfernt werden.

Fluorid: Die Störung durch Fluorid entsteht durch die Fällung von Erdalkalifluoriden in der $(NH_4)_2S$-Gruppe. Weiterhin bildet F^- mit einigen Kationen der Ammoniumsulfid-Gruppe stabile, lösliche Komplexe (z.B. $[FeF_6]^{3-}$, $[AlF_6]^{3-}$) und verhindert bzw. beeinträchtigt so deren Nachweis.
Darüber hinaus werden in saurer Lösung durch den gebildeten Fluorwasserstoff (HF) Glas- und Porzellan-Geräte angegriffen und verschiedene Kationen wie Na^+, Ca^{2+} oder Al^{3+} gelöst.
Zur Entfernung von F^- wird die Analysensubstanz mit konz. H_2SO_4 abgeraucht. Fluorid verflüchtigt sich als HF.

Cyanid: CN^--Ionen bilden mit vielen Schwermetallionen stabile Komplexe und verhindern dadurch ihre Fällung als Sulfide.

Cyanid kann durch Kochen der salzsauren Analysenlösung als HCN vertrieben werden.

Thiocyanat: Auch Rhodanid ist ein geeigneter Ligand für die
Bildung von Metallkomplexen, wenn diese auch meistens weniger
beständig sind als die analogen Komplexe mit Cyanid-Ionen.
Thiocyanat verflüchtigt sich als HSCN ebenfalls beim Erhitzen
der salzsauren Analysenlösung. Zuverlässiger ist jedoch die
oxidative Zerstörung mit konz. H_2SO_4/Ammoniumperoxodisulfat.

Hexacyanoferrat: Beide Hexacyanoferrate bilden mit zahlreichen zweiwertigen Kationen schwerlösliche Verbindungen. Beispielsweise würden auf diese Weise Erdalkali-hexacyanoferrate
in die $(NH_4)_2S$-Gruppe gelangen.
Zur Zerstörung der Hexacyanoferrate wird die Analysensubstanz
in konz. H_2SO_4 unter Zusatz von Ammoniumperoxodisulfat erhitzt. Dadurch werden zunächst die Hexacyanoferrate(II) zu
Hexacyanoferraten(III) oxidiert, die leichter unter Abgabe
von HCN zerfallen. HCN wird anschließend weitgehend in CO_2
umgewandelt.

Borat: Bei Anwesenheit von Borsäure oder Boraten können Erdalkaliborate in die Ammoniumsulfid-Gruppenfällung gelangen
und damit ihrer vorschriftsmäßigen Identifizierung entzogen
werden.
Zur Entfernung von Boraten behandelt man die Ursubstanz mit
Methanol/konz. H_2SO_4 und vertreibt in der Hitze den sich bildenden Borsäuretrimethylester, der mit grüner Flamme brennt.

Silicat: Silicate oder Kieselsäure können im Trennungsgang
der $(NH_4)_2S$-Gruppe z.B. $Al(OH)_3$ vortäuschen.
Silicate werden aufgeschlossen (vgl. Kap. 1.2.6, Seite 183)
und anschließend durch Abrauchen mit konz. HCl als swl. SiO_2
entfernt.

Phosphat: PO_4^{3-}-Ionen stören den Gang der Analyse durch Bildung schwerlöslicher Phosphate der Elemente der Ammoniumcarbonat-Gruppe (Mg, Ca, Sr, Ba und Li) in neutraler oder ammoniakalischer Lösung. Mg kann dabei als $MgNH_4PO_4$ ausfallen.
Der Phosphat-Nachweis ist, um Störungen durch Arsenat auszuschließen, erst nach der H_2S-Gruppe durchzuführen.
An dieser Stelle - in noch stark salzsaurer Lösung - kann
Phosphat mit einer Lösung von Zirkonylchlorid als Zirkonphosphat, $Zr_3(PO_4)_4$, gefällt werden.
Der Überschuß des Fällungsmittels fällt als wasserhaltiges
ZrO_2 in Form farbloser Flocken mit der $(NH_4)_2S$-Gruppenfällung
aus und gerät zu $Fe(OH)_3$ und $MnO(OH)_2$, ohne jedoch deren Nachweise zu stören. Allerdings ist die starke Fluoreszenz von
Zr(IV) mit Morin beim Al-Nachweis mit diesem Reagenz zu beachten.
Eine weitere Möglichkeit der Abtrennung von störenden Phosphat-Ionen im Kationentrennungsgang ist die Fällung als
Fe(III)-phosphat.
Sofern nicht Fe(III) in der Analysensubstanz vorhanden ist,
muß bei Anwendung des Urotropin-Verfahrens so viel $FeCl_3$ hinzugegeben werden, daß PO_4^{3-} quant. in $FePO_4$ übergeführt werden kann. Auch bei der gemeinsamen Fällung der Elemente der
Ammoniumsulfidgruppe kann Phosphat als $FePO_4$ eliminiert werden.

Daneben bietet sich die Abscheidung mit Zinnsäure zur Entfernung von PO_4^{3-} an.

Acetat: Acetat ist nur in großen Mengen für den Kationentrennungsgang störend, da es die Fällung von Cr(III)-hydroxid verhindert.
Acetat gelangt u.a. auch durch Thioacetamid und dessen vollständige Hydrolyse in den Analysengang. Daher sollte man bei Verwendung von Thioacetamid das Filtrat der H_2S-Gruppe eindampfen. Dabei entweicht der überwiegende Teil als Essigsäure.

Oxalat: $C_2O_4^{2-}$-Ionen stören durch Fällung von Erdalkalioxalaten in der Ammoniumsulfid-Gruppe, wodurch vor allem Ba^{2+}, Sr^{2+} und Ca^{2+} nicht in die $(NH_4)_2CO_3$-Gruppe gelangen. Weiterhin bildet Oxalat mit Zinn(IV) komplexes $[Sn(C_2O_4)_3]^{2-}$; dadurch kann die Fällung von SnS_2 ausbleiben.
Zur Entfernung von $C_2O_4^{2-}$ wird die Analysensubstanz mit konz. $H_2SO_4/(NH_4)_2S_2O_8$ behandelt und Oxalat in der Hitze zu CO_2 oxidiert.
Als Alternative kann man nach dem Verkochen des überschüssigen H_2S auch das Zentrifugat der H_2S-Gruppe mit 30%igem H_2O_2 versetzen. Durch anschließendes Kochen wird Oxalat in CO_2 umgewandelt; gleichzeitig wird der Überschuß an H_2O_2 zerstört.

Tartrat: Da $C_4H_4O_6^{2-}$-Ionen mit vielen Schwermetallionen stabile, lösliche Komplexe bilden, muß Tartrat vor der Durchführung des Kationentrennungsganges entfernt werden.
Durch die Komplexbildung mit Tartrat wird z.B. die Fällung von $Al(OH)_3$ und $Cr(OH)_3$ in der Ammoniumsulfid-Gruppe verhindert. Zudem können schwerlösliche Kalium- und Erdalkalitartrate in die $(NH_4)_2S$-Gruppe gelangen. Auch die Fällung mancher Sulfide (z.B. PbS) wird beeinträchtigt.
Zur Zerstörung von Tartrat erhitzt man die Analysensubstanz mit konz. H_2SO_4 unter Zusatz von Ammoniumperoxodisulfat.

Abrauchen mit konz. Schwefelsäure: Zur Entfernung von den Kationentrennungsgang störenden Anionen wird die Analysensubstanz häufig mit konz. H_2SO_4 abgeraucht. Auch dieser Vorgang beeinflußt den Nachweis einzelner Kationen.
Dabei bilden sich Erdalkalisulfate und $PbSO_4$. Auch lösliche Cr(III)-Salze können in swl. Cr(III)-sulfat übergeführt werden.
Für die oxidative Zerstörung der Hexacyanoferrate, von Oxalat und Tartrat muß $(NH_4)_2S_2O_8$ zugesetzt werden. Danach liegen z.B. Sn-Verbindungen als unlösliches SnO_2 vor.

2.3.2 Nachweis

Silber
(vgl. Komm. DAB 9, Bd. I, S. 107 und Komm. Ph.Eur., Bd. I/II, S. 122)

Als Edelmetall löst sich Silber nur in oxidierenden Säuren (HNO_3, H_2SO_4) und bildet vorwiegend Salze in der Oxidationsstufe "+1".

$$3\ Ag + 4\ H^+ + NO_3^- \longrightarrow 3\ Ag^+ + NO\uparrow + 2\ H_2O$$

$$2 \text{ Ag} + 4 \text{ H}^+ + \text{SO}_4^{2-} \longrightarrow 2 \text{ Ag}^+ + \text{SO}_2\uparrow + 2 \text{ H}_2\text{O}$$

Von den Ag(I)-Salzen sind die Halogenide (Ausnahme: AgF), Pseudohalogenide und das Sulfid in Wasser und Säuren schwerlöslich. (Zum basischen Aufschluß der Silberhalogenide vgl. Kap. 1.2.6, Seite 183).
Gut wasserlöslich sind hingegen Ag-Salze wie das Nitrat, Chlorat, Perchlorat und Fluorid, während das Sulfat, Acetat oder Nitrit in Wasser nur mäßig löslich sind.
Das hydratisierte Ag^+-Ion ist farblos. Schwerlösliche Verbindungen mit farblosen Anionen (z.B. AgBr, AgI, Ag_3PO_4 u.a.) sind infolge der Deformation ihrer Elektronenhüllen oft farbig. Bei farbigen Anionen tritt Farbvertiefung auf (Ag_2CrO_4).

Sehr ausgeprägt ist bei Ag(I) die Neigung zur Bildung von Komplexen, meistens mit der Koordinationszahl "2". Diese Komplexionen sind mit Ausnahme des erst in stark salzsaurer Lösung entstehenden $[AgCl_2]^-$ nur in alkal. oder neutraler Lösung beständig.
Silbersalze zeigen folgende analytisch auswertbare Reaktionen:

1) <u>Verhalten gegenüber Ammoniak und Lauge</u>
- Mit NaOH bildet sich ein <u>brauner</u> Nd. von Ag_2O, der in Säuren sowie unter Bildung von Komplexen in $(NH_4)_2CO_3$-, NH_3-, KCN- und $Na_2S_2O_3$-Lösungen löslich ist. Ag_2O ist jedoch swl. in einem Überschuß von NaOH.

$$2 \text{ Ag}^+ + 2 \text{ HO}^- \longrightarrow (2 \text{ AgOH}) \longrightarrow Ag_2O\downarrow + H_2O$$

- Mit NH_3 bildet sich in wässr. Lösung zunächst ebenfalls ein <u>brauner</u> Nd. von Ag_2O, der sich mit überschüssigem Reagenz unter Bildung des Diammin-Komplexes wieder auflöst.

$$Ag_2O + 4 NH_3 + H_2O \longrightarrow 2 [Ag(NH_3)_2]^+ + 2 HO^-$$

2) <u>Bildung von Komplexen</u>
Auch die unterschiedliche Löslichkeit swl. Ag(I)-Verbindungen in Zusammenhang mit der unterschiedlichen Stabilität von Ag(I)-Komplexionen kann für analytische Zwecke genutzt werden.
In der Tab. 1.11 sind die pK_L-Werte einiger swl. Ag-Verbindungen sowie die pK_D-Werte der Dissoziation von Ag-Komplexen aufgelistet.

Tab. 1.11: Löslichkeits- (pK_L) und Stabilitätsexponenten (pK_D) einiger Silberverbindungen

Substanz	Farbe	pK_L	Komplex	pK_D
Ag_2O	braun	7,7	$[AgCl_2]^-$	5,4
AgCl	weiß	10,0	$[Ag(NH_3)_2]^+$	7,1
AgBr	gelblich	12,4	$[Ag(SCN)_2]^-$	7,9
AgI	gelb	16,0	$[Ag(S_2O_3)_2]^{3-}$	13,6
Ag_2S	schwarz	49,0	$[Ag(CN)_2]^-$	21,0

Hieraus lassen sich folgende Aussagen ableiten:
- Versetzt man eine neutrale Ag-Salzlösung tropfenweise mit NH_3, SCN^-, $S_2O_3^{2-}$ oder CN^-, so fallen Ag_2O, AgSCN, $Ag_2S_2O_3$ und AgCN aus. Die gebildeten Niederschläge lösen sich jedoch im Überschuß des jeweiligen Fällungsmittels zu den Komplexionen $[Ag(NH_3)_2]^+$, $[Ag(SCN)_2]^-$, $[Ag(S_2O_3)_2]^{3-}$ und $[Ag(CN)_2]^-$.

- Durch die Komplexbildung wird die Ag^+-Konzentration so weit herabgesetzt, daß das Löslichkeitsprodukt bestimmter Silbersalze nicht mehr überschritten wird, diese also in Ggw. der Komplexbildner nicht ausfallen bzw. wieder aufgelöst werden.

So entsteht beispielsweise bei Zugabe von überschüssigem KCN zu einer wässr. Suspension von AgI eine klare Lösung, weil die Stabilitätskonstante (K_D) des Silberdicyano-Komplexes - bei einem Überschuß von KCN - eine kleinere Konzentration an freien Silberionen bedingt, als sie in einer gesätt. AgI-Lösung vorliegt.

- Aus diesen Werten folgt auch, daß man z.B. AgCl durch seine Löslichkeit in wässr. Ammoniumcarbonat- bzw. Ammoniak-Lösung von AgI unterscheiden kann. Weiterhin wird verständlich, warum sich aus <u>Silberchlorid</u> beim Versetzen mit einer $(NH_4)_2S_x$-Lösung schwarzes Ag_2S bildet.

3) <u>Bildung schwerlöslicher Salze</u>
- Ag^+-Ionen bilden mit Salzsäure einen <u>weißen</u> Nd. von AgCl, der sich in NH_3 löst. Beim Ansäuern der ammoniakal. Lösung mit verd. HNO_3 fällt AgCl wieder aus (<u>Ph.Eur., DAB 9</u>). Mit Ausnahme des Fluorids sind alle Silberhalogenide in Wasser schwerlöslich. Die Löslichkeit nimmt mit steigender Ordnungszahl des Halogens ab, und die Farbe der Niederschläge vertieft sich von weiß nach gelb.
$(NH_4)_2CO_3$ löst nur AgCl; NH_3 löst AgCl und partiell AgBr, während Thiosulfat- und Cyanid-Lösungen alle Silberhalogenide unter Bildung der entsprechenden Komplexe auflösen. AgCl ist darüber hinaus in konz. HCl als $[AgCl_2]^-$ löslich.

- Aus neutraler Lösung fällt mit Na_2HPO_4 <u>gelbes</u> Ag_3PO_4 und mit Chromat-Ionen <u>rotbraunes</u> Ag_2CrO_4; beide sind löslich in Säuren und Ammoniak.

4) <u>Verhalten gegenüber Reduktionsmitteln</u>
Eine wässr. Lösung von Formaldehyd (<u>Formalin</u>) reduziert in ammoniakalischer Lösung Ag^+ zu metallischem Silber.

$$2\ [Ag(NH_3)_2]^+ + H_2C=O + H_2O \xrightarrow[-2\ NH_3]{} 2\ Ag^0\downarrow + HCOOH + 2\ NH_4^+$$

Diese Reaktion wird als <u>Tollens-Probe</u> (vgl. Seite 340) auch zum Nachweis anderer Substanzen wie höhere Aldehyde, reduzierende Zucker und Weinsäure genutzt.
Weiterhin kann Ag(I) durch $FeSO_4$, $SnCl_2$, Zn, Fe und Sn zu elementarem Silber reduziert werden.

<u>Kommentierung spezieller MC-Fragen</u>
(257) Hg(II) und Ag(I) lassen sich voneinander durch Versetzen ihrer wässr. Lösungen mit HCl trennen, weil $HgCl_2$ im Ggs. zu AgCl (und Hg_2Cl_2) in Wasser löslich ist.

Silbernitrat
(vgl. Komm. DAB 9, Bd. III, S. 3122 und Komm. Ph.Eur., Bd. I, S. 543)

Prüfung auf Schwermetalle (vgl. Seite 310) Die üblicherweise benutzte Sulfidfällung der Schwermetalle kann bei $AgNO_3$ nicht durchgeführt werden, weil die Löslichkeit des AgCl größer ist als die von Ag_2S, so daß selbst bei exakter Ausführung der Prüfung stets ein positives Ergebnis erhalten wird.

Deshalb wird zur Reinheitsprüfung $AgNO_3$ in verd. NH_3-Lösung gelöst. Aus Ag^+-Ionen bildet sich der lösliche Diammin-Komplex und Verunreinigungen von Al, Pb, Bi können durch Bildung basischer Salze als Trübung nachgewiesen werden. Unzulässige Mengen Cu erkennt man an der Blaufärbung der Lösung durch Bildung des Cu(II)-tetrammin-Komplexes.

Quecksilber
(vgl. Komm. DAB 9, Bd. I, S. 106 und Komm. Ph.Eur., Bd. I/II, S. 120)

Quecksilber ist edler als Wasserstoff und löst sich daher nur in oxidierenden Säuren wie HNO_3.

$$3 Hg + 2 NO_3^- + 8 H^+ \longrightarrow 3 Hg^{2+} + 2 NO\uparrow + 4 H_2O$$

In seinen Verbindungen kommt Hg in den Oxidationsstufen "+1" und "+2" vor.
Die meisten Hg(I)-Salze sind schwerlöslich. Ausnahmen sind das Nitrat, Chlorat und Perchlorat. Die Lösungen reagieren infolge Hydrolyse sauer. Die Neigung zur Komplexbildung ist gering. Hg(I) kommt nur in Doppelmolekülen wie z.B. Hg_2Cl_2 vor. In wässr. Lösung tritt das dimere Hg_2^{2+}-Ion auf. Es disproportioniert leicht gemäß:

$$Hg_2^{2+} \rightleftharpoons Hg^0 + Hg^{2+}$$

Viele Hg(II)-Salze sind wasserlöslich. Nitrat und Perchlorat sind in solchen Lösungen stark dissoziiert, bilden jedoch beim Verdünnen oft swl. Salze. Die Halogenide (z.B. $HgCl_2$, $HgBr_2$) und Pseudohalogenide ($Hg(CN)_2$, $Hg(SCN)_2$) sind zwar auch wasserlöslich, aber nur wenig dissoziiert.
Die Folge davon ist, daß manche Reaktionen von Hg(II)-Salzen anomal verlaufen. So läßt sich beispielsweise aus HgI_2 mit Ag^+ kein Iodid nachweisen, und aus einer $Hg(CN)_2$-Lösung fällt mit NaOH kein HgO.
Hg(II)-acetat wird als Reagenz bei der Gehaltsbestimmung von Alkaloidhydrochloriden mittels Perchlorsäure-Titration in wasserfreier Essigsäure verwendet (vgl. Bd. II, Kap. 6.3.4).

Zur Identifizierung von Hg-Verbindungen sind folgende Reaktionen geeignet:

Gemeinsame Nachweise für Hg(I) und Hg(II)

1) Amalgambildung
Entsprechend seiner Stellung in der Spannungsreihe scheidet sich metallisches Quecksilber aus Hg-Salzlösungen auf unedleren Metallen wie z.B. einer <u>Kupferfolie</u> als grauer Belag ab, der beim Polieren silberglänzend wird. Erhitzt man die Folie in einem Reagenzglas, so verschwindet der Fleck, weil Hg^0 bei diesen Temperaturen sublimiert (<u>DAB 9, Ph.Eur.</u>).

$$Hg^{2+} + Cu^0 \longrightarrow Hg^0\downarrow + Cu^{2+} \; ; \; Hg_2^{2+} + Cu^0 \longrightarrow 2\, Hg^0\downarrow + Cu^{2+}$$

Dieser empfindliche und selektive Hg-Nachweis eignet sich auch als Vorprobe aus der Analysensubstanz.

2) **Verhalten gegenüber anderen Reduktionsmitteln**
Wird die Lösung eines Hg(II)-Salzes tropfenweise mit einer Zinn(II)-chlorid-Lösung versetzt, so entsteht zunächst ein weißer Nd. von Hg_2Cl_2. Mit überschüssigem Reagenz bildet sich daraus unter weiterer Reduktion ein tiefgrauer Nd. von elementarem Hg (Ph.Eur.).

$$2\, HgCl_2 + SnCl_2 \longrightarrow Hg_2Cl_2\downarrow + SnCl_4$$

$$Hg_2Cl_2 + SnCl_2 \longrightarrow 2\, Hg^0\downarrow + SnCl_4$$

Auch unedle Metalle oder eine alkalische Formaldehyd-Lösung können als Reduktionsmittel verwendet werden.

Reaktionen und Nachweise für Hg(I)

1) **Verhalten gegenüber NaOH**
Versetzt man eine Hg(I)-Salzlösung mit Laugen, so entsteht ein schwarzer Nd. eines Gemisches von (Hg + HgO), der schwerlöslich im Reagenzüberschuß, jedoch löslich in HNO_3 ist (DAB 9, Ph.Eur.).

$$Hg_2^{2+} + 2\, HO^- \longrightarrow Hg\downarrow + HgO\downarrow + H_2O$$

2) **Verhalten gegenüber Ammoniak**
Versetzt man eine Hg(I)-nitrat-Lösung mit NH_3, so bildet sich ein schwarzer Nd. eines Gemisches von metallischem Hg, das im feinverteilten Zustand schwarz aussieht, und weißem Hg(II)-amidonitrat ($HgNH_2NO_3$).

$$Hg_2^{2+} + 2\, NO_3^- + 2\, NH_3 \longrightarrow Hg\downarrow + HgNH_2NO_3\downarrow + NH_4^+ + NO_3^-$$

3) **Verhalten gegenüber Halogeniden und Halogenwasserstoffsäuren**
- Wird die Lösung eines Hg(I)-Salzes mit HCl versetzt, so entsteht ein weißer Niederschlag von Kalomel ("Schönes Schwarz") (Hg_2Cl_2), der sich auf Zusatz oder beim Übergießen mit NH_3-Lösung schwarz färbt. NH_3 bewirkt dabei eine Disproportionierung zu feinverteiltem Hg und Hg(II)-amidochlorid ($HgNH_2Cl$) (unschmelzbares Präzipitat) (Ph.Eur.).

$$Hg_2^{2+} + 2\, Cl^- \longrightarrow Hg_2Cl_2\downarrow + 2\, NH_3 \longrightarrow Hg\downarrow + HgNH_2Cl\downarrow + NH_4^+ + Cl^-$$

Hg_2Cl_2 ist schwerlöslich in verd. Säuren, löst sich jedoch unter Oxidation in Königswasser.

$$Hg_2Cl_2 + "Cl_2" \longrightarrow 2\, HgCl_2$$

- Mit Iodiden entsteht aus Hg(I)-Lösungen zunächst ein grünlich gelber Nd. von Hg_2I_2, der beim Erwärmen unter Disproportionierung zerfällt und dabei schwarz wird. Im Überschuß von

KI löst sich Hg_2I_2 zu $[HgI_4]^{3-}$, das spontan zu $[HgI_4]^{2-}$ und elementarem Hg disproportioniert.

$$Hg_2^{2+} + 2\ I^- \longrightarrow Hg_2I_2\downarrow + 6\ I^- \longrightarrow 2\ [HgI_4]^{3-}$$
$$\longrightarrow Hg\downarrow + [HgI_4]^{2-} + 4\ I^-$$

4) Bildung schwerlöslicher Verbindungen
- Beim Einleiten von H_2S in eine Hg(I)-Salzlösung bildet sich ein schwarzer Niederschlag von HgS + Hg. In Königswasser wird der gesamte Nd., in halbkonz. HNO_3 hingegen nur das Hg gelöst.
- In der Hitze fällt mit K_2CrO_4-Lösung rotes Hg_2CrO_4.

Reaktionen und Nachweise für Hg(II)

1) Verhalten gegenüber Laugen
Aus Hg(II)-Salzlösungen fällt auf Zusatz eines Alkalihydroxids gelbes HgO aus, das swl. im Laugenüberschuß, jedoch löslich in Säuren ist (DAB 9, Ph.Eur.).

$$Hg^{2+} + 2\ HO^- \longrightarrow H_2O + HgO\downarrow \quad (gelb)$$

Enthält die Lösung viel Chlorid, so fallen basische Hg-Chloride (HgOHCl) von gelber bis schwarzer Farbe aus. HgO zersetzt sich beim trockenen Erhitzen zu O_2 und metallischem Hg.

2) Verhalten gegenüber Ammoniak
Hg(II)-Salze können in wässr. Lösung mit NH_3 schwerlösliche Verbindungen unterschiedlicher Art bilden.
a) "Schmelzbares Präzipitat"

$$HgCl_2 + 2\ NH_3 \longrightarrow [Hg(NH_3)_2]Cl_2$$

Das "Schmelzbare Präzipitat" ist ein Amminkomplex, der mit Ammoniak vor allem in Gegenwart von viel NH_4Cl entsteht.

b) "Unschmelzbares Präzipitat" (Quecksilberamidochlorid)

$$HgCl_2 + 2\ NH_3 \longrightarrow [HgNH_2]Cl + NH_4^+ + Cl^-$$

Weißes Quecksilberamidochlorid ($HgNH_2Cl$) besitzt eine gewinkelte Kettenstruktur ($-Hg-NH_2-Hg-NH_2-Hg-NH_2-$), in der die Hg-Bindungen linear, die N-Bindungen tetraedrisch angeordnet sind. Es löst sich in HNO_3 und zerfällt beim Erhitzen in Hg_2Cl_2, NH_3 und N_2.

c) Salz der "Millonschen Base" (vgl. auch S. 306)

$$2\ HgCl_2 + 4\ NH_3 + H_2O \longrightarrow [Hg_2N]Cl \cdot H_2O + 3\ NH_4^+ + 3\ Cl^-$$

Die Millonsche Base besitzt eine Raumgitterstruktur.

3) Verhalten gegenüber Iodiden
- Wird die Lösung eines Hg(II)-Salzes mit KI-Lösung versetzt, so entsteht ein roter Nd. von HgI_2, der sich im Reagenzüberschuß als hellgelbes Tetraiodomercurat(II), $[HgI_4]^{2-}$, löst (Ph.Eur.).

$$Hg^{2+} + 2\ I^- \longrightarrow HgI_2\downarrow + 2\ I^- \longrightarrow [HgI_4]^{2-}$$

Aus solchen Lösungen fällt mit NaOH kein HgO aus. Versetzt man jedoch das Komplexsalz $K_2[HgI_4]$ mit NH_3-Lösung, so bildet

sich ein roter Nd. von [Hg$_2$N]I (Verwendung als Neßlers Reagenz zum NH_3-Nachweis).
Rotes HgI$_2$ wandelt sich beim Erhitzen auf 127 °C in eine gelbe Modifikation um.
- Hg^{2+}-Ionen reagieren in saurer Lösung mit CuI in Ggw. von KI unter Bildung von rotem Cu$_2$[HgI$_4$].

$$Hg^{2+} + 2\ CuI + 2\ I^- \longrightarrow Cu_2[HgI_4]\downarrow$$

4) Bildung schwerlöslicher Verbindungen
- HgS existiert in zwei Modifikationen, der metastabilen schwarzen und der stabilen roten. Beim Einleiten von H$_2$S in eine saure Hg(II)-Lösung fällt schwarzes HgS aus. Es ist schwerlöslich in HCl, verd. $\overline{HNO_3}$ und $\overline{(NH_4)_2S}$-Lösung, löst sich jedoch in Königswasser und unter Bildung von Thiosalzen auch in konz. Alkalisulfid-Lösungen.

$$HgS + S^{2-} \longrightarrow [HgS_2]^{2-}$$

- Mit K$_2$CrO$_4$ entsteht in neutralen Lösungen gelbes HgCrO$_4$, das beim Erhitzen rot wird.
- Mit Co(II) und Thiocyanat bildet sich der blaue Nd. des komplexen Cobalt-tetrathiocyanatomercurat(II).

$$Hg^{2+} + 4\ SCN^- + Co^{2+} \longrightarrow Co[Hg(SCN)_4]\downarrow$$

- In salzsaurer Lösung bilden Hg(II)-Ionen mit Reinecke-Salz (NH$_4$[Cr(SCN)$_4$(NH$_3$)$_2$]) einen swl. rosaroten Nd.

$$Hg^{2+} + 2\ [Cr(SCN)_4(NH_3)_2]^- \longrightarrow Hg[Cr(SCN)_4(NH_3)_2]_2\downarrow$$

5) Nachweis mit organischen Reagenzien
- Hg^{2+} bildet mit Diphenylcarbazid bzw. seinem Oxidationsprodukt Diphenylcarbazon in neutraler bis schwach saurer Lösung einen rotvioletten Chelatkomplex. Chromat und andere Oxidationsmittel stören (vgl. Seite 193).

- Schüttelt man eine schwach saure Hg(II)-Probelösung mit einer Lösung von Dithizon (Diphenylthiocarbazon), so färbt sich die ursprünglich grüne Chloroform-Phase durch Bildung von Hg-dithizonat orange (vgl. Pb-Nachweis, Seite 265).

6) **Unterscheidung von Hg(I) und Hg(II)** (MC-Fragen 266, 267)
Eine Unterscheidung zwischen Hg(I)- und Hg(II)-Verbindungen
ist möglich mit NaOH-, NH_3-, HCl- und K_2CrO_4-Lösung, sie gelingt jedoch nicht mit elementarem Kupfer oder $SnCl_2$-Lösung.
Folgende Quecksilber-Verbindungen sind als Monographien in
das DAB 9 aufgenommen worden:
- Quecksilber(II)-chlorid (Sublimat) ($HgCl_2$)
  (vgl. Komm. DAB 9, Bd. III, S. 2913)
- Gelbe Quecksilberoxid-Salbe (HgO)
  (vgl. Komm. DAB 9, Bd. III, S. 2920)
- Quecksilberpräzipitatsalbe ($HgNH_2Cl$)
  (vgl. Komm. DAB 9, Bd. III, S. 2923)
Die entsprechenden Identitätsnachweise wurden in den voranstehenden Abschnitten beschrieben.

Blei
(vgl. Komm. DAB 9, Bd. I, S. 99 und Komm. Ph.Eur., Bd. I/II, S. 114)

Trotz seines neg. Normalpotentials löst sich Pb nicht in HCl, HF und H_2SO_4, weil sich festhaftende Schutzschichten der entsprechenden swl. Salze ($PbCl_2$, PbF_2, $PbSO_4$) ausbilden. Dagegen wird es von heißer konz. H_2SO_4 unter Bildung komplexer Säuren wie $H_2[Pb(SO_4)_2]$ gelöst. Das beste Lösungsmittel für Blei ist HNO_3.
In seinen Verbindungen tritt Blei in den Oxidationsstufen "+2" und "+4" auf. In der vierwertigen Stufe sind nur PbO_2, $Pb(OAc)_4$ und einige Komplexsalze beständig. Pb(IV)-Verbindungen sind starke Oxidationsmittel.
Zum analytischen Nachweis von Pb-Verbindungen eignen sich folgende Eigenschaften:

1) **Verhalten gegenüber Ammoniak und Laugen**
- Pb(II) bildet mit Alkalihydroxiden einen weißen Nd. von $Pb(OH)_2$, der in einem Überschuß an Alkalihydroxid unter Bildung von Tetrahydroxoplumbat(II) löslich ist.

$$Pb^{2+} + 2\ HO^- \longrightarrow Pb(OH)_2 \downarrow + 2\ HO^- \longrightarrow [Pb(OH)_4]^{2-}$$

Auch in Säuren, ammoniakalischer Ammoniumacetat- und Tartrat-Lösung ist $Pb(OH)_2$ löslich. Mit Tartrat-Ionen bildet Pb(II) dabei einen ähnlichen Chelatkomplex wie Cu(II) (vgl. S. 269).
- Mit NH_3 entsteht gleichfalls $Pb(OH)_2$, das schwerlöslich im Reagenzüberschuß ist, da Pb(II) in wässr. Lösung keinen Amminkomplex bildet.

2) **Bildung schwerlöslicher Verbindungen**
- Mit Cl^--Ionen entsteht ein weißer Nd. von $PbCl_2$. Das Chlorid ist in heißem Wasser löslich und kristallisiert beim Abkühlen in für den Nachweis charakteristischen Nadeln oder Prismen aus. Die Löslichkeit von $PbCl_2$ beträgt in Wasser bei 20 °C etwa 1% und bei 100 °C ca. 3%.
- Beim Versetzen einer Pb(II)-Lösung mit KI fällt gelbes PbI_2 aus, das bei Iodid-Überschuß in ein lösliches komplexes Anion übergeführt wird. $[PbI_4]^{2-}$ ist allerdings nur im Überschuß

von KI beständig (DAB 9, Ph.Eur.).

$$Pb^{2+} + 2\ I^- \longrightarrow PbI_2\downarrow + 2\ I^- \rightleftharpoons [PbI_4]^{2-}$$

PbI_2 löst sich in siedendem Wasser und kristallisiert in der Kälte in metallisch glänzenden, gelben Blättchen aus.

- Mit H_2S oder Thioacetamid entsteht aus nicht allzu stark salzsaurer Lösung schwarzes PbS, das sich in starken Säuren löst.

Zur Umsetzung von Pb(II) mit Thioacetamid im Rahmen der "Grenzprüfung auf Schwermetalle" vgl. Kap. 2.3.4, Seite 310.

- Mit H_2SO_4 oder Sulfat-Ionen bildet sich in wässr. Lösungen von Pb(II)-Salzen weißes $PbSO_4$. Es ist etwas löslich in verd. HNO_3 und löslich in konz. H_2SO_4 unter Bildung der komplexen Säure $H_2[Pb(SO_4)_2]$. Auch NaOH, ammoniakalische Tartrat- und konz. Ammoniumacetat-Lösung lösen $PbSO_4$ unter Komplexbildung. Die Fällung von $PbSO_4$ wird im Kationentrennungsgang zur Abtrennung von Pb(II)-Salzen von Bi(III), Cu(II) und Cd(II) genutzt.

- Pb(II)-Ionen ergeben in essigsaurem Medium mit Chromat-Ionen einen gelben Nd. von $PbCrO_4$, der swl. in HOAc und NH_3 ist, sich jedoch in Alkalihydroxid-Lösung unter Bildung von Tetrahydroxoplumbat(II), $[Pb(OH)_4]^{2-}$, auflöst (DAB 9, Ph.Eur.).

$$Pb^{2+} + CrO_4^{2-} \longrightarrow PbCrO_4\downarrow + 4\ HO^- \longrightarrow [Pb(OH)_4]^{2-} + CrO_4^{2-}$$

$PbCrO_4$ ist auch löslich in heißer HNO_3 und ammoniakalischer Tartrat-Lösung. Den Nachweis stören Kationen, die mit CrO_4^{2-} in saurer Lösung gleichfalls schwerlösliche Chromate bilden. Auch Alkalidichromat-Lösungen fällen Pb(II) als $PbCrO_4$.

$$2\ Pb^{2+} + Cr_2O_7^{2-} + H_2O \longrightarrow 2\ PbCrO_4\downarrow + 2\ H^+$$

- Mit Cu(II)-acetat und KNO_2-Lösung ergibt sich ein schwarzes Tripelsalz der Zusammensetzung $K_2CuPb(NO_2)_6$.

3) Nachweis mit Dithizon

Pb(II) bildet wie Hg(II) und Zn(II) in neutraler oder alkalischer Lösung mit Dithizon (Diphenylthiocarbazon) einen roten Chelatkomplex, der sich mit $CHCl_3$ oder CCl_4 extrahieren läßt.

Diese Reaktion wird in Ph.Eur. zur Grenzprüfung auf Blei in Zuckern genutzt (vgl. Kap. 2.3.4, Seite 306).

Bismut
(vgl. Komm. DAB 9, Bd. I, S. 98 und Komm. Ph.Eur., Bd. I/II, S. 127)

Die Hauptoxidationsstufe des Bismuts ist "+3". Da $Bi(OH)_3$ bzw. $BiO(OH)$ sehr schwache Basen sind, tritt in verd. Lösung bei Bi(III)-Salzen leicht Hydrolyse ein, und es entstehen meist swl., basische Salze der allg. Formel BiOX.

$$Bi^{3+} + H_2O + X^- \longrightarrow BiOX\downarrow + 2\,H^+ \quad (X^- = Cl^-, NO_3^-)$$

Bi^{3+}- und BiO^+-Ionen sind farblos.

Analytisch auswertbare Eigenschaften von Bi-Verbindungen sind:

1) **Bildung schwerlöslicher Salze**
- Mit NaOH-, NH_3- oder Soda-Lösung entsteht ein weißer Niederschlag von $Bi(OH)_3$ oder basischen Salzen (BiOX). Beim Kochen wird Bi(III)-hydroxid gelb, wahrscheinlich durch Bildung von BiO(OH). Im Gegensatz zu $Pb(OH)_2$ ist Bismuthydroxid nicht amphoter.
- Aus nicht zu stark salzsaurer Lösung fällt beim Einleiten von H_2S ein braunschwarzer Nd. von Bi_2S_3 aus, der in konz. Säuren und heißer, verd. HNO_3 löslich ist, sich jedoch nicht in Ammoniumsulfid-Lösung auflöst.
- Werden salzsaure Lösungen von Bismutsalzen mit Wasser verdünnt, so entstehen swl. weiße bis gelbliche basische Salze wechselnder Zusammensetzung, die - im Ggs. zu den analogen Antimonylverbindungen - in Weinsäure-Lösung unlöslich sind und die auf Zusatz von Na_2S-Lösung in braunes Bi_2S_3 umgewandelt werden (DAB 9, Ph.Eur.).
- Aus schwach schwefel- oder salpetersaurer Lösung fällt mit KI ein schwarzer Nd. von BiI_3, der sich im Überschuß von KI als orangegelbes Tetraiodobismutat(III) löst.

$$Bi^{3+} + 3\,I^- \longrightarrow BiI_3\downarrow + I^- \longrightarrow [BiI_4]^-$$

Kaliumtetraiodobismutat (Dragendorffs Reagenz) bildet mit vielen organischen Basen (Chinolin, Oxin, Alkaloide) z.T. swl., orange bis rot gefärbte Verbindungen.

$$R_3N + H^+ + [BiI_4]^- \longrightarrow [R_3NH^+ \cdot BiI_4^-]\downarrow$$

2) **Reduktion zu elementarem Bismut**
Alkalische Hydroxostannat(II)-Lösung reduziert Bi(III) zum Metall, das als schwarzes Pulver ausfällt, während Sn(II) zu Sn(IV) oxidiert wird.

$$2\,Bi(OH)_3 + 3\,[Sn(OH)_4]^{2-} \longrightarrow 2\,Bi^0\downarrow + 3\,[Sn(OH)_6]^{2-}$$

3) **Nachweis mit organischen Reagenzien**
- Bi(III)-Ionen ergeben in salpetersaurer Lösung mit Thioharnstoff eine gelblich orange Färbung oder einen orangefarbenen Niederschlag. Auf Zusatz von Natriumfluorid-Lösung tritt keine Entfärbung ein. Der Komplex enthält Bi^{3+} und Thioharnstoff im

Verhältnis von 1 : 3 (DAB 9, Ph.Eur.).

$$Bi^{3+} + 3\ S=C(NH_2)_2 \longrightarrow [Bi(S=C(NH_2)_2)_3]^{3+}$$

Mit Sb(III)-Ionen resultieren unter den gleichen Bedingungen nur schwach gelb gefärbte Komplexe. Diese Störung kann durch Zugabe von F⁻-Ionen beseitigt werden. Cd(II), Hg(II), Cu(II) und Ag(I) stören nur in höheren Konzentrationen und ergeben dann mit Thioharnstoff - wie Pb(II) - weiße Niederschläge.

- Versetzt man eine Bi(III)-Lösung mit einer alkoholischen Diacetyldioxim-Lösung und fügt NH₃ bis zur deutlich alkalischen Reaktion hinzu, so entsteht ein intensiv gelb gefärbter voluminöser Nd.

$$2\ Bi^{3+} + \begin{array}{c}H_3C-C=N-OH\\|\\H_3C-C=N-OH\end{array} + 2\ H_2O \longrightarrow \begin{array}{c}H_3C-C=N-O-Bi=O\\|\\H_3C-C=N-O-Bi=O\end{array} + 6\ H^+$$

Als Monographien sind in das DAB 9 aufgenommen worden:
- Basisches Bismutcarbonat (Komm. DAB 9, Bd. II, S. 1014)
- Basisches Bismutgallat (Komm. DAB 9, Bd. II, S. 1018)

Kupfer

Kupfer wird aufgrund seines stark positiven Normalpotentials nur durch oxidierende Säuren (HNO₃, H₂SO₄) gelöst.

$$3\ Cu + 8\ HNO_3 \longrightarrow 3\ Cu(NO_3)_2 + 2\ NO\uparrow + 4\ H_2O$$

$$Cu + 2\ H_2SO_4 \longrightarrow CuSO_4 + SO_2\uparrow + 2\ H_2O$$

Kupfer tritt in seinen Verbindungen in den Oxidationsstufen "+1" und "+2" auf.
Das hydratisierte Cu⁺-Ion ist farblos. Mehr oder weniger schwerlösliche Cu(I)-Verbindungen sind in Analogie zu den Ag(I)-Salzen die Chalkogenide (Cu₂O, Cu₂S), Halogenide (CuI) und Pseudohalogenide (CuSCN). Lösliche Cu(I)-Salze sind leicht oxidierbar.
Die Hauptoxidationsstufe des Kupfers ist "+2". Das paramagn. [Cu(H₂O)₄]²⁺-Ion ist bläulich. Cu(II)-Salze besitzen im allg. eine grüne oder blaue Farbe.
Cu(I)- und vor allem Cu(II)-Ionen bilden zahlreiche Komplexe.
Cu-Verbindungen zeigen folgende analytisch wichtige Eigenschaften und Reaktionen:

1) Flammenfärbung
Bringt man CuCl₂ oder eine andere Cu-Verbindung mit MgCl₂ vermischt in die nichtleuchtende Bunsenflamme, so wird diese intensiv grün gefärbt.
Diese Beilstein-Probe dient u.a. auch zum Nachweis von Halogenen in organischen Verbindungen (vgl. Kap. 3.1.1, Seite 314).

2) Verhalten gegenüber Reduktionsmitteln
- Taucht man einen Eisennagel (Zinkblech) in eine schwach saure Cu(II)-Probelösung, so scheidet sich elementares Cu ab.

$$Cu^{2+} + Fe^0 \longrightarrow Cu^0\downarrow + Fe^{2+} \;;\; Cu^{2+} + Zn^0 \longrightarrow Cu^0\downarrow + Zn^{2+}$$

- Schüttelt oder erhitzt man eine salzsaure Cu(II)-Lösung mit Cu-Pulver, so entfärbt sie sich unter Bildung von Cu(I).

$$Cu^{2+} + Cu^0 \longrightarrow 2\,Cu^+ \quad \text{(Komproportionierung)}$$

- Eine ammoniakalische Cu^{2+}-Lösung wird durch Natriumdithionit ($Na_2S_2O_4$) entfärbt. Beim Erwärmen fällt metallisches Cu aus.

$$2\,Cu^{2+} + S_2O_4^{2-} \longrightarrow 2\,Cu^+ + 2\,SO_2\uparrow$$
$$2\,Cu^+ + S_2O_4^{2-} \xrightarrow{\Delta} 2\,Cu^0 + 2\,SO_2\uparrow$$

- Cu(II) wird in der Siedehitze durch Hypophosphit zu Cu^0 reduziert; bei Raumtemperatur und in Anwesenheit von Cl^--Ionen bleibt die Reduktion auf der Stufe des Cu(I) stehen.

$$Cu^{2+} + H_2PO_2^- + H_2O \longrightarrow Cu^0\downarrow + HPO_3^{2-} + 3\,H^+$$

3) <u>Verhalten gegenüber Halogeniden und Pseudohalogeniden</u>
- Bei Zugabe von KI zu einer Cu(II)-Lösung fällt <u>weißes</u> Cu(I)-iodid aus, das durch gleichzeitig gebildetes Iod <u>jedoch</u> braun gefärbt ist. Die weiße Farbe des CuI erkennt man erst nach der Reduktion des I_2 mit Schwefliger Säure.

$$2\,Cu^{2+} + 4\,I^- \longrightarrow 2\,CuI\downarrow + I_2$$
$$I_2 + H_2SO_3 + H_2O \longrightarrow 2\,HI + H_2SO_4$$

- Versetzt man eine Cu(II)-Probelösung mit CN^--Ionen, so fällt zunächst <u>gelbes</u> $Cu(CN)_2$ aus, das beim Erwärmen in <u>weißes</u> CuCN und <u>Dicyan</u> $((CN)_2)$ zerfällt. Im Überschuß von Cyanid-Ionen löst sich CuCN unter Bildung des komplexen Anions $[Cu(CN)_4]^{3-}$. Leitet man in eine solche Lösung nun H_2S ein, so fällt <u>kein</u> Cu_2S aus, weil der Cu(I)-tetracyano-Komplex so beständig und so wenig in Einzelionen dissoziiert ist, daß das Löslichkeitsprodukt von Cu_2S nicht überschritten wird (vgl. auch S. 245).

$$2\,Cu^{2+} + 4\,CN^- \longrightarrow 2\,Cu(CN)_2 \longrightarrow 2\,CuCN + (CN)_2\uparrow$$
$$2\,CuCN + 6\,CN^- \longrightarrow 2\,[Cu(CN)_4]^{3-} \xrightarrow{H_2S} \!\!\!/\!\!\!/ \; Cu_2S$$

Auch der blaue Cu(II)-tetrammin-Komplex kann durch Cyanid-Ionen entfärbt werden. In ammoniakalischer Lösung entwickelt sich jedoch <u>kein</u> Dicyan, weil $(CN)_2$ analog den Halogenen durch HO^- zu Cyanid und Cyanat disproportioniert.

$$2\,[Cu(NH_3)_4]^{2+} + 10\,CN^- + H_2O \longrightarrow 2\,[Cu(CN)_4]^{3-} + 2\,NH_4^+ +$$
$$CN^- + OCN^- + 6\,NH_3$$

$$(CN)_2 + 2\,HO^- \longrightarrow CN^- + OCN^- + H_2O$$

- Aus saurer Lösung erfolgt nach Zusatz von Natriumthiocyanat Bildung von swl. <u>schwarzem</u> $Cu(SCN)_2$, das langsam, bei Zugabe von Schwefliger Säure schnell, in <u>weißes</u> CuSCN übergeht.

$$2\ Cu(SCN)_2 + H_2SO_3 + H_2O \longrightarrow 2\ CuSCN\downarrow + H_2SO_4 + 2\ HSCN$$

4) Verhalten gegenüber Ammoniak und Laugen
- Eine Cu^{2+}-Lösung ergibt mit NaOH einen bläulichen Nd. von $Cu(OH)_2$, der beim Erhitzen unter Wasserabspaltung in schwarzes Cu(II)-oxid (CuO) umgewandelt wird.

$$Cu^{2+} + 2\ HO^- \longrightarrow Cu(OH)_2\downarrow \longrightarrow CuO + H_2O$$

Frisch gefälltes $Cu(OH)_2$ bzw. CuO lösen sich teilweise im Überschuß von NaOH zu Cuprat(II), $[Cu(OH)_4]^{2-}$.
Die $Cu(OH)_2$-Fällung mit NaOH bleibt in Gegenwart von organischen Polyhydroxyverbindungen (Citronensäure, Citrat, Weinsäure, Tartrat, Zucker u.a.) aus. Es entstehen tiefblaue Lösungen.
Mit Tartrat erhält man die "Fehlingsche Lösung", die als Reagenz auf leicht oxidierbare Gruppen, wie z.B. Aldehyde, verwendet wird (vgl. Seite 359). Die Struktur der gebildeten Komplexe ist noch nicht endgültig geklärt.
- Mit Ammoniak-Lösung entsteht zunächst ein bläulicher Nd. von $Cu(OH)_2$, der sich im Überschuß des Reagenzes zum tiefblauen Tetramminkomplex löst.

$$Cu(OH)_2 + 4\ NH_3 \longrightarrow [Cu(NH_3)_4]^{2+} + 2\ HO^-$$

5) Bildung schwerlöslicher Verbindungen
- Mit H_2S bildet sich in saurer Lösung ein schwarzer Nd. von $CuS + Cu_2S$, der in konz. Säuren sowie heißer, verd. HNO_3 löslich ist. Auch in gelbem Ammoniumpolysulfid löst sich Cu-sulfid etwas unter Bildung eines Thiosalzes.
- Mit $K_4[Fe(CN)_6]$-Lösung entsteht eine braune, in verd. Säuren schwerlösliche Fällung von $Cu_2[Fe(CN)_6]$, die sich jedoch in NH_3 unter Bildung des Tetramminkomplexes löst.
- Cu^+-Ionen bilden mit Reinecke-Salz einen swl. gelben Nd.

$$Cu^+ + [Cr(SCN)_4(NH_3)_2]^- \longrightarrow Cu[Cr(SCN)_4(NH_3)_2]\downarrow$$

- Cu(II) ergibt in neutraler bis schwach essigsaurer Lösung ein gelbes Thiocyanatomercurat(II).

$$Cu^{2+} + [Hg(SCN)_4]^{2-} \longrightarrow Cu[Hg(SCN)_4]\downarrow$$

Liegen Cu und Zn nebeneinander vor, so bilden sich violette bis schwarze Mischkristalle.
- Mit KNO_2 und Pb(II)-acetat entsteht ein Tripelsaz der Zusammensetzung $K_2CuPb(NO_2)_6$.

6) Nachweis mit organischen Reagenzien
- Im pH-Bereich von pH 4 - 11 bildet sich aus Cu(II) und Natriumdiethyldithiocarbamat ein brauner Chelatkomplex von Cu-diethyldithiocarbamat.

$$Cu^{2+} + 2\ \begin{array}{c}H_5C_2\\H_5C_2\end{array}\!\!N-C\!\!\begin{array}{c}S\\S-\end{array} \longrightarrow \begin{array}{c}H_5C_2\\H_5C_2\end{array}\!\!N-C\!\!\begin{array}{c}S\cdots\\S\end{array}\!\!Cu\!\!\begin{array}{c}\cdots S\\S\end{array}\!\!C-N\!\!\begin{array}{c}C_2H_5\\C_2H_5\end{array}$$

- Cuproin (2.2'-Dichinolin) bildet in schwach saurer Lösung mit Cu(I) einen purpurroten, in Wasser swl. Chelatkomplex, der jedoch in organischen Lösungsmitteln löslich ist. Da Cuproin praktisch nur mit Cu^+ reagiert, liegt hier der seltene Fall eines wirklich spezifischen Nachweises vor. Cu^{2+}-Ionen müssen zuvor reduziert werden.

Cuproin

Cadmium

Cadmium tritt in der Oxidationsstufe "+2" auf. Das Cd^{2+}-Ion ist farblos. Seine Reaktionen sind denen des Zinks sehr ähnlich. Es bestehen z.T. nur graduelle Unterschiede. So fällt z.B. CdS schon aus schwer. mineralsaurer Lösung aus, während ZnS erst in essigsaurer Lösung gebildet wird. Auch ist $Cd(OH)_2$ im Ggs. zu $Zn(OH)_2$ nicht amphoter. Cd(II) bildet leicht Komplexe.

Geeignete Reaktionen zum Nachweis von Cd(II)-Ionen sind:

1) <u>Verhalten gegenüber Ammoniak und Laugen</u>
- Mit Alkalihydroxid-Lösungen bildet sich ein <u>weißer</u> Nd. von $Cd(OH)_2$, der im Überschuß des Fällungsmittels schwerlöslich ist.
- Mit NH_3 entsteht zunächst ein <u>weißer</u> Nd. von $Cd(OH)_2$, der sich im Ammoniak-Überschuß unter Bildung eines Amminkomplexes, $[Cd(NH_3)_4]^{2+}$ oder $[Cd(NH_3)_6]^{2+}$, löst.

2) <u>Bildung schwerlöslicher Verbindungen</u>
- Beim Einleiten von H_2S in eine schwach mineralsaure Cd(II)-Lösung fällt ein <u>gelber</u> Nd. von CdS, der in $(NH_4)_2S_x$-Lösung schwerlöslich ist, sich jedoch in halbkonz. HNO_3 löst.

Das Sulfid fällt auch beim Einleiten von H_2S in eine ammoniakalische, den Tetracyano-Komplex enthaltende Lösung aus.

- Mit Cyanid-Ionen bildet sich zunächst ein Nd. von <u>weißem</u> $Cd(CN)_2$, der sich im Überschuß des Fällungsmittels unter Bildung des Tetracyanokomplexes löst. Der Komplex ist jedoch so weit in Einzelionen dissoziiert, daß mit H_2S gelbes CdS ausfällt.

$$Cd^{2+} + 2\ CN^- \longrightarrow Cd(CN)_2 \downarrow + 2\ CN^- \longrightarrow [Cd(CN)_4]^{2-} \xrightarrow{H_2S} CdS \downarrow$$

<u>Kommentierung spezieller MC-Fragen</u> (278 - 281)

<u>Cu-Cd-Trennung</u>: Versetzt man eine ammoniakalische Cu(II)- und Cd(II)-Lösung, in der die entsprechenden Tetrammin- bzw. Hexammin-Komplexe dieser Ionen vorliegen, mit Cyanid-Ionen

im Überschuß, so bilden sich durch Ligandensubstitution die Cu(I)- und Cd(II)-tetracyano-Komplexe.
Der Cd(II)-tetracyano-Komplex ist nun so weit in Einzelionen dissoziiert, daß beim Einleiten von H_2S das Löslichkeitsprodukt von CdS überschritten wird und ein gelber Nd. auftritt.
Im Ggs. dazu ist der Cu(I)-tetracyano-Komplex so stabil, daß das Löslichkeitsprodukt von Cu_2S nicht erreicht wird und kein Cu(I)-sulfid ausfällt.

Arsen
(vgl. Komm. DAB 9, Bd. I, S. 97 und Komm. Ph.Eur., Bd. I/II, S. 113)

(Die Eigenschaften von Arsenaten wurden bereits im Kap. 2.2.2, Seite 216 besprochen, die Grenzprüfung auf Arsen (Arsenit, Arsenat) war Gegenstand des Kap. 2.2.5, Seite 233).
Wichtige Wertigkeitsstufen des Arsens sind "+3" und "+5". Alle Arsenverbindungen können zum Element reduziert werden. Das endotherme Arsin (AsH_3) bildet sich erst bei Einwirkung von nascierendem Wasserstoff.
As(III)-oxid ist wenig löslich in Wasser; die Arsenige Säure (H_3AsO_3) ist amphoter. In alkalischer Lösung entstehen Arsenite (AsO_3^{3-}). As^{3+}- und AsO_3^{3-}-Ionen sind farblos. Das in stark salzsaurer Lösung gebildete $AsCl_3$ ist beim Erhitzen in verd. HCl leicht flüchtig. As(III) läßt sich zu As(V) oxidieren.
Arsensäure (H_3AsO_4) ist eine wesentlich stärkere Säure als H_3AsO_3. Das farblose Arsenat-Ion (AsO_4^{3-}) ähnelt in seinen Eigenschaften dem Phosphat.
Alle Arsenverbindungen sind stark giftig und kanzerogen. Deshalb verzichtet man heute auf eine Reihe von Nachweis-Reaktionen wie z.B. die Bildung von Kakodyloxid (vgl. Seite 418).
Arsenverbindungen zeigen folgende Eigenschaften, die zu ihrer Identifizierung herangezogen werden können:

Gemeinsame Nachweise für As(III) und As(V)

1) Reduktion zu Arsen
- Nachweis nach Thiele: Versetzt man eine arsenhaltige, salzsaure Probelösung mit Hypophosphit-Lösung, so fällt braunes Arsen aus (DAB 9, Ph.Eur.)

$$2\ As^{3+} + 3\ H_3PO_2 + 3\ H_2O \longrightarrow 2\ As^°\downarrow + 3\ H_3PO_3 + 6\ H^+$$

$$2\ As^{5+} + 5\ H_3PO_2 + 5\ H_2O \longrightarrow 2\ As^°\downarrow + 5\ H_3PO_3 + 10\ H^+$$

Eine stark salzsaure As(V)-Lösung wird dabei langsamer reduziert als As(III); ein Zusatz von KI wirkt beschleunigend.

- Bettendorf-Probe: As wird unabhängig von seiner Oxidationsstufe durch $SnCl_2$ in konz. HCl zum Element reduziert. Sn und Sb reagieren unter diesen Bedingungen nicht, jedoch stören Edelmetalle und Quecksilber.

$$2\ As^{3+} + 3\ Sn^{2+} + 18\ Cl^- \longrightarrow 2\ As^°\downarrow + 3\ [SnCl_6]^{2-}$$

2) Reduktion zu Arsenwasserstoff
- Marsh-Probe mit Zn/HCl unter Bildung von AsH_3: vgl. Kap. 1.1.2, Seite 165.
Die Reaktion dient gleichermaßen als Vorprobe auf As- und Sb-Verbindungen. Der nach thermischer Zersetzung gebildete As-Spiegel ist im Ggs. zum Sb-Spiegel in alkal. H_2O_2-Lösung leicht löslich.
- Gutzeit-Probe: Die Arsenverbindung wird in einem Reagenzglas mit Zn/H_2SO_4 oder HCl versetzt. Der Hals des Reagenzglases wird mit einem mit $Pb(OAc)_2$ benetzten Wattebausch verschlossen und mit einem mit $AgNO_3$-Lösung getränkten Filterpapier bedeckt.
Der entweichende Arsenwasserstoff reagiert mit $AgNO_3$ zu gelbem $Ag_3As \cdot 3\ AgNO_3$, das später durch Zerfall des Silberarsenids schwarz wird. PH_3 und SbH_3 geben ähnliche Reaktionen.
Pb(II)-acetat dient durch Bildung von PbS zum Abfangen evtl. gebildeten H_2S.

$$AsH_3 + 6\ AgNO_3 \longrightarrow Ag_3As \cdot 3\ AgNO_3 + 3\ HNO_3$$

$$Ag_3As \cdot 3\ AgNO_3 + 3\ H_2O \longrightarrow 6\ Ag + H_3AsO_3 + 3\ HNO_3$$

Modifizierte Gutzeit-Proben sind:
- Das durch Reduktion mit Zn/HCl erhaltene Arsin wird in eine Lösung von Silberdiethyldithiocarbamat in Pyridin eingeleitet. Das zum Metall reduzierte Ag bleibt – bei nicht zu großer Konzentration – mit rotvioletter Farbe kolloidal gelöst. Die Reaktion läuft auch mit Stibin (SbH_3) ab.

$$AsH_3 + 6\ (H_5C_2)_2N\text{-}CSS^-Ag^+ \longrightarrow 6\ Ag^0 + 6\ (H_5C_2)_2N\text{-}CSS^- + 3\ H^+ + As^{3+}$$

- Auch in alkal. Lösung bildet As(III) mit nascierendem Wasserstoff AsH_3. Hierzu wird in einem Reagenzglas die As(III)-Verbindung zusammen mit Aluminium-Grieß erhitzt. Zur Absorption von H_2S wird ein mit Pb(II)-acetat befeuchteter Wattebausch in das Reagenzglas eingeschoben und die Öffnung mit einem Filterpapier abgedeckt, das mit $HgBr_2$-Lösung getränkt ist.
Eine Gelbfärbung durch Quecksilberarsenide ($AsH_2(HgBr)$, $AsH(HgBr)_2$, $As(HgBr)_3$, As_2Hg_3), die allmählich in Braun übergeht, zeigt Arsen an.

$$2\ Al + AsO_3^{3-} + 6\ H_2O \longrightarrow AsH_3\uparrow + 2\ [Al(OH)_4]^- + HO^-$$

$$AsH_3 + HgBr_2 \longrightarrow HBr + AsH_2HgBr\ \text{usw.}$$

Sb reagiert unter diesen Bedingungen nicht, jedoch muß As(V) zuvor mit Schwefliger Säure zu As(III) reduziert werden.

Reaktionen und Nachweise für As(III)

1) Verhalten von As(III) gegenüber Oxidationsmitteln
- Oxidationsmittel wie HNO_3 oder alkal. H_2O_2-Lösung oxidieren Arsenit leicht zu Arsenat.

$$AsO_3^{3-} + H_2O_2 \longrightarrow AsO_4^{3-} + H_2O$$

- Auch Iod vermag AsO_3^{3-} zu AsO_4^{3-} zu oxidieren, allerdings nicht in saurer, sondern nur in $NaHCO_3$-alkalischer Lösung. Es bildet sich nämlich ein pH-abhängiges Gleichgewicht aus, und durch Erhöhung der H^+-Ionenkonzentration wird das Gleichgewicht nach links verschoben.

$$AsO_3^{3-} + I_2 + H_2O \rightleftharpoons AsO_4^{3-} + 2\ I^- + 2\ H^+$$

Auf dieser Reaktion beruht die Verwendung von As_2O_3 als Urtitersubstanz in der Iodometrie (vgl. Bd. II, Kap. 7.2.3).

2) Bildung schwerlöslicher Verbindungen
- Beim Einleiten von H_2S in eine saure Lösung von As(III) fällt <u>gelbes</u> As_2S_3 aus, das in konz. HCl schwerlöslich ist, sich jedoch in heißer konz. HNO_3 löst. Unter Bildung von Thioarseniten ist es auch in <u>farblosen</u> Ammonium- und Alkalisulfid-Lösungen löslich.

$$As_2S_3 + 3\ S^{2-} \longrightarrow 2\ AsS_3^{3-} \quad \text{(Thioarsenit = Thioarsenat(III))}$$

In <u>gelber</u> Ammoniumpolysulfid-Lösung erfolgt gleichzeitig eine Oxidation durch Schwefel zu Thioarsenat(V).

$$As_2S_3 + 2\ S_2^{2-} + S^{2-} \longrightarrow 2\ AsS_4^{3-} \quad \text{(Thioarsenat(V))}$$

As_2S_3 löst sich ebenso in einer Alkalihydroxid-, Ammoniak- oder warmen $(NH_4)_2CO_3$-Lösung, wobei Thioarsenite, Thiooxoarsenite und Arsenite gebildet werden.

$$As_2S_3 + 6\ HO^- \longrightarrow AsS_3^{3-} + AsO_3^{3-} + 3\ H_2O$$

$$As_2S_3 + 6\ HO^- \longrightarrow AsO_2S^{3-} + AsOS_2^{3-} + 3\ H_2O$$

Beim Ansäuern gehen Thioarsenite oder Thiooxoarsenite wieder in As(III)-sulfid über.

$$2\ AsS_3^{3-} + 6\ H^+ \longrightarrow As_2S_3\downarrow + 3\ H_2S\uparrow$$

$$2\ AsOS_2^{3-} + 6\ H^+ \longrightarrow As_2S_3\downarrow + H_2S\uparrow + 2\ H_2O$$

Des weiteren ist As(III)-sulfid unter Bildung von Arsenat und Sulfat auch in einer ammoniakalischen H_2O_2-Lösung löslich.

$$As_2S_3 + 12\ HO^- + 14\ H_2O_2 \longrightarrow 2\ AsO_4^{3-} + 3\ SO_4^{2-} + 20\ H_2O$$

- Aus neutralen As(III)-Probelösungen wird mit $AgNO_3$ <u>gelbes</u> Ag_3AsO_3 gefällt (Unterschied zu As(V), das einen schokoladenbraunen Nd. bildet).

$$AsO_3^{3-} + 3\ Ag^+ \longrightarrow Ag_3AsO_3\downarrow \quad \text{(gelb)}$$

Silberarsenit ist löslich in Säuren und wird durch Alkalihydroxid-Lösungen zu Ag_2O und Arsenit gespalten. Von Ammoniak wird es in $[Ag(NH_3)_2]^+$ und AsO_3^{3-} umgewandelt. Beim Kochen einer solchen ammoniakalischen Lösung tritt Reduktion zu Ag^0 und Oxidation zu As(V) ein.

$$2\ [Ag(NH_3)_2]^+ + AsO_3^{3-} + 2\ HO^- \longrightarrow 2\ Ag\downarrow + AsO_4^{3-} + 4\ NH_3\uparrow + H_2O$$

Reaktionen und Nachweise für As(V)

1) Verhalten gegenüber Reduktionsmitteln
Starken Reduktionsmitteln gegenüber verhält sich Arsenat wie Arsenit. So reduziert $SnCl_2$ As(V) in saurer Lösung zu As(0), und mit Zn/HCl läuft die Reduktion weiter bis zur Stufe des Arsins.
Teilweise wird As(V) auch nur bis zur dreiwertigen Stufe reduziert, wie z.B. durch H_2S, Schweflige Säure und in stark saurer Lösung durch HI.

2) Bildung schwerlöslicher Verbindungen
- Beim Einleiten von H_2S in eine saure As(V)-Lösung fällt je nach den Reaktionsbedingungen gelbes As_2S_3 oder As_2S_5 aus.

a) <u>Niedrige H_2S-, hohe HCl-Konzentration</u>: Es bildet sich primär die Monothioarsensäure (H_3AsO_3S), die spontan in Arsenige Säure und Schwefel zerfällt. H_3AsO_3 reagiert anschließend mit überschüssigem Schwefelwasserstoff zu As_2S_3.

$$H_3AsO_4 + H_2S \longrightarrow H_3AsO_3S + H_2O \; ; \; H_3AsO_3S \longrightarrow S\downarrow + H_3AsO_3$$

$$2\,H_3AsO_3 + 3\,H_2S \longrightarrow As_2S_3\downarrow + 6\,H_2O$$

b) <u>Hohe H_2S-Konzentration</u>: Unter diesen Bedingungen verläuft die Bildung von Dithioarsensäure ($H_3AsO_2S_2$) schneller als der Zerfall der zunächst gebildeten Monothioarsensäure. $H_3AsO_2S_2$ wandelt sich anschließend in Arsensäure und Tetrathioarsensäure (H_3AsS_4) um, die in As_2S_5 und H_2S zerfällt.

$$H_3AsO_3S + H_2S \longrightarrow H_3AsO_2S_2 + H_2O$$

$$2\,H_3AsO_2S_2 \longrightarrow H_3AsO_4 + H_3AsS_4$$

$$2\,H_3AsS_4 \longrightarrow As_2S_5\downarrow + 3\,H_2S$$

As(V)-sulfid ist swl. in konz. HCl, löst sich jedoch in heißer konz. HNO_3 oder ammoniakalischer H_2O_2-Lösung, durch die es in Arsenat und Sulfat umgewandelt wird.
In warmer Ammoniumcarbonat-, 2 M-NH_3- oder 2 M-NaOH-Lösung ist As_2S_5 unter Bildung von Thioarsenat bzw. Thiooxoarsenat löslich.

$$As_2S_5 + 6\,HO^- \longrightarrow AsS_4^{3-} + AsO_3S^{3-} + 3\,H_2O$$

$$As_2S_5 + 6\,HO^- \longrightarrow AsOS_3^{3-} + AsO_2S_2^{3-} + 3\,H_2O$$

Mit Ammoniumsulfid bildet es Thioarsenat(V).

$$As_2S_5 + 3\,S^{2-} \longrightarrow 2\,AsS_4^{3-}$$

Beim Ansäuern der schwefelhaltigen Arsenat(V)-Verbindungen fällt erneut As(V)-sulfid aus.

$$5\,AsO_3S^{3-} + 15\,H^+ \longrightarrow As_2S_5\downarrow + 3\,H_3AsO_4 + 3\,H_2O$$

- Zum Nachweis von As(V)-Verbindungen als Silberarsenat (Ag_3AsO_4), Magnesiumammoniumarsenat ($MgNH_4AsO_4$) oder als Ammoniummolybdatoarsenat (vgl. Kap. 2.2.2, Seite 216).

Antimon
(vgl. Komm. DAB 9, Bd. I, S. 97 und Komm. Ph.Eur., Bd. I/II, S. 113)

Die Reaktionen des Antimons ähneln denen des Arsens. Auch Sb kommt in den Oxidationsstufen "+3" und "+5" vor. $Sb(OH)_3$ ist stärker basisch als $As(OH)_3$, aber noch ausgesprochen amphoter und bildet in alkalischer Lösung $[Sb(OH)_4]^-$-Ionen. In stark salzsaurer Lösung existieren anionische Komplexe wie $[SbCl_4]^-$, $[SbCl_5]^{2-}$ oder $[SbCl_6]^{3-}$. In wässr. Lösung hydrolysieren Sb(III)-Salze leicht; die entstehenden Antimonyl-Verbindungen (SbOX) sind häufig schwerlöslich.

Sb(V)-Verbindungen bilden in saurer Lösung keine Sb^{5+}-Ionen. In stark salzsaurer Lösung liegen Chlorokomplexe $[SbCl_6]^-$ und in alkalischer Lösung Hexahydroxoantimonate $[Sb(OH)_6]^-$ vor. Bei Erhöhung der H^+-Ionenkonzentration erfolgt Kondensation zu Polyanionen.
Sb-Verbindungen zeigen folgende analytisch wichtige Eigenschaften und Reaktionen:

Gemeinsame Nachweise für Sb(III) und Sb(V)

1) <u>Verhalten gegenüber Reduktionsmitteln</u>
- Unedle Metalle wie Fe, Zn oder Sn scheiden aus sauren Sb(III)- und Sb(V)-Lösungen metallisches Antimon in Form <u>schwarzer</u> Flocken ab.

$$2\ Sb^{3+} + 3\ Fe^0 \longrightarrow 2\ Sb^0\downarrow + 3\ Fe^{2+}$$

Mit Eisen dient die Methode zur Trennung von Sb und Sn, da letzteres durch Fe lediglich zu Sn(II) reduziert wird.

- <u>Marsh-Probe</u> (vgl. Seite 165): Auch Sb-Verbindungen ergeben eine positive Marshsche Probe, wobei <u>Stibin</u> (SbH_3) als Reduktionsprodukt gebildet wird. Zum Unterschied von Arsen löst sich aber der bei der Thermolyse aus SbH_3 entstandene Metallspiegel nicht oder nur langsam in ammoniakalischer H_2O_2- oder Hypochlorit-Lösung.

Reaktionen und Nachweise für Sb(III)

1) <u>Hydrolyse zu Antimonylverbindungen</u>
Durch Wasser wird Sb(III) zu SbO^+ hydrolysiert, und beim Verdünnen einer salzsauren Sb(III)-Lösung fällt ein <u>weißer</u> Nd. von Antimonylchlorid (SbOCl) aus. Durch weitere <u>Hydrolyse</u> entsteht SbO(OH).

$$[SbCl_4]^- + H_2O \longrightarrow SbOCl\downarrow + 3\ Cl^- + 2\ H^+$$

In Gegenwart von <u>Weinsäure</u> oder Tartrat tritt jedoch keine Fällung ein bzw. <u>die gefällten basischen Salze lösen sich unter Bildung der komplexen Säure $H[C_4H_2O_6Sb(OH)_2]$ auf.

$$\begin{bmatrix} O=C-O \\ | \\ H-C-O\diagdown \\ | Sb \leftarrow OH_2 \\ H-C-O\diagup \\ | \\ O=C-O- \end{bmatrix}^{-} \quad \rightleftharpoons \quad \begin{bmatrix} O=C-O \\ | \\ H-C-O\diagdown \\ | Sb-OH \\ H-C-O\diagup \\ | \\ O=C-O- \end{bmatrix}^{2-} \quad H^{+}$$

2) Verhalten gegenüber Ammoniak und Lauge

– Mit Alkalihydroxid-Lösungen entsteht zunächst ein <u>weißer</u> Nd. von SbO(OH), der sich in einem Überschuß an Fällungsreagenz als Tetrahydroxo-Komplex wieder auflöst.

$$[SbCl_4]^- + 3\ HO^- \longrightarrow SbO(OH)\downarrow + 4\ Cl^- + H_2O$$

$$SbO(OH) + H_2O + HO^- \longrightarrow [Sb(OH)_4]^-$$

– Mit NH_3 wird die gleiche Fällung erhalten, die sich jedoch auch in konz. Ammoniak <u>nicht</u> wieder auflöst.

3) Verhalten gegenüber H_2S und Sulfiden

– Wird die Lösung eines Sb(III)-Salzes nach Ansäuern mit verd. HCl mit H_2S oder Na_2S-Lösung versetzt, so entsteht ein <u>orangefarbener</u> Nd. von Sb_2S_3, der in Umkehrung der Bildungsgleichung in konz. HCl unter H_2S-Entwicklung löslich ist (Ph.Eur.).

$$2\ [SbCl_4]^- + 3\ H_2S \rightleftharpoons Sb_2S_3\downarrow + 6\ H^+ + 8\ Cl^-$$

Der Niederschlag ist auch löslich in Alkalilaugen unter Bildung von Thioantimonat(III) und Thiooxoantimonat(III).

$$Sb_2S_3 + 2\ HO^- \longrightarrow SbOS^- + SbS_2^- + H_2O$$

Sb(III)-sulfid löst sich ferner in <u>farblosem</u> Ammoniumsulfid, wobei Thioantimonate(III) gebildet werden.

$$Sb_2S_3 + 3\ S^{2-} \longrightarrow 2\ SbS_3^{3-}$$

In <u>gelber</u> Ammoniumpolysulfid-Lösung erfolgt gleichzeitig Oxidation zu Thioantimonat(V).

$$Sb_2S_3 + 2\ S_2^{2-} + S^{2-} \longrightarrow 2\ SbS_4^{3-}$$

Im Gegensatz zu As_2S_3 ist Sb_2S_3 unlöslich in Ammoniumcarbonat-Lösung und löst sich gleichfalls nicht in 2 M-HCl und 2 M-NH_3. Aus Thioantimonaten und Thiooxoantimonaten fällt beim Ansäuern erneut Sb_2S_3 aus.

$$2\ SbS_3^{3-} + 6\ H^+ \longrightarrow Sb_2S_3\downarrow + 3\ H_2S\uparrow$$

Im Ggs. zu Ph.Eur. wird nach <u>DAB 9</u> die Antimon-Verbindung zunächst mit Kaliumnatriumtartrat-Lösung gelöst und anschließend die Lösung des Sb-tartrat-Komplexes mit Natriumsulfid unter Abscheidung von orangefarbenem Sb_2S_3 versetzt.

Reaktionen und Nachweise für Sb(V)

1) Bildung schwerlöslicher Niederschläge
- Aus sauren Sb(V)-Lösungen fällt mit H_2S je nach den Reaktionsbedingungen orangerotes Sb_2S_5 bzw. durch Reduktion Sb_2S_3 und S aus.

$$2\ [SbCl_6]^- + 5\ H_2S \longrightarrow Sb_2S_5\downarrow + 10\ H^+ + 12\ Cl^-$$

Sb_2S_5 löst sich unter Bildung von Thioantimonaten(V) in Alkali- und Ammoniumsulfid-Lösungen.

$$Sb_2S_5 + 3\ S^{2-} \longrightarrow 2\ SbS_4^{3-}$$

Mit Alkalihydroxiden oder konz. Soda-Lösung bildet sich ein Gemisch von löslichen Thioantimonaten(V) und Thiooxoantimonaten(V).

$$Sb_2S_5 + 6\ HO^- \longrightarrow SbS_4^{3-} + SbO_3S^{3-} + 3\ H_2O$$

$$Sb_2S_5 + 6\ HO^- \longrightarrow SbOS_3^{3-} + SbO_2S_2^{3-} + 3\ H_2O$$

In fluoridhaltigen Lösungen unterbleibt die Sulfidfällung, da sich der verhältnismäßig stabile Hexafluoroantimonat-Komplex bildet.
Beim Ansäuern von Thiooxoantimonat-Lösungen fällt Sb_2S_5 wieder aus.

$$2\ SbOS_3^{3-} + 6\ H^+ \longrightarrow Sb_2S_5\downarrow + H_2S\uparrow + 2\ H_2O$$

- Na^+-Ionen geben in schwach alkalischer Lösung mit Hexahydroxoantimonat(V) einen swl. weißen Nd. von $Na[Sb(OH)_6]$.

$$Na^+ + [Sb(OH)_6]^- \longrightarrow Na[Sb(OH)_6]\downarrow$$

2) Nachweis mit organischen Reagenzien
- Eine Sb(III)-Probelösung versetzt man zur Oxidation zu Sb(V) mit $NaNO_2$ und entfernt anschließend das überschüssige Nitrit durch Zugabe von Amidosulfonsäure.
Eine solche salzsaure Sb(V)-Lösung färbt sich bei Zugabe einer roten Rhodamin B-Lösung violett, und der gebildete Farbstoff - ein Salz mit Hexachloroantimonat(V) als Anion - läßt sich im Gegensatz zum eingesetzten Reagenz mit Toluol extrahieren.

- Sb(III) bildet mit Phenyl- oder Methylfluoron einen swl. Chelatkomplex. Sb(V) muß zuvor mit Mg-Pulver zu Sb(III) reduziert werden.

[Strukturformel: Phenyl-/Methylfluoron + SbO$^+$ → Sb-Chelatkomplex + H$^+$]

R : CH$_3$; C$_6$H$_5$

Zinn

Zinn tritt hauptsächlich in den Oxidationsstufen "+2" und "+4" auf.
Die zweiwertige Stufe ist beständig, kann jedoch leicht in Sn(IV) übergeführt werden. Sn(II)-Salze sind somit starke Reduktionsmittel; Sn(OH)$_2$ zeigt amphoteres Verhalten.

Sn(IV) bildet in Lösung überwiegend komplexe Anionen wie [SnCl$_6$]$^{2-}$ oder [Sn(OH)$_6$]$^{2-}$. Da auch Zinn(IV)-Verbindungen amphoter sind, erhält man beständige Lösungen nur im stark sauren (pH < 1) oder stark alkalischen (pH > 11,6) pH-Bereich. Dazwischen bilden sich Niederschläge von Sn(IV)-oxidhydraten.
Zum Freiberger-Aufschluß schwerlöslicher Zinn-Verbindungen wie Zinnstein (SnO$_2$) vgl. Kap. 1.2.6, Seite 183.
Analytisch auswertbare Eigenschaften von Zinn-Verbindungen sind:

Gemeinsame Nachweise von Sn(II) und Sn(IV)

1) Leuchtprobe (vgl. Kap. 1.1.2, Seite 165).
Sie ist auch als Vorprobe auf Sn-Verbindungen geeignet.

2) Redoxverhalten von Zinn-Verbindungen
- Unedle Metalle wie Zn (aber nicht Fe!) reduzieren Sn(II) und Sn(IV) zu metallischem Zinn.

$$Sn^{4+} + Zn \longrightarrow Zn^{2+} + Sn^{2+} \; ; \; Sn^{2+} + Zn \longrightarrow Zn^{2+} + Sn^0 \downarrow$$

- Sn(IV) wird in saurer Lösung durch metallisches Eisen nur zu Sn(II) reduziert. (Unterschied zu Antimon, das unter diesen Bedingungen bis zum Metall reduziert wird.)

$$Sn^{4+} + Fe^0 \longrightarrow Fe^{2+} + Sn^{2+}$$

- Umgekehrt lassen sich Sn(II)-Verbindungen mit Hg(II)-Salzen wieder zu Sn(IV) oxidieren.

Reaktionen und Nachweise für Sn(II)

1) Verhalten gegenüber Ammoniak und Lauge
- Mit Alkalihydroxiden fällt ein weißer Nd. von Sn(OH)$_2$, der in Säuren sowie im Überschuß von Lauge unter Bildung von Hydroxostannaten(II) wie z.B. [Sn(OH)$_3$]$^-$ oder [Sn(OH)$_4$]$^{2-}$ löslich ist.

$$Sn^{2+} + 2\,HO^- \longrightarrow Sn(OH)_2 \downarrow + 2\,HO^- \longrightarrow [Sn(OH)_4]^{2-}$$

Kocht man die stark alkalische Lösung, so disproportioniert Sn(II) zu Sn⁰ und Sn(IV).

$$2\ [Sn(OH)_4]^{2-} \longrightarrow Sn^0 + [Sn(OH)_6]^{2-} + 2\ HO^-$$

- Mit Ammoniak entsteht ebenfalls ein weißer Nd. von $Sn(OH)_2$, der aber im Überschuß des Fällungsmittels schwerlöslich ist, da Zinn unter diesen Bedingungen keine Amminkomplexe bildet.

2) Verhalten gegenüber Schwefelwasserstoff
Sn(II)-Verbindungen ergeben mit H_2S einen braunen Nd. von SnS, der sich in konz. HCl löst.

$$Sn^{2+} + H_2S \longrightarrow SnS\downarrow + 2\ H^+$$

$$SnS + 4\ HCl \longrightarrow [SnCl_4]^{2-} + H_2S\uparrow + 2\ H^+$$

Sn(II)-sulfid ist unlöslich in farblosem Ammonium- oder Alkalisulfid, da Sn(II) keine Thiosalze bildet. Gelbes Ammoniumpolysulfid löst dagegen SnS unter Oxidation zu Thiostannat(IV). Neben $[SnS_3]^{2-}$ ist auch das komplexe Anion $[SnS_4]^{2-}$ beobachtet worden (vgl. auch Seite 183).

$$SnS + S_2^{2-} \longrightarrow [SnS_3]^{2-}$$

Beim Ansäuern solcher Lösungen fällt SnS_2 aus.

$$SnS_3^{2-} + 2\ H^+ \longrightarrow SnS_2\downarrow + H_2S\uparrow$$

Reaktionen und Nachweise für Sn(IV)

1) Verhalten gegenüber Schwefelwasserstoff
- Mit H_2S entsteht ein gelber Nd. von SnS_2, der löslich in konz. HCl ist und sich gleichfalls unter Bildung von Thiostannaten(IV) in Ammonium- sowie Alkalisulfid-Lösungen auflöst.

$$SnS_2 + 6\ HCl \longrightarrow [SnCl_6]^{2-} + 2\ H_2S\uparrow + 2\ H^+$$

$$SnS_2 + S^{2-} \longrightarrow [SnS_3]^{2-}$$

In Gegenwart von Oxalsäure tritt mit H_2S keine Fällung ein. Es bildet sich ein stabiler Oxalato-Komplex, $[Sn(C_2O_4)_3]^{2-}$, so daß das Löslichkeitsprodukt des SnS_2 nicht überschritten wird. Auf diese Weise gelingt es auch, Sn und Sb voneinander zu trennen.

Nickel

In seinen Verbindungen tritt Ni im allg. in der Oxidationsstufe "+2" auf. Wasserhaltige Ni(II)-Salze sind meistens grün, wasserfreie meistens gelb gefärbt.

Ni(II)-Ionen lassen sich nachweisen durch:

1) Verhalten gegenüber Ammoniak und Laugen
- Auf Zusatz von Alkalihydroxid-Lösung zu wässr. Ni(II)-Lösungen fällt ein hellgrünes Hydroxid $(Ni(OH)_2)$ aus, das im Überschuß des Fällungsmittels unlöslich ist.

- Mit Ammoniak-Lösung läßt sich zunächst auch ein hellgrüner Nd. fällen, der jedoch im NH_3-Überschuß als blaues Komplexsalz löslich ist. Bei Anwesenheit von Ammoniumsalzen entsteht kein Niederschlag.

$$Ni(OH)_2 + 6\ NH_3 \longrightarrow [Ni(NH_3)_6]^{2+} + 2\ HO^-$$

2) Bildung schwerlöslicher Verbindungen
- In saurer Lösung wird mit H_2S kein Nd. erhalten. In neutraler oder ammoniakalischer Lösung bildet sich dagegen mit $(NH_4)_2S$ unter Ausschluß von Luftsauerstoff schwarzes, säurelösliches NiS.
Demgegenüber entsteht beim Fällen unter Luftzutritt und in Gegenwart von überschüssigem Ammoniumsulfid zunächst das basische Ni(OH)S, das in Ni_2S_3 übergeht. Wird mit Ammoniumpolysulfid-Lösung gefällt, so entsteht direkt Ni_2S_3.

$$2\ NiS + 1/2\ O_2 + H_2O \longrightarrow 2\ Ni(OH)S\downarrow$$

$$2\ Ni(OH)S + H_2S \longrightarrow Ni_2S_3\downarrow + 2\ H_2O$$

Ni_2S_3 und Co_2S_3 sind im Gegensatz zu den anderen Sulfiden der $(NH_4)_2S$-Gruppe in kalter verd. HCl nicht oder nur in geringem Maße löslich, sie lösen sich jedoch in konz. HNO_3 oder essigsaurer H_2O_2-Lösung.

$$3\ Ni_2S_3 + 16\ HNO_3 \longrightarrow 6\ Ni(NO_3)_2 + 4\ NO\uparrow + 9\ S\downarrow + 8\ H_2O$$

$$Ni_2S_3 + 11\ H_2O_2 \longrightarrow 2\ NiSO_4 + 10\ H_2O + H_2SO_4$$

- Alkalicyanide fällen aus neutralen Ni(II)-Lösungen hellgrünes $Ni(CN)_2$, das sich im Überschuß des Fällungsmittels als komplexes Anion mit gelber Farbe löst.

$$Ni^{2+} + 2\ CN^- \longrightarrow Ni(CN)_2\downarrow + 2\ CN^- \longrightarrow [Ni(CN)_4]^{2-}$$

Aus einer solchen Lösung wird mit NaOH kein $Ni(OH)_2$ gefällt. Dagegen bildet sich - zum Unterschied von Cobalt - mit $NaOH/Br_2$ durch Oxidation schwarzes $Ni(OH)_3$, und Cyanid geht in Bromcyan über.

$$2\ [Ni(CN)_4]^{2-} + 6\ HO^- + 9\ Br_2 \longrightarrow 2\ Ni(OH)_3\downarrow + 10\ Br^- + 8\ BrCN$$

3) Nachweis als Nickeldiacetyldioxim
Ni(II) bildet im neutralen, essigsauren und ammoniakalischen Medium mit Diacetyldioxim(Dimethylglyoxim) einen swl. roten Chelatkomplex im Verhältnis 1:2.

Dieser Komplex eignet sich auch zur gravimetrischen Bestimmung von Nickel sowie zur Trennung von Co und Ni.
Größere Mengen an Oxidationsmittel (Nitrate, H_2O_2) stören. In ammoniakalischer Lösung verursacht Fe(II) eine rote und Co(II) eine braunrote Färbung. Fe^{2+} wird deshalb vorher zu Fe(III) oxidiert und mit Ammoniak als $Fe(OH)_3$ gefällt. Auch Cu(II) kann durch Auftreten einer Violettfärbung stören.

Cobalt

Co tritt in seinen Verbindungen in den Oxidationsstufen "+2" und "+3" auf. Während in den einfachen Salzen die zweiwertige Form vorherrscht, überwiegt in den Chelatkomplexen die dreiwertige Oxidationsstufe. Die besondere Beständigkeit von Co(III)-Komplexen läßt sich auf die Ausbildung der Krypton-Edelgaskonfiguration zurückführen.
Die wasserhaltigen Co(II)-Salze sind meistens rosa, die wasserfreien blau gefärbt.
Zur Identifizierung von Co(II)-Salzen sind die nachfolgenden Reaktionen geeignet.

1) <u>Verhalten gegenüber Ammoniak und Laugen</u>
- Mit Alkalihydroxiden entsteht in der Kälte ein <u>blauer</u> Nd. eines basischen Salzes wechselnder Zusammensetzung; in der Hitze bildet sich <u>rosenrotes</u> $Co(OH)_2$. Bei Anwesenheit von Oxidationsmitteln (O_2, H_2O_2, Cl_2, Br_2 u.a.) färbt sich der Nd. <u>schwarzbraun</u>.

$$2 Co(OH)_2 + Cl_2 + 2 H_2O \longrightarrow 2 Co(OH)_3\downarrow + 2 HCl$$

$$2 Co(OH)_2 + 1/2 O_2 + H_2O \longrightarrow 2 Co(OH)_3\downarrow$$

- In Abwesenheit von NH_4^+-Salzen bildet sich mit NH_3 zunächst ein <u>blauer</u> Nd., der sich an der Luft schnell <u>rötlich</u> verfärbt ($Co(OH)_3$); der Nd. ist in überschüssigem Ammoniak als <u>gelber</u> Amminkomplex löslich.
In Anwesenheit von Ammoniumsalzen bleibt die primäre Fällung aus, und es resultiert eine schmutzig-gelbe, komplexe Co(II)-Lösung, die an der Luft durch Oxidation zu Co(III) rasch <u>rot</u> wird. Es empfiehlt sich jedoch, die Oxidation zu Co(III) <u>mit</u> H_2O_2 durchzuführen.

$$Co(OH)_2 + 6 NH_3 \longrightarrow [Co(NH_3)_6]^{2+} + 2 HO^-$$

$$2 [Co(NH_3)_6]^{2+} + H_2O_2 \longrightarrow 2 [Co(NH_3)_6]^{3+} + 2 HO^-$$

2) <u>Verhalten gegenüber H_2S und $(NH_4)_2S$</u>
Analog zum Nickel fällt in saurer Lösung kein Nd., während sich in neutraler oder ammoniakalischer Lösung ein <u>schwarzer</u> Nd. von CoS bildet. Beim Fällen unter Luftzutritt und in Ggw. von überschüssigem $(NH_4)_2S$ entsteht primär Co(OH)S, das sich spontan in Co_2S_3 umwandelt.

$$4 CoS + 2 S^{2-} + O_2 + 2 H_2O \longrightarrow 2 Co_2S_3\downarrow + 4 HO^-$$

Co(III)-sulfid kann mit konz. HNO_3 oder einem Gemisch H_2O_2/ HOAc wieder in Lösung gebracht werden.

$$Co_2S_3 + 11\ H_2O_2 \longrightarrow 2\ Co^{2+} + 3\ SO_4^{2-} + 2\ H^+ + 10\ H_2O$$

$$3\ Co_2S_3 + 4\ NO_3^- + 16\ H^+ \longrightarrow 6\ Co^{2+} + 9\ S\downarrow + 4\ NO + 8\ H_2O$$

3) Bildung schwerlöslicher oder gefärbter Verbindungen
- Mit Cyanid-Ionen erfolgt in neutraler Lösung zunächst eine rotbraune Fällung von $Co(CN)_2$, die sich im Überschuß des Reagenzes mit brauner Farbe wieder auflöst.

$$Co^{2+} + 2\ CN^- \longrightarrow Co(CN)_2\downarrow + 4\ CN^- \longrightarrow [Co(CN)_6]^{4-}$$

$$\xrightarrow{Ox.} [Co(CN)_6]^{3-} \quad (gelb)$$

Beim Erhitzen an der Luft oder besser nach Zugabe von etwas H_2O_2 tritt Oxidation zu Co(III) ein. Der Co(III)-cyanid-Komplex ist gelb gefärbt.
Die Eigenschaften der Co-cyanid-Komplexe können zur Trennung von Co und Ni herangezogen werden. Aus einer solchen Lösung fällt nämlich - im Ggs. zu Ni - durch $NaOH/Br_2$ kein Nd. aus, da der Co-Komplex wesentlich beständiger ist als das gelbe $[Ni(CN)_4]^{2-}$-Ion.

$$2\ [Co(CN)_6]^{4-} + Br_2 \longrightarrow 2\ [Co(CN)_6]^{3-} + 2\ Br^-$$

- Mit Thiocyanat-Ionen bildet sich $Co(SCN)_2$ und in saurer Lösung die komplexe Säure $H_2[Co(SCN)_4]$. Beide sind in wässr. Lösung oder org. Lösungsmitteln (z.B. einem Pentanol/Ether-Gemisch) blau gefärbt.

$$Co^{2+} + 2\ SCN^- \longrightarrow Co(SCN)_2 + 2\ SCN^- + 2\ H^+ \rightleftharpoons H_2[Co(SCN)_4]$$

Die Umsetzung eignet sich zum Nachweis von wenig Co neben viel Ni.
Fe^{3+}-Ionen stören, da sie mit SCN^- tiefrote Verbindungen bilden, die sich gleichfalls mit Ether extrahieren lassen. Man beseitigt die Störung durch Zugabe von Fluorid und Bildung des sehr stabilen $[FeF_6]^{3-}$-Komplexes.
- Co(II)-Ionen bilden in neutraler bis essigsaurer Lösung mit Thiocyanatomercurat(II) einen tiefblauen Nd. von Cobalttetrathiocyanatomercurat(II).

$$Co^{2+} + [Hg(SCN)_4]^{2-} \longrightarrow Co[Hg(SCN)_4]\downarrow$$

Die Ggw. von Zn(II) erleichtert den Nachweis durch Bildung hellblau gefärbter Mischkristalle. Fe(III) stört durch Bildung von rotem $Fe(SCN)_3$.
- Co(II)-Ionen bilden in konz. Lösungen mit Cyanat-Ionen den blauen Tetracyanatocobalt(II)-Komplex, $[Co(OCN)_4]^{2-}$ (DAB 9).
- Ferner erfolgt in essigsaurer, acetatgepufferter Lösung mit KNO_2 Bildung eines gelben Niederschlags. Durch aus KNO_2 in Freiheit gesetzte HNO_2 wird zunächst Co(II) zu Co(III) oxidiert, das mit NO_2^--Ionen zum komplexen Anion $[Co(NO_2)_6]^{3-}$

zusammentritt. Dieses fällt als Kaliumsalz und in Ggw. von
NH_4^+ als Kalium-ammonium-hexanitrocobaltat(III) aus.

$$Co^{2+} + 7\ NO_2^- + 2\ H^+ \longrightarrow [Co(NO_2)_6]^{3-} + NO\uparrow + H_2O$$
$$\downarrow$$
$$K_3[Co(NO_2)_6]\downarrow \quad \text{(gelb)}$$

4) <u>Nachweis mit organischen Reagenzien</u>
1-Nitroso-2-naphthol fällt aus neutralen bis essigsauren
Co(II)-Lösungen einen swl. Co(III)-Chelatkomplex aus. 2-Nitroso-1-naphthol und 1-Nitroso-2-naphthol-3.6-disulfonsäure
reagieren analog. Durch die beiden Sulfonsäuregruppen sind
Reagenz und Komplex besser wasserlöslich. Ein Teil des Reagenzes oxidiert Co(II) zu Co(III).

Zur Vorprobe auf Co-Verbindungen mit Hilfe der Borax- oder
Phosphorsalzperle vgl. Kap. 1.1.2, Seite 163.

<u>Eisen</u>
(vgl. Komm. DAB 9, Bd. I, S. 102 und Komm. Ph.Eur., Bd. I/II,
S. 116)
Die wichtigsten Oxidationsstufen des Eisens sind "+2" und
"+3".
Das Fe(II)-Kation hat eine blaßgrünliche Farbe und geht leicht
in Fe(III) über. Besonders ausgeprägt ist dies im alkalischen
Milieu. $Fe(OH)_2$ ist hier wegen der Schwerlöslichkeit von
$Fe(OH)_3$ ein starkes Reduktionsmittel. Weniger ausgeprägt ist
die Reduktionswirkung von Fe(II) in saurer Lösung, kaum reduzierend wirkt Fe(II) als Zentralatom in Komplexen. $Fe(OH)_2$
ist nicht amphoter.
Fe(III)-Salze starker Säuren neigen in Wasser zur Hydrolyse;
ihre Lösungen reagieren sauer. Als Folge der Hydrolyse tritt
zunächst Gelb-, dann Braunfärbung auf. Die Hydrolyseneigung
ist bei Fe(III)-Salzen schwacher Säuren besonders stark ausgeprägt. $Fe(OH)_3$ wird deshalb nicht nur durch NaOH, NH_3 oder
andere Basen wie Urotropin, sondern auch durch Na_2CO_3 und
NaOAc gefällt. Fe(III) bildet in wässr. Lösung keine Amminkomplexe.

Als Nachweis-Reaktionen für Fe-Verbindungen sind geeignet:
<u>Reaktionen und Nachweise für Fe(II)</u>
1) <u>Verhalten gegenüber Ammoniak und Lauge</u>
- Ist das Fe(II)-Salz vollkommen Fe(III)-frei, so entsteht
mit Alkalihydroxid-Lösungen ein <u>weißer</u> Nd. von $Fe(OH)_2$; im
allg. ist dieser aber durch Fe(III) grünlich gefärbt. Beim
Stehenlassen an der Luft bildet sich braunes $Fe(OH)_3$.

$$4\ Fe(OH)_2 + O_2 + 2\ H_2O \longrightarrow 4\ Fe(OH)_3 \downarrow$$

- Wie bei anderen Elementen in der Oxidationsstufe "+2" erfolgt mit NH_3 nur eine Fällung in Anwesenheit von Ammoniumsalzen. Ein Reagenzüberschuß löst zu $[Fe(NH_3)_6]^{2+}$. Hier muß man aber unter <u>strengstem</u> Ausschluß von Luftsauerstoff arbeiten, sonst tritt spontane Oxidation zu Fe(III) und Bildung von $Fe(OH)_3$ ein.

2) <u>Oxidation zu Fe(III)</u>
Das Reduktionsvermögen von Fe(II) ist in <u>alkalischer</u> Lösung besonders groß. So kann $Fe(OH)_2$ z.B. Nitrat bis zur Stufe des Ammoniaks reduzieren.

$$8\ Fe(OH)_2 + NO_3^- + 6\ H_2O \longrightarrow 8\ Fe(OH)_3 \downarrow + NH_3 \uparrow + HO^-$$

In <u>saurer</u> Lösung wird Fe(II) nur durch starke Oxidationsmittel (HNO_3, H_2O_2, MnO_4^-, Br_2) zu Fe(III) oxidiert.

$$3\ Fe^{2+} + NO_3^- + 4\ H^+ \longrightarrow 3\ Fe^{3+} + NO \uparrow + 2\ H_2O$$

$$2\ Fe^{2+} + Br_2 \longrightarrow 2\ Fe^{3+} + 2\ Br^-$$

$$5\ Fe^{2+} + MnO_4^- + 8\ H^+ \longrightarrow 5\ Fe^{3+} + Mn^{2+} + 4\ H_2O$$

$$2\ Fe^{2+} + H_2O_2 + 2\ H^+ \longrightarrow 2\ Fe^{3+} + 2\ H_2O$$

Schwächere Oxidationsmittel wie Iod vermögen Fe(II) dagegen nur bis zu einem Gleichgewicht zu Fe(III) zu oxidieren.

$$2\ Fe^{2+} + I_2 \rightleftharpoons 2\ Fe^{3+} + 2\ I^-$$

3) <u>Bildung schwerlöslicher Verbindungen</u>
- Fe(II)-Ionen ergeben mit H_2S in saurer Lösung keinen Nd.; hingegen fällt aus ammoniakalischer Lösung sowie mit $(NH_4)_2S$ <u>schwarzes</u> FeS aus, das sich in verd. Mineralsäuren leicht löst.
- Fe(II)-Salze bilden mit Hexacyanoferrat(III), $[Fe(CN)_6]^{3-}$, einen tiefblauen Nd. von Turnbulls Blau (DAB 9, Ph.Eur.).

4) <u>Nachweis mit organischen Reagenzien</u>
- In ammoniakalischer, tartrathaltiger Lösung können Fe(II)-Ionen mit <u>Diacetyldioxim</u> - auch in Ggw. von Fe^{3+} - nachgewiesen werden, weil die zugesetzte Weinsäure die Fällung von $Fe(OH)_2$ bzw. $Fe(OH)_3$ verhindert. Der Nachweis von Fe(II) mit Diacetyldioxim ist somit neben Fe(III) durchführbar, und es entsteht ein dem Nickeldiacetyldioxim analog gebauter Chelatkomplex.
- Eine ammoniakalische, citratgepufferte Fe(II)-Salzlösung ergibt mit <u>Thioglycolsäure</u> eine violette Färbung (DAB 9, Ph. Eur.).
Die violette Farbe stammt wahrscheinlich vom komplexen Anion $[Fe(SCH_2COO)_3]^{3-}$. Fe(III)-Ionen geben gleichfalls eine positive Reaktion. Fe(III) wird dabei zunächst durch die Thioglycolsäure unter Bildung des Disulfids, $^-OOC-CH_2-S-S-CH_2-COO^-$, zu Eisen(II) reduziert. Das Fe(II)-Ion bildet anschließend mit 1-2 Molekülen Thioglycolat gelbe bis gelborangefarbene

Komplexe, die durch Luftsauerstoff zu violetten Komplexen des
dreiwertigen Eisens oxidiert werden.
Diese Reaktion wird auch zur Grenzprüfung auf Eisen genutzt
(vgl. Kap. 2.3.4, Seite 308).
- Mit 2.2'-Dipyridyl geben Fe(II)-Ionen - nicht jedoch
Fe(III) - in schwach saurer, neutraler oder ammoniakalischer
Lösung rotgefärbte Chelatkomplexe.

- Mit 1.10-Phenanthrolin bildet Fe^{2+} rotes Ferroin, das u.a.
in der Cerimetrie als Redoxindikator Verwendung findet (vgl.
Bd. II, Kap. 7.1.4 "Redoxindikatoren" und Kap. 7.2.2 "Cerimetrie").

Reaktionen und Nachweise für Fe(III)

1) Reduktion zu Fe(II)
Fe^{3+}-Ionen werden durch zahlreiche Reduktionsmittel (H_2S,
H_2SO_3, $SnCl_2$, H_2NOH, Fe^0 u.a.) vollständig zur zweiwertigen
Stufe reduziert; bei Verwendung von KI als Reduktor erfolgt
jedoch nur eine partielle Reduktion.

$$2\ Fe^{3+} + 3\ S^{2-} \longrightarrow (Fe_2S_3) \longrightarrow 2\ FeS\downarrow + S\downarrow$$

$$2\ Fe^{3+} + 2\ I^- \rightleftharpoons 2\ Fe^{2+} + I_2$$

2) Verhalten gegenüber Basen
- Aus Fe(III)-Salzlösungen fällt auf Zusatz von NaOH, NH_3,
Na_2CO_3 oder Urotropin ein rotbraunes Hydroxid, $Fe(OH)_3$, aus,
das im Überschuß des jeweiligen Fällungsmittels sowie in Ggw.
von Ammoniumsalzen schwerlöslich ist.
- Auf Zusatz von Natriumacetat färbt sich eine Fe(III)-Lösung
unter Bildung von komplexem, basischem Fe-acetat tiefrot. Erhitzt man die Lösung zum Sieden, so fällt $Fe(OH)_3$ aus.

$$[Fe_3(OH)_2(CH_3COO)_6]^+ + 7\ H_2O \longrightarrow 3\ Fe(OH)_3\downarrow + 6\ CH_3COOH + H^+$$

3) Bildung schwerlöslicher Verbindungen
- In essigsaurer Lösung bildet Fe(III) mit Phosphat einen
weißen Nd. von $FePO_4$, der in Mineralsäuren leicht löslich ist.

$$Fe^{3+} + HPO_4^{2-} + CH_3COO^- \longrightarrow FePO_4\downarrow + CH_3COOH$$

- Fe(III)-Salze ergeben bei der Umsetzung mit Hexacyanofer-
rat(II) einen blauen Nd. von Berliner Blau (DAB 9, Ph.Eur.).

Nach heutigen Vorstellungen sind jedoch Turnbulls Blau und Berliner Blau identisch. Die kolloidal lösliche Form des Berliner Blau hat die Summenformel $K^+[Fe^{3+}Fe^{2+}(CN)_6]$ x 6 H_2O, die unlösliche Form $Fe^{3+}[Fe^{3+}Fe^{2+}(CN)_6]_3$ x 14 - 16 H_2O.

4) Reaktion mit Thiocyanat
- Im Gegensatz zu Fe(II)-Ionen ergeben Fe(III)-Ionen in salzsaurer Lösung mit Thiocyanat einen tiefroten Komplex, dessen Zusammensetzung vom Verhältnis Fe(III) : SCN^- und der Konzentration dieser Ionen in der Lösung abhängt (DAB 9, Ph.Eur.).

$$[Fe(H_2O)_6]^{3+} + SCN^- \longrightarrow [Fe(H_2O)_5SCN]^{2+} + SCN^- \longrightarrow$$

$$[Fe(H_2O)_4(SCN)_2]^+ + SCN^- \longrightarrow [Fe(H_2O)_3(SCN)_3]\ usw.$$

Der Komplex läßt sich mit Ether oder Pentanolen (Amylalkoholen) aus der wässr. Phase extrahieren, wird jedoch durch Hg(II)-Ionen unter Bildung von farblosem $Hg(SCN)_2$ oder $[Hg(SCN)_4]^{2-}$ zerstört bzw. verblaßt auf Zugabe von Phosphorsäure durch Maskierung des Fe(III) als $[Fe(PO_4)_2]^{3-}$. Auch F^-, CN^- oder die Anionen organischer Säuren stören infolge Komplexbildung mit Fe^{3+}.
Co^{2+} stört durch Bildung einer blau gefärbten Verbindung. Nitrite rufen in saurer Lösung durch Bildung von Nitrosylthiocyanat, NOSCN, ebenfalls eine Rotfärbung hervor, so daß die rote Farbe der wässr. Lösung nicht spezifisch für Fe(III)-Salze ist (vgl. auch Seite 198).
Es empfiehlt sich daher, Fe(III) vor dem Nachweis als $Fe(OH)_3$ abzutrennen bzw. die störenden Anionen zuvor aus neutraler Lösung mit Ba^{2+} zu fällen.

5) Extrahieren von Fe(III)-Salzen
Aus salzsauren Lösungen ist Fe(III) als komplexe Säure $H[FeCl_4]$ mit Ether oder besser mit Isobutylmethylketon (DAB 9) extrahierbar.
An Monographien wurden in das DAB 9 aufgenommen:
- Eisen(II)-gluconat
  (Komm. DAB 9, Bd. II, S. 1529)
- Eisen(II)-sulfat
  (Komm. DAB 9, Bd. II, S. 1523)
Zur Grenzprüfung auf Eisen nach DAB 9 und Ph.Eur. vgl. Kap. 2.3.4, Seite 308.

Mangan

Mangan tritt in seinen Verbindungen in den Oxidationsstufen "+2" bis "+7" auf, die z.T. leicht ineinander übergeführt werden können.
Mn(II)-Salze sind schwach rosa gefärbt und verhalten sich in wässr. Lösung - mit Ausnahme ihrer Oxidierbarkeit - wie Mg- und teilweise auch wie Zn-Salze. Die Beständigkeit von Mn(II)-Verbindungen ist auf die Halbbesetzung der 3d-Niveaus zurückzuführen.
Braunstein (MnO_2) ist die wichtigste Mn(IV)-Verbindung. Das aus wässr. Lösung gefällte $MnO(OH)_2$ ist amphoter.

Manganate(V) sind hellblau gefärbt und entstehen u.a. bei der Oxidation niederer Wertigkeitsstufen mit Nitraten oder Nitriten in einer stark alkalischen Schmelze (Oxidationsschmelze). Die Oxidationsschmelze (vgl. Kap. 1.1.2, Seite 165) ist eine wichtige Vorprobe auf Mn-Verbindungen und führt hauptsächlich zu grün gefärbten Manganaten(VI).
Die violetten Permanganate (Manganate(VII)) sind starke Oxidationsmittel; ihre Eigenschaften - besonders die des $KMnO_4$ - wurden bereits ausführlich in den Kap. 2.2, Seite 189, und 2.2.2, Seite 202 besprochen.
Weitere analytisch auswertbare Eigenschaften von Mn-Verbindungen sind:

1) <u>Verhalten gegenüber Ammoniak und Lauge</u>
- Mn(II)-Salze bilden mit Alkalihydroxiden einen <u>weißen</u> Nd. von $Mn(OH)_2$, der im Überschuß des Fällungsmittels unlöslich ist. Bei Luftzutritt oder in Anwesenheit von Oxidationsmitteln erfolgt Bildung von $MnO(OH)_2$ oder MnO_2.

$$Mn^{2+} + 2\ HO^- \longrightarrow Mn(OH)_2\downarrow + 1/2\ O_2 \longrightarrow MnO(OH)_2\downarrow$$

$$Mn(OH)_2 + H_2O_2 \longrightarrow MnO(OH)_2\downarrow + H_2O$$

Dieses Verhalten des Mn(II)-Ions ist für die analytische Abtrennung des Mangans von anderen Elementen von großer Bedeutung (vgl. Kap. 2.3.1, Seite 249).
- Mit Ammoniak erfolgt eine unvollständige Fällung von $Mn(OH)_2$, die bei Anwesenheit von Ammoniumsalzen ganz ausbleibt. Hierfür verantwortlich ist die Zurückdrängung der HO^--Konzentration durch NH_4^+-Ionen sowie die Bildung eines Mn-hexammin-Komplexes.

$$Mn^{2+} + 6\ NH_3 \longrightarrow [Mn(NH_3)_6]^{2+}$$

2) <u>Bildung schwerlöslicher Niederschläge</u>
- Mn(II)-Ionen bilden in NH_3/NH_4Cl-gepufferter Lösung mit $(NH_4)_2HPO_4$ einen <u>weißen</u>, kristallinen Niederschlag von $Mn(NH_4)PO_4$. Im Gegensatz zum entsprechenden Mg-Salz ($MgNH_4PO_4$) färbt sich der Nd. beim Übergießen mit $NaOH/H_2O_2$ durch Bildung von $MnO(OH)_2$ <u>braun</u>.
- In saurer und neutraler Lösung bildet sich mit H_2S kein Nd. Gibt man jedoch $(NH_4)_2S$-Lösung zu einer neutralen oder ammoniakalischen Lösung eines Mn(II)-Salzes hinzu, so fällt <u>fleischfarbenes</u>, wasserhaltiges MnS aus. Beim Stehenlassen an der Luft wird MnS teilweise zu $MnO(OH)_2$ und Schwefel oxidiert.

$$Mn^{2+} + S^{2-} \longrightarrow MnS\downarrow + O_2 + H_2O \longrightarrow MnO(OH)_2\downarrow + S\downarrow$$

3) <u>Nachweise durch Oxidation zu Permanganat</u>
Hierbei dient die intensive <u>Violettfärbung</u> der MnO_4^--Ionen zur Identifizierung von Mn-Verbindungen.
In schwefelsaurer Lösung <u>und</u> in Gegenwart von Ag^+-Ionen eignet sich vor allem Ammoniumperoxodisulfat, $(NH_4)_2S_2O_8$, als Oxidationsmittel. Bei Abwesenheit von Ag^+ erfolgt lediglich eine Oxidation bis zur Stufe des MnO_2.

$$2\ Mn^{2+} + 5\ S_2O_8^{2-} + 8\ H_2O \xrightarrow{(Ag^+)} 2\ MnO_4^- + 10\ SO_4^{2-} + 16\ H^+$$

Auch Natriummetaperiodat, Bismutat(V) und Pb(IV)-oxid in salpetersaurer Lösung können Mn-Verbindungen zu Permanganat oxidieren.

$$2\ Mn^{2+} + 5\ IO_4^- + 10\ H_2O \longrightarrow 2\ MnO_4^- + 5\ IO_3^- + 7\ H_2O + 6\ H^+$$

$$2\ Mn^{2+} + 5\ PbO_2 + 4\ H^+ \longrightarrow 2\ MnO_4^- + 5\ Pb^{2+} + 2\ H_2O$$

Unter dem katalytischen Einfluß von Cu(II) gelingt die Oxidation auch in alkalischer Lösung mit Brom (bzw. Hypobromit).

$$2\ Mn^{2+} + 5\ Br_2 + 16\ HO^- \longrightarrow 2\ MnO_4^- + 10\ Br^- + 8\ H_2O$$

Es stören besonders Halogenid-Ionen sowie alle anderen Reduktionsmittel (Oxalsäure, H_2O_2, Fe(II) u.a.), deren Redoxpotential negativer ist als das des Redoxsystems MnO_4^-/Mn^{2+}. Hierbei wird Permanganat im sauren Milieu bis zur zwei- und im alkalischen bis zur vierwertigen Stufe reduziert.
Weitere Eigenschaften des $KMnO_4$ und seine Verwendung in der Oxidimetrie sind im Bd. II, Kap. 7.2.1 "Manganometrie" beschrieben.

Aluminium
(vgl. Komm. DAB 9, Bd. I, S. 96 und Komm. Ph.Eur., Bd. I/II, S. 112)

Aufgrund des amphoteren Charakters von $Al(OH)_3$ löst sich metallisches Aluminium sowohl in Säuren als auch in Laugen.

$$2\ Al + 6\ H^+ \longrightarrow 2\ Al^{3+} + 3\ H_2\uparrow$$

$$2\ Al + 2\ HO^- + 6\ H_2O \longrightarrow 2\ [Al(OH)_4]^- + 3\ H_2\uparrow$$

Bei Verwendung von 2 M-HNO_3 kommt die H_2-Entwicklung infolge Ausbildung einer oxidischen Schutzschicht (Passivität) zum Stillstand.
In seinen Verbindungen tritt Al vor allem dreiwertig auf. Das hydratisierte Kation $[Al(H_2O)_6]^{3+}$ ist farblos. Al bildet mit F^--Ionen einen Komplex mit der Koordinationszahl 6, $[AlF_6]^{3-}$.

Al(III)-sulfat ergibt wie die Sulfate anderer dreiwertiger Metalle mit Alkalisulfaten Doppelsalze (__Alaune__) der allg. Zusammensetzung $Me(I)Me(III)(SO_4)_2 \cdot 12\ H_2O$. Die Bildung von Caesiumalaun kann zur Identifizierung von Al(III) herangezogen werden. In den Lösungen der Alaune lassen sich alle Kationen und Anionen nebeneinander nachweisen, Komplexionen treten nicht auf. Auch die phys. Eigenschaften (Leitfähigkeit, Farbe) der Alaune setzen sich additiv aus den Eigenschaften der einzelnen Komponenten zusammen.
Zum Aufschluß schwerlöslicher Al-Verbindungen wie Al_2O_3 vgl. Kap. 1.2.6, Seite 182.

Analytisch auswertbare Reaktionen von Al^{3+}-Ionen sind:

1) __Verhalten gegenüber Ammoniak und Laugen__
- Al(III)-Salzlösungen bilden bei tropfenweiser Zugabe von verd. NaOH einen gallertartigen, __weißen__ Nd. von $Al(OH)_3$, der sowohl in Säuren als auch in überschüssiger Lauge löslich ist.

Zur Identitätsprüfung von Al läßt das Arzneibuch eine salzsaure Probelösung herstellen und versetzt mit Thioacetamid-Reagenz, wobei kein Nd. auftreten darf. Dies dient der Prüfung auf Kationen, die in saurer Lösung schwerlösliche Sulfide bilden. Anschließend gibt man NaOH-Lösung hinzu. Es fällt $Al(OH)_3$ aus, das sich im Überschuß des Fällungsmittels als Hydroxoaluminat $[Al(OH)_4]^-$ löst. Fügt man anschließend zu einer solchen Lösung eine ausreichende Menge an Ammoniumchlorid, so fällt - im Ggs. zu Zn^{2+} - $Al(OH)_3$ wieder vollständig aus (DAB 9, Ph.Eur.). Die bei dieser Prüfung ablaufenden Reaktionen lassen sich durch folgende Bruttogleichungen beschreiben:

$$CH_3CS(NH_2) + H_2O \longrightarrow H_2S + \text{Folgeprodukte}$$
$$Al^{3+} + 3\ HO^- \longrightarrow Al(OH)_3 \downarrow + HO^- \longrightarrow [Al(OH)_4]^-$$
$$HO^- + NH_4^+ \longrightarrow NH_3 \uparrow + H_2O$$
$$[Al(OH)_4]^- + NH_4^+ \longrightarrow Al(OH)_3 \downarrow + NH_3 \uparrow + H_2O$$

- Mit NH_3 bildet sich ebenfalls ein Nd. von $Al(OH)_3$, der - im Unterschied zu Zn - unlöslich ist im Überschuß des Fällungsmittels.
In ammoniakalischer Weinsäure-Lösung bildet Al(III) mit Tartrat-Ionen einen löslichen Komplex, so daß auf Zusatz von NH_3 kein $Al(OH)_3$ ausfällt.
- Auch mit anderen Basen wie Urotropin oder Sulfid-Ionen erfolgt in wässr. Lösung Hydrolyse und Fällung von $Al(OH)_3$.

$$2\ Al^{3+} + 3\ S^{2-} \longrightarrow (Al_2S_3) + 6\ H_2O \longrightarrow 2\ Al(OH)_3 \downarrow + 3\ H_2S \uparrow$$

2) Bildung gefärbter oder schwerlöslicher Verbindungen
- Erhitzt man Al_2O_3 mit Co(II)-nitrat in der oxidierenden Bunsenflamme, so bildet sich ein blaues Spinell der Zusammensetzung $CoAl_2O_4$ (Thenards Blau).
- Al(III) ergibt mit Phosphat-Ionen einen weißen Nd. von $AlPO_4$, der in HOAc schwerlöslich, jedoch löslich in Mineralsäuren ist.

3) Nachweis durch Bildung von Farblacken
- Al(III) bildet mit Chinalizarin in ammoniakalischer Lösung einen rotvioletten Farblack, der im Ggs. zur entsprechenden Be-Verbindung gegenüber Essigsäure stabil ist.
Aus Al(III) und Alizarin S entsteht in analoger Weise eine orange bis rot gefärbte Komplexverbindung.

Chinalizarin

Alizarin S

Morin

- Mit einer methanolischen Morin-Lösung, einem Flavon-Derivat, bildet Al(III) in neutralem oder essigsaurem Milieu eine Suspension einer intensiv grün fluoreszierenden Komplexverbindung. Be(II) bildet den analogen Farblack nur in alkalischer Lösung.

Farblacke: Die Natur solcher Farblacke ist z.T. noch unbekannt, doch dürfte es sich in den meisten Fällen um Chelatkomplexe mit nicht ganz exakter stöchiometrischer Zusammensetzung handeln. Farblacke werden vorzugsweise von Hydroxyanthrachinonen oder ähnlich gebauten Farbstoffen gebildet. Ihre Bildung ist störanfällig und erfolgt in einem sehr engen pH-Bereich (pH-Kontrolle, Blindprobe).

Folgende Aluminium-Verbindungen wurden als Monographien in das DAB 9 aufgenommen:
- Aluminium-acetat-tartrat
  (Komm. DAB 9, Bd. II, S. 796)
- Aluminiumkaliumsulfat (Kaliumalaun, Alumen)
  (Komm. DAB 9, Bd. II, S. 799)
- Bentonit (Aluminiumsilicat)
  (Komm. DAB 9, Bd. II, S. 948) sowie
- Aluminiumsulfat
  (Komm. Ph.Eur., Bd. I/II, S. 511)

Chrom

Chrom kommt in seinen Verbindungen in den Oxidationsstufen "+1" bis "+6" vor, wobei ein-, vier- und fünfwertige Cr-Verbindungen in wässr. Lösung nicht beständig sind.
Die stabilen Cr(III)-Salze bilden in wässriger Lösung Hydratkomplexe wechselnder Zusammensetzung (Hydratisomerie): violette Hexaaquo-, $[Cr(H_2O)_6]^{3+}$, bzw. grüne Penta- und Tetraaquo-Komplexe, $[Cr(H_2O)_5X]^{2+}$ und $[Cr(H_2O)_4X_2]^{+}$.

Das violette, hydratisierte Cr(III)-Ion färbt sich daher beim Erhitzen grün, da im Hexaaquo-Komplex sukzessive Wasser gegen Anionen als Liganden ausgetauscht werden. Cr(III) bildet darüber hinaus zahlreiche weitere Komplexe mit der Koordinationszahl sechs. $Cr(OH)_3$ ist schwach amphoter.
Die Eigenschaften von Cr(VI)-Verbindungen (Chromat; Dichromat) wurden bereits ausführlich im Kap. 2.2.2, Seite 201 besprochen.
Zum Aufschluß und Nachweis von Chrom-Verbindungen mittels Oxidationsschmelze siehe Kap. 1.1.2, Seite 165, und Kap. 1.2.6, Seite 183.
Darüber hinaus zeigen Cr-Verbindungen noch folgende analytisch auswertbare Eigenschaften und Reaktionen, die zu ihrer Identifizierung herangezogen werden können.

1) Verhalten gegenüber Ammoniak und Lauge
Cr(III) verhält sich Basen gegenüber wie Fe(III). So fällen Alkalihydroxide, NH_3, Na_2CO_3 oder Urotropin aus Cr(III)-Salzlösungen graugrünes $Cr(OH)_3$, das in frisch gefällter Form in Säuren löslich ist.
$Cr(OH)_3$ löst sich in der Kälte und in Ggw. von NH_4^{+}-Salzen auch in NH_3 unter Bildung eines violetten Hexammin-Komplexes.

Beim Kochen wird der Amminkomplex zerstört, und es fällt $Cr(OH)_3$ wieder aus.
$Cr(OH)_3$ ist – im Ggs. zu $Fe(OH)_3$ – schwach amphoter, und in starken Laugen löst es sich mit tiefgrüner Farbe unter Bildung von Hexahydroxochromat(III).

$$Cr^{3+} + 3\ HO^- \longrightarrow Cr(OH)_3\downarrow + 3\ HO^- \longrightarrow [Cr(OH)_6]^{3-}$$

Beim Kochen bzw. beim Verdünnen entsteht durch Hydrolyse erneut swl. $Cr(OH)_3$. Infolge Alterung sinkt die Löslichkeit in Laugen sehr stark ab.

2) <u>Verhalten gegenüber Sulfiden</u>
In saurer Lösung bildet sich mit H_2S kein Niederschlag, und auch aus neutraler Lösung fällt mit $(NH_4)_2S$ oder Ammoniumpolysulfid kein Cr_2S_3 aus, sondern durch Hydrolyse entsteht swl. $Cr(OH)_3$.

$$2\ Cr^{3+} + 3\ S^{2-} + 6\ H_2O \longrightarrow 2\ Cr(OH)_3\downarrow + 3\ H_2S\uparrow$$

3) <u>Oxidation von Cr(III) zu Cr(VI)</u>
Die Oxidation von Cr(III) zu Cr(VI) (Chromat oder Dichromat) gelingt in alkalischer Lösung mit H_2O_2 oder Brom und in saurer Lösung mit Alkaliperoxodisulfaten.

$$2\ Cr^{3+} + 3\ H_2O_2 + 10\ HO^- \longrightarrow 2\ CrO_4^{2-} + 8\ H_2O$$

$$2\ Cr^{3+} + 3\ S_2O_8^{2-} + 7\ H_2O \longrightarrow Cr_2O_7^{2-} + 6\ SO_4^{2-} + 14\ H^+$$

<u>Zink</u>
(vgl. Komm. DAB 9, Bd. I, S. 109 und Komm. Ph.Eur., Bd. I/II, S. 128)
Zink ist ein unedles Schwermetall und löst sich in Säuren und Laugen unter H_2-Entwicklung.

$$Zn + 2\ HCl \longrightarrow ZnCl_2 + H_2\uparrow$$

$$Zn + 2\ H_2O + 2\ HO^- \longrightarrow [Zn(OH)_4]^{2-} + H_2\uparrow$$

In seinen Verbindungen tritt Zink nur in der Oxidationsstufe "+2" auf; das Zn(II)-Ion ist farblos. Leicht löslich sind Nitrat, Sulfat und die Halogenide, schwerer löslich Hydroxid, Phosphat, Carbonat und Sulfid. $Zn(OH)_2$ ist amphoter. Es besteht Neigung zur Komplexbildung.
Das bei Raumtemperatur weiße ZnO zeigt beim Erhitzen eine reversible Farbänderung nach gelb (<u>Thermochromie</u>).
Zn(II)-Ionen zeigen folgende analytisch wichtige Eigenschaften und Reaktionen:
1) <u>Verhalten gegenüber Ammoniak und Laugen</u>
– Eine Zn^{2+}-Ionen enthaltende Lösung wird tropfenweise mit Alkalihydroxid-Lösung versetzt. Die primär auftretende <u>weiße</u> Fällung von $Zn(OH)_2$ ist im Überschuß von HO^--Ionen unter Bildung des farblosen Tetrahydroxokomplexes, $[Zn(OH)_4]^{2-}$, löslich. Verringert man den pH-Wert der Lösung durch Zugabe von

Ammoniumsalzen (z.B. NH$_4$Cl), so bleibt die Lösung klar. Es erfolgt lediglich ein Ligandenaustausch unter Bildung des farblosen Tetramminkomplexes, [Zn(NH$_3$)$_4$]$^{2+}$; auf Zusatz von Na$_2$S fällt aus diesen Lösungen weißes ZnS aus (DAB 9, Ph.Eur.).

$$Zn^{2+} + 2\ HO^- \longrightarrow Zn(OH)_2\downarrow + 2\ HO^- \longrightarrow [Zn(OH)_4]^{2-}$$

- In ammoniumsalzfreier Lösung bildet sich mit NH$_3$ zunächst ebenfalls Zn(OH)$_2$, das sich im Überschuß des Fällungsmittel als Tetrammin-Komplex löst. Bei hohen NH$_3$-Konzentrationen kann auch der Hexamminkomplex gebildet werden. In Ggw. von NH$_4^+$-Salzen bleibt wegen der Zurückdrängung der HO$^-$-Ionenkonzentration durch NH$_4^+$ die Fällung vollkommen aus.

$$Zn(OH)_2 + 2\ NH_3 + 2\ NH_4^+ \longrightarrow 2\ H_2O + [Zn(NH_3)_4]^{2+} \longrightarrow [Zn(NH_3)_6]^{2+}$$

2) Bildung gefärbter Verbindungen
- In der Oxidationsflamme zersetzbare Zn-Salze geben beim Erhitzen mit Co(II)-nitrat Rinmans Grün, ein Spinell der Zusammensetzung ZnCo$_2$O$_4$.

$$ZnO + 2\ Co(NO_3)_2 \longrightarrow ZnCo_2O_4 + 4\ NO_2\uparrow + 1/2\ O_2\uparrow$$

- Zn(II)-Ionen bilden mit Dithizon in neutraler, essigsaurer oder alkalischer Lösung ein purpurrotes Chelat, das sich mit gleicher Farbe in CCl$_4$ oder CHCl$_3$ löst (vgl. Pb-Nachweis, Seite 265).

3) Bildung schwerlöslicher Verbindungen
- Wird die Lösung eines Zink-Salzes mit Kaliumhexacyanoferrat(II)-Lösung versetzt, so entsteht ein weißer oder grünlichweißer Nd. von K$_2$Zn$_3$[Fe(CN)$_6$]$_2$, der in verd. HCl löslich ist (Ph.Eur.). Die meisten zweiwertigen Ionen, insbesondere Cd^{2+} und Mn^{2+} stören.

$$3\ Zn^{2+} + 2\ K^+ + 2\ [Fe(CN)_6]^{4-} \longrightarrow Zn_3K_2[Fe(CN)_6]_2\downarrow$$

Mit K$_3$[Fe(CN)$_6$] fällt ein braungelber Nd., der in verd. Säuren schwerlöslich ist.

$$3\ Zn^{2+} + 2\ [Fe(CN)_6]^{3-} \longrightarrow Zn_3[Fe(CN)_6]_2\downarrow$$

- Phosphate fällen bei pH 7 weißes Zinkphosphat, das löslich in Säuren und Ammoniak ist; in letzterem unter Bildung eines Komplexsalzes.
Aus ammoniumsalzhaltigen, schwach ammoniakalischen Lösungen kann auch ZnNH$_4$PO$_4$ ausfallen. Zum Unterschied von MgNH$_4$PO$_4$ ist Zinkammoniumphosphat jedoch in konz. NH$_3$ löslich.

Die Fällung als ZnNH$_4$PO$_4$ und die Überführung durch Glühen in Pyrophosphat, Zn$_2$P$_2$O$_7$, kann zur gravimetrischen Zn(II)-Bestimmung genutzt werden. Maßanalytisch vorteilhafter ist jedoch direkte Titration mit Na-EDTA-Lösung.
- Aus neutralen, essigsauren, alkalischen und ammoniakalischen Zn(II)-Lösungen fällt mit H$_2$S oder einem Alkalisulfid weißes ZnS. Die Fällung ist aber nicht quantitativ, wenn bei der Reaktion eine starke Säure gebildet wird.

Mit Thioacetamid bildet Zn(II) nur in alkalischer oder ammoniakalischer Lösung ZnS, da im neutralen oder schwach sauren Milieu aus Thioacetamid nur äußerst langsam H_2S freigesetzt wird.
Die Bildung von ZnS in essigsaurer, acetatgepufferter Lösung mit H_2S kann auch zur Abtrennung von Zn^{2+} von Cr^{3+} oder Al^{3+} herangezogen werden.
- Zn bildet ebenso wie Co, Fe, Cu und Cd in neutraler bis essigsaurer Lösung ein weißes, relativ schwer lösliches Thiocyanatomercurat(II).

$$Zn^{2+} + [Hg(SCN)_4]^{2-} \longrightarrow Zn[Hg(SCN)_4]\downarrow$$

In Ggw. von Cu(II) ist der Nd. fliederfarben gefärbt. Der Zusatz von Co(II) führt zu einer blauen Mischkristallbildung.

In das DAB 9 wurden u.a. folgende Zink-Verbindungen als Monographien aufgenommen:
- Zinkchlorid (Komm. DAB 9, Bd. III, S. 3545)
- Zinkoxid (Komm. DAB 9, Bd. III, S. 3551)
- Zinksulfat (Komm. DAB 9, Bd. III, S. 3564)
sowie einige Zinksalze organischer Säuren.
Zur Grenzprüfung auf Zink vgl. Kap. 2.3.4, Seite 311.

Magnesium
(vgl. Komm. DAB 9, Bd. I, S. 104 und Komm. Ph.Eur., Bd. I/II, S. 118)

Magnesium liegt in seinen Verbindungen ausschließlich in der Oxidationsstufe "+2" vor; das hydratisierte Kation ist farblos. Mg ist eines der Erdalkalielemente, weicht jedoch in der Löslichkeit vieler Verbindungen z.T. erheblich von Ca, Sr und Ba ab.
Mg bildet z.B. - im Ggs. zu seinen schwereren Homologen - ein leicht lösliches Sulfat und Chromat; demgegenüber ist sein Hydroxid wesentlich schwerer löslich. Mg-Salze wie Phosphat, Carbonat und Fluorid sind wie die der übrigen Erdalkalielemente höherer Ordnungszahl relativ schwerlöslich.
Mg zeigt vielfach chemische Verwandtschaft zu Lithium (Schrägbeziehung) sowie zu Zink und Cadmium (Isomorphie, Doppelsalzbildung).
Fast alle Mg-Nachweise werden durch Schwermetallkationen und teilweise auch durch die übrigen Erdalkalielemente gestört. Auch Li muß bei diesen Nachweisen abwesend sein.
Mg-Salze geben keine Flammenfärbung.
Zum Nachweis von Mg(II)-Ionen sind geeignet:

1) Verhalten gegenüber Ammoniak und Laugen
- Beim Versetzen einer Mg^{2+}-Lösung mit Alkali- oder Erdalkalihydroxiden, wie z.B. $Ba(OH)_2$, fällt weißes, flockiges $Mg(OH)_2$, das im Überschuß des jeweiligen Fällungsmittels unlöslich ist. In Ggw. von Ammoniumsalzen ist die Fällung des $Mg(OH)_2$ unvollständig oder bleibt ganz aus.
- Wäßriges Ammoniak fällt aus Lösungen von Mg^{2+}-Salzen ebenfalls $Mg(OH)_2$ aus, das sich nach Zusatz von Ammoniumsalzen wieder auflöst. Gibt man danach HPO_4^{2-}-Ionen hinzu, so bildet sich swl. NH_4MgPO_4 (DAB 9, Ph.Eur.).

$$Mg(OH)_2 + 2\ NH_4^+ \longrightarrow [Mg(NH_3)_2]^{2+} + 2\ H_2O$$

Das Ausbleiben der Mg(OH)$_2$-Fällung durch NH$_3$/NH$_4$Cl beruht auf der Verringerung der HO$^-$-Konzentration (Verminderung des pH-Wertes) durch die NH$_4^+$-Ionen, so daß das Löslichkeitsprodukt von Mg(OH)$_2$ nicht mehr überschritten wird, sowie der Verringerung der Mg(II)-Konzentration durch die Komplexbildung mit NH$_3$. Die mögliche Bildung des Amminkomplexes gewinnt aber erst bei sehr hohen NH$_3$-Konzentrationen an Bedeutung.

2) <u>Bildung schwerlöslicher Verbindungen</u>
- Bei Abwesenheit von Ammoniumsalzen fällt mit Carbonat-Ionen ein basisches Magnesiumcarbonat wechselnder Zusammensetzung aus, das sich in Säuren und NH$_4$Cl-Lösung wieder auflöst.

$$CO_3^{2-} + NH_4^+ \rightleftharpoons HCO_3^- + NH_3$$

$$Mg^{2+} + CO_3^{2-} \longrightarrow MgCO_3\downarrow\ ;\ Mg^{2+} + 2\ HO^- \longrightarrow Mg(OH)_2\downarrow$$

In Anwesenheit von Ammoniumsalzen erfolgt keine Fällung mit (NH$_4$)$_2$CO$_3$, weil durch die Verringerung des pH-Wertes und die Pufferung der Lösung überwiegend HCO$_3^-$- statt CO$_3^{2-}$-Ionen vorliegen.
- Auch auf Zugabe von HgO bildet sich in schwach ammoniakalischer Lösung swl. Mg(OH)$_2$. Diese Reaktion eignet sich zur Abtrennung des Mg(II) von Alkali-Ionen, vor allem von Li$^+$.
- Durch Zusatz von Na$_2$HPO$_4$ zu einer ammoniakalischen, NH$_4$Cl-gepufferten Lösung eines Mg-Salzes kann <u>weißes</u> MgNH$_4$PO$_4$ gefällt werden, das eine charakteristische Kristallform (Sargdeckel) besitzt (<u>DAB 9, Ph.Eur.</u>).

$$Mg^{2+} + NH_3 + HPO_4^{2-} \longrightarrow MgNH_4PO_4\downarrow$$

Da aber sehr viele andere Kationen (z.B. Mn(II), Zn(II)) in ammoniakalischer Lösung ebenfalls Fällungen mit Phosphat ergeben, müssen sie sämtlich vorher entfernt werden.
Eine Trennung des ZnNH$_4$PO$_4$ von MgNH$_4$PO$_4$ ist mit konz. NH$_3$-Lösung möglich, in der Zn einen löslichen Amminkomplex bildet. Eine Unterscheidung von MnNH$_4$PO$_4$ ist durch Übergießen mit NaOH/H$_2$O$_2$ möglich, wodurch sich der Mn-Niederschlag infolge Oxidation zu Mn(IV) braun färbt.

3) <u>Nachweis mit organischen Reagenzien</u>
- Mg^{2+} bildet in ammoniakalischer Lösung mit 8-Hydroxychinolin (<u>Oxin</u>) einen schwerlöslichen <u>grünlich gelben</u> Chelatkomplex. Diese Reaktion eignet sich besonders zum Abtrennen des Mg(II) von Alkali-Ionen einschließlich Li$^+$ sowie zur gravimetrischen Bestimmung von Mg-Verbindungen. Allerdings geben zahlreiche Schwermetallionen gleichfalls mit Oxin swl. Verbindungen und müssen deshalb abwesend sein.

- Mg(II)-Ionen ergeben mit Magneson in stark alkalischer Lösung einen kornblumenblauen Farblack. Zahlreiche Schwermetalle sowie Al^{3+}, Be^{2+} und Ca^{2+} stören und müssen vorher abgetrennt werden.

$$O_2N-\langle\bigcirc\rangle-N\equiv N-\text{Naphthol-OH}$$

Magneson

- Mg^{2+} bildet mit alkalischer Chinalizarin-Lösung einen blauen Farblack. Alkali-, Erdalkali- und Al^{3+}-Ionen stören (vgl. Al-Nachweis, Seite 289).
- Mg(II) gibt in alkalischen Lösungen von Titangelb einen hellroten Farblack. Ni(II), Zn(II), Mn(II) und Co(II) stören und müssen entweder als Sulfide zuvor gefällt oder mit KCN maskiert werden.

Titangelb

An Mg-Verbindungen sind u.a. in das DAB 9 aufgenommen worden:
- Basisches Magnesiumcarbonat (Komm. DAB 9, Bd. III, S. 2179)
- Magnesiumchlorid (Komm. DAB 9, Bd. III, S. 2184)
- Magnesiumhydroxid (Komm. DAB 9, Bd. III, S. 2186)
- Magnesiumoxid (Komm. DAB 9, Bd. III, S. 2189)
- Magnesiumperoxid (Komm. DAB 9, Bd. III, S. 2194)
- Magnesiumsulfat (Komm. DAB 9, Bd. III, S. 2201)
- Magnesiumsilicat (Komm. DAB 9, Bd. III, S. 2204) sowie einige weitere Mg-Salze organischer Säuren

Zur Grenzprüfung auf Magnesium vgl. Kap. 2.3.4, Seite 309.

Calcium
(vgl. Komm. DAB 9, Bd. I, S. 100 und Komm. Ph.Eur., Bd. I/II, S. 115)

Calcium gleicht in seinen chemischen Eigenschaften den anderen Erdalkalielementen, doch sind seine Verbindungen in der Regel besser löslich. So ist $CaSO_4$ wesentlich leichter löslich als $SrSO_4$ und $BaSO_4$. Abweichend davon ist die Löslichkeit des Ca-oxalats geringer, und darüber hinaus besitzt $Ca(OH)_2$ - verglichen mit $Ba(OH)_2$ - ein kleineres Löslichkeitsprodukt.
Trockenes $Ca(NO_3)_2$ und $CaCl_2$ sind in einem Gemisch aus gleichen Teilen Ether und abs. Ethanol löslich.

Ca(II)-Ionen geben folgende Nachweis-Reaktionen:

1) Flammenfärbung
Calcium färbt die nichtleuchtende Bunsenflamme ziegelrot. Zur eindeutigen Zuordnung ist die Verwendung eines Spektroskops

erforderlich; in einem Spektralapparat sind die <u>rote</u> (622,0 nm) und <u>grüne</u> (553,3 nm) Linie des Ca gut zu erkennen.

2) <u>Bildung schwerlöslicher Verbindungen</u>
- Wird die neutrale Lösung eines Ca-Salzes mit Ammoniumcarbonat-Lösung versetzt, so entsteht ein <u>weißer</u> Nd. von $CaCO_3$, der nach Aufkochen und Abkühlen (<u>Alterung</u>) in einer NH_4Cl-Lösung unlöslich ist. Dies ist ein wichtiges Unterscheidungsmerkmal zwischen Ca^{2+}- und Mg^{2+}-Ionen. $CaCO_3$ löst sich unter CO_2-Freisetzung in Säuren (<u>Ph.Eur.</u>).

$$Ca^{2+} + CO_3^{2-} \longrightarrow CaCO_3\downarrow + CO_2 + H_2O \longrightarrow Ca(HCO_3)_2$$

Lösung tritt auch ein, wenn man in eine wässrige $CaCO_3$-Suspension CO_2 einleitet; es entsteht Ca-hydrogencarbonat.

- Phosphat-Ionen ergeben mit Ca(II) in neutralem oder alkalischem Milieu einen <u>weißen</u> Nd. eines basischen Ca-phosphats (<u>Hydroxylapatit</u>) der Zusammensetzung [$3 Ca_3(PO_4)_2 \cdot Ca(OH)_2$], der in HCl leicht löslich ist.
- Die Fällung von <u>Gips</u> ($CaSO_4 \cdot 2 H_2O$) ist mit Sulfat-Ionen nie quantitativ, da Calciumsulfat bei Raumtemperatur zu $1,5 \cdot 10^{-2}$ mol/l in Wasser löslich ist. $CaSO_4$ löst sich gleichfalls in konz. H_2SO_4, HCl und konz. $(NH_4)_2SO_4$-Lösungen. Demgegenüber reagiert wasserfreies $CaSO_4$ (<u>Anhydrit</u>) derart langsam mit Wasser, daß ein basischer Aufschluß (vgl. Kap. 1.2.6, Seite 182) durchgeführt werden muß, um Ca in eine lösliche Form umzuwandeln.
$CaSO_4$ läßt sich jedoch von den schwerer löslichen Salzen $SrSO_4$ und $BaSO_4$ aufgrund seiner Kristallstruktur unterscheiden.
- Wird die Lösung eines Ca-Salzes mit Ammoniumoxalat-Lösung versetzt, so entsteht - selbst aus $CaSO_4$-Lösungen - ein <u>weißer</u> Nd. von CaC_2O_4, der in HOAc und NH_3 unlöslich ist. Ca-oxalat löst sich jedoch in verd. HCl, weil in salzsaurer Lösung durch Zurückdrängung der Dissoziation die Konzentration an Oxalat-Ionen nicht mehr ausreicht, das Löslichkeitsprodukt von Ca-oxalat zu überschreiten. Daher fällt man CaC_2O_4 am besten aus acetatgepufferter Lösung (<u>Ph.Eur.</u>).

$$Ca^{2+} + C_2O_4^{2-} \longrightarrow CaC_2O_4\downarrow$$

Die Fällung von Calciumoxalat ist eine wichtige Methode zur Abtrennung des Ca(II) von Mg^{2+}.
- Ca^{2+}-Ionen bilden mit Hexacyanoferrat(II) in essigsaurer Lösung und in Ggw. von Ammoniumsalzen einen <u>weißen</u> Nd. von $(NH_4)_2Ca[Fe(CN)_6]$, der sich in stark saurem Milieu wieder löst. Sr^{2+} und Ba^{2+} stören nicht, jedoch gibt Mg^{2+} eine ähnliche Fällung (<u>DAB 9</u>).

$$Ca^{2+} + 2 NH_4^+ + [Fe(CN)_6]^{4-} \longrightarrow Ca(NH_4)_2[Fe(CN)_6]\downarrow$$

3) <u>Nachweis mit Glyoxalbishydroxyanil (DAB 9)</u>
Glyoxalbishydroxyanil bildet im alkalischen, carbonathaltigen Milieu mit Ca^{2+}-Ionen einen <u>roten</u> Chelatkomplex, der sich mit $CHCl_3$/Ethanol extrahieren läßt. Dabei werden die beiden Wassermoleküle durch EtOH als Liganden ersetzt.

[Reaktionsschema: Bis(salicylaldimin)-Ligand + Ca²⁺ + 2 H₂O → Ca-Chelatkomplex mit 2 H₂O]

Ba^{2+}- und Sr^{2+}-Ionen bilden analoge Komplexe, die aber mit Chloroform nicht extrahierbar sind und durch zugesetztes CO$_3^{2-}$ als Carbonate gefällt werden.

Auch andere Kationen bilden ähnliche Komplexe, jedoch sind die Chelate meist in Wasser schwerlöslich und nicht mit CHCl$_3$ extrahierbar. Cd(II), Cu(II), Ni(II) und Co(II) werden am besten in einer alkal. Lösung mit KCN maskiert.
Von den Anionen stören Oxalat, Citrat, Tartrat und Borat.

Als Monographien wurden u.a. in das DAB 9 aufgenommen:
- Calciumcarbonat (Komm. DAB 9, Bd. II, S. 1061)
- Calciumchlorid (Komm. DAB 9, Bd. II, S. 1063)
- Calciumgluconat (Komm. DAB 9, Bd. II, S. 1067)
- Calciumhydrogenphosphat (Komm. DAB 9, Bd. II, S. 1071)
- Calciumsulfat-Hemihydrat (Komm. DAB 9, Bd. II, S. 1081)
sowie einige weitere Ca-Salze organischer Säuren.

Zur Grenzprüfung auf Calcium vgl. Kap. 2.3.4, Seite 307.

<u>Strontium</u>
Sr-Salze ähneln in ihrem chemischen Verhalten den Ca- und Ba-Salzen, jedoch gibt es graduelle Unterschiede.
So sind SrSO$_4$ und SrCrO$_4$ leichter löslich als die entsprechenden Barium-Salze. Die Fällung von BaCrO$_4$ in acetatgepufferter Lösung kann zur Trennung von Ba und Sr genutzt werden.

SrSO$_4$ ist jedoch schwerer löslich als CaSO$_4$, so daß es aus wässr. Lösung mit einer gesätt. Lösung von Gipswasser gefällt werden kann. Demgegenüber ist SrC$_2$O$_4$ in Wasser leichter löslich als Ca-oxalat und - im Ggs. zu Ca^{2+} - tritt mit [Fe(CN)$_6$]$^{4-}$ kein Niederschlag auf.
SrCl$_2$ löst sich in einem Ethanol/Ether-Gemisch, während Sr(NO$_3$)$_2$ im Ggs. zu Ca-nitrat in EtOH/Et$_2$O schwerlöslich ist.
Weitere analytisch auswertbare Eigenschaften von Sr^{2+}-Ionen sind:

1) <u>Flammenfärbung</u>
Sr-Salze färben die nichtleuchtende Bunsenflamme intensiv <u>rot</u>. Im Spektroskop sind mehrere rote Linien bei 600 - 650 nm zu erkennen, während die charakteristische blaue Linie (460,7 nm) nur selten sichtbar wird.

2) Bildung schwerlöslicher Verbindungen
- Versetzt man eine Sr(II)-Probelösung mit einer Alkali- oder Ammoniumcarbonat-Lösung, so fällt weißes $SrCO_3$ aus, das in Säuren unter CO_2-Entwicklung löslich ist.
- Aufgrund des geringeren Löslichkeitsproduktes von $SrSO_4$ im Vergleich zu $CaSO_4$ bildet sich bei Zugabe einer gesätt. $CaSO_4$-Lösung zu einer Sr(II)-Probelösung langsam ein Nd. von weißem $SrSO_4$.

$$Sr^{2+} + CaSO_4 \longrightarrow SrSO_4 + Ca^{2+}$$

Bei Anwesenheit von Ba^{2+}-Ionen entsteht jedoch sofort eine Fällung, da $BaSO_4$ noch schwerer löslich ist als $SrSO_4$. Ba^{2+}-Ionen müssen deshalb vor dem Sr-Nachweis abgetrennt werden.

Zum basischen Aufschluß von Strontiumsulfat vgl. Kap. 1.2.6, Seite 182.

- In neutraler oder ammoniakalischer Lösung bilden Chromat-Ionen einen gelben Nd. von $SrCrO_4$, der leicht löslich in schwachen Säuren ist. Die Löslichkeit in Wasser beträgt ca. $5,9 \cdot 10^{-3}$ mol/l.
Da sich $BaCrO_4$ noch wesentlich schwerer in Wasser löst als $SrCrO_4$, müssen Ba^{2+}-Ionen vorher entfernt werden.

Barium

Barium tritt in seinen Verbindungen nur in der Oxidationsstufe "+2" auf. Seine Neigung zur Bildung von Komplexen ist gering. Schwerlösliche Bariumsalze sind das Carbonat, Chromat, Fluorid und insbesondere das Sulfat. Lösliche Ba-Salze sind toxisch.

Zum Unterschied von den entsprechenden Ca-Salzen sind $Ba(NO_3)_2$ und $BaCl_2$ in einem Ethanol/Ether-Gemisch unlöslich.

Zum Aufschluß von $BaSO_4$ vgl. Kap. 1.2.6, Seite 182.

Ba^{2+}-Ionen lassen sich nachweisen mit:

1) Flammenfärbung
Im Spektroskop sind eine Schar grüner Linien zu erkennen, von denen die bei 524,2 und 513,9 nm besonders charakteristisch sind.

2) Bildung schwerlöslicher Verbindungen
- Versetzt man eine Probelösung mit Alkali- oder Ammoniumcarbonat-Lösung, so fällt weißes, flockiges $BaCO_3$ aus, das in Salzsäure löslich ist.
$BaCO_3$ entsteht auch beim Glühen von Ba-oxalat. Die Fällung als BaC_2O_4 und anschließende Umwandlung in $BaCO_3$ kann zur gravimetrischen Bestimmung von Ba-Verbindungen herangezogen werden.
- Obgleich $BaCl_2$ in wässriger Lösung leicht löslich ist, kann es aus verhältnismäßig konzentrierten Lösungen in der Kälte mit konz. HCl als Konzentrationsniederschlag gefällt werden, der sich beim Verdünnen mit Wasser wieder auflöst.

3) Fällung als Bariumsulfat
$BaSO_4$ läßt sich aus Ba(II)-Salzlösungen mit einer gesättigten $SrSO_4$-Lösung oder Gipswasser fällen, weil das Löslichkeitsprodukt von $BaSO_4$ kleiner ist als das der übrigen Erdalkalisulfate.

$$Ba^{2+} + SrSO_4(CaSO_4) \longrightarrow BaSO_4\downarrow + Sr^{2+}(Ca^{2+})$$

Aus salzsaurer Lösung wird Bariumsulfat als feinkristalliner Nd. am besten mit verd. H_2SO_4 gefällt. $BaSO_4$ ist swl. in Wasser, HCl und HNO_3, löst sich jedoch etwas in konz. H_2SO_4. Im Ggs. zu $PbSO_4$ ist es unlöslich in konz. NaOH oder in Ammoniumtartrat-Lösungen, die beide $PbSO_4$ unter Komplexbildung lösen.

Durch seine Schwerlöslichkeit in Mineralsäuren kann $BaSO_4$ auch von anderen swl. Ba-Salzen wie $BaCO_3$, $BaSO_3$, $Ba_3(PO_4)_2$, BaF_2 und $BaCrO_4$ unterschieden werden.

4) Fällung als Bariumchromat
Sowohl $K_2Cr_2O_7$ als auch K_2CrO_4 geben in neutraler oder schwach essigsaurer, acetatgepufferter Lösung mit Ba^{2+} einen gelben Nd. von $BaCrO_4$.

$$Ba^{2+} + CrO_4^{2-} \longrightarrow BaCrO_4\downarrow$$

$$2\,Ba^{2+} + Cr_2O_7^{2-} + H_2O \longrightarrow 2\,BaCrO_4\downarrow + 2\,H^+$$

Ba-chromat ist in HCl löslich, da in salzsaurer Lösung CrO_4^{2-}-Ionen so weitgehend in $Cr_2O_7^{2-}$-Ionen übergeführt worden sind, daß die CrO_4^{2-}-Konzentration nicht mehr zur Fällung von $BaCrO_4$ ausreicht. Daher müssen auch die bei der Umsetzung mit Dichromat freigesetzten Protonen laufend aus dem Gleichgewicht entfernt werden. Dies geschieht am besten durch Abpuffern mit NaOAc/HOAc.

$SrCrO_4$ fällt nur aus alkalischen Lösungen, da es löslicher als $BaCrO_4$ ist. Bei einem pH-Wert < 7 wird das Löslichkeitsprodukt von Sr-chromat nicht mehr erreicht.
Deshalb dient die $BaCrO_4$-Fällung aus essigsaurem, acetatgepuffertem Milieu als beste Methode zur Abtrennung des Bariums von Sr^{2+}, Ca^{2+} und Mg^{2+}.

In das DAB 9 wurde
- Bariumsulfat (Komm. DAB 9, Bd. II, S. 925)
als Monographie aufgenommen.

Lithium

Hinsichtlich seiner chemischen Eigenschaften steht Lithium zwischen den Alkali- und Erdalkalielementen.
Besonders enge Verwandtschaft zeigt es zu Magnesium (Schrägbeziehung im PSE). So bildet es ein verhältnismäßig schwerlösliches Carbonat, Phosphat und Fluorid. Im Gegensatz zu Mg ist jedoch sein Hydroxid in Wasser leicht löslich.

LiCl ist - im Ggs. zu $MgCl_2$ und den Alkalichloriden - in Ethanol oder Pentanol (Amylalkohol) ebenso gut löslich wie in Wasser und kann auf diese Weise von Mg^{2+} und den Alkali-Ionen abgetrennt werden. Li-chlorid löst sich auch in einem Ethanol/Ether-Gemisch.

Zum Nachweis von Li^+-Ionen sind geeignet:

1) Flammenfärbung
Li-Salze färben die Bunsenflamme karminrot. Durch Natrium wird die Farbe verdeckt, so daß man die Flammenfärbung zweckmäßi-

gerweise durch ein Kobaltglas beobachtet. Zum spektralanalytischen Nachweis dienen die Linien bei 670,8 nm (rot) und 610,3 nm (gelborange).

2) Bildung schwerlöslicher Verbindungen
- Li^+ gibt - ähnlich wie Na^+ - mit Hexahydroxoantimonat(V) einen kristallinen Nd. von $Li[Sb(OH)_6]$, der jedoch wesentlich löslicher ist als das Natriumantimonat.
- Carbonat-Ionen ergeben mit Li^+ einen weißen Nd. von Li_2CO_3. Die Fällung bleibt in Anwesenheit von Ammoniumsalzen aus.
- Dinatriumhydrogenphosphat (Na_2HPO_4) und NaOH liefern beim Kochen einen weißen Nd. von Li_3PO_4, der leicht löslich in Säuren ist. Deshalb ist ohne den Zusatz von NaOH die Fällung nicht vollständig.

$$3\ Li^+ + HPO_4^{2-} \rightleftharpoons Li_3PO_4 + H^+$$

$$3\ Li^+ + HPO_4^{2-} + HO^- \longrightarrow Li_3PO_4\downarrow + H_2O$$

- Li-Salze geben mit einer alkalischen Fe(III)-periodat-Lösung einen gelblich-weißen Nd. wechselnder Zusammensetzung.

$$2\ Li^+ + [FeIO_6]^{2-} \longrightarrow Li_2[FeIO_6]\ (\text{oder } LiKFeIO_6)$$

NH_4^+ wird vorher durch Kochen mit KOH vertrieben, und zweiwertige Elemente müssen in der alkalischen Lösung zuvor als Oxinate abgetrennt werden. Li^+ wird dann im Filtrat nachgewiesen.

- In schwach alkalischem 95%igem Ethanol kann Li^+ auf Zusatz von 8-Hydroxychinolin (Oxin) durch eine grüne Fluoreszenz nachgewiesen werden.

Als Monographie wurde
- Lithiumcarbonat (Komm. DAB 9, Bd. II, S. 2157)
in das DAB 9 aufgenommen
Zum Nachweis von Li^+ dient DAB 9 die karminrote Flammenfärbung. Ferner wird Li_2CO_3 durch Eindampfen mit konz. HCl in LiCl umgewandelt, das - im Ggs. zu den übrigen Alkalichloriden - in 96%igem Ethanol gut löslich ist. Ein unlöslicher Rückstand ist deshalb ein Hinweis auf fremde Alkalisalze.

Natrium
(vgl. Komm. DAB 9, Bd. I, S. 104 und Komm. Ph.Eur., Bd. I/II, S. 119)

Fast alle Natriumsalze sind in Wasser leicht löslich. Daher eignen sich zu ihrem Nachweis nur wenige Fällungsreaktionen.

Im Vergleich zu den übrigen Alkalisalzen ergibt sich in bezug auf die Löslichkeit ein differentes Bild; so ist z.B. NaCl im Ggs. zu LiCl in Amylalkohol schwerlöslich, während $NaClO_4$ zum Unterschied von $KClO_4$ sich leicht in Wasser löst.

Analytisch auswertbare Eigenschaften von Na^+-Ionen sind:

1) Flammenfärbung
Na-Verbindungen erteilen der nichtleuchtenden Bunsenflamme eine intensive gelbe Farbe. Bei Betrachtung durch ein Spektroskop erscheint die Na-Linie bei 589 nm (Ph.Eur.).
Da Natrium in Spuren in fast allen Substanzen vorkommt, ist für seinen spektralanalytischen Nachweis wichtig, daß die Flamme anhaltend intensiv gelb aufleuchtet.

2) Bildung schwerlöslicher Verbindungen
- Na^+-Ionen bilden in alkal. Lösung nach Zugabe von Kaliumhexahydroxoantimonat(V) einen weißen, kristallinen Nd. von $Na[Sb(OH)_6]$. Durch vorherigen Zusatz von K_2CO_3, wobei keine Fällung auftreten darf, wird die Anwesenheit anderer Kationen ausgeschlossen (DAB 9, Ph.Eur.).

$$Na^+ + K[Sb(OH)_6] \longrightarrow Na[Sb(OH)_6]\downarrow + K^+$$

- Wird die Lösung eines Na-Salzes, falls erforderlich nach Ansäuern mit Essigsäure und anschließendem Filtrieren, mit Magnesiumuranylacetat versetzt, so entsteht ein gelber Nd. von Natriummagnesiumuranylacetat.

$$Na^+ + 3\ UO_2^{2+} + Mg^{2+} + 9\ CH_3COO^- + 9\ H_2O \longrightarrow$$

$$NaMg(UO_2)_3(CH_3COO)_9 \cdot 9\ H_2O\downarrow$$

Mg kann in solchen Tripelsalzen auch durch Co^{2+} oder Zn^{2+} ersetzt werden. Natriumzinkuranylacetat ergibt in essigsaurem Milieu einen gelben und Natriumcobalturanylacetat einen orangefarbenen Niederschlag (Ph.Eur.).
- Na^+-Ionen geben in der Kälte mit racemischer α-Methoxyphenylessigsäure einen voluminösen weißen Nd. von

$$[C_6H_5CH(OCH_3)COONa \cdot C_6H_5CH(OCH_3)COOH].$$

Dieses Reagenz ist wesentlich selektiver für Na^+-Ionen als Zink- oder Magnesiumuranylacetat. Li^+-, K^+-, NH_4^+- und Mg^{2+}-Ionen werden toleriert (DAB 9).
Der Nd. löst sich nach Zusatz von NH_3-Lösung und tritt bei der nachfolgenden Zugabe von $(NH_4)_2CO_3$-Lösung nicht wieder auf.

An Natrium-Verbindungen wurden u.a. in das DAB 9 als Monographien aufgenommen:
- Natriumbromid (Komm. DAB 9, Bd. III, S. 2429)
- Natriumcarbonat (Komm. DAB 9, Bd. III, S. 2435)
- Natriumchlorid (Komm. DAB 9, Bd. III, S. 2442)
- Natriumdihydrogenphosphat (Komm. DAB 9, Bd. III, S. 2452)
- Natriumfluorid (Komm. DAB 9, Bd. III, S. 2462)
- Natriumhydrogencarbonat (Komm. DAB 9, Bd. III, S. 2466)
- Natriumiodid (Komm. DAB 9, Bd. III, S. 2469)
- Natriumsulfat (Komm. DAB 9, Bd. III, S. 2498)
- Natriumtetraborat (Komm. DAB 9, Bd. III, S. 2503)
- Natriumthiosulfat (Komm. DAB 9, Bd. III, S. 2507)
sowie zahlreiche weitere Natriumsalze organischer Säuren.

Kalium
(vgl. Komm. DAB 9, Bd. I, S. 103 und Komm. Ph.Eur., Bd. I/II, S. 118)

Kaliumsalze sind häufig schwerer löslich als die entsprechenden Natriumsalze und enthalten meistens kein Kristallwasser.
Die aufgelisteten K^+-Nachweise werden auch von NH_4^+, Cs^+, Rb^+ und teilweise auch von Tl^+ gegeben. Ammoniumionen sind deshalb vor der Prüfung auf K^+ durch Abrauchen zu entfernen.

Zur Identifizierung von Kalium-Ionen sind folgende Eigenschaften und Reaktionen geeignet:

1) Flammenfärbung
Kaliumsalze färben nach Befeuchten mit Salzsäure die nichtleuchtende Bunsenflamme violett (Ph.Eur.).
Die charakteristischen Spektrallinien des Kaliums liegen bei 768,2 nm (rot) und 404,4 nm (violett).
Geringe Mengen an Natrium verdecken die Kaliumfarbe, so daß man dann die Flammenfärbung durch ein Kobaltglas beobachten muß.
Der K^+-Nachweis durch Flammenfärbung kann nur als Vorprobe gelten. K^+-Ionen werden endgültig durch die folgenden Reaktionen nachgewiesen:

2) Bildung schwerlöslicher Verbindungen
- Die K^+-Ionen enthaltende Lösung wird nacheinander mit Na_2CO_3 und Na_2S-Lösung versetzt. Es darf kein Nd. auftreten, wodurch die Anwesenheit von Erdalkali- und Schwermetallionen ausgeschlossen ist.
Danach gibt man Weinsäure (bzw. $NaH(C_4H_4O_6)$ oder eine Mischung Weinsäure/NaOAc) hinzu. Es bildet sich swl., weißes Kaliumhydrogentartrat (DAB 9, Ph.Eur.).
Kaliumhydrogentartrat ist sowohl in Säuren als auch in Laugen leicht löslich. Der günstigste Bereich zur Fällung liegt bei pH 3,4 - 3,6. Ammoniumsalze müssen vorher durch Abrauchen entfernt werden.
- K^+-Ionen bilden in neutraler bis essigsaurer Lösung mit $Na_3[Co(NO_2)_6]$ einen zitronengelben Nd., dessen Zusammensetzung in Abhängigkeit von den Konzentrationsverhältnissen von $K_3[Co(NO_2)_6]$, $K_2Na[Co(NO_2)_6]$ bis $KNa_2[Co(NO_2)_6]$ schwanken kann. NH_4^+-Ionen stören den Nachweis durch Bildung einer ähnlichen Fällung (DAB 9, Ph.Eur.).

$$2 K^+ + Na^+ + [Co(NO_2)_6]^{3-} \longrightarrow K_2Na[Co(NO_2)_6]$$

- In schwach salzsaurer Lösung geben K^+-Ionen mit Perchloraten (ClO_4^-) in der Kälte einen weißen Nd. von Kaliumperchlorat ($KClO_4$).
Außer $KClO_4$, $RbClO_4$ und $CsClO_4$ sind nur noch die Perchlorate einiger Amminkomplexe des Ni und Zn schwerlöslich. Letztere sind jedoch nur in ammoniakalischer Lösung beständig, so daß die Fällung von $KClO_4$ aus schwach saurer Lösung recht spezifisch ist.
Diese Fällung eignet sich besonders gut zur Trennung von Na^+ und K^+.
- Versetzt man eine K^+-Probelösung mit Hexachloroplatinat(IV)-säure, $H_2[PtCl_6]$, so kristallisiert das zitrongelbe Kaliumsalz aus. Beim Verglühen entsteht metallisches Platin.

$$2 K^+ + [PtCl_6]^{2-} \longrightarrow K_2[PtCl_6]\downarrow \xrightarrow{Hitze} Pt + 2 KCl + 2 Cl_2\uparrow$$

- Aus schwach essigsaurer Lösung kann Kalium mit einer Lösung von Cu(II)-acetat/Pb(II)-acetat/$NaNO_2$ als schwarzes bis dunkelbraunes Tripelsalz gefällt werden.

$$2 K^+ + Cu^{2+} + Pb^{2+} + 6 NO_2^- \longrightarrow K_2CuPb(NO_2)_6\downarrow$$

- Natriumtetraphenylborat (<u>Kalignost</u>) fällt aus neutraler oder essigsaurer Lösung einen <u>weißen</u> Nd. von K[B(C$_6$H$_5$)$_4$].

An Kaliumsalzen wurden als Monographien in das DAB 9 aufgenommen:
- Kaliumbromid (Komm. DAB 9, Bd. II, S. 2029)
- Kaliumchlorid (Komm. DAB 9, Bd. II, S. 2032)
- Kaliumdihydrogenphosphat (Komm. DAB 9, Bd. II, S. 2037)
- Kaliumhydrogencarbonat (Komm. DAB 9, Bd. II, S. 2039)
- Kaliumiodid (Komm. DAB 9, Bd. II, S. 2042)
- Kaliummonohydrogenphosphat (Komm. DAB 9, Bd. II, S. 2049)
- Kaliumpermanganat (Komm. DAB 9, Bd. II, S. 2051).

Zur Grenzprüfung auf Kalium vgl. Kap. 2.3.4, Seite 308.

Ammoniumsalze ($NH_4^+X^-$)
(vgl. Komm. DAB 9, Bd. I, S. 96 und 97 sowie Komm. Ph.Eur., Bd. I/II, S. 113)

NH_4^+ und K^+ besitzen sehr ähnliche Ionenradien. Daher gleicht das Löslichkeitsverhalten vieler Ammoniumsalze dem der analogen Kaliumsalze. Charakteristisch für Ammoniumsalze ist jedoch ihre Flüchtigkeit und Zersetzlichkeit.
Auf das farblose NH_4^+-Ion wird entweder direkt in der Ursubstanz geprüft oder, da die Mehrzahl seiner Nachweis-Reaktionen von K^+ gestört werden, wird es aus natronalkalischer Lsg. als NH_3 vertrieben und nach Auffangen in einer Vorlage nachgewiesen.
Geeignete Reaktionen zur Identifizierung von Ammoniumsalzen sind:

1) <u>Thermolyse von Ammoniumverbindungen</u>

Ammoniumsalze zersetzen sich bei höheren Temperaturen. Salze flüchtiger Säuren verflüchtigen sich dabei vollkommen, kondensieren aber z.T. im kälteren Teil der Apparatur.

$$NH_4Cl \xrightarrow{Hitze} NH_3\uparrow + HCl\uparrow \xrightarrow{Kälte} NH_4Cl\downarrow$$

$$(NH_4)_2CO_3 \longrightarrow 2\ NH_3\uparrow + CO_2\uparrow + H_2O$$

Salze nichtflüchtiger Säuren zerfallen ebenfalls, wobei nur NH_3 und evtl. Wasser verdampfen.

$$(NH_4)H_2PO_4 \longrightarrow NH_3\uparrow + H_3PO_4$$

$$(NH_4)_2SO_4 \longrightarrow NH_3\uparrow + (NH_4)HSO_4 \ ; \ 2\ (NH_4)HSO_4 \longrightarrow (NH_4)_2S_2O_7 + H_2O$$

Erhitzt man Ammoniumnitrit, so entweicht unter Komproportionierung elementarer Stickstoff, während sich aus Ammoniumnitrat in exothermer Reaktion Distickstoffmonoxid (N_2O) bildet. Auch Ammoniumdichromat liefert bei der Thermolyse elementaren Stickstoff.

$$NH_4NO_2 \longrightarrow N_2\uparrow + 2\ H_2O \ ; \ NH_4NO_3 \longrightarrow N_2O\uparrow + 2\ H_2O$$

$$(NH_4)_2Cr_2O_7 \longrightarrow N_2\uparrow + Cr_2O_3 + 4\ H_2O$$

2) Verhalten gegenüber Basen
- NH_3 kann durch nichtflüchtige Basen aus seinen Salzen in Freiheit gesetzt werden. Die gebildeten Dämpfe können durch ihren Geruch oder durch ihre alkalische Reaktion nachgewiesen werden (DAB 9, Ph.Eur.).
Außer Alkalihydroxiden setzen auch Erdalkalihydroxide und Oxide Ammoniak frei.

$$NH_4Cl + NaOH \longrightarrow NH_3\uparrow + H_2O + NaCl$$

$$2\ NH_4Cl + MgO \longrightarrow 2\ NH_3\uparrow + H_2O + MgCl_2$$

Bei dieser Prüfung werden neben Ammoniumsalzen auch Salze von flüchtigen aliphatischen Aminen erfaßt, so daß die Reaktion nicht spezifisch für NH_4^+ ist. Die Spezifität wird erhöht, wenn die Analysensubstanz mit NaOH behandelt und das dabei freigesetzte NH_3 durch die nachfolgenden Reaktionen näher charakterisiert wird:
- Geruch
- Nebelbildung mit konz. HCl infolge Bildung von feinverteiltem NH_4Cl
- Umschlag eines Säure-Base-Indikators, z.B. durch Blaufärbung von rotem Lackmus-Papier
- Disproportionierung von Hg(I)-Salzen

$$2\ NH_3 + Hg_2^{2+} \longrightarrow Hg^0\downarrow\ (-Hg-NH_2-)^+ + NH_4^+$$

3) Bildung schwerlöslicher Verbindungen
- NH_4^+-Salze bilden nach Zugabe einer Natriumhexanitrocobaltat(III)-Lösung, $Na_3[Co(NO_2)_6]$, einen swl., gelben Nd. von $(NH_4)_2Na[Co(NO_2)_6]$ (DAB 9, Ph.Eur.).
Da Kaliumsalze eine analoge Reaktion ergeben, wird die zu prüfende Lösung zunächst durch Zusatz von MgO alkalisch gestellt und das gebildete NH_3 mit dem Luftstrom in eine mit einer HCl-Lösung gefüllte Vorlage übergetrieben. Dabei schlägt der zugesetzte Methylrot-Indikator von rot nach gelb um. Gibt man anschließend die Natriumhexanitrocobaltat(III)-Lösung hinzu, so entsteht eine gelbe Fällung.
Insgesamt laufen bei der Identitätsprüfung auf Ammoniumsalze nach DAB 9 folgende Teilreaktionen ab:

$$MgO + H_2O \rightleftharpoons Mg(OH)_2$$

$$Mg(OH)_2 + 2\ NH_4^+ \longrightarrow 2\ NH_3\uparrow + Mg^{2+} + 2\ H_2O$$

$$NH_3 + HCl \longrightarrow NH_4Cl$$

Methylrot (rot) → + NH_3 → (gelb)

$$2\ NH_4^+ + [Co(NO_2)_6]^{3-} + Na^+ \longrightarrow (NH_4)_2Na[Co(NO_2)_6]\downarrow$$

- NH_4^+ ergibt wie K^+ ein schwerlösliches Hexachloroplatinat(IV). Beim Verglühen bleibt Pt zurück.

$$(NH_4)_2[PtCl_6] \xrightarrow{Hitze} Pt\downarrow + 2\ NH_4Cl\uparrow + 2\ Cl_2\uparrow$$

4) Nachweis mit Neßlers Reagenz
NH_3 bildet mit Neßlers Reagenz, K_2HgI_4, ein schwerlösliches Iodid. Aus der zunächst gelbbraun gefärbten Lösung scheiden sich alsbald braune Flocken von Hg_2NI ab.

$$NH_3 + 2\ [HgI_4]^{2-} + 3\ HO^- \longrightarrow [Hg_2NI \cdot H_2O]\downarrow + 2\ H_2O + 7\ I^-$$

5) Bildung von Methenamin
Aus Ammoniumionen und Formaldehyd bildet sich Hexamethylentetramin (Urotropin; Methenamin).

$$4\ NH_4^+ + 6\ H_2C=O \longrightarrow (CH_2)_6N_4 + 4\ H^+ + 6\ H_2O$$

Als Monographie ist
- Ammoniumchlorid (Komm. DAB 9, Bd. II, S. 834)
in das DAB 9 aufgenommen worden.

Ammoniak-Lösung (10%)
(vgl. Komm. DAB 9, Bd. II, S. 828)

Identität:
- Mit 36%iger HCl-Lösung bilden sich weiße Nebel von NH_4Cl.
- Mit $HgCl_2$-Lösung entsteht eine Fällung von swl. $HgNH_2Cl$.

2.3.3 Identitätsreaktionen des Arzneibuches

Spezielle Identitätsreaktionen auf Aluminium, Ammonium, Arsen, Bismut, Blei, Calcium, Eisen, Kalium, Magnesium, Natrium, Quecksilber, Silber und Zink, wie sie das Europäische (Ph.Eur.) oder das Deutsche Arzneibuch (DAB 9) durchführen lassen, wurden bereits im voranstehenden Kap. 2.3.2 "Nachweis der Kationen" bei den betreffenden Substanzen beschrieben und sind mit (Ph.Eur.) bzw. (DAB 9) entsprechend gekennzeichnet.
Prüfungen auf Arsen-Verbindungen waren bereits Gegenstand der Kap. 2.2.2 und 2.2.5, und Nachweis-Reaktionen des Eisens wurden auch im Kap. 2.1.1 vorgestellt.
Grenzprüfungen auf Ammonium, Arsen, Blei in Zuckern, Calcium, Eisen, Kalium, Magnesium, Schwermetalle und Zink werden im nachfolgenden Kap. 2.3.4 behandelt.

2.3.4 Grenzprüfungen des Arzneibuches

Ammonium (NH_4^+)
(vgl. Komm. DAB 9, Bd. I, S. 118 und Komm. Ph.Eur., Bd. I/II, S. 129)

Methode A (DAB, Ph.Eur.)
Die jeweils vorgeschriebene Menge der zu analysierenden Substanz wird in Wasser gelöst, mit 8,5%iger NaOH alkalisiert und mit Neßlers Reagenz versetzt.

Eine Referenzlösung mit 1 ppm NH_4^+ wird in gleicher Weise hergestellt.
Nach 5 min darf die zu prüfende Lösung nicht stärker gelb gefärbt sein als die Vergleichslösung.

Neßlers Reagenz, eine alkal. Lösung von Kalium-tetraiodomercurat(II), $K_2[HgI_4]$, ergibt mit Spuren von Ammoniak eine rotbraune bis orange Färbung. Hierbei entsteht das Iodid der hochmolekularen Millonschen Base ($[Hg_2N]^+I^- \cdot 2\ H_2O$). Dieses besteht aus einem dreidimensionalen Netzwerk von $[Hg_2N]^+$-Ionen, in dessen Hohlräume Wassermoleküle und die entsprechenden Gegenionen eingelagert sind.

Methode B (Ph.Eur.)
Zwei Uhrgläser werden Kante auf Kante gelegt. An der inneren Fläche des oberen Uhrglases wird befeuchtetes rotes Lackmuspapier befestigt. In das untere Uhrglas wird die in der jeweiligen Monographie vorgeschriebene Menge an feingepulverter Substanz, vermischt mit $Ca(OH)_2$ und H_2O, gegeben. Das Lackmuspapier darf sich innerhalb von 15 min nicht blau färben.

Calciumhydroxid setzt aus Ammoniumsalzen die schwächere, flüchtige Base NH_3 frei, die durch die Blaufärbung von Lackmuspapier nachgewiesen wird.

$$Ca(OH)_2 + 2\ NH_4^+ \longrightarrow 2\ NH_3\uparrow + Ca^{2+} + 2\ H_2O$$

Arsen (Arsenit, Arsenat)

Zur Grenzprüfung auf Arsenverbindungen vgl. Kap. 2.2.5, Seite 233.

Blei in Zuckern
(vgl. Komm. DAB 9, Bd. I, S. 128 und Komm. Ph.Eur., Bd. I/II, S. 132)

Ph.Eur. läßt z.B. bei Glucose (vgl. Komm. Ph.Eur., Bd. I/II, S. 704) eine Grenzprüfung auf Blei durchführen. Um die Zerstörung größerer Mengen an organischem Material zu vermeiden, erfolgt der Nachweis des Bleis [als Pb(II)] mit Dithizon (Diphenylthiocarbazon) (vgl. hierzu auch Seite 265).
Bei der Prüfung entstehen Pb-Dithizon-Chelatkomplexe, die mit Chloroform oder CCl_4 extrahierbar sind. Unter bestimmten Analysenbedingungen (pH-Wert, Zusatz weiterer Komplexbildner zur Maskierung anderer Schwermetalle) ist eine gewisse Selektivität für Pb zu erzielen.
Zunächst wird die Probelösung mit HCl behandelt, damit sämtliches Blei als Pb(II) gelöst vorliegt. Danach stellt man mit einer NH_3- und Ammoniumcitrat-Lösung alkalisch und fügt eine KCN-Lösung hinzu, wodurch andere Schwermetallionen infolge Komplexbildung bei der nachfolgenden Extraktion in der wäßr. Phase verbleiben. Anschließend wird mit einer (grüngefärbten) Dithizon-Lösung in $CHCl_3$ extrahiert. Dabei werden Pb^{2+}-Ionen als Dithizon-Chelat ausgeschüttelt und färben die org. Phase purpurfarben bis blau.
Zur Erhöhung der Selektivität wird dann das im Chloroform gelöste Bleidithizonat mit einer HNO_3-Lösung zerstört, wobei

Pb(II) in die wäßr., salpetersaure Phase übergeht. Diese wird durch Zugabe einer NH$_3$/Ammoniumcitrat-Lösung wieder alkalisch gestellt und zur Maskierung evtl. verschleppter Schwermetallionen erneut mit einer KCN-Lösung versetzt. Anschließend wird mit einer Dithizon/CHCl$_3$-Lösung extrahiert. Die danach vorliegende CHCl$_3$-Phase dient zum Farbvergleich mit einer Referenzlösung (mit 10 ppm Pb), die unter den gleichen Bedingungen hergestellt wurde.

Da Blei als Spurenelement ubiquitär vorkommt, müssen alle verwendeten Reagenzien bleifrei sein, und die benutzten Geräte müssen vorher sorgfältig gereinigt werden. Trotzdem wird die Prüfung häufig positiv ausfallen, und einen Hinweis auf einen zu hohen Bleigehalt liefert erst der Farbvergleich mit einer Referenzlösung.

Die Grenzprüfung auf Blei in Zuckern nach DAB 9 erfolgt durch Atomabsorptionsspektrophotometrie (AAS) (vgl. Bd. II, Kap. 11.7).

Hierzu wird die essigsaure Lösung der zu prüfenden Substanz mit Ammoniumpyrrolidincarbodithionat-Reagenz versetzt und mit Isobutylmethylketon extrahiert. Vergleichslösungen mit 0,25, 0,50 und 0,75 ppm Blei werden in analoger Weise hergestellt. Prüf- und Vergleichslösungen werden bei 283,3 nm mittels AAS getestet. Die zu prüfende Substanz darf, sofern in den Monographien nichts anderes vorgeschrieben wird, nicht mehr als 0,5 ppm Pb enthalten. Pb-Konzentrationen von 1 - 10 ppm Blei werden durch die Prüfung auf Schwermetallionen (Methode E) (vgl. Seite 311) erfaßt.

Viele Schwermetallionen bilden mit N.N-Dialkyldithiocarbaminaten (DDTC) schwerlösliche, jedoch meist lichtempfindliche Salze der allg. Zusammensetzung [Me(DDTC)$_2$], die sich mit organischen Lösungsmitteln extrahieren lassen.

$$Pb^{2+} + 2\ (R_2N\text{-}CSS^-)(NH_4^+) \longrightarrow [Pb(SSC\text{-}NR_2)_2] + 2\ NH_4^+$$

In analoger Weise läßt DAB 9 auch die Bestimmung von Nickel in Polyolen (vgl. Komm. DAB 9, Bd. I, S. 130) mit Hilfe der AAS durchführen, lediglich die Messung der Absorption erfolgt bei 232,0 nm.

Calcium
(vgl. Komm. DAB 9, Bd. I, S. 120 und Komm. Ph.Eur., Bd. I/II, S. 133)

- 0,2 ml einer ethanolischen Ca-Lösung mit 100 ppm werden mit 1 ml (NH$_4$)$_2$C$_2$O$_4$-Lösung versetzt. Nach 1 min gibt man 1 ml HOAc (12%ig) und 15 ml der Probelösung hinzu.
Die Referenzlösung besteht aus 10 ml Ca-Lösung mit 10 ppm Ca.

Nach 15 min darf die zu prüfende Lösung nicht stärker getrübt sein als die Vergleichslösung.

Die primär aus Calciumacetat und Ammoniumoxalat erzeugten Impfkristalle von Calciumoxalat sollen in der anschließend hinzugefügten Prüf- bzw. Vergleichslösung CaC$_2$O$_4$-Teilchen gleicher Größe induzieren, da der zum Vergleich herangezogene Trübungsgrad der Lösungen von der Zahl und der Größe der gebildeten Teilchen abhängt. Beide Parameter werden von der Anwesenheit von Impfkristallen und Fremdelektrolyten sowie von äußeren Faktoren (pH-Wert, Temperatur, Reihenfolge und Geschwindigkeit der Reagenzienzugabe) beeinflußt. Ferner sind alle für die Grenzprüfung auf Calcium verwendeten Lösungen mit destilliertem Wasser herzustellen (vgl. hierzu auch S. 238).

Eisen
(vgl. Komm. DAB 9, Bd. I, S. 127 und Komm. Ph.Eur., Bd. I/II, S. 134)

Methode A (Ph.Eur.)
Eine entsprechend der jeweiligen Monographie hergestellte Fe-Salzlösung wird mit verd. HCl und Bromwasser versetzt. Nach 5 min wird der Bromüberschuß durch Einleiten eines Luftstromes entfernt und Kaliumthiocyanat-Lösung hinzugefügt.

Eine Vergleichslösung mit 2 ppm Fe wird in analoger Weise hergestellt.
Nach 5 min darf die zu untersuchende Lösung nicht stärker rot gefärbt sein als die Referenzlösung.

Die vorherige Oxidation mit Bromwasser wird durchgeführt, damit alles Eisen als Fe(III) vorliegt, das anschließend mit überschüssigem Thiocyanat als tiefrot gefärbtes, lösliches $[Fe(SCN)_3(H_2O)_3]$ nachgewiesen wird (vgl. auch Seite 198).

Methode B (DAB 9, Ph.Eur.)
Die vorgeschriebene Menge Substanz wird in Wasser gelöst. Anschließend werden Citronensäure-Lösung und Thioglycolsäure hinzugefügt, mit NH_3 ammoniakalisch gemacht und mit Wasser verdünnt.
Eine Vergleichslösung mit 1 ppm Fe wird in analoger Weise hergestellt.
Nach 5 min darf die zu untersuchende Lösung nicht stärker rosa gefärbt sein als die Referenzlösung.

Thioglycolat-Ionen reagieren in ammoniakalischer Lösung mit Fe^{2+}-Ionen zu einem purpurroten, komplexen Anion der Zusammensetzung $[Fe(SCH_2COO)_2]^{2-}$. Fe(III) bildet einen ähnlichen Komplex; wahrscheinlich erfolgt hierbei aber durch das zugesetzte Thioglycolat zunächst eine Reduktion von Fe^{3+} zu Fe(II) (vgl. auch Seite 284).
Die Pufferung mit Citronensäure soll das Ausfallen von Metallhydroxiden verhindern.
Ni(II) gibt eine vergleichbare, aber deutlich schwächere Färbung, während Co(II) gelb bis rot gefärbte Komplexe bildet.

Kalium
(vgl. Komm. DAB 9, Bd. I, S. 129 und Komm. Ph.Eur., Bd. I/II, S. 135)

Methode A (DAB)
10 ml der jeweiligen Kalium-Salzlösung werden mit 2 ml einer 1%igen Lösung von Natriumtetraphenylborat versetzt.
Eine Referenzlösung mit 20 ppm Kalium wird in gleicher Weise hergestellt.
Nach 5 min darf die zu prüfende Lösung nicht stärker getrübt sein als die Referenzlösung.

Das Anion der Tetraphenylborwasserstoffsäure, $H[B(C_6H_5)_4]$, bildet mit Kalium-Ionen einen schwerlöslichen, kristallinen Nd. von <u>Kaliumtetraphenylborat</u>, der auch zur gravimetrischen Kalium-Bestimmung geeignet ist. Eine ähnliche Fällung ergeben Ammonium-Ionen, während Li^+ und Na^+ selbst in großem Überschuß nicht stören.
Störende zweiwertige Kationen lassen sich mit Na-EDTA und dreiwertige durch F^--Ionen maskieren.

<u>Methode B</u> (Ph.Eur.)
10 ml der nach Monographieangaben hergestellten Lösung werden mit HOAc gegen Lackmuspapier angesäuert. Anschließend werden unter Umschütteln 1 ml einer Kalium-Standardlösung (20 ppm K), 1 ml <u>Natriumhexanitrocobaltat(III)</u>-Lösung und 25 ml EtOH hinzugegeben.
Eine Vergleichslösung mit 20 ppm Kalium wird in gleicher Weise hergestellt.
Nach 5 min darf die zu untersuchende Lösung nicht stärker getrübt sein als die Referenzlösung.

Aus den bereits bei der Grenzprüfung auf Calcium (vgl. Seite 307) genannten Gründen werden aus K_2SO_4 und $Na_3[Co(NO_2)_6]$ zunächst <u>Impfkristalle</u> des zitronengelben $K_2Na[Co(NO_2)_6]$ erzeugt. Danach erst fügt man die Prüf- bzw. Vergleichslösung hinzu. Der Ethanol-Zusatz beschleunigt die Fällung des swl. Kaliumsalzes und erhöht die Empfindlichkeit sowie die Reproduzierbarkeit des Nachweises.

<u>Magnesium</u>
(vgl. Komm. DAB 9, Bd. I, Seite 122)

- 10 ml der vorgeschriebenen Probelösung werden mit Tetraborat versetzt und mit HCl bzw. NaOH auf pH 8,8 - 9,2 eingestellt. Dann gibt man 5 ml einer 0,1%igen <u>Hydroxychinolin</u>-Lösung in Chloroform hinzu. Nach 1 min werden die Phasen getrennt. Zur wässrigen Phase fügt man n-Butylamin und Triethanolamin hinzu und stellt ggf. einen pH-Wert von 10,5 - 11,5 ein. Danach wird mit 4 ml obiger Hydroxychinolin-Lösung extrahiert. Nach Trennung der beiden Schichten wird die untere, org. Phase zur Prüfung verwendet.
Eine Referenzlösung mit 10 ppm Mg wird in analoger Weise behandelt.
Die zu prüfende Lösung darf nicht stärker gefärbt sein als die Vergleichslösung.

Zur spezifischen Bestimmung von Mg^{2+}-Ionen neben anderen Elementen hat sich die Extraktion mit 8-Hydroxychinolin/n-Butylamin bewährt (vgl. Seite 294).
Mg^{2+}-Ionen bilden mit <u>8-Hydroxychinolin (Oxin)</u> einen swl. Chelatkomplex $[Mg(Ox)_2 \cdot 2 H_2O]$, der in unpolaren org. Lösungsmitteln wie z.B. $CHCl_3$ unlöslich und somit nicht extrahierbar ist. Setzt man jedoch dem Zweiphasensystem Wasser/Chloroform ein aliphatisches Amin (z.B. n-Butylamin) als Lösungsvermittler hinzu, so geht das Mg-oxinat im pH-Bereich von 10,5 - 13,6 quant. in die $CHCl_3$-Phase über. Wahrscheinlich bildet sich dabei ein extrahierfähiger Komplex der Zusammensetzung $RNH_3^+[Mg(Ox)_3]^-$ (Ox = Oxinat).

Die Ionen der Alkali- und Erdalkalielemente stören nicht. Eine Reihe von Schwermetallionen werden durch die vorherige Extraktion bei pH 9 entfernt oder durch die Komplexbildung mit Triethanolamin maskiert.

Schwermetalle
(vgl. Komm. DAB 9, Bd. I, S. 123 und Komm. Ph.Eur., Bd. I/II, S. 137)
Verunreinigungen durch Schwermetallionen können z.B. bei der Synthese eines Arzneimittels durch die verwendeten Reagenzien oder Katalysatoren eingeschleppt bzw. aus den Reaktionsgefäßen herausgelöst werden; sie können aber auch aus der Umwelt stammen. Aufgrund ihrer hohen Toxizität muß der Schwermetallgehalt eines Arzneistoffes begrenzt werden. Der Nachweis von Schwermetallionen gehört deshalb zu den wichtigsten Reinheitsprüfungen der Arzneimittelanalytik.
Leitsubstanz der Prüfung ist Blei, das als Pb(II) bei pH 3,5 mit Thioacetamid in schwarzes PbS übergeführt wird. Die Grenzprüfung fällt auch positiv aus bei Anwesenheit von Ag-, Hg-, Cu- und Co-Verbindungen, während Fe, Ni, As, Cd und Se nicht erfaßt werden und in gesonderten Prüfungen nachzuweisen sind.
DAB 9 und Ph.Eur. lassen die Grenzprüfung auf Schwermetalle nach fünf verschiedenen Verfahren durchführen:

Methode A
12 ml der zu untersuchenden wässr. Lösung werden mit 2 ml Acetatpuffer von pH 3,5 und 1,2 ml Thioacetamid-Reagenz versetzt.

Welche Referenzlösung, die 1 oder 2 ppm Pb enthalten kann, zu verwenden ist, wird in der jeweiligen Monographie vorgeschrieben.
Nach 2 min darf die zu prüfende Lösung nicht stärker braun gefärbt sein als die Vergleichslösung.

Methode B
Die zu untersuchende Substanz wird in einem mit Wasser mischbaren org. Lösungsmittel (Dioxan oder Aceton) mit einem Mindestwassergehalt von 15% gelöst und wie unter Methode A beschrieben analysiert.

Der Nachweis der Schwermetalle erfolgt mit Sulfid-Ionen, die durch die Hydrolyse von Thioacetamid gebildet werden (vgl. auch Seite 241). Die entstehenden Schwermetallsulfide bleiben jedoch im vorgegebenen Konzentrationsbereich kolloidal gelöst und führen lediglich zu einer Farbänderung der Lösung. Erst bei hohen Schwermetallgehalten treten Trübungen oder Fällungen auf.
Da die Verteilung der dispersen Phase und die Stabilität der Suspension stark vom pH-Wert abhängen, arbeitet man bei beiden Methoden in einer acetatgepufferten Lösung.

Methode C
Die jeweils vorgeschriebene Menge Substanz wird in einem Porzellantiegel mit einer 25%igen schwefelsauren $MgSO_4$-Lösung bis zur Trockne eingedampft und die Temperatur bis zum Veraschen der Substanz gesteigert. Man glüht so lange, bis sich ein weißer bis schwach grauer Rückstand gebildet hat; die

Glühtemperatur sollte 800 °C nicht übersteigen. Der Vorgang wird nach Zugabe einiger Tr. 10%iger H_2SO_4 wiederholt, wobei die gesamte Glühzeit 2 h nicht übersteigen sollte. Der Rückstand wird in 7%iger HCl gelöst und mit NH_3-Lösung gegen Phenolphthalein ammoniakalisch gestellt. Anschließend wird mit 98%iger Essigsäure versetzt, und 12 ml der erhaltenen Lösung werden wie unter Methode A beschrieben analysiert.

Methode D
Die vorgeschriebene Menge an Substanz wird mit 0,5 g MgO gemischt und bei schwacher Rotglut verascht. Wenn nach 30 min langem Veraschen das Gemisch gefärbt bleibt, wird die Mischung erkalten lassen, mit einem dünnen Glasstab gut vermischt und erneut verascht. Dieser Vorgang kann ggf. wiederholt werden. Etwa 1 h lang wird auf 800 °C erhitzt, und die Asche wird wie unter Methode C beschrieben weiter bearbeitet.

Schwermetalle können durch größere org. Moleküle adsorbiert und so ihrem Nachweis entzogen werden. Vor der Grenzprüfung auf Schwermetalle ist deshalb bei zahlreichen org. Substanzen eine Veraschung notwendig. Die bisher in solchen Fällen durchgeführte Bestimmung der Schwermetalle aus der Sulfatasche hat Nachteile, weil einige Schwermetallsulfate wie z.B. $PbSO_4$ bei den angewandten Veraschungstemperaturen merklich flüchtig sind. Daher wurden in das DAB 9 zwei neue Verfahren aufgenommen:
- Veraschung mit Magnesiumsulfat/Schwefelsäure bei T < 800 °C und
- Veraschung mit Magnesiumoxid bei T = 800 °C
wobei Methode D allgemeiner anwendbar, jedoch unempfindlicher als Methode C ist.
Um den Eigengehalt der verwendeten Zusätze an Schwermetallionen zu berücksichtigen, schreibt DAB 9 für die Referenzlösung die gleiche Veraschungsmethode vor wie für die zu prüfende Lösung.

Methode E
Die untere Nachweisgrenze für Schwermetalle nach Methode A liegt bei 10 ppm. Die Empfindlichkeit des Nachweises kann auf etwa 0,5 - 5 ppm gesteigert werden, wenn man nicht die Farbtiefe der bei pH 3,5 mit Thioacetamid erzeugten Färbung kolloidal gelöster Schwermetallsulfide zur Beurteilung heranzieht, sondern den farbigen Fleck auswertet, der nach der Filtration der Probe in einer speziellen Filtriervorrichtung durch ein Membranfilter zurückbleibt.
Darüber hinaus schreibt das DAB 9 zur Grenzprüfung auf Schwermetalle (Blei) in Zuckern auch die Atomabsorptionsspektrophotometrie vor (vgl. Bd. II, Kap. 11.7).

Zink
(vgl. Komm. Ph.Eur., Bd. I/II, S. 140)

Eine wässr. Zink-Salzlösung wird mit Kaliumhexacyanoferrat(II)-Lösung versetzt.
Die essigsaure Standardlösung enthält 10 ppm Zn.
Nach 30 sec darf die zu untersuchende Lösung nicht stärker getrübt sein als die Referenzlösung.

Aus Zn(II) und $K_4[Fe(CN)_6]$ bildet sich ein in verd. Säuren schwerlöslicher, _weißer_ Nd. von $K_2Zn_3[Fe(CN)_6]_2$.

Zur Prüfung auf Zink in _Insulin_ wird die Atomabsorptionsspektrophotometrie vorgeschrieben (vgl. Bd. II, Kap. 11.7).

3. ORGANISCHE BESTANDTEILE

3.1 Elemente in organischen Verbindungen
(vgl. auch Kap. 2.1.1, Seite 184)

3.1.1 Nachweise

Kohlenstoff

Beim Erhitzen oder Glühen org. Substanzen tritt der Kohlenstoff infolge Verkohlen oder Verbrennen unter Rußbildung vielfach elementar auf. Diese Vorprobe versagt bei unzersetzt flüchtigen, hochschmelzenden oder kohlenstoffarmen Verbindungen.
Deshalb wird man zum generellen und sicheren Nachweis von "C" die Substanz im Gemisch mit CuO verbrennen und Kohlenstoff über sein Oxidationsprodukt (CO_2) bestimmen. Das gebildete, farb- und geruchlose Kohlendioxid gibt z.B. beim Einleiten in Barytwasser die übliche Fällung von $BaCO_3$.

$$\text{"C"} + 2\ CuO \longrightarrow 2\ Cu + CO_2\uparrow$$

$$CO_2 + Ba(OH)_2 \longrightarrow BaCO_3\downarrow + H_2O$$

Wasserstoff

Der Nachweis des Wasserstoffs in org. Verbindungen erfolgt in der gleichen Weise durch Oxidation mit CuO.

$$\text{"2 H"} + CuO \longrightarrow Cu + H_2O$$

Das gebildete Wasser, das an den kälteren Teilen des Reagenzglases kondensiert, kann anschließend durch die Umsetzung mit weiteren Reagenzien näher identifiziert werden. Hierfür eignen sich beispielsweise (MC-Frage Nr. 423):
- Karl-Fischer-Lösung: $SO_2 + I_2 + 2\ H_2O \longrightarrow H_2SO_4 + 2\ HI$
- Grignard-Reagenzien: $CH_3MgI + H_2O \longrightarrow CH_4\uparrow + Mg(OH)I$
- Lithiumaluminiumhydrid: $LiAlH_4 + 4\ H_2O \longrightarrow Al(OH)_3 + LiOH + 4\ H_2\uparrow$
- Calciumcarbid: $CaC_2 + 2\ H_2O \longrightarrow C_2H_2\uparrow + Ca(OH)_2$

u.a.

Stickstoff

- Einige stickstoffhaltige Verbindungen spalten beim Erhitzen mit Kalkwasser oder einem Gemisch von NaOH/CaO Ammoniak ab, das an seinem charakteristischen Geruch oder mit Indikator-Papier nachgewiesen werden kann. Diese Methode ist jedoch nicht allgemein anwendbar.

- Lassaigne-Methode: Hierzu erhitzt man die Substanz in einem Glührohrchen mit metallischem Natrium. Nach dem Aufschluß der stickstoffhaltigen, schwefelfreien org. Verbindung liegt der Stickstoff als Natriumcyanid (NaCN) vor und kann z.B. durch die "Berliner Blau-Reaktion" nachgewiesen werden.

Dazu zersetzt man die Aufschlußmasse mit Wasser, filtriert und kocht das alkal. Filtrat mit FeSO$_4$. Das entstandene Natriumhexacyanoferrat(II) bildet anschließend nach Ansäuern mit verd. HCl mit Fe(III)-Ionen "unlösliches Berliner Blau".

"C,N" + Na $\longrightarrow$ NaCN

$$Fe^{2+} + 6\ CN^- \longrightarrow [Fe(CN)_6]^{4-}$$

$$4\ Fe^{3+} + 3\ [Fe(CN)_6]^{4-} \longrightarrow Fe_4^{III}[Fe^{II}(CN)_6]_3 \downarrow \quad (blau)$$

Ist nur wenig Stickstoff in der Substanz enthalten, so resultiert zunächst eine blaugrüne Lösung, aus der sich erst nach längerem Stehenlassen ein blauer Nd. abscheidet.

Zur quant. Stickstoff-Bestimmung nach Kjeldahl vgl. Kap. 1.2.5, Seite 180.

Schwefel

- Lassaigne-Probe: Beim Aufschluß einer schwefelhaltigen, stickstoffreien org. Substanz mit Natrium wird organisch gebundener Schwefel in Natriumsulfid (Na$_2$S) umgewandelt.
Versetzt man das wässrige Filtrat mit Pb(OAc)$_2$/HOAc, so fällt schwarzes Bleisulfid (PbS) aus. Bei Anwesenheit von wenig Schwefel färbt sich die Lösung lediglich dunkelbraun.
Alternativ hierzu kann man in der Kälte zu einer zweiten Probe des Filtrats Natriumpentacyanonitrosylferrat(II)-Lösung hinzufügen. Bei Anwesenheit von Schwefel beobachtet man in der alkal. Lösung eine Violettfärbung durch Bildung des komplexen Na$_4$[Fe(CN)$_5$NOS].

"S" + Na $\longrightarrow$ Na$_2$S ; Na$_2$S + Pb(OAc)$_2$ $\longrightarrow$ PbS$\downarrow$ + 2 NaOAc

Na$_2$S + Na$_2$[Fe(CN)$_5$NO] $\longrightarrow$ Na$_4$[Fe(CN)$_5$NOS] (violett)

- Darüber hinaus kann eine schwefelhaltige Verbindung auch mit Zn/HCl aufgeschlossen und der gebundene Schwefel zu H$_2$S reduziert werden; anschließend wird H$_2$S als PbS nachgewiesen (vgl. Komm. DAB 9, Bd. II, S. 755 "Acetazolamid").

Zur quant. Schwefel-Bestimmung mit Hilfe der Schöniger-Methode vgl. Kap. 1.2.3, Seite 177.

Halogene

Für den qual. und quant. Nachweis von Halogenen in organischen Molekülen stehen verschiedene Methoden zur Verfügung:

- Beilstein-Probe: Hierzu erhitzt man einen ausgeglühten Kupferdraht mit einigen Körnchen der zu untersuchenden Substanz in der nichtleuchtenden Bunsenflamme.
Bei Anwesenheit von Halogenen zeigt die Flamme die charakteristische grüne bis blaugrüne Farbe der verdampfenden Cu-Halogenide.

- **Lassaigne-Probe**: Durch Aufschluß mit Natrium wird organisch gebundenes Halogen in das entsprechende Halogenid übergeführt, das anschließend im salpetersauren Filtrat der Aufschlußmasse z.B. als swl. Silbersalz nachgewiesen werden kann.

Zur Identifizierung von Fluorid, das ein lösliches Ag-Salz bildet, eignet sich die Entfärbung eines Zirkon-Alizarin-Farblackes durch Bildung des komplexen Anions $[ZrF_6]^{2-}$.

Bromide können auch durch die anschließende Oxidation mit $KMnO_4$ zu elementarem Brom und nachfolgende Umsetzung mit Fluorescein-Natrium/NH_3 zu rotem Eosin nachgewiesen werden (vgl. Komm. DAB 9, Bd. II, S. 1832 "Haloperidol").

- Organisch gebundenes Halogen läßt sich reduktiv als Halogenid durch Hydrogenolyse in Ggw. von Raney-Nickel oder in Ggw. von Zn/H_2SO_4 bzw. Zn/EtOH abspalten (vgl. Komm. DAB 9, Bd. II, S. 1091 "Carbromal").

- In zahlreichen Fällen gelingt die hydrolytische Halogenid-Abspaltung mit einer Alkalihydroxid-Lösung (vgl. Komm. DAB 9, Bd. II, S. 1178 "Chloralhydrat"), einer Alkalicarbonat- (vgl. Komm. DAB 9, Bd. II, S. 1186 "Chloramphenicol") oder Alkalihydroxid-Schmelze bzw. mit Wasser (vgl. Komm. DAB 9, Bd. II, S. 1182 "Chlorambucil").

Beim Erhitzen mit einer NaOH-Lösung spalten zahlreiche Alkylhalogenide [RCH_2Cl (Chlorambucil)] und geminale Polyhalogenide [$RCHCl_2$ (Chloramphenicol) bzw. $RCCl_3$ (Chloralhydrat, Chlorobutanol, Metrifonat)] leicht das org. gebundene Halogen als Halogenid ab, das anschließend z.B. mit $AgNO_3$-Lösung bestimmt werden kann. Die hydrolytische Abspaltung gelingt nicht bei desaktivierten Arylhalogeniden wie z.B. im Chlorbenzol-Substituenten des Haloperidol (vgl. auch MC-Frage 418).

- Zum Nachweis organisch gebundenen Fluors läßt DAB 9 die Substanz häufig oxidativ mit Chromschwefelsäure (CrO_3/H_2SO_4) aufschliessen. Es entsteht Fluorwasserstoff, der die Wände des Reagenzglases ätzt und sie somit schwer benetzbar macht (vgl. Komm. DAB 9, Bd. II., S. 945 "Bendroflumethiazid" und S. 1000, "Betamethason").

- Der oxidative Aufschluß gelingt auch mit einer alkal. H_2O_2- (vgl. Komm. DAB 9, Bd. II, S. 1838, "Halothan") oder $KMnO_4$-Lösung.

- Zum quant. Nachweis von Halogenen in org. Verbindungen mit Hilfe der Schöniger-Methode vgl. Kap. 1.2.3, Seite 176.

- Wurzschmitt-Methode: In eine Nickelbombe werden Ethylenglycol, die abgewogene Substanzmenge und Natriumperoxid eingebracht und gezündet. Das Reaktionsgemisch wird in Wasser gelöst, und Chlorid oder Bromid werden anschließend argentometrisch bestimmt. Iod, das zu Iodat oxidiert wurde, bestimmt man iodometrisch.

Raney-Nickel (vgl. Komm. DAB 9, Bd. I, S. 555)

Raney-Nickel ist eine binäre Legierung, die durch Zusammenschmelzen gleicher Teile von Aluminium und Nickel erhalten wird. Der häufig in der org. Chemie zur katalytischen Hydrierung verwendete Katalysator "Raney-Nickel" wird daraus durch Behandeln mit einer wäßr. NaOH-Lösung hergestellt, wobei Al als Aluminat in Lösung geht.

$$Al + 3\ H_2O + HO^- \longrightarrow [Al(OH)_4]^- + 3/2\ H_2\uparrow$$

Das Arzneibuch nutzt den bei dieser Reaktion entstehenden nascierenden Wasserstoff zur hydrogenolytischen Spaltung von Kohlenstoff-Halogen-Bindungen.

$$R_3C-X + "2\ H" \longrightarrow R_3C-H + HX \quad (Hydrogenolyse)$$

<u>Verwendung</u>: Zum Nachweis von Halogen-haltigen, aus dem Herstellungsprozeß stammenden Verunreinigungen in Benzoesäure, Benzylalkohol, Benzylmandelat, Glycerol und Natriumbenzoat.

<u>Ermittlung der Verhältnisformel</u>

Die Grundlage zur Aufstellung der chemischen Formel einer unbekannten organischen Substanz bilden die aus der quantitativen Elementaranalyse ermittelten Prozentzahlen der einzelnen Elemente.
Dividiert man die gefundenen Gewichtsprozente jeweils durch die Atommasse des betreffenden Elementes, so kommt man zu dem Atomverhältnis der unbekannten Verbindung. Dividiert man anschließend die errechneten Quotienten durch die kleinste erhaltene Zahl, so erhält man die <u>Verhältnisformel</u>. Das folgende Beispiel soll dies verdeutlichen:

$$C = 40,82\% : 12 = 3,40 : 1,67 = 2$$
$$H = 8,63\% : 1 = 8,63 : 1,67 = 5$$
$$N = 23,75\% : 14 = 1,69 : 1,67 = 1$$

Summe 73,20%
Differenz $O = 26,80\% : 16 = 1,67 : 1,67 = 1$

100,00%

Die einfachste Verhältnisformel für das o.a. Beispiel ist demnach: C_2H_5NO, jedoch besitzen alle Vielfache $C_{2n}H_{5n}N_nO_n$ (n = 1, 2, 3, ...) das gleiche Atomverhältnis, so daß zur weiteren Charakterisierung noch die Molmasse der Verbindung bestimmt werden muß.

<u>Berechnung von MC-Beispielen</u>

(424) Für eine organische Substanz wurde gefunden, daß sie zu 84% aus Kohlenstoff und zu 16% aus Wasserstoff besteht. Ihre Summenformel berechnet sich zu:

$$C = 84,0\% : 12 = 7$$
$$H = 16,0\% : 1 = 16$$

Summe = 100%

Die einfachste Verhältnisformel ist danach: C_7H_{16}

(425) Eine Substanz, die zu 80% aus Kohlenstoff und zu 20% aus Wasserstoff besteht, hat die Summenformel:

$C = 80,0\% : 12 = 6,67 : 6,67 = 1$
$H = 20,0\% : 1 = 20,0 : 6,67 = 3$

Daraus folgt für die Verhältnisformel: C_nH_{3n}, mit dem einfachsten Glied: C_2H_6 (Ethan).

(426) Eine Substanz, die zu 75% aus Kohlenstoff und zu 25% aus Wasserstoff besteht, hat die Summelformel C_nH_{4n} mit Methan als einfachstem Glied.

$C = 75,0\% : 12 = 6,25 : 6,25 = 1$
$H = 25,0\% : 1 = 25,0 : 6,25 = 4$

(427) Bei einer Substanz, die zu 50,05% aus Schwefel und zu 49,95% aus Sauerstoff besteht, könnte es sich um Schwefeldioxid (SO_2) handeln.

$S = 50,05\% : 32 = 1,56 : 1,56 = 1$
$O = 49,95\% : 16 = 3,12 : 1,56 = 2$

3.2 Identifizierung organischer Substanzen

Einleitung

Zustandsformen der Materie

Der Aggregatzustand charakterisiert die äußere Form, in der ein Stoff auftritt, d.h. den <u>festen</u>, <u>flüssigen</u> oder <u>gasförmigen</u> Zustand der Materie.
Beim Übergang von einer Phase in eine andere wird eine bestimmte Wärmemenge aufgenommen oder abgegeben, wobei folgende Übergänge von einem Aggregatzustand in einen anderen möglich sind:

Tab. 1.12: Phasenübergänge

Übergang	Bezeichnung	Übergangswärme
fest-flüssig	Schmelzen	Schmelzwärme
flüssig-gasförmig	Verdampfen	Verdampfungswärme
fest-gasförmig	Sublimieren	Sublimationswärme
flüssig-fest	Erstarren	Erstarrungswärme
gasförmig-flüssig	Kondensieren	Kondensationswärme
gasförmig-fest	Verfestigen (manchmal auch Sublimieren)	Verfestigungswärme

In Abb. 1.5 ist der Zusammenhang zwischen der bei Phasenumwandlungen aufgenommenen oder abgegebenen Wärmemenge und der Temperatur bzw. zwischen der Temperatur und dem zeitlichen Ablauf der Zustandsänderung graphisch dargestellt.

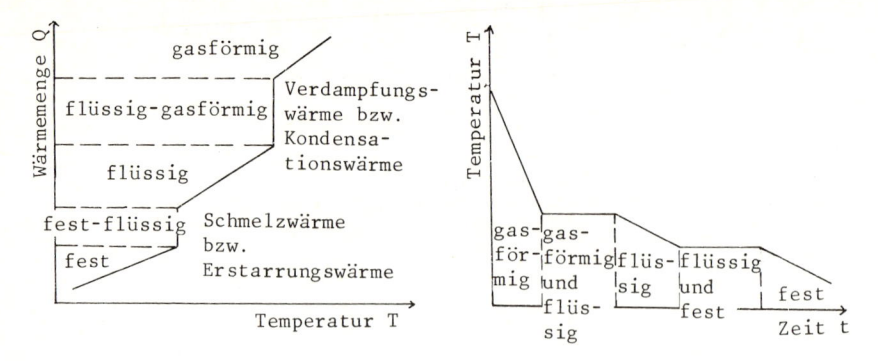

Abb. 1.5: Zusammenhang zwischen Wärmemenge und Temperatur bei
Änderung des Aggregatzustandes

Ursache für das Auftreten von Umwandlungswärmen bei der Änderung des Aggregatzustandes ist, daß sich mit diesen Phasenumwandlungen stets der Energieinhalt des betreffenden Systems ändert. Moleküle üben Anziehungskräfte, die sog. Kohäsionskräfte, aufeinander aus, deren Stärke in hohem Maße von ihrem gegenseitigen Abstand abhängt. Je mehr sich die jeweiligen Moleküle einander nähern, desto stärker sind diese Kräfte.

Im gasförmigen Zustand sind die Moleküle relativ weit voneinander entfernt, so daß die Kohäsionskräfte noch gering sind. Durch Abkühlen erhöht sich, infolge der Verringerung des mittleren Abstandes der Moleküle, die Wirkung der Kohäsionskräfte. Dabei leisten die molekularen Anziehungskräfte Arbeit, die in Form von Kondensationswärme nach außen abgegeben wird, ohne daß sich die Temperatur des Systems ändert (s. Abb. 1.5). Die Gasphase geht dabei in die energieärmere flüssige Phase über. Im umgekehrten Fall, beim Verdampfen einer Flüssigkeit, muß Wärme zugeführt werden, um gegen die molekularen Anziehungskräfte Arbeit zu verrichten. Weitere Abkühlung verringert die kinetische Energie der Flüssigkeitsmoleküle, wodurch die Temperatur weiter absinkt, bis bei einer bestimmten Temp. der Energieinhalt nochmals sprunghaft abnimmt. Das System gibt nun wieder, bei konstant bleibender Temperatur Wärme (Erstarrungswärme) nach außen ab. Die flüss. Phase geht in die energieärmere feste Phase über. Die Moleküle haben dabei ihre freie Beweglichkeit vollständig eingebüßt. Ihre Wärmebewegung besteht nur noch in elastischen Schwingungen um eine feste Ruhelage.

Festlegung der Fixpunkte

Die Fixpunkte der in der Ph.Eur. verwendeten CELSIUS-Skala sind definiert durch die Temperatur für ein Eis-Wasser-Gemisch (t = 0 °C) und für den Siedepunkt des Wassers bei Normalluftdruck (760 Torr = 1,013 bar) (t = 100 °C).
Bei der Temperaturmessung mit Hg-Thermometern ist zu berücksichtigen, daß Glas nach seiner Herstellung über einen langen Zeitraum eine Kontraktion erfährt und dies zu einem Anstieg der Anzeige bei gleicher Temperatur führt. Um diesen Fehler auszuschließen schreibt Ph.Eur. eine Korrektur der Anzeige vor.

3.2.1 Siedetemperatur ("Siedepunkt"), Siedebereich

Eine für Flüssigkeiten typische Eigenschaft ist ihre Verdampfungsfähigkeit. Die Temperatur, bei der der Dampfdruck über der Flüssigkeit gleich dem Außendruck ist, wird Siedetemperatur genannt. Siedetemperaturen werden häufig angegeben, um Flüssigkeiten zu charakterisieren.

> Am Siedepunkt erreicht die Flüssigkeit einen dem Außendruck gleichen Dampfdruck.

Nach DAB 9 werden bei Flüssigkeiten oder Flüssigkeitsgemischen folgende physikalische Daten bestimmt:

Bestimmung des Siedebereiches (vgl. Komm. Ph.Eur., Bd. I/II, S. 52)
entspricht
Destillationsbereich (vgl. Komm. DAB 9, Bd. I, S. 232)

> Der Destillationsbereich ist der auf 101,3 kPa korrigierte Temperaturbereich, innerhalb dessen die Substanz oder ein bestimmter Anteil davon unter bestimmten Bedingungen destilliert.

Unter einer (einfachen) Destillation versteht man das Verdampfen einer Flüssigkeit und die nachfolgende Kondensation des Dampfes zum Destillat.
In der Praxis beobachtet man auch bei der Destillation von einheitlichen Substanzen meistens einen Siedebereich, weil die zu prüfenden Stoffe nur selten vollkommen rein sind. Zudem streuen die ermittelten Siedetemperaturen infolge methodischer Fehler; auch Ablesefehler beeinflussen das Ergebnis.
Die Bestimmung von Destillationsbereichen wird bei einheitlichen Substanzen zu ihrer Identifizierung sowie als Reinheitsprüfung durchgeführt. Bei der Siedeanalyse läßt das Arzneibuch prüfen, ob eine definierte Substanzmenge innerhalb eines vorgegebenen Temperaturintervalls überdestilliert.
Darüber hinaus kann die Bestimmung von Destillationsbereichen bei Mehrstoffsystemen auch Aussagen über deren anteilsmäßige Zusammensetzung machen. Die Trennung von Gemischen mittels Destillation basiert dabei auf den unterschiedlichen Siedepunkten der einzelnen Komponenten, und sie gelingt um so leichter, je größer die Differenz ihrer Siedepunkte ist.
Die Methode versagt bei azeotropen Gemischen, die einen konstanten Siedepunkt aufweisen, der höher oder niedriger sein kann als der der einzelnen Komponenten.
Apparatur: Die gegenüber Ph.Eur. leicht abgewandelte Apparatur des DAB 9 (siehe Abb. 1.6) besteht aus einem Destillierkolben (A) und einem Liebig-Kühler (B), der mit einem Seitenrohr des Destillierkolbens und am unteren Ende mit einem Destilliervorstoß (C) verbunden ist.
Ein Anschütz-Thermometer wird in den Hals des Kolbens so eingeführt, daß sich das obere Ende des Quecksilbergefäßes 5 mm unterhalb des unteren Verbindungspunktes des Seitenrohres befindet. Das Thermometer ist in 0,2 $^{\circ}$C unterteilt.

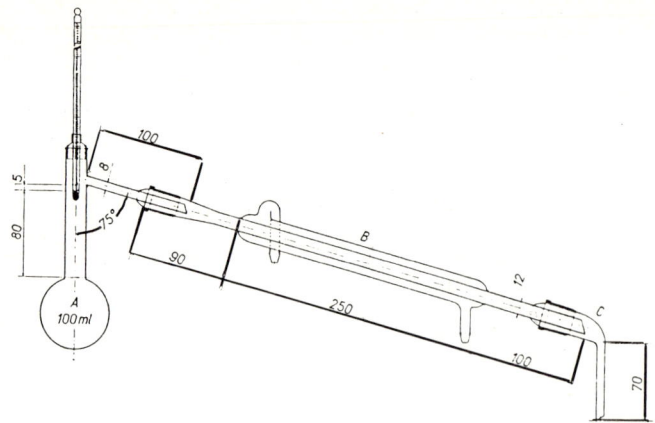

Abb. 1.6: Apparatur zur Bestimmung des Destillationsbereiches
(Längenangaben in Millimeter)

Ausführung: 50 ml der zu prüfenden Flüssigkeit werden destilliert. Nach schnellem Erhitzen zum Sieden wird die Temperatur abgelesen, bei der der erste Tropfen Destillat in den Meßzylinder fällt. Die Heizung wird nun so eingestellt, daß die Flüssigkeit mit einer konstanten Geschwindigkeit von etwa 2 - 3 ml pro Minute destilliert. Die Temperatur wird in dem Moment abgelesen, in welchem die gesamte Flüssigkeit oder ein vorgeschriebener Anteil überdestilliert ist.

Korrigierte Temperatur: Die abgelesenen Temperaturen des Siedebereiches läßt das Arzneibuch auf den Norm-Luftdruck von 760 Torr = 1013 mbar korrigieren.

Die auf den Luftdruck von 101,3 kPa korrigierte Temperatur wird nach folgender Gleichung berechnet:

$$t_1 = t_2 + k \, (101{,}3 - b)$$

t_1 = korrigierte Temperatur; t_2 = abgelesene Temperatur
k = Korrekturfaktor (vgl. Tab. 1.13)
b = Luftdruck in Kilopascal während der Bestimmung

Tab. 1.13: Temperaturkorrektur

Destillationsbereich (°C)	Korrekturfaktor (k)
bis 100	0,30
über 100 bis 140	0,34
über 140 bis 190	0,38
über 190 bis 240	0,41
über 240	0,45

Siedetemperatur (vgl. Komm. DAB 9, Bd. I, S. 233)

Die Temperatur, bei der der Dampfdruck einer Flüssigkeit dem herrschenden Atmosphärendruck entspricht, wird allg. als Siedepunkt bezeichnet. Ph.Eur. läßt diese Temperatur auf den Norm-Luftdruck von 1013 mbar = 101,3 kPa korrigieren.

> Die **Siedetemperatur** ist die korrigierte Temperatur, bei der der Dampfdruck einer Flüssigkeit 101,3 kPa erreicht.

Apparatur: Sie entspricht der zur Bestimmung des Destillationsbereiches; lediglich das Thermometer soll soweit eingeführt werden, daß sich die Quecksilberkugel auf der Höhe des Halsansatzes des Destillierkolbens befindet. Somit dürfte der gesamte Hg-Faden im Dampfraum hängen und eine Fadenkorrektur dadurch überflüssig sein.

Ausführung: 20 ml der zu prüfenden Flüssigkeit werden schnell zum Sieden gebracht. Es wird die Temperatur abgelesen, bei der die Flüssigkeit aus dem Seitenrohr in den Kühler zu fließen beginnt.

Siedetemperatur (Bestimmung des Siedepunktes)
(vgl. Komm. DAB 9, Bd. I, S. 234 und Komm. Ph.Eur., Bd. I/II, S. 49)

Apparatur (siehe Abb. 1.7): Sie besteht aus zwei koaxial miteinander verbundenen Glasrohren. Das innere dient zur Aufnahme der Substanz und des Thermometers, dessen Länge durch je drei Dornen in 60 mm und 200 mm Höhe über dem unteren Ende festgelegt ist, und das eine Gradeinteilung in 0,2 °C besitzt.

Das auf einem Drahtnetz stehende Gerät ist von einem weiteren, etwa 50 mm höher angebrachten Glasrohr umgeben. Das Gerät wird mittels Klammern an einem Laborstativ befestigt.

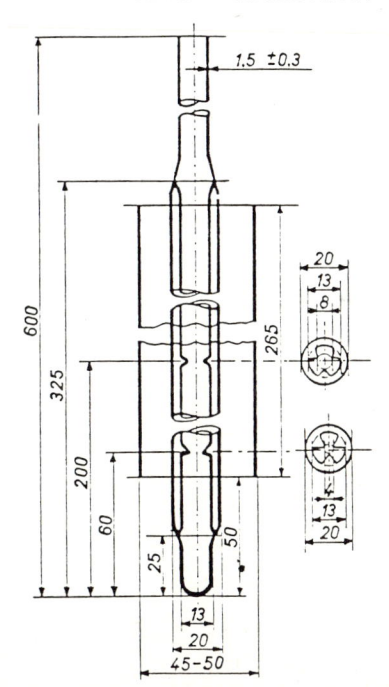

Abb. 1.7: Apparatur zur Bestimmung des Siedepunktes
(Längenangaben in Millimeter)

Ausführung: 0,5 ml der Flüssigkeit werden mit kleiner Flamme so zum Sieden erhitzt, daß die Flammenspitze gerade das Drahtnetz berührt. Die Temperatur, bei der die zurückfließende Flüssigkeit die Spitze der Quecksilbersäule erreicht, wird als Siedetemperatur abgelesen.
Mit Hilfe der beschriebenen Apparatur läßt das Arzneibuch durch ein im Dampfraum befindliches Thermometer die Temperatur bestimmen, bei der sich unter einem gegebenen Außendruck (meist Atmosphärendruck) das Phasengleichgewicht [flüssig <-> dampfförmig] zwischen aufsteigendem Dampf und herabfließendem Kondensat eingestellt hat.
Vorteil dieser Methode ist ihr geringer Substanzbedarf; außerdem entfällt eine Korrektur für den Thermometerfaden.

Bestimmung von Wasser durch (azeotrope) Destillation
(vgl. Komm. DAB 9, Bd. I, S. 235 und Komm. Ph.Eur., Bd. I/II, S. 99)

Azeotrope Gemische: Jeder Stoff besitzt im festen oder flüssigen Aggregatzustand einen bestimmten Dampfdruck (p), dessen Temperaturabhängigkeit durch die Dampfdruckkurve gegeben ist.

Bei Gemischen zweier nicht merklich ineinander löslicher Flüssigkeiten (z.B. Wasser und Toluol), setzt sich der Gesamtdampfdruck bei einer bestimmten Temperatur (t) - unabhängig vom Mengenverhältnis der beiden Komponenten - additiv aus den Dampfdrücken zusammen, die die beiden reinen Flüssigkeiten bei der gleichen Temperatur besitzen würden.

$$p_t(\text{Gesamt}) = p_t(1.\ \text{Stoff}) + p_t(2.\ \text{Stoff}) + \ldots$$

Infolge der fehlenden (oder nur geringen) Mischbarkeit der beiden Flüssigkeiten beobachtet man aber keine Dampfdruckerniedrigung und ein Sieden des Gemisches erfolgt dann, wenn die Summe der Teildrücke gleich dem auf dem System lastenden Außendruck (Atmosphärendruck) ist. Bei der Destillation des Gemisches verdampfen deshalb beide Flüssigkeiten bei konstantem Siedepunkt [azeotrop = konstant sieden] und konstanter Dampfzusammensetzung so lange, bis eine der beiden Komponenten aus dem System verschwunden ist.

> Beim azeotropen Punkt besitzen Dampf und Flüssigkeit die gleiche Zusammensetzung.
> Gemische mit azeotropem Punkt lassen sich nur in je eine reine Komponente und das Gemisch mit der Konzentration des azeotropen Punktes zerlegen.
> Die Azeotropzusammensetzung ist druckabhängig. Im allg. wirkt sich eine Druckminderung in der Weise aus, daß die Azeotropmischung an tiefer siedender Komponente reicher wird.

Apparatur (siehe Abb. 1.8): Sie besteht aus einem Rundkolben (A), der durch ein seitliches Anschlußstück (D) mit einem Kondensationsrohr (B) und einem graduierten Auffangrohr (E) (0,1 ml Einteilung) verbunden ist. Der Kühler (C) wird auf das Kondensationsrohr aufgesetzt. Als Heizquelle wird ein elektr. Heizbad mit Widerstandsregelung oder ein Ölbad verwendet.

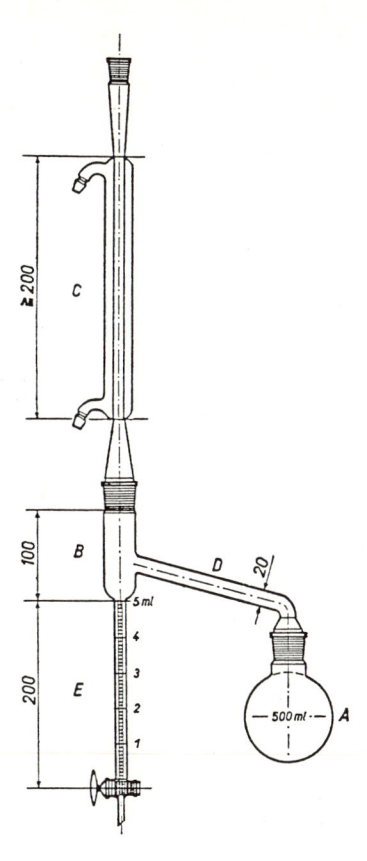

Abb. 1.8: Apparatur zur Bestimmung von Wasser durch azeotrope Destillation (Längenangaben in Millimeter)

<u>Ausführung</u>: 200 ml Toluol und ca. 2 ml Wasser werden 2 h destilliert. Maß läßt abkühlen und liest das Volumen des abgeschiedenen Wassers mit einer Genauigkeit von 0.05 ml ab.

Danach gibt man die bis auf 10% genau eingewogene Menge an Substanz, die 2 - 3 ml Wasser enthalten sollte, hinzu und destilliert mit einer Geschwindigkeit von 2 Tropfen pro Sekunde, bis sich der überwiegende Teil des Wassers abgeschieden hat. Danach steigert man die Destillationsgeschwindigkeit auf 4 Tropfen pro Sekunde. Ist das Wasser vollständig überdestilliert, wird der Kolben mit Toluol gespült und nochmals weitere 5 min destilliert.

Wenn sich nach dem Abkühlen Toluol und Wasser vollständig entmischt haben, wird das Volumen des Wassers abgelesen und der <u>Wassergehalt</u> in % (V/m) nach folgender Formel berechnet:

$$\% \ H_2O = \frac{100 \ (n_2 - n_1)}{m}$$

n_1 = ml H_2O nach der 1. Destillation
n_2 = ml H_2O nach der 2. Destillation
m = Einwaage der zu prüfenden Substanz in g

Beschreibung: Erhitzt man eine wasserhaltige Substanz zusammen mit Toluol in der nach Arzneibuch vorgeschriebenen Apparatur, so erfolgt bei der Kondensation des im Kolben A gebildeten homogenen Toluol/Wasser-Dampfgemisches im Rohr B ein Entmischen in Wasser und Toluol. Das Wasser sammelt sich aufgrund seiner höheren Dichte (vgl. Kap. 3.2.3, Seite 335) im graduierten Rohr E, während der größte Teil des Toluols über das Anschlußstück D in den Rundkolben A zurückfließt und erneut zum Überdestillieren von Wasser dient.
Die erste Destillation hat dabei den Zweck, einen Gleichgewichtszustand in der Verteilung des Wassers zwischen Toluol und den Glaswänden zu erreichen.
Die Spezifität der oben beschriebenen Wasserbestimmung ist limitiert. Sie wird vor allem dadurch beeinträchtigt, daß auch andere, mit Wasser mischbare Stoffe gleichfalls überdestillieren können.
Deshalb wird man die Wasserbestimmung durch azeotrope Destillation nur in Ausnahmefällen durchführen und im allg. der Bestimmung des Trocknungsverlustes (vgl. Bd. II, Kap. 5.1.1) den Vorzug geben.
Bei geringen Wassergehalten und höheren Anforderungen an die Genauigkeit dürfte die Karl-Fischer-Methode (vgl. Bd. II, Kap. 7.2.3 und Kap. 10.4.3) die Methode der Wahl sein.

3.2.2 Schmelztemperatur (Schmelzpunkt)

Schmelzen
Reine kristalline Stoffe gehen bei einer genau definierten Temperatur vom festen in den flüssigen Aggregatzustand über. Diese Temperatur wird Schmelztemperatur genannt; sie bleibt während des Schmelzvorganges konstant. Flüssige und feste Phase besitzen bei der Schmelztemperatur den gleichen Dampfdruck; die Schmelztemperatur hängt vom äußeren Druck ab.
Der Schmelzpunkt eines Stoffes ist wie Siedepunkt, Dichte, Brechungsindex usw. eine stoffspezifische Konstante und kann zu seiner Identifizierung herangezogen werden. Da der Schmelzpunkt durch Zusatz von Fremdstoffen verändert wird (Schmelzpunktserniedrigung), gestattet die Bestimmung der Schmelztemperatur auch Aussagen zur Reinheit von Stoffen zu machen. Dessen ungeachtet sind Identitätsprüfungen mit Hilfe von Schmelzpunktsbestimmungen nur bei reinen Substanzen sinnvoll.
Des weiteren ist die Höhe des Schmelzpunktes auch abhängig von der angewandten Meßmethode, so daß alle Arzneibücher praktische Definitionen von Schmelzpunkten angeben, die sich auf eine bestimmte Meßmethode beziehen. Beispielsweise läßt das DAB 9 den Schmelzpunkt einer Substanz nach folgenden drei Arbeitsweisen ermitteln:
- Kapillarmethode
- Offene Kapillarmethode
- Sofortschmelzpunkt.

Sofern in der jeweiligen Monographie nichts anderes vorgeschrieben ist, wird die Schmelztemperatur eines Stoffes nach der Kapillarmethode bestimmt.
In der Praxis beobachtet man, daß selbst reine Substanzen häufig nur innerhalb eines gewissen Temperaturintervalls schmelzen, das je nach Bestimmungsmethode unterschiedlich groß sein kann. Deshalb gehen einige Arzneibücher allmählich dazu über, statt eines definierten Schmelzpunktes einen Schmelzbereich anzugeben. Dabei wird als untere Grenze des Bereichs die Temperatur gewählt, bei der der Schmelzvorgang gerade beginnt, und als obere Grenze die Temperatur, bei der die gesamte Substanzprobe geschmolzen ist.
Unabhängig von der Arbeitsweise muß die Substanz für die Bestimmung des Schmelzpunktes fein pulverisiert sein. Andernfalls werden infolge schlechterer Wärmeübertragung keine reproduzierbaren Werte erhalten. Darüber hinaus muß die Substanz sorgfältig getrocknet werden, da schon geringe Mengen an adsorbierter Feuchtigkeit zu einer Schmelzpunktserniedrigung führen können.
Ferner ist zu beachten, daß chemisch reine Substanzen nur dann einen scharfen und konstanten Schmelzpunkt besitzen, wenn sie sich nicht vorher zersetzen oder flüssige Kristalle bilden. Letztere haben zwei Schmelzpunkte; bei dem tieferen bildet sich eine trübe Flüssigkeit, die sich beim höheren Schmp. plötzlich klart.

Kapillarmethode
(vgl. Komm. DAB 9, Bd. I, S. 238 und Komm. Ph.Eur., Bd. I/II, S. 45)

Unter der Schmelztemperatur nach der Kapillarmethode wird die Temperatur verstanden, bei der das letzte Teilchen einer kleinen Substanzsäule im Schmelzpunktröhrchen schmilzt.

Apparatur (siehe Abb. 1.9): Sie besteht aus einem Becherglas (C) von 50 mm Durchmesser, das mit einer Heizflüssigkeit gefüllt ist. Das untere Ende eines Thermometers (A) befindet sich mindestens 25 mm vom Boden des Heizgefäßes entfernt. Als Schmelzpunktröhrchen werden Glaskapillaren (B) verwendet (Länge: 70 mm; Wandstärke: 0,10 - 0,15 mm; innerer Durchmesser: 1,0 ± 0,1 mm). Die Apparatur ist mit einem Rührer (D) versehen und wird mit Hilfe geeigneter Referenzsubstanzen bekannten Schmelzpunktes geeicht. Die Eichung ist bei Inbetriebnahme des Gerätes unerläßlich.

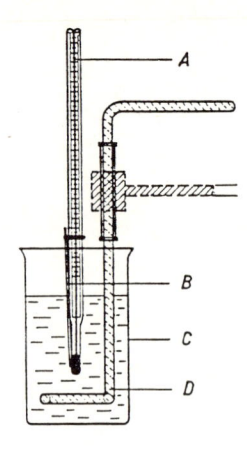

Abb. 1.9: Apparatur zur Bestimmung des Schmelzpunktes nach der Kapillarmethode

<u>Ausführung</u>: Die Substanz wird 24 h lang i. Vak. über Silicagel getrocknet und fein pulverisiert. In eine Glaskapillare wird soviel dieser Substanz gefüllt, daß eine etwa 3 mm hohe, kompakte Säule entsteht.
Die Temperatur der Heizbadflüssigkeit wird schnell auf etwa 10 °C unterhalb der zu erwartenden Schmelztemperatur erhöht. Die Aufheizgeschwindigkeit wird dann auf etwa 1 °C pro Minute eingestellt. Sobald eine Temperatur von etwa 5 °C unter dem zu erwartenden Schmelzpunkt erreicht ist, wird die an dem Thermometer befestigte Glaskapillare in die Heizflüssigkeit getaucht. Dadurch vermeidet man ein überflüssiges, längeres Erhitzen der Substanz, was zu einer partiellen Zersetzung führen könnte.
Die Temperatur, bei der schließlich das letzte Substanzteilchen schmilzt, wird als <u>Klarschmelzpunkt</u> abgelesen.

Als Badflüssigkeit wird Siliconöl empfohlen, bei dessen Verwendung man Temperaturen bis über 350 °C erreichen kann. Auch Paraffin oder Dibutylphthalat sind bis etwa 300 °C brauchbar.

<u>Offene Kapillarmethode (Steigschmelzpunkt)</u>
(vgl. Komm. DAB 9, Bd. I, S. 240 und Komm. Ph.Eur., Bd. I/II, S. 29)

Bedeutung hat diese Methode für die Untersuchung von Fetten, bei deren Erhitzen man keinen definierten Schmelzpunkt, sondern ein allmähliches Erweichen und Zerfließen beobachtet.

Hierfür verwendet man an beiden Enden <u>offene</u> Glaskapillaren (Länge: 80 mm; äußerer Durchmesser: <u>1,4 - 1,5</u> mm; innerer Durchmesser: 1,0 - 1,2 mm). Fünf dieser Kapillaren werden mit der vorbehandelten Substanz so gefüllt, daß eine etwa 10 mm hohe Säule entsteht.
Eine der Glaskapillaren wird an einem in 0,2 °C eingeteilten Thermometer so befestigt, daß sich die Substanz auf der Höhe

des Quecksilbergefäßes befindet. Thermometer mit Glaskapillare werden etwa 1 cm über dem Boden eines Becherglases angebracht, das mit Wasser bis zu einer Höhe von 5 cm gefüllt wird. Die Temperatur wird gleichmäßig um 1 °C pro Minute erhöht. Die Temperatur, bei der die Substanz in der Glaskapillare zu steigen beginnt, wird als Schmelztemperatur angesehen.

> Man versteht unter Steigschmelzpunkt die Temperatur, bei der die Adhäsion eines Fettes an der Wand des Röhrchens durch den hydrostatischen Druck der 4 cm hohen Wassersäule überwunden wird.

Die Bestimmung wird mit den restlichen 4 Glaskapillaren wiederholt. Als Schmelztemperatur gilt der Mittelwert aus den 5 Messungen.

Sofortschmelzpunkt
(vgl. Komm. DAB 9, Bd. I, S. 240 und Komm. Ph.Eur., Bd. I/II, S. 47)
Bei dieser Methode entfällt jede Temperatureinwirkung auf die Substanz vor Erreichen des Schmelzpunktes; sie eignet sich deshalb besonders für Stoffe, die zu Umwandlungen in polymorphe Modifikationen neigen oder unter Zersetzung schmelzen.

> Der Sofortschmelzpunkt ergibt sich aus der Formel $(t_1 + t_2)/2$, in der t_1 die erste Temperatur und t_2 die zweite Temperatur ist, die unter den folgenden Bedingungen erhalten werden.

Apparatur: Sie besteht aus einem Metallblock (meistens aus Messing), der nicht von der Substanz angegriffen werden sollte und eine gute Wärmeleitfähigkeit sowie eine ebene, sorgfältig polierte Oberfläche besitzt. Der Block hat eine zylindrische Bohrung zur Aufnahme eines Thermometers; die zylindrische Bohrung ist parallel zur polierten Oberfläche in einem Abstand von etwa 3 mm angebracht. Die Apparatur wird mit Hilfe geeigneter Substanzen bekannten Schmelzpunktes geeicht. Es werden hierzu die gleichen Stoffe wie bei der Kapillarmethode verwendet.

Ausführung: Der Metallblock wird schnell auf eine Temperatur von etwa 10 °C unterhalb des zu erwartenden Schmelzpunktes aufgeheizt; dann wird eine Aufheizgeschwindigkeit von ca. 1 °C pro Minute eingestellt.
In regelmäßigen Abständen werden einige Körnchen der gepulverten Substanz auf den Metallblock gestreut. Die Oberfläche ist nach jedem Aufstreuen zu reinigen. Die Temperatur t_1 wird abgelesen, wenn die Substanz zum erstenmal sofort schmilzt, sobald sie das Metall berührt.
Das Aufheizen wird beendet. Während des Abkühlens werden erneut einige Körnchen der Probe in regelmäßigen Abständen auf den Metallblock gestreut. Die Temperatur t_2 wird abgelesen, wenn die Substanz aufhört sofort zu schmelzen, sobald sie das Metall berührt.

Tropfpunkt (vgl. Komm. DAB 9, Bd. I, S. 242)

Der Tropfpunkt dient zur Charakterisierung von Fetten und fettähnlichen Substanzen, die ein relativ breites Schmelzintervall besitzen. Man ermittelt die Temperatur, bei der die Substanz abzutropfen beginnt.

> Der Tropfpunkt ist die Temperatur, bei der sich der erste Tropfen einer schmelzenden Substanz unter den nachfolgenden Bedingungen von einem Nippel ablöst.

Apparatur (siehe Abb. 1.10): Sie besteht aus zwei zusammenschraubbaren Metallhülsen (A und B). Die obere Hülse (A) ist an einem Quecksilberthermometer befestigt. Ein Metallnippel (F) ist am unteren Teil der Hülse (B) mit zwei Klemmbacken (E) befestigt. Sperrstifte (D) fixieren die Lage des Nippels und zentrieren das Thermometer. Eine Öffnung (C) in der Hülse B dient als Druckausgleich.

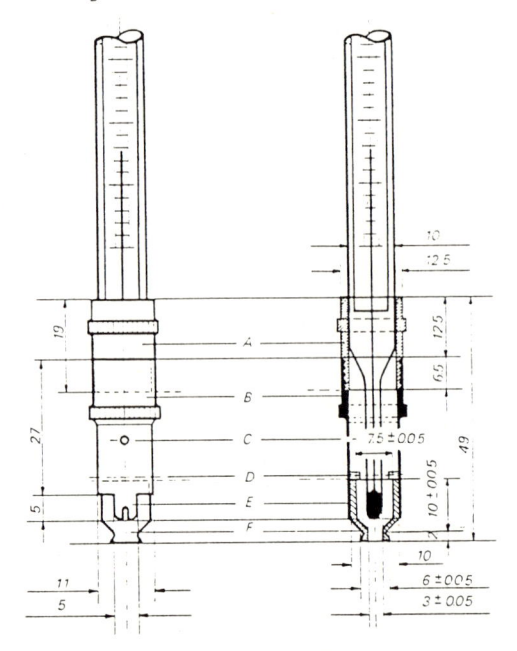

Abb. 1.10: Apparatur zur Bestimmung des Tropfpunktes (Längenangaben in mm)

Die ganze Apparatur wird in die Mitte eines 200 mm langen Reagenzglases von 40 mm äußerem Durchmesser befestigt und in ein 1 l Becherglas, das mit Wasser gefüllt ist, getaucht. Der Reagenzglasboden muß sich etwa 25 mm über dem Boden des Becherglases befinden. Ein Rührer sorgt für eine gleichmäßige Badtemperatur.

Ausführung: Der Nippel wird vollständig mit der zu prüfenden Substanz gefüllt. Die durch das Thermometer ausgestoßene Substanz an der Nippelöffnung wird mit einem Spatel abgestrichen.
Das Wasserbad wird so erwärmt, daß von etwa 10 °C unterhalb des zu erwartenden Tropfpunktes an die Temperatur um etwa 1 °C pro Minute steigt. Die Temperatur wird abgelesen, wenn der erste Tropfen vom Nippel abfällt.
Die Bestimmung wird mindestens dreimal mit jeweils neuen Substanzproben durchgeführt. Die einzelnen Werte dürfen höchstens 3 °C voneinander abweichen. Als Tropfpunkt gilt der Mittelwert von 3 Bestimmungen.
Die Meßgenauigkeit des Verfahrens liegt bei etwa ± 5 °C für Tropfpunkte zwischen 80 - 100 °C. Die Streuung steigt mit höheren Schmelztemperaturen. Bei hochschmelzenden Fetten ist die genaue Festlegung des Tropfpunktes nicht immer möglich.

Erstarren

Kühlt man eine Schmelze oder allg. eine Flüssigkeit ab, dann erfolgt der Übergang in den festen Aggregatzustand in der Regel bei derselben Temperatur, bei der Schmelzen eingetreten ist. In diesem Fall wird die Temperatur jedoch als Erstarrungstemperatur bezeichnet.

> Für einheitliche Substanzen ist die Temperatur der Phasenumwandlung fest $\rightleftharpoons$ flüssig charakteristisch. Je nach dem, ob man sie mittels Abkühlen oder durch Erwärmen ermittelt, wird sie Erstarrungs- oder Schmelztemperatur genannt. Sie ist die Temperatur, bei der eine Flüssigkeit (oder Schmelze) denselben Dampfdruck aufweist wie der feste Stoff.

Trägt man die in einer sich abkühlenden Schmelze gemessene Temperatur graphisch gegen die Zeit auf (vgl. Abb. 1.5, Seite 318), so wird der Erstarrungspunkt am Abknicken der Abkühlungskurve erkennbar. Infolge der freiwerdenden Schmelzwärme (Schmelz- bzw. Erstarrungsenthalpie) bleibt die Temperatur während des Erstarrens konstant. Erst nach vollständigem Erstarren der Probe sinkt sie weiter ab.
Für Schmelzen ist nun charakteristisch, daß sie sich auch auf Temperaturen unterhalb ihres Erstarrungspunktes abkühlen lassen. Solche unterkühlten Flüssigkeiten (Schmelzen) sind aber instabil und erstarren spontan bei Erschütterung oder nach Animpfen mit einem Kristallkeim, wobei die Temperatur rasch auf die Erstarrungstemperatur ansteigt und dort solange konstant bleibt, bis die gesamte Flüssigkeit erstarrt ist. Während bei der Erstarrungstemperatur ein Stoff im festen und flüssigen Zustand den gleichen Dampfdruck besitzt, haben unterkühlte Flüssigkeiten einen größeren Dampfdruck als der feste Stoff bei der gleichen Temperatur.

Erstarrungstemperatur
(vgl. Komm. DAB 9, Bd. I, S. 244 und Komm. Ph.Eur., Bd. I/II, S. 42)

Erstarrungspunkte dienen zur Charakterisierung einheitlicher Substanzen, die unter Normbedingungen (760 Torr, 298 K) flüssig sind (z.B. Eisessig, Paraldehyd) oder niedrige Schmelzpunkte besitzen (z.B. Menthol, Nicethamid). Die Erstarrungstemperatur ist definiert als:

> Die Erstarrungstemperatur ist die höchste während der Erstarrung einer unterkühlten Flüssigkeit auftretende Temperatur.

Die Messung der Erstarrungstemperatur ist ein wichtiges Reinheitskriterium, da bereits geringe Mengen an Verunreinigungen den Erstarrungspunkt deutlich herabsetzen. Man beobachtet in diesen Fällen nicht die für Reinsubstanzen typische Temperaturkonstanz während des Erstarrens, sondern durch Auskristallisieren der einen Komponente ändert sich die Konzentration der Verunreinigung fortwährend, und die Erstarrungstemperatur nimmt stetig ab.

Apparatur (siehe Abb. 1.11): Sie besteht aus einem Reagenzglas von etwa 150 mm Länge und 25 mm Durchmesser, das in einem anderen Reagenzglas von 160 mm Länge und 40 mm Durchmesser befestigt wird. In das innere, mit einem durchbohrten Stopfen versehene Reagenzglas wird ein Thermometer so eingeführt, daß sich das untere Ende des Quecksilbergefäßes etwa 15 mm über dem Reagenzglasboden befindet.
Der Stopfen enthält eine weitere Bohrung für einen Rührstab, dessen Ende zu einem Ring geformt ist.
Die Apparatur wird in ein 1 l Becherglas, das mit einer geeigneten Kühlflüssigkeit gefüllt ist, gestellt.

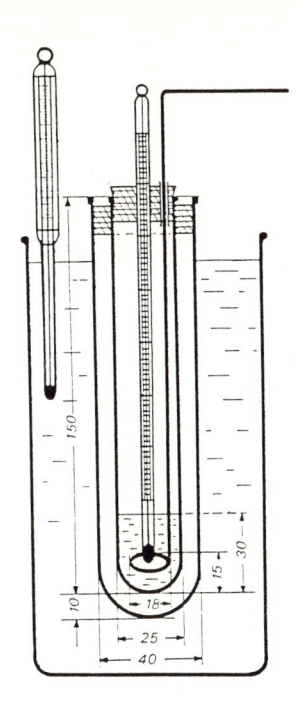

Abb. 1.11: Apparatur zur Bestimmung der Erstarrungstemperatur
(Längenangaben in Millimeter)

<u>Ausführung</u>: Eine ausreichende Menge der zu prüfenden flüssigen oder vorher geschmolzenen Substanz wird in das innere Reagenzglas gefüllt. Durch rasches Abkühlen wird vor der eigentlichen Messung grob die Erstarrungstemperatur bestimmt.
Danach wird das innere Reagenzglas in ein Bad getaucht, dessen Temperatur etwa 5 °C höher liegt als die zu erwartende Erstarrungstemperatur. Beim erneuten Schmelzen der Probe sollte man darauf achten, daß noch einige wenige Kristalle in der Flüssigkeit vorhanden sind.
Das Becherglas wird mit einem Wasser/Kochsalz-Gemisch gefüllt, dessen Temperatur etwa 5 °C tiefer als die zu erwartende Erstarrungstemperatur beträgt. Die Apparatur wird in das Kühlbad getaucht und bis zur Erstarrung wird kräftig gerührt. Die höchste während des Erstarrens erreichte Temperatur wird abgelesen.
Die während des vorsichtigen Schmelzens in der Flüssigkeit verbleibenden Kristalle verhindern eine zu starke Unterkühlung. Für die eigentliche Messung ist jedoch eine gewisse Unterkühlung notwendig, damit beim Einsetzen der Kristallisation spontan eine Kristallabscheidung in der gesamten Probe einsetzt. Die Unterkühlung darf aber nicht so groß sein, daß die freiwerdende Kristallisationswärme nicht mehr ausreicht, die Temperatur der Probe auf den Erstarrungspunkt anzuheben.

Sublimieren

Einige kristalline Stoffe ($HgCl_2$, NH_4Cl, As_2O_3 u.a.) besitzen einen verhältnismäßig hohen Dampfdruck, der die Höhe des Aussendrucks bereits bei einer Temperatur erreicht, die unterhalb des Schmelzpunktes der betreffenden Substanz liegt. Deshalb wird bei diesen Stoffen durch Erwärmen bei Atmosphärendruck die Schmelztemperatur nicht erreicht; sie gehen bei diesem Druck unmittelbar in den gasf. Zustand über; sie sublimieren. Auch die Sublimationstemperatur eines Stoffes ist vom äußeren Druck abhängig.

Schmelzen von Mischungen ("Mischschmelzpunkt")

Geringe Verunreinigungen einer Substanz erniedrigen ihren Schmelzpunkt beträchtlich. Man beobachtet außerdem ein größeres Schmelzintervall. Auch bei Verunreinigung durch höher schmelzende Stoffe tritt im allg. eine Schmelzpunktserniedrigung ein.
Man nutzt diese Tatsache aus, um die Identität zweier Stoffe gleichen Schmelzpunktes zu überprüfen. Dazu werden gleiche Mengen der beiden Stoffe gut miteinander verrieben. Ist der Schmelzpunkt dieser Mischung ("Mischschmelzpunkt") unverändert, so handelt es sich um denselben Stoff, wird er erniedrigt, um zwei verschiedene Stoffe.

> Zeigen zwei Verbindungen den gleichen Schmelz- und Mischschmelzpunkt, so sind sie als identisch anzusehen. Liegen dagegen zwei verschiedene Substanzen vor, so wird ihr Mischschmelzpunkt infolge der gegenseitigen Verunreinigung niedriger sein.

Diese Mischprobe versagt bei isomorphen Substanzen. Bei isomorphen Verbindungen wird auch bei chemischer Verschiedenheit keine Schmelzpunktsdepression gefunden.

Isomorphie: Einige Gruppen chemischer Substanzen, die Kristalle desselben Typs bilden, haben die Fähigkeit, aus gesättigten Lösungen oder Schmelzen gemeinsam zu kristallisieren. Es entstehen so Mischkristalle, die die einzelnen Stoffe in jedem Verhältnis enthalten können. Diese Erscheinung wird als Isomorphie bezeichnet.

Eutektische Gemische

Als Eutektikum bezeichnet man das Gemenge aus zwei (oder mehr) Stoffen, die miteinander eine homogene Flüssigkeit (Schmelze oder Lösung) bilden, die jedoch im festen Zustand unmischbar sind. Ein Eutektikum erstarrt (oder schmilzt) wie ein reiner Stoff - d.h. ohne Temperaturintervall - bei einer bestimmten Temperatur, dem sog. eutektischen Punkt. Dieser ist der niedrigst mögliche Schmelzpunkt eines ein Eutektikum bildenden Zwei- oder Mehrstoffsystems. Nur beim eutektischen Punkt stehen Schmelze (bzw. Lösung) und die sie bildenden Komponenten als Feststoffe miteinander im Gleichgewicht.
Der eutektische Punkt spielt nicht nur bei Metall-Legierungen

eine Rolle, sondern z.B. auch bei Eis-Salz-Mischungen. Solche
Kältemischungen können sich (von selbst) höchstens bis zu
ihrem eutektischen Punkt abkühlen. So kann beispielsweise die
Temperatur eines Gemisches aus fein verteiltem Eis und Kochsalz höchstens bis auf -22 °C sinken.
Zur Klärung der Frage, ob sich aus einer Schmelze oder Lösung
beim Abkühlen reine Stoffe oder Mischkristalle abscheiden,
wollen wir zunächst eine Lösung von Ammoniumchlorid in Wasser
betrachten.
Der eutektische Punkt einer NH_4Cl/H_2O-Lösung liegt bei -15 °C
(Abb. 1.12). Kühlt man z.B. eine 10%ige wässrige NH_4Cl-Lösung
ab, so bilden sich zunächst nur Eiskristalle. Dies schreitet
bei weiterer Abkühlung solange fort, bis schließlich Eis und
Salz im eutektischen Mischungsverhältnis von 100 : 23,9 vorliegen. Kühlt man anschließend weiter ab, so gefriert das
Gemisch als einheitliche Masse.
Umgekehrt kristallisiert - wie Abb. 1.12 ausweist - bei einer
25%igen wässr. NH_4Cl-Lösung ab etwa +10 °C festes NH_4Cl aus,
da die Lösung sonst übersättigt wäre. Bei weiterer Abkühlung
fällt nun solange NH_4Cl aus, bis bei -15 °C das eutektische
Mischungsverhältnis Wasser : Ammoniumchlorid = 100 : 23,9 erreicht ist. Von da an erstarrt das Gemisch wieder als einheitliche Masse; es gefrieren Lösungsmittel und gelöster Stoff
gleichzeitig.

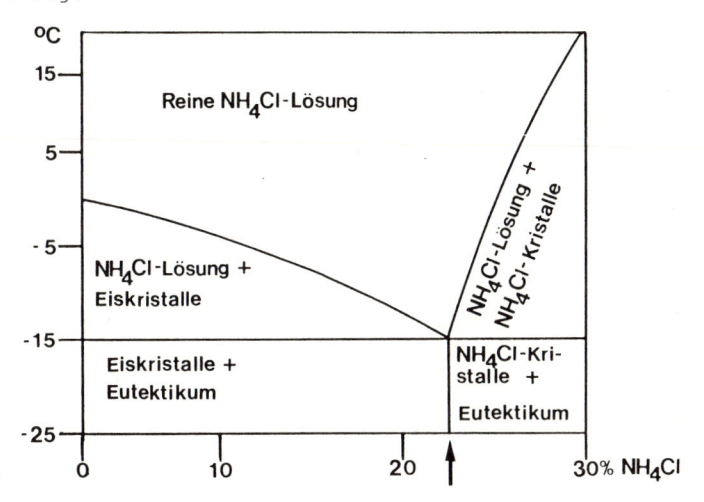

Abb. 1.12: Schmelzdiagramm des Systems H_2O/NH_4Cl

Die gleiche Betrachtungsweise kann auch auf Schmelzen zweier
oder mehrerer vollständig miteinander mischbarer Stoffe angewendet werden und läßt sich wie folgt verallgemeinern:

Löst man in einer Flüssigkeit (A) einen Stoff (B), so wird
der Gefrierpunkt von A erniedrigt. Trägt man die Gefrierpunkte
in Abh. vom Gehalt an B in ein Koordinatensystem (Erstarrungspunkt/Molprozent) ein, so erhält man die Kurve A-C (siehe Abb.
1.13, Seite 335). Löst man in flüssigem B steigende Mengen von
A auf und trägt die jeweils gemessenen Gefrierpunkte in das
gleiche Diagramm ein, so resultiert daraus die Kurve B-C.

Die beiden Kurven schneiden sich im eutektischen Punkt (C).
Hier scheidet sich beim Abkühlen einer flüssigen Lösung der
gegebenen Zusammensetzung sowohl festes A als auch festes B
in Form eines mikroskopischen Gemenges der reinen Kristalle
beider Bestandteile (Eutektikum) ab.
Durch die genannten Kurven wird das Diagramm (Abb. 1.13) in
verschiedene Zustandsfelder unterteilt. Oberhalb der Kurven
befindet sich das Gebiet der ungesättigten Lösungen. Hier
können Temperatur und Zusammensetzung der Lösung weitgehend
variiert werden, ohne daß es zur Bildung einer festen Phase
kommt. Erst dann, wenn beim Abkühlen solcher ungesättigten
Lösungen die Temperaturen der Gefrierpunktskurven (A-C; B-C)
erreicht werden, kommt es zur Abscheidung von festem A oder B.

Kühlen wir z.B. eine Lösung im Punkt "1" ab, so fällt festes
A aus, da hier der Erstarrungspunkt von A erreicht ist. Dadurch wird die Lösung ärmer an A, was gemäß der Kurve A-C eine
Erniedrigung des Gefrierpunktes zur Folge hat. Wir bewegen
uns damit auf der Kurve A-C abwärts, bis schließlich beim
Punkt C auch der Erstarrungspunkt von B erreicht wird und das
Eutektikum ausfällt.
In analoger Weise scheidet sich beim Abkühlen einer Lösung
der Zusammensetzung "2" zunächst reines B ab, das dann in das
später ausfallende Eutektikum C eingebettet wird.
Die Kurven A-C und B-C geben also das Gebiet der gesättigten
Lösungen wieder; unterhalb der Kurven liegt das Gebiet der
übersättigten Lösungen. Solche Lösungen sind instabil und zerfallen in festes A (oder B) und gesättigte Lösungen (Punkt
"3", Abb. 1.13).
Besonders ausgezeichnet ist der eutektische Punkt C. Eine Lösung dieser Zusammensetzung und Temperatur erstarrt bei konstant bleibender Temperatur zu einem feinkristallinen Gemisch
von A und B (Eutektikum). Unterhalb des eutektischen Punktes
liegen nur feste Lösungen vor, und zwar links davon feste Lösungen von A und Eutektikum, rechts davon feste Lösungen von
B und Eutektikum.

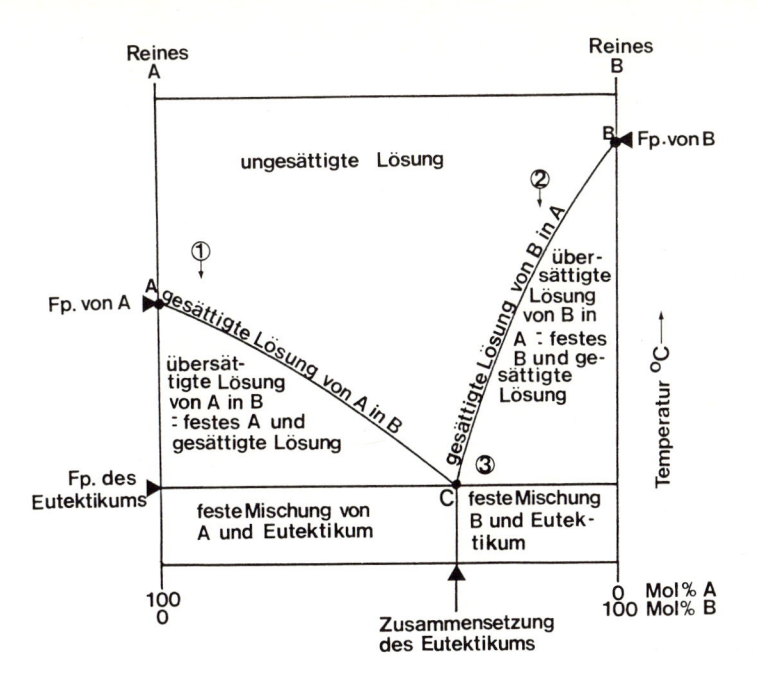

Abb. 1.13: Schmelzdiagramm zur Abscheidung reiner Stoffe
(ohne Verbindungsbildung)

3.2.3 Relative Dichte

(vgl. Komm. DAB 9, Bd. I, S. 217 und Komm. Ph.Eur., Bd. I/II, S. 54)

Die absolute Dichte eines homogenen Körpers ist das Verhältnis seiner Masse zu seinem Volumen. Bei bekanntem Volumen des Körpers muß zur Ermittlung seiner Dichte lediglich die Masse durch Wägung bestimmt werden. Für die Dichte ρ_t einer Substanz bei der Versuchstemperatur t °C gilt:

$$\rho_t = \frac{Masse}{Volumen} = \frac{m}{V}$$

CGS : $(g/cm^3) \sim (g/ml)$
SI : (kg/m^3)

Zur Charakterisierung von Stoffen läßt DAB 9 die relative Dichte ermitteln; sie ist definiert als:

Die relative Dichte d_{20}^{20} einer Substanz ist das Verhältnis der Masse eines bestimmten Volumens dieser Substanz bei 20 °C und der Masse eines gleichen Volumens Wasser bei derselben Temperatur.

Unter relativer Dichte versteht man also das Gewichtsverhältnis gleicher Volumenteile der zu prüfenden Substanz und Wasser, beide in Luft bei 20 °C gemessen. Somit ist die relative Dichte - im Gegensatz zur absoluten Dichte - eine <u>dimensionslose</u> Verhältniszahl.

Neben dem Wert d_{20}^{20} werden häufig zwei weitere Definitionen verwendet:
- Die relative Dichte d_4^{20} einer Substanz ist das Verhältnis zwischen der Masse eines bestimmten Volumens dieser Substanz bei 20 °C und der Masse des gleichen Volumens Wasser von 4 °C.
- Die absolute Dichte ρ_{20} einer Substanz ist das Verhältnis ihrer Masse zu ihrem Volumen bei 20 °C. Sie wird in Kilogramm pro Kubikmeter (Internationales Einheitssystem) oder in Gramm pro Kubikzentimeter (CGS-System) ausgedrückt, wobei folgende zahlenmäßige Beziehungen bestehen:

$$\rho_{20} = 998,202 \; d_{20}^{20} = 999,972 \; d_4^{20}$$

$$d_4^{20} = 1,00003 \cdot 10^{-3} \; \rho_{20} = 0,998230 \; d_{20}^{20}$$

$$d_{20}^{20} = 1,00180 \cdot 10^{-3} \; \rho_{20}$$

Zahlenwerte für Dichten sind nach dem Arzneibuch mit der 3. Dezimale nach dem Komma anzugeben. Abweichungen davon sind erst in der folgenden Dezimale zulässig. Deshalb können Dichtemessungen nur mit <u>Geräten</u> durchgeführt werden, die eine Messung bis zur 4. Dezimale gestatten. Hierfür eignen sich:
- Pyknometer
- Hydrostatische Waagen (Mohrsche Waage)
- Aräometer.

Der Luftauftrieb wird bei der Wägung zur Bestimmung der relativen Dichte nicht berücksichtigt, jedoch ist die Einhaltung der <u>Meßtemperatur</u> von 20 ± 0,5 °C zu beachten.

<u>Pyknometer</u>: Bei Pyknometern wird ein geeichtes Volumen mit der Flüssigkeit gefüllt und mit Präzisionswaagen gewogen. Bei Verwendung geeichter Pyknometer entfällt die Wägung mit Wasser und d_{20}^{20} berechnet sich nach:

$$d_{20}^{20} = \frac{m_{20(S)}}{m_{20(H_2O)}} = \frac{m_{20(S)}}{\rho_{20(H_2O)} V_{20}} = \frac{m_{20}}{0,9982 \cdot V_{20}}$$

<u>Hydrostatische Waagen</u>: Sie ermitteln die Dichte von Flüssigkeiten aus dem Auftrieb, den ein in eine Flüssigkeit eingetauchter Senkkörper erfährt. Zunächst bringt man die Waage mit dem Senkkörper bei 20 °C in Luft ins Gleichgewicht und bestimmt das erforderliche Kompensationsgewicht bei Eintauchen in die auf 20 °C temperierte Prüfflüssigkeit und bei Eintauchen in Wasser von 20 °C. Die relative Dichte ergibt sich dann zu:

$$d_{20}^{20} = m_{(S)}/m_{(H_2O)}$$

$m_{(S)}$ = Kompensationsgewicht beim Eintauchen in die Prüfflüssigkeit
$m_{(H_2O)}$ = Kompensationsgewicht beim Eintauchen in Wasser

Aräometer: Dichtebestimmungen mit Hilfe von Aräometern bedienen sich ebenfalls des Prinzips von Archimedes, wobei das eingetauchte Teilvolumen des Aräometers umgekehrt proportional zur Dichte der Flüssigkeit ist.
Aräometer sind Glashohlkörper, die mit Hg oder Bleischrot gefüllt sind und nach oben in ein zylindrisches Glasrohr mit einer Skala auslaufen. Je leichter die Flüssigkeit ist, um so tiefer taucht ein Aräometer ein. Die Skala ist meist in Einheiten der Dichte geeicht, so daß die Dichte der jeweiligen Flüssigkeit direkt abgelesen werden kann.
Skalenwerte für kleine Dichten finden sich also am Skalenrohr oben, für große Dichten unten. Ph.Eur. fordert eine lineare Skaleneinteilung von jeweils 0,0005 g/ml.
Für exakte Messungen ist Voraussetzung, daß der Schwerpunkt des Aräometers unterhalb der Skala liegt. Bei sonst gleicher Bauweise ist die Empfindlichkeit des Aräometers um so größer, je dünner das Skalenrohr ist.

Ethanolgehalt in flüssigen Arzneizubereitungen
(vgl. Komm. DAB 9, Bd. I, S. 200 und Komm. Ph.Eur., Bd. I/II, S. 164)

> Die Bestimmung des Ethanolgehaltes in flüssigen Arzneizubereitungen nach Arzneibuch erfolgt durch Destillation und Bestimmung der Dichte des Destillats.

Hierzu unterwirft man die zu prüfende, ethanolhaltige Flüssigkeit nach Zugabe von Wasser der Destillation, wobei Ethanol und Wasser ein Azeotrop bilden, und füllt das Destillat mit Wasser bis zu einem bestimmten Volumen auf. Danach bestimmt man die relative Dichte, die als ein direktes Maß für den Ethanolgehalt dienen kann. Wie Tab. 1.14 ausweist, nimmt die relative Dichte mit zunehmendem Ethanolgehalt ab.
Der Ethanolgehalt einer Flüssigkeit wird in Volumenprozent bei $20 \pm 0,1\ °C$ angegeben und als "Ethanolgehalt in Prozent (V/V)" bezeichnet. Der Gehalt kann auch in Gramm Ethanol je 100 g Flüssigkeit ausgedrückt werden und ergibt dann den "Ethanolgehalt in Prozent (m/m)".

Tab. 1.14: Ethanolgehalt flüssiger Arzneizubereitungen

Rel. Dichte d_{20}^{20} des Destillats	Ethanolgehalt der Zubereitung in % (V/V)
0,9710	95,75
0,9770	73,50
0,9810	58,88
0,9900	28,60
0,9960	10,87
1,0000	0,00

<u>Apparatur</u> (siehe Abb. 1.14): Sie besteht aus einem Rundkolben (A), der über eine Destillationsbrücke mit Tropfenfänger (B) mit einem senkrecht stehenden Kühler (C) verbunden ist. Das untere Kühlerende ist mit einem Vorstoß (D) versehen, der in einen 100 bis 250 ml Meßkolben reicht. Der Meßkolben steht während der Destillation in einer Eis-Wasser-Mischung.

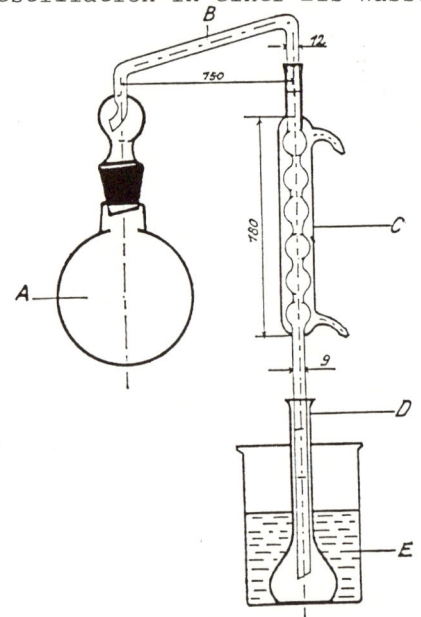

Abb. 1.14: Apparatur zur Bestimmung des Ethanolgehaltes
(Längenangaben in mm)

<u>Bestimmung mit Hilfe eines Pyknometers</u>: In den Destillationskolben werden 25 ml der bei 20 °C abgemessenen Zubereitung gegeben und mit 100 - 150 ml Wasser verdünnt. Mindestens 90 ml dieser Lösung werden in einen 100 ml Meßkolben destilliert. Das Destillat wird ad 100 ml mit Wasser ergänzt.
Die relative Dichte bei 20 ± 0,1 °C wird mit Hilfe eines Pyknometers bestimmt.

Bestimmung mit Hilfe eines Aräometers: In den Destillationskolben werden 50 ml der bei 20 °C abgemessenen Zubereitung gegeben, mit 200 - 300 ml destilliertem Wasser verdünnt und der Destillation unterworfen. Mindestens 180 ml werden in einen 250 ml Meßkolben destilliert. Das Destillat wird mit Wasser auf 250 ml ergänzt und zur Dichtebestimmung in einen Zylinder gegeben, dessen Durchmesser mindestens 6 mm größer ist als der Durchmesser des Aräometers.
Voraussetzung für obige Methode ist, daß die zu prüfende Flüssigkeit außer Ethanol keine anderen flüchtigen Bestandteile (z.B. ätherische Öle, flüchtige Säuren u.a.) enthält, die gleichfalls ins Destillat übergehen und dessen Dichte beeinflussen können.
In solchen Fällen müssen die weiteren flüchtigen Anteile vor der Destillation durch geeignete Methoden abgetrennt werden: Ätherische Öle beispielsweise durch Wasserzusatz, Aussalzen und Extrahieren mit Petroläther, flüchtige Säuren durch Neutralisation und Iod durch Zugabe von Natriumthiosulfat.

Eine Verunreinigung des Destillats mit Isopropanol kann durch Bildung eines weißen Nd. mit $HgSO_4$-Lösung nachgewiesen werden (vgl. Seite 349); zur Prüfung des Destillats auf Methanol siehe Seite 407.

3.2.4 Chemische Nachweismethoden für Substanzen und funktionelle Gruppen, insbesondere Prüfungen des Arzneibuches

Hinweis auf hydrolysierbare Verbindungen

Einige Substanzklassen lassen sich nicht direkt, sondern erst nach vorheriger alkalischer oder saurer Hydrolyse durch die dabei entstehenden Produkte geeigneter Funktionalität identifizieren.
Durch alkalische Hydrolyse (NaOH, KOH) - ggf. unter Rückfluß - werden vor allem Amide - Ester - Lactame - Lactone - Nitrile und Alkylhalogenide in leichter identifizierbare Substanzen umgewandelt, während Acetale - Ketale - Azomethine - Enamine - Oxime - Hydrazone und Ether in saurem Milieu (HCl, HI) gespalten werden müssen.

Die nachfolgende Tabelle gibt Auskunft über die dabei gebildeten Hydrolyseprodukte.

Tab. 1.15: Identifizierbare Hydrolyseprodukte

Substrate	Hydrolyseprodukte
Acetale	Aldehyd + Alkohol
Ketale	Keton + Alkohol
Nitrile	Carbonsäure
Azomethine, Enamine	Carbonylverbindung + Amin
Oxime, Hydrazone	Carbonylverbindung
Carbonsäureamide	Carbonsäure + Amin (NH_3)
Carbonsäureester	Carbonsäure + Alkohol
Phenolester	Carbonsäure + Phenol
Carbonsäurehalogenide	Carbonsäure
Lactame	Aminocarbonsäure
Lactone	Hydroxycarbonsäure
Alkylhalogenide	Alkohol
Ether	Alkohol (Alkylhalogenid)
Phenolether	Phenol + Alkylhalogenid

<u>Hinweis auf Reduktionsmittel</u>

Eine Prüfung auf oxidierbare Substanzen kann auf verschiedene Weise erfolgen. Häufig genutzt werden:

- <u>Entfärben von $KMnO_4$-Lösung</u>: Einen positiven Test geben alle leicht oxidierbaren Substanzen wie Enole, manche Phenole, prim. und sek. Alkohole, Mercaptane, Thioether, Aldehyde, Amine sowie Alkene.
- <u>Tollens Reagenz</u>: Aus einer ammoniakal. Silbersalzlösung scheiden Aldehyde, reduzierende Zucker, 1,2-Diketone, 2-Hydroxyketone, mehrwertige Phenole und Aminophenole metallisches Silber als Metallspiegel oder schwarzen Nd. ab. Auch einige arom. Amine geben eine positive Reaktion.
- <u>Fehling-Lösung</u>: Starke Reduktionsmittel - besonders Aldehyde und reduzierende Zucker - fällen aus einer alkal. Cu(II)-tartrat-Lösung gelbes oder rotes Cu(I)-oxid. Arom. Aldehyde geben diesen Test normalerweise nicht (vgl. auch Seite 359).

Weitere häufig verwendete Oxidationsmittel sind Bromwasser und HNO_3.

Bei diesen Reaktionen werden aus prim. <u>Alkoholen</u> zunächst Aldehyde erhalten, die meistens weiter zu Carbonsäuren oxidiert werden. Sek. Alkohole lassen sich leicht zu Ketonen dehydrieren, während sich tert. Alkohole nur schwer und unter C-C-Spaltung oxidieren lassen. Aus 2-Hydroxyketonen (Ketolen) oder Endiolen wie z.B. Ascorbinsäure (vgl. S. 410) oder Glucocorticoiden (vgl. Seite 369) entstehen 1.2-Dicarbonylverbindungen.

$R-CH_2OH \longrightarrow R-CH=O \longrightarrow R-COOH$; $R_2CHOH \longrightarrow R_2C=O$

prim. Alkohol   Aldehyd   Carbonsäure   sek. Alkohol   Keton

$R-C=C-R \longrightarrow R-C-C-R \longleftarrow R-C-CH-R$
 $|\ \ \ \ |$ $||\ \ ||$ $||\ \ \ |$
HO OH   O O   O OH

Endiol   1.2-Diketon   2-Hydroxyketon

Die Bishydroxylierung von <u>Alkenen</u> mit $KMnO_4$ führt primär zu cis-Glycolen, die durch Glycolspaltung in Carbonylverbindungen umgewandelt werden können.

Mehrwertige Phenole werden zu Chinonen oxidiert, während aus Aminophenolen Chinonimine gebildet werden. Beispielsweise lassen sich Epinephrin (vgl. Seite 379) oder 2-Methyl-naphthohydrochinon (vgl. Bd. II, Kap. 7.2.3) bereits durch ein schwaches Oxidationsmittel wie Iod in die entsprechenden Oxidationsprodukte überführen.

Auch Mercaptane und Thiophenole sind gegenüber Oxidationsmitteln sehr empfindlich. Unter milden Bedingungen werden sie zu Disulfiden dehydriert, während sie durch starke Oxidationsmittel über Sulfinsäuren in Sulfonsäuren, der höchsten Oxidationsstufe des Schwefels, übergeführt werden.

$$R-SH \begin{cases} \longrightarrow R-S-S-R \quad (Disulfid) \\ \longrightarrow (R-SO_2H) \longrightarrow R-SO_3H \quad (Sulfonsäure) \end{cases}$$

Thioether (Sulfide) werden schließlich über Sulfoxide zu Sulfonen oxidiert.

$$\underset{\text{Sulfid}}{R-S-R} \longrightarrow \underset{\text{Sulfoxid}}{R-\overset{\text{O}}{\underset{\|}{S}}-R} \longrightarrow \underset{\text{Sulfon}}{R-\overset{\text{O}}{\underset{\underset{\text{O}}{\|}}{\underset{\|}{S}}}-R}$$

Alkene

Zur Identifizierung von Alkenen sind eine Reihe elektrophiler Additionsreaktionen geeignet. Hierzu zählen die Hydrierung mit Pt oder Pd/H_2, die Entfärbung von Brom- oder Permanganat-Lösung, die Anlagerung von Nitrosylchlorid sowie die Umsetzung mit organischen Persäuren zu Epoxiden. Die Reaktion zwischen Alkenen und Ozon führt zu Carbonylverbindungen.

- Die Bishydroxylierung von Alkenen mit $KMnO_4$ in alkal. Lösung liefert als Intermediat einen cyclischen Ester, der zum cis-Glycol hydrolysiert wird. MnO_4^- wird dabei zu Braunstein reduziert.

Auch hochsubstituierte Olefine, die im allg. nur sehr schwer Brom addieren, lassen sich mit $KMnO_4$ nachweisen.

$$\underset{C}{\overset{C}{\|}} + MnO_4^- \longrightarrow \left[\begin{array}{c} -C-O \\ | \quad \diagdown \\ | \quad \diagup MnO_2 \\ -C-O \end{array} \right]^- \xrightarrow[-MnO_2]{+H_2O} \begin{array}{c} -C-OH \\ | \\ -C-OH \end{array}$$

cis-Glycol

- Die Addition von Brom ist erkennbar an dessen Entfärbung und führt zu vicinalen Dibromiden.

$$-\overset{|}{C}=\overset{|}{C}- + Br_2 \longrightarrow -\overset{|}{\underset{|}{C}}-\overset{Br}{\underset{Br}{\overset{|}{C}}}- \quad (1.2\text{-Dibromid})$$

- Die Umsetzung von Alkenen mit org. Persäuren (Epoxidation) in einem indifferenten Lösungsmittel ergibt Oxirane, die sich in Ggw. von Bortrifluorid in Carbonylverbindungen umlagern.

$$\underset{H}{\overset{R}{>}}C=C\underset{H}{\overset{R}{<}} \xrightarrow[-\text{RCOOH}]{+\text{RCO}_3\text{H}} \underset{H}{\overset{R}{>}}C\underset{O}{-}C\underset{H}{\overset{R}{<}} \xrightarrow[\text{BF}_3]{\Delta} R-\overset{R}{\underset{|}{C}H}-CH=O$$

Oxiran

- <u>Nitrosylchlorid</u> bildet in Abhängigkeit von der Konstitution des Olefins <u>blaue</u> Nitroso-alkylchloride oder <u>farblose</u> Isonitroso-alkylchloride.

$$R^1-\overset{R^2}{\underset{\underset{R^3}{|}}{C}}=C-R^4 + \text{NOCl} \longrightarrow R^1-\overset{R^2}{\underset{\underset{}{Cl}}{C}}-\overset{N=O}{\underset{\underset{R^3}{|}}{C}}-R^4 \quad (\text{blau})$$

$$R^1-\overset{R^2}{\underset{\underset{H}{|}}{C}}=C-R^3 + \text{NOCl} \longrightarrow R^1-\overset{R^2}{\underset{\underset{Cl}{|}}{C}}-\overset{N=O}{\underset{\underset{H}{|}}{C}}-R^3 \rightleftharpoons R^1-\overset{R^2}{\underset{\underset{Cl}{|}}{C}}-\overset{R^3}{C}=N-OH \quad (\text{farblos})$$

- Durch Anlagerung von <u>Ozon</u> an Olefine erhält man Ozonide. Die daraus bei reduktiver Aufarbeitung (Zn/HOAc) erhaltenen Carbonylverbindungen werden weniger zur Identifizierung von Alkenen als vielmehr zur Konstitutionsermittlung (Lage der Doppelbindungen) herangezogen.

$$\underset{R^2}{\overset{R^1}{>}}C=C\underset{R^4}{\overset{R^3}{<}} \xrightarrow{+O_3} \underset{R^2}{\overset{R^1}{>}}C\underset{O}{\overset{O-O}{-}}C\underset{R^4}{\overset{R^3}{<}} \xrightarrow[(-H_2O_2)]{+H_2O} \underset{R^2}{\overset{R^1}{>}}C=O + O=C\underset{R^4}{\overset{R^3}{<}}$$

Ozonid

Alkine

Alkine zeigen im allg. folgende analytisch auswertbaren Reaktionen:

- Ähnlich wie bei Alkenen zeigt sich der ungesättigte Charakter der Alkine in der Entfärbung einer wässr., sodaalkalischen $KMnO_4$- oder einer wässr. Brom-Lösung (Bromwasser).

- Durch Anlagerung von Wasser in Ggw. von $HgSO_4$ und H_2SO_4 lassen sich Alkine in Ketone überführen. Ethin selbst liefert Acetaldehyd.

$$R-C\equiv C-R + H_2O \xrightarrow[+H_2SO_4]{+HgSO_4} R-\underset{\underset{OH}{|}}{C}=CH-R \rightleftharpoons R-\underset{\underset{O}{\|}}{C}-CH_2-R$$

$$R-C\equiv CH + H_2O \longrightarrow R-\underset{\underset{OH}{|}}{C}=CH_2 \rightleftharpoons R-\underset{\underset{O}{\|}}{C}-CH_3$$

$$HC\equiv CH + H_2O \longrightarrow H_2C=CH-OH \rightleftharpoons H_3C-CH=O$$

- Ethin sowie monosubst. Alkine ergeben in alkalischer oder ammoniakalischer Lösung mit Ag^+- oder Cu^+-Ionen Niederschläge der entsprechenden Acetylide.

$$R-C\equiv CH + Ag^+ \longrightarrow R-C\equiv C-Ag\downarrow + (H^+)$$

Durch die beiden letztgenannten Reaktionen können Alkine von Alkenen unterschieden werden.

Aromaten

Hinweise auf aromatische Strukturelemente erhält man z.B. durch Umsetzung mit Salpetersäure.
Man prüft anschließend auf das Vorhandensein einer Nitrogruppe durch Reduktion mit Zink/Ammoniumchlorid. Dabei entsteht ein Phenylhydroxylamin-Derivat, das eine ammoniakal. Silbernitrat-Lösung (Tollens Reagenz) zu metallischem Silber reduziert.
Die Abscheidung von metallischem Silber beweist, daß eine Nitro- oder Nitrosogruppe vorlag.

$$Ar-H \xrightarrow{HNO_3} Ar-NO_2 \xrightarrow{Zn/NH_4Cl} Ar-NH-OH$$

Die Identifizierung aromatischer Kohlenwasserstoffe erfolgt durch Substitution am Kern oder durch Oxidation vorhandener Seitenketten. In Einzelfällen ist auch die Darstellung von Pikraten möglich.
Gut charakterisierbare Derivate erhält man vor allem
- durch Sulfochlorierung und anschließende Überführung der gebildeten Sulfochloride in Sulfonamide

$$Ar-H \longrightarrow Ar-SO_2-Cl \longrightarrow Ar-SO_2-NH_2\downarrow$$

- oder durch die Darstellung von Nitroarenen mittels Nitrierung.

Alkylhalogenide

Zur analytischen Erfassung von Halogenverbindungen (vgl. auch Kap. 3.1.1, Seite 314), insbesondere Alkylhalogeniden, können folgende Eigenschaften herangezogen werden:

- Halogenatome in Alkylhalogeniden lassen sich durch Erhitzen mit starken Laugen abspalten, wobei entweder durch Substitution Alkohole oder durch Eliminierung Alkene gebildet werden. Aus geminalen Dihalogeniden entstehen Carbonylverbindungen, aus Trihalogeniden Carbonsäuren.
Vinyl- und Arylhalogenide erfahren hierbei im allg. keine Spaltung; leichter zu substituieren sind jedoch zahlreiche Nitroarylhalogenide (vgl. Seite 347).

$$\begin{array}{c} H \\ | \\ -C-C- \\ | \\ X \end{array} + HO^- \longrightarrow \begin{array}{l} \xrightarrow{S_N} -\overset{H}{\underset{|}{C}}-\overset{|}{\underset{OH}{C}}- + X^- \quad (Alkohol) \\ \\ \xrightarrow{E} -C=C- + H_2O + X^- \quad (Alken) \end{array}$$

$R-CHCl_2 + H_2O \longrightarrow R-CH=O + 2\ HCl$ (Aldehyd)

$R-CCl_3 + 2\ H_2O \longrightarrow R-COOH + 3\ HCl$ (Carbonsäure)

$R-CCl_2-R + H_2O \longrightarrow R-CO-R + 2\ HCl$ (Keton)

Einen Hinweis auf leicht hydrolysierbares Halogen erhält man bereits durch die Bildung swl. Silberhalogenide, wenn die halogenhaltige Substanz mit einer ethanol. $AgNO_3$-Lösung versetzt wird (vgl. Seite 315).
- Ferner besteht die Möglichkeit, das Halogenatom mit nascierendem Wasserstoff (aus Zn/HCl oder RaNi/EtOH) hydrogenolytisch abzuspalten. Diese Methode gelingt auch bei Arylhalogeniden.

$$R_3C\text{-Hal} + (2\ H) \longrightarrow R_3C\text{-H} + H\text{-Hal}$$

- Alkylhalogenide lassen sich auch durch Umsetzung mit <u>Thioharnstoff</u> und nachfolgende Fällung mit <u>Pikrinsäure</u> identifizieren, da die gebildeten schwerlöslichen <u>S-Alkyl-isothiuronium-pikrate</u> charakteristische Schmelzpunkte aufweisen.

An einfachen Halogenalkanen sind u.a. in das DAB 9 aufgenommen worden:

<u>Dichlormethan</u> (Methylenchlorid) (CH_2Cl_2)
(vgl. Komm. DAB 9, Bd. II, S. 1429)

Bei der Hydrolyse im alkal. Milieu bilden sich Formaldehyd und Chlorid, die nach vorherigem Ansäuern mit Chromotropsäure (vgl. S. 362) bzw. mit $AgNO_3$-Lösung nachgewiesen werden können.

<u>Chloroform</u> (Trichlormethan) ($CHCl_3$)
(vgl. Komm. DAB 9, Bd. II, S. 1212)

Chloroform ist eine farblose, nicht brennbare Flüssigkeit, die in Wasser swl. ist, sich jedoch mit EtOH, Et_2O und Petroläther in jedem Verhältnis mischt.
Beim Erwärmen tritt Hydrolyse zu Ameisensäure ein, die Fehling-Lösung reduziert.

$$HCCl_3 + 3\ HO^- \longrightarrow HCOO^- + H_3O^+ + 3\ Cl^-$$

Unter dem Einfluß von Licht, Luft und Feuchtigkeit wird Chloroform partiell oxidiert. Als primäres Reaktionsprodukt entsteht das Hydroperoxid, das auf zwei Wegen zerfallen kann und dessen Bildung durch Fe-Ionen katalysiert wird.

$$H-CCl_3 \xrightarrow{+ O_2} \underset{\text{Hydroperoxid}}{HOO-CCl_3} \begin{cases} \to Cl_2 + CO_2 + HCl \\ \to COCl_2 + HCl + 1/2\, O_2 \\ \text{Phosgen} \end{cases}$$

$$\text{Phosgen} \xrightarrow{2\, CH_3CH_2OH} \underset{\parallel}{H_5C_2-O-\underset{O}{C}-O-C_2H_5} \text{ (Diethylcarbonat)}$$

Chloroform enthält daher einen Zusatz von Ethanol als Stabilisator, um das evtl. gebildete Phosgen als Kohlensäurediethylester abzufangen.

Zur Identifizierung von $CHCl_3$ können neben der Prüfung mit Fehlingscher Lösung noch folgende Reaktionen dienen:
- Beim Erwärmen von Chloroform mit Anilin oder Acetanilid in Ggw. von Alkalihydroxid-Lösung bildet sich Phenylisonitril, das an seinem widerlichen Geruch erkannt werden kann (vgl. hierzu auch "Isonitril-Reaktion", Seite 379).
- Beim Erhitzen einer $CHCl_3$/Resorcin-Lösung mit einer NaOH-Lösung tritt eine Rotfärbung auf.

Das zunächst aus Chloroform mit HO^--Ionen gebildete Dichlor-carben (CCl_2) greift Resorcin elektrophil unter Bildung des Resorcinaldehyds an (Reimer-Tiemann-Reaktion). Letzterer kondensiert mit weiterem Resorcin zu einem roten Oxonol-Anion.

$HCCl_3$ + [Resorcinol-Anion] $\xrightarrow{HO^-}$ Cl_2CH-[Resorcinol-Anion] $\longrightarrow$ $O=CH-$[Resorcinol-Anion] (Resorcinaldehyd-Anion)

+ [Resorcinol-Anion] $\longrightarrow$ [rotes Oxonol-Anion] (rot)

Diese als Guareschi-Lustgarten-Reaktion bezeichnete Umsetzung kann umgekehrt auch zum Nachweis von Phenolen mit freier para-Stellung genutzt werden (vgl. Seite 353).

Alkohole

Zur Unterscheidung von primären, sekundären und tertiären Alkoholen nutzt man im sog. Lukas-Test die unterschiedliche Substitutionsgeschwindigkeit ihrer HO-Gruppen durch Cl^--Ionen aus. Als Reagenz dient $HCl/ZnCl_2$.

$$R-OH + H-Cl \xrightarrow{(ZnCl_2)} R-Cl + H_2O$$

Prim. Alkohole (bis C-5) werden gelöst, die Lösung färbt sich oft dunkel, bleibt jedoch klar.

Sek. Alkohole lösen sich zunächst klar, die Lösung wird aber rasch trüb, und es scheiden sich feine Tröpfchen des entsprechenden Alkylchlorids ab.

Bei <u>tert.</u> Alkoholen entstehen schnell zwei Phasen, eine davon ist das Alkylchlorid.

Eine weitere Unterscheidungsmöglichkeit zwischen prim., sek. und tert. Alkoholen ergibt sich aus der Analyse der nach vorheriger Oxidation gebildeten Reaktionsprodukte:

<u>Prim.</u> Alkohole lassen sich mit <u>Chromsäure</u> unter geeigneten Bedingungen über die Aldehydstufe zu Carbonsäuren oxidieren, während <u>sek.</u> Alkohole normalerweise nur zu Ketonen dehydriert werden. <u>Tert.</u> Alkohole geben unter den gleichen Bedingungen lediglich gelb-rot gefärbte Chromsäureester.

Die Charakterisierung von Alkoholen durch <u>Derivat-Bildung</u> (Ester, Ether, Urethan) kann mit folgenden Reagenzien durchgeführt werden:
- <u>Esterbildung</u>: <u>Primäre</u> und <u>sekundäre</u> Alkohole können durch Umsetzung mit
- Acetanhydrid oder Acetylchlorid
- Benzoylchlorid, 4-Nitrobenzoylchlorid und
- 3.5-Dinitrobenzoylchlorid

über die Schmelzpunkte der entsprechenden Carbonsäureester bzw. durch Umsetzung mit
- Phthalsäureanhydrid oder 3-Nitrophthalsäureanhydrid

über die entsprechenden Halbester identifiziert werden. Tert. Alkohole sind hierdurch nur schwer charakterisierbar, jedoch reagieren Phenole, prim. und sek. Amine sowie Mercaptane ebenfalls.

Besonders die Umsetzung mit 3.5-Dinitrobenzoylchlorid in Ggw. von Pyridin ist eine häufig genutzte Arzneibuchmethode; sie führt in der Regel zu kristallinen 3.5-Dinitrobenzoaten.

Zum Abfangen der bei der Umsetzung eines Alkohols mit einem Säurechlorid freigesetzten Säure kann neben Pyridin auch eine wäßr. Natriumhydroxid-Lösung verwendet werden (<u>Schotten-Baumann</u>-Variante).

In der nachfolgenden Tabelle sind die Schmp. einiger 3.5-Dinitrobenzoesäureester aufgelistet.

Tab. 1.16: Schmelzpunkte von 3.5-Dinitrobenzoaten

Rest	Fp (°C)	Rest	Fp (°C)	Rest	Fp (°C)
CH_3-	106	$i-C_3H_7$-	118	tert. C_4H_9-	141-143
C_2H_5-	90-94	$n-C_4H_9$-	61-64	(-)-Menthyl-	154-157
$n-C_3H_7$	73	$i-C_4H_9$-	63	(±)-Menthyl-	130

(Anm.: Nitrogruppen in Reagenzien wie z.B. 3.5-<u>Dinitrobenzoylchlorid</u> bewirken im Vergleich zu den betreffenden Reagenzien ohne Nitrogruppen im allg. eine erhöhte Reaktivität des Reagenzes, ein erhöhtes Kristallisationsvermögen, eine geringere Löslichkeit sowie eine intensivere Färbung des gebildeten Derivates.)

Die Veresterung mit Acetylchlorid/Pyridin wird zur Bestimmung der <u>Hydroxylzahl</u> in Fetten und fetten Ölen genutzt (vgl. Bd. II, Kap. 6.2.8).

- <u>Urethan-Bildung</u>: Zur Identifizierung alkoholischer Gruppen kann auch die Bildung von <u>Phenyl-</u> oder <u>Naphthyl-urethanen</u> (Carbaminsäureester) durch Umsetzung mit <u>Phenylisocyanat</u> oder <u>Naphthylisocyanat</u> herangezogen werden.

$$\text{Ph-N=C=O} + \text{ROH} \longrightarrow \text{Ph-NH-C(=O)-OR}$$

Phenylisocyanat   Phenylurethan

Analog reagieren Phenole, prim. und sek. Amine sowie Mercaptane. Wiederum bilden sich die Urethane tert. Alkohole nur äußerst schwer.

- <u>Xanthogenat-Bildung</u>: Ferner reagieren Alkohole mit Schwefelkohlenstoff in alkalischer Lösung zu kristallinen, gelben <u>Xanthogenaten</u>, die mit Hilfe ihres Schmelzpunktes charakterisiert werden.

$$S=C=S + ROH + Me^+HO^- \longrightarrow RO-\underset{\underset{S}{\|}}{C}-S^-Me^+ \downarrow + H_2O$$

(Xanthogenat)

- <u>Etherbildung</u>: Durch Umsetzung von Alkoholen mit 2.4-Dinitrochlorbenzol oder 2.4-Dinitrofluorbenzol erhält man in einer S_N-Reaktion am Aromaten <u>2.4-Dinitrophenylether</u>, die häufig schwerlöslich sind.

$$O_2N\text{-}C_6H_3(NO_2)\text{-}X + ROH \xrightarrow{-HX} O_2N\text{-}C_6H_3(NO_2)\text{-}OR$$

X: F; Cl   2.4-Dinitrophenylether

Phenole, prim. und sek. Amine, Hydrazin sowie Mercaptane und Thiophenole reagieren in analoger Weise.

- <u>Tertiäre</u> Alkohole werden zu ihrer Identifizierung mit konz. HCl in die entsprechenden Alkylchloride übergeführt und dann z.B. als S-Alkylisothiuroniumpikrate nachgewiesen.
Sek. Alkohole sind dieser Reaktion auch zugänglich, wenn anstelle von konz. HCl mit dem Lukas-Reagenz gearbeitet wird.
An einfachen Alkoholen wurden in das DAB 9 aufgenommen:

<u>Methanol</u> (CH_3OH)
(vgl. Komm. DAB 9, Bd. III, S. 2304)
Zur Identitätsprüfung auf Methanol, dessen Nachweis aus Gründen seiner Toxizität von Bedeutung ist, dienen:
- Bildung des mit grüner Flamme brennenden <u>Borsäuretrimethylesters</u> (Kp = 68,5 °C) beim Versetzen mit Natriumtetraborat/konz. H_2SO_4 (vgl. Seite 220).
- Fällung des swl. <u>3.5-Dinitrobenzoesäuremethylesters</u> bei Zugabe von 3.5-Dinitrobenzoylchlorid/Pyridin. Der Ester ist im Ggs. zur 3.5-Dinitrobenzoesäure in n-Heptan löslich.

Viele Nachweis-Reaktionen von Methanol beruhen auf seiner Oxidation mit $KMnO_4$ zu <u>Formaldehyd</u> und dessen nachfolgender Bildung gefärbter Reaktionsprodukte. Zum Beispiel entsteht:
- bei der Umsetzung mit Phenylhydrazin/$K_3[Fe(CN)_6]$ <u>rotes</u> <u>1.5-Diphenylformazan</u> (vgl. Seite 363).
- auf Zusatz von <u>Schiffs Reagenz</u> (Fuchsin-Schwefligsäure) ein <u>roter</u> Farbstoff (vgl. "<u>Grenzprüfung auf Methanol</u>", Kap. 3.2.5, Seite 407) (vgl. auch MC-Fragen 538 - 540).
- bei der Umsetzung mit <u>Chromotropsäure</u> ein <u>blauviolettes</u> Xanthen-Derivat (vgl. Seite 362).
- in Ggw. von Ammoniumsalzen (oder NH_3) mit <u>Acetylaceton</u> <u>gelbes</u> 3.5-Diacetyl-1.4-dihydrolutidin (vgl. Seite 364).

<u>Ethanol</u> (CH_3CH_2OH)
(vgl. Komm. DAB 9, Bd. II, S. 1625)
Ethanol, eine farblose Flüssigkeit (Kp = 78 °C) ist mischbar mit Wasser und den meisten organischen Lösungsmitteln. Zu seiner Identifizierung können folgende Reaktionen dienen:

- <u>Modifizierte Simon-Awe-Reaktion</u>: In einem Reagenzglas, das mit einem mit Natriumpentacyanonitrosylferrat(II)-Lösung getränkten Filterpapier bedeckt ist, wird Ethanol mit $K_2Cr_2O_7$/H_2SO_4 zu gasf. <u>Acetaldehyd</u> oxidiert. Beim anschließenden Betupfen des Papiers mit <u>Piperidin</u> (oder Piperazin) entsteht eine <u>Blaufärbung</u>, die auf Zusatz von NaOH-Lösung nach Rosa umschlägt.
Die Farbreaktion wird von Formaldehyd und Aceton nicht gegeben, jedoch stören Acrolein und Propionaldehyd.
Piperidin nimmt intermediär an der Reaktion teil. Vermutlich entsteht zunächst ein Enamin (N-Vinyl-piperidin), das den NO^+-Liganden im Pentacyanonitrosylferrat(II)-Anion nucleophil angreift. Das entstandene farblose Immonium-Ion hydrolysiert anschließend zu einem blauen Farbstoff, der einen protonierten <u>Legal-Komplex</u> darstellt (vgl. Seite 368).

$$H_3C-\overset{H}{\underset{}{C}}=O + HN\bigcirc \xrightarrow{-H_2O} H_2C=CH-N\bigcirc + [ONFe(CN)_5]^{2-}$$

$$\longrightarrow \left[\bigcirc N=CH-CH_2-\underset{\overset{\|}{O}}{N}Fe(CN)_5 \right]^{2-} \xrightarrow{H_2O} \bigcirc +NH_2 +$$

$$\left[O=CH-CH_2-\underset{\overset{\|}{O}}{N}Fe(CN)_5 \right]^{3-}$$
blau

- Mit 3.5-Dinitrobenzoylchlorid entsteht aus EtOH der kristalline 3.5-Dinitrobenzoesäureethylester, der durch seinen Schmp. charakterisiert werden kann. Im Ethanol evtl. vorhandenes Wasser hydrolysiert partiell das Säurechlorid unter Bildung von 3.5-Dinitrobenzoesäure, die im Ggs. zum Ethylester in n-Heptan schwerlöslich ist.

Weitere Identitätsprüfungen der Arzneibücher sind:

- Ethanol zählt zu den Substanzen, die eine positive Iodoform-Reaktion ergeben.

$$H_3C-CH_2-OH \xrightarrow{Ox.} H_3C-CH=O \xrightarrow{I_2} I_3C-CH=O \xrightarrow{HO^-} HCI_3 + HCOO^-$$

- Beim Erhitzen mit Essigsäure in Ggw. von H_2SO_4 bildet sich der Essigsäureethylester, der an seinem fruchtartigen Geruch erkannt werden kann.

$$H_3C-COOH + CH_3-CH_2-OH \longrightarrow CH_3-CO-O-CH_2-CH_3 + (H_2O)$$

Zur Bestimmung des Ethanolgehaltes in flüssigen Arzneizubereitungen vgl. Kap. 3.2.3, Seite 337 sowie MC-Fragen 446 - 449.

Isopropanol ($H_3C-CH(OH)-CH_3$)

Propanol-2 zeigt folgende analytische Reaktionen, die zu seinem Nachweis herangezogen werden können:

- Isopropanol ergibt eine positive Iodoform-Reaktion (vgl. Seite 361).

$$H_3C-CH(OH)-CH_3 \xrightarrow{Ox.} H_3C-CO-CH_3 \xrightarrow{I_2} I_3C-CO-CH_3 \xrightarrow{HO^-}$$

$HCI_3 + {}^-OOC-CH_3$

- Oxidiert man Isopropanol mit $K_2Cr_2O_7/H_2SO_4$ oder $(NH_4)_2S_2O_8$ und destilliert das gebildete Aceton ab, so läßt sich das Keton mit Hilfe der Legalschen Probe (vgl. Seite 368) oder als Phenylhydrazon nachweisen.

- Der durch Umsetzung mit 3.5-Dinitrobenzoylchlorid/Pyridin gebildete 3.5-Dinitrobenzoesäureisopropylester schmilzt bei 118 °C.

- Deniges-Probe: Erhitzt man Isopropanol mit einer $HgSO_4$-Lösung, so entsteht eine weiße Fällung vermutlich der Zusammensetzung $(HgSO_4)_6(HgO)_9(\overline{CH_3-CO-CH_3})_4$.
Ph.Eur. nutzt diese Reaktion zur Grenzprüfung auf Isopropanol in ethanolischen Lösungen (vgl. Kap. 3.2.5, Seite 407 sowie MC-Fragen 541, 542).

- Erhitzt man Isopropanol in konz. H_2SO_4 mit einem arom. Aldehyd wie beispielsweise 4-Dimethylamino-benzaldehyd oder 3-Nitrobenzaldehyd, so bilden sich in einer komplexen Reaktionsfolge fulvenartige Farbstoffe (A).
Bei der Durchführung der Reaktion mit 4-Dimethylamino-benzaldehyd, bei der Isopropanol zunächst zu Aceton dehydriert wird, spielt evtl. auch das durch sauer katalysierte Aldolkondensation gebildete Dibenzal-Derivat (B) eine gewisse Rolle.

Mehrwertige Alkohole

Mehrwertige Alkohole können gleichfalls über ihre Ester charakterisiert werden. Im allg. werden hierzu die Acetate (mit Ac_2O) oder Benzoate (mit Benzoylchlorid) hergestellt.

Ferner können mehrwertige Alkohole mit primärer HO-Funktion zu Aldehyden oxidiert werden, die anschließend Fehling-Lösung reduzieren.
Darüber hinaus lassen sich Glycole (1.2-Diole) durch die Reaktion mit Natriummetaperiodat ($NaIO_4$) (Malaprade-Reaktion; vgl. Bd. II, Kap. 7.2.4, "Bestimmungen mit Periodat") oder durch die Umsetzung mit Bleitetraacetat ($Pb(OAc)_4$) in Carbonylverbindungen überführen und näher charakterisieren.

Beispielsweise entstehen bei der Glycolspaltung von Glycerol 1 Mol Ameisensäure sowie 2 Mol Formaldehyd.

MC-Frage 474: Bei der Malaprade-Reaktion des 1.2.4.5.6-Pentahydroxy-heptans bilden sich Formaldehyd, Acetaldehyd, Malondialdehyd und Ameisensäure.

```
H₂C-OH                          H₂C=O
    |  \ IO₄⁻                      +
HC-OH  /                        HC=O
    |                               |
H₂C               ⟶             H₂C
    |                               |
HC-OH                           HC=O
    |  \ IO₄⁻                      +
HC-OH  /                        HCOOH
    |  \ IO₄⁻                      +
HC-OH  /                        HC=O
    |                               |
H₃C                             H₃C
```

Glycerol (1.2.3-Propantriol) ($HOCH_2-CH(OH)-CH_2OH$)
(vgl. Komm. DAB 9, Bd. II, S. 1785)

Das wasserfreie hygroskopische Glycerol ist eine viskose Flüssigkeit, die bei 290 °C unter Zersetzung siedet und bei 18 °C erstarrt.
Glycerol ist mit Wasser und Ethanol in jedem Verhältnis mischbar, in Ether und $CHCl_3$ jedoch praktisch unlöslich. Dichte, Siede- und Erstarrungstemperatur nehmen mit steigendem Wassergehalt stark ab. Neben der relativen Dichte nimmt auch der Brechungsindex (vgl. Bd. II, Kap. 11.2) mit steigendem Wassergehalt stetig ab. Beide Parameter sind wichtige Reinheitskriterien und erlauben die quant. Bestimmung des Glycerol-Gehaltes in Glycerol/Wasser-Gemischen.
In Ggw. von starken Oxidationsmitteln (CrO_3, $KMnO_4$, $KClO_3$) neigt Glycerol zu Explosionen.

Als Identitätsprüfungen werden genutzt:
- Beim Erhitzen mit $KHSO_4$ wird Glycerol unter Abspaltung von 2 Molekülen H_2O in <u>Acrolein</u> umgewandelt, das einen typischen, stechenden Geruch besitzt und Neßlers Reagenz reduziert.

```
H₂C-OH           H₂C-OH          H₂C-OH             H₂C
    |     -H₂O       |                |     -H₂O       ‖
HC-OH   ⟶        HC         ⇌    H₂C          ⟶   HC
    |                ‖                |                |
H₂C-OH           HC-OH            HC=O             HC=O
  Glycerol                                         Acrolein
```

Acrolein kann auch mittels der Simon-Awe-Reaktion nachgewiesen werden (vgl. Seite 348).

An weiteren mehrwertigen Alkoholen wurden u.a. in das DAB 9 aufgenommen:
- Propylenglycol (1.2-Propandiol) (Komm. DAB 9, Bd. III, S. 2884)
- Mannitol (Komm. DAB 9, Bd. III, S. 2221)
- Sorbitol (Komm. DAB 9, Bd. III, S. 3136)

Zur Identifizierung wird beim Propylenglycol der p-Nitrobenzoesäurediester gebildet, während Mannitol und Sorbitol mit Acetanhydrid/Pyridin in ihre Hexaacetyl-Derivate übergeführt werden. Weitere Reaktionen dieser Alkohole sind im Bd. II, Kap. 7.2.4, beschrieben.

Aminoalkohole (insbesondere 1.2-Aminoalkohole)

Substanzen mit einer vicinalen Aminoalkohol-Struktur lassen sich gleichfalls mit Metaperiodat oder Bleitetraacetat zu Carbonylverbindungen spalten.
Viele dieser Substanzen bilden zudem mit Schwermetallionen charakteristisch gefärbte Chelatkomplexe.
Versetzt man z.B. Ephedrin (vgl. Komm. DAB 9, Bd. II, S. 1550) mit $CuSO_4$-Lösung und NaOH, so tritt Violettfärbung auf. Beim Schütteln mit Ether wird die organische Schicht purpurfarben, die wässrige blau.
Diese als Chen-Kao-Reaktion bezeichnete Umsetzung führt zu farbigen Kupfer-chelaten. Bei Einhaltung entsprechender Reaktionsbedingungen ist sie für Ethanolamine charakteristisch und fällt für viele Sympathomimetika, für Chloramphenicol, aber auch für Diethylaminoethanol positiv aus. Die Löslichkeit des Chelatkomplexes in der organischen Phase hängt von der weiteren Substitution des jeweiligen Moleküls ab.

[Strukturformel: Ephedrin + Cu^{2+}/HO^- → Kupfer-Chelatkomplex $[...]^{2+}$]

Ephedrin

Phenole

In Phenolen sind eine oder mehrere HO-Gruppen direkt an ein arom. Ringsystem gebunden. Je nach der Anzahl der Hydroxyl-Gruppen unterscheidet man ein-, zwei- und mehrwertige Phenole. Im Ggs. zu Alkoholen reagieren Phenole sauer und bilden mit Alkalihydroxid-Lösungen Salze (Phenolate).

$$Ar\text{-}OH + NaOH \longrightarrow Ar\text{-}O^-Na^+ + H_2O$$

Zum Nachweis und zur Charakterisierung von Phenolen können folgende Eigenschaften und Reaktionen herangezogen werden:

1) Bildung farbiger Reaktionsprodukte
- Eine Nachweis-Reaktion, die in allen Arzneibüchern zu finden ist, ist die sog. Eisen(III)-chlorid-Reaktion. Ein positiver Ausfall weist auf Phenole und Enole hin.
Die Farbreaktion ist dann besonders ausgeprägt und lang anhaltend, wenn sich in o-Stellung weitere chelatbildende Substituenten (HO, CHO, COOH, SO_3H) befinden. Fehlen solche Nachbargruppeneffekte, so kommt es bei Zugabe eines Alkohols rasch zum Verblassen und Verschwinden der Färbung.
Die Zusammensetzung des jeweiligen Fe-Komplexes ist pH-abhängig.
Phenolether und Alkohole geben keine Reaktion, während Oxime und Hydroxamsäuren sich durch eine rote Farbe anzeigen (vgl. "Hydroxamsäure-Reaktion", Seite 391).

- Emerson-Reaktion: Diese oxidative Kupplung von Phenolen mit 4-Aminoantipyrin (Aminopyrazolon = 4-Amino-2.3-dimethyl-1-phenyl-3-pyrazolin-5-on) in Ggw. eines Oxidationsmittels, z.B. Kaliumhexacyanoferrat(III) führt zu gefärbten Chinoniminen der nachfolgenden Struktur:

[Reaktionsschema: 4-Aminoantipyrin + Phenol → Indophenol-Farbstoff (Oxm.)]

Die Reaktion eignet sich auch zur quant. photometrischen Bestimmung und wird z.B. zur <u>Bestimmung von Phenol in Sera und Impfstoffen</u> genutzt (vgl. Kap. 3.2.5, Seite 408 und MC-Fragen 543 - 545).
Voraussetzung für den Ablauf der Farbreaktion ist:
- eine phenolische HO-Gruppe
- eine unsubstituierte para-Stellung, es sei denn, es handle sich um oxidativ leicht abspaltbare Gruppen
- das Fehlen einer o-Nitrogruppe, die die Reaktion behindert.

Phenole mit besetzter para- aber freier ortho-Stellung reagieren langsamer und weniger intensiv. <u>Salicylsäure</u> reagiert gleichfalls extrem langsam, was auf eine geringe Aktivierung der p-Stellung zur HO-Gruppe zurückzuführen ist. Die Phenolat-Bildung ist hier wegen der intramolekularen Wasserstoffbrücken-Bindung behindert. Erwartungsgemäß reagieren Salicylsäureester, wie z.B. Methylsalicylat, und Salicylamid rasch.

- Eine weitere Möglichkeit zur Identifizierung von Phenolen mit freier para-Stellung ist die Umsetzung mit <u>Gibbs-Reagenz</u> (2.6-Dichlor-1.4-chinon-4-chlorimid) in alkal. Lösung.
Nach neueren Befunden ist nicht das Chlorimid das reagierende Agens, sondern das daraus in wässr. Lösung rasch entstehende 2.6-Dichlorchinonimin.

[Reaktionsschema: Gibbs-Reagenz + H_2O → 2.6-Dichlorchinonimin (−HOCl), anschließend Reaktion mit Phenolat und Ox. (−2H) zum "Indophenol"]

Auch die Reaktion von Phenolen zu <u>Indophenol</u>-Farbstoffen kann als eine oxidative Kupplung aufgefaßt werden, indem das Reagenz selbst als Oxidationsmittel wirkt.

- <u>Guareschi-Lustgarten-Reaktion</u>: Eine dritte Möglichkeit zum Nachweis von Phenolen mit freier p-Stellung besteht in ihrer Umsetzung mit $CHCl_3$ in alkal. Lösung.
Die Reaktion wurde bereits beim Nachweis von Chloroform mit Resorcin vorgestellt (vgl. Seite 345) und soll nun am Bsp. des <u>Thymols</u> näher erläutert werden.
<u>Thymol</u> bildet mit Chloroform in alkalischem Milieu zunächst ein Benzalchlorid-Derivat, das wahrscheinlich unter HCl-Ab-

spaltung in ein Monochlor-p-chinonmethid übergeht. Letzteres reagiert mit überschüssigem Thymol nach einer Art Michael-Addition, und unter HCl-Abspaltung entsteht ein rotviolettes Diphenylmethan-Derivat.

[Reaktionsschema: Thymol + HCCl₃ / HO⁻ → Zwischenprodukt mit CHCl₂ → (−HCl) Monochlor-p-chinonmethid → (+ Thymol) rotviolettes Diphenylmethan-Derivat]

- <u>Diazotierungs-Kupplungs-Reaktionen</u>: Phenole als aktivierte Aromaten kuppeln in schwach alkalischem Milieu mit Diazoniumionen zu Azofarbstoffen (vgl. "Azokupplung", Seite 384).

Häufig verwendet man als Kupplungskomponente diazotierte Sulfanilsäure (Diazobenzolsulfonsäure).

[Reaktionsschema: $^-O-C_6H_4-R$ + $^+N_2-C_6H_4-SO_3^-$ → $^-O-C_6H_3(R)-N=N-C_6H_4-SO_3^-$]

- Nach dem allgemeinen Reaktionsprinzip

    Phenol/Aldehyd/wasserentziehende Säure

reagieren viele Phenole mit Formaldehyd und konz. H_2SO_4 zu farbigen Reaktionsprodukten.

2) <u>Bildung kristalliner Derivate</u>
- <u>Esterbildung</u>: Phenole sind durch Umsetzung mit Säurechloriden oder -anhydriden gut charakterisierbar. Bewährt hat sich die Phenolester-Bildung mit Acetanhydrid, Benzoylchlorid und 4-Nitrobenzoylchlorid, wobei die Umsetzung mit den arom. Carbonsäurechloriden häufig im wässrig-schwach alkalischen Milieu unter Schotten-Baumann-Bedingungen durchgeführt wird.

$$Ar-OH + C_6H_5-\underset{O}{\overset{}{C}}-Cl \xrightarrow[\text{(NaOH)}]{-\text{HCl}} Ar-O-\underset{O}{\overset{}{C}}-C_6H_5 \quad \text{(Arylbenzoat)}$$

- <u>Urethan-Bildung</u>: Phenole bilden darüber hinaus mit Isocyanaten kristalline Urethane. Die α-Naphthylurethane bilden sich meistens besser als die Phenylurethane. Die Reaktion wird durch trockenes Pyridin katalysiert.

$$Ar-OH + C_6H_5-N=C=O \longrightarrow C_6H_5-\underset{H}{N}-\underset{O}{\overset{}{C}}-O-Ar \quad \text{(Phenylurethan)}$$

- <u>Etherbildung</u>: Zur Identifizierung von Phenolen kann auch ihre Veretherung mit Chloressigsäure zu <u>Aryloxyessigsäuren</u> oder mit 4-Nitrobenzylbromid zu Phenyl-benzyl-ether-Derivaten verwendet werden. Ether entstehen auch bei der Umsetzung von Phenolen mit 2.4-Dinitrochlorbenzol (vgl. MC-Frage 546).

- Viele Phenole bilden bei der Umsetzung mit Bromwasser in einer elektrophilen Substitutionsreaktion gut kristallisierende Polybromphenole (vgl. hierzu auch Bd. II, Kap. 7.2.5, "Bromometrie" - Methode nach Koppeschaar).

An einfachen Phenolen wurden u.a. in das DAB 9 aufgenommen:

Phenol (Hydroxybenzol) (C_6H_5-OH)
(Komm. DAB 9, Bd. III, S. 2733)

Die farblose Substanz besitzt einen charakteristischen Geruch und färbt sich an der Luft in radikalisch verlaufenden Oxidationsprozessen schwach rosa bis gelblich. Phenol ist löslich in Wasser, sehr leicht löslich in Ethanol und $CHCl_3$. Weiterhin löst es sich in Alkalihydroxid-Lösungen unter Phenolatbildung.

$$C_6H_5\text{-OH} + NaOH \longrightarrow H_2O + C_6H_5\text{-O}^-Na^+ \quad (\text{Natriumphenolat})$$

Prüfung auf Identität
- Versetzt man die wässr. Prüflösung mit $FeCl_3$, so entsteht eine violette Färbung, die auf Zusatz von Isopropanol verschwindet.
Hierbei bildet sich der Komplex $[Fe(OC_6H_5)_6]^{3-}$, der wenig stabil ist und durch Alkohole gespalten wird.

- Beim Versetzen einer wässr. Phenol-Lösung mit Bromwasser fällt ein gelblich-weißer Nd. eines Gemisches von 2.4.6-Tribromphenol und 2.4.4.6-Tetrabrom-2.5-cyclohexadien-1-on aus.

- Spezifisch ist ferner die Farbbildung des Phenols beim Erhitzen mit alkoholischer Xanthydrol-Lösung in Ggw. von Mineralsäuren. Geringe Mengen Phenol lassen sich auch mit m-Nitrobenzaldehyd oder p-Nitrosophenol nachweisen.

- Reines Phenol siedet bei 181,7 °C. DAB 9 fordert deshalb als Identitätsnachweis einen Siedebereich von 180 - 182 °C. Ein wichtiges Reinheitskriterium ist auch der Erstarrungspunkt von 41 °C, der bereits durch geringe Mengen an Wasser deutlich erniedrigt wird.

Zur Grenzprüfung auf Phenol in Sera und Impfstoffen vgl. Kap. 3.2.5, Seite 408, sowie MC-Fragen 543 - 545.

Thymol
(vgl. Komm. DAB 9, Bd. III, S. 3338)

Neben IR-Spektrum und Schmelzpunktsbestimmung (Fp = 51,5 °C) läßt DAB 9 folgende Identitätsprüfungen durchführen:
- Guareschi-Lustgarten-Reaktion (vgl. Seite 353)
- Emerson-Reaktion (vgl. Komm. DAB 9, Bd. III, S. 3334)

Dabei entstehen aus Thymol und Aminopyrazolon in Ggw. eines Oxidationsmittels orangerot gefärbte Kondensationsprodukte, die in Wasser nicht beständig sind, sich aber mit $CHCl_3$ extrahieren lassen.

Ferner gibt Thymol bei genügend hoher Konzentration eine positive $FeCl_3$-Reaktion und wird von Bromwasser in Dibromthymol umgewandelt (vgl. auch Bd. II, Kap. 7.2.5).

Resorcin
(vgl. Komm. DAB 9, Bd. III, S. 2961)

Resorcin, eine farblose Substanz (Fp = 110 °C), existiert in tautomeren Formen (Diketo-Dienol-Tautomerie).

Aufgrund der Tautomerie bildet Resorcin mit Acetanhydrid einen Diacetylester und mit Hydroxylamin ein Dioxim.

Neben IR-Spektrum und der Bestimmung des Schmelzpunktes des in zwei kristallinen Modifikationen auftretenden Resorcins werden weiterhin als Identitätsprüfungen genutzt.
- Auf Zusatz von $FeCl_3$ färbt sich eine Resorcin-Lösung blau.
- Erhitzt man Resorcin mit $CHCl_3$ in verd. NaOH, so entsteht das rote Anion eines Diresorcylmethan-Farbstoffes (vgl. Guareschi-Lustgarten-Reaktion, Seite 345).
- Durch Kondensation von Resorcin mit Phthalsäureanhydrid oder Salzen der Phthalsäure entsteht Fluorescein, das eine charakteristische Fluoreszenz zeigt.

Diese Reaktion kann auch zum Nachweis des Phthalyl-Restes z.B. im Phthalylsulfathiazol (Komm. DAB 9, Bd. III, S. 2780) herangezogen werden.

Opiumalkaloide
(Komm. DAB 9, Bd. III, S. 2599ff) (vgl. auch MC-Frage 546)

Opium enthält ca. 20 - 25% an Alkaloiden. Hauptalkaloid - im Mittel ca. 12% - ist Morphin, gefolgt von Noscapin (Narcotin) (5%), Codein (2%), Papaverin (1%), Thebain (0,5%) und Narcein (0,5%).
Zur Abtrennung des Morphins verwendet die klassische Mannich-Methode die Umsetzung mit 2.4-Dinitrochlorbenzol in ammoniakalischer Lösung unter Bildung des swl. Morphin-2.4-dinitrophenylethers.
Opiumalkaloide mit freier phenolischer Hydroxylgruppe (z.B. Morphin) lassen sich darüber hinaus auch durch eine positive $FeCl_3$-Reaktion sowie ihre Salzbildung mit NaOH-Lösung von den Begleitalkaloiden mit einer Phenolether-Struktur (z.B. Codein) unterscheiden.

Mannich-Methode: Hierzu wird Opium unter Zusatz eines Kieselgur Filterhilfsmittels sorgfältig mit Wasser verrieben. Die homogene Suspension wird anschließend zur Abtrennung von ungelösten Anteilen und zur Entfernung echt und kolloidal gelöster Farb- und Begleitstoffe über eine Säule mit saurem Al_2O_3 adsorptiv filtriert. Außerdem werden die Anionen org. Säuren gegen Cl^--Ionen ausgetauscht.
Man stellt das Eluat mit NaOH auf etwa pH 13, wobei Morphin als Phenolat in Lösung bleibt, und extrahiert die nicht-phenolischen Alkaloide mit $CHCl_3$/Isopropanol.
Man setzt der wässr. Phase NH_3 sowie zur Verhinderung der Ausfällung von $Al(OH)_3$ Weinsäure hinzu. Danach erfolgt die gravimetrische Bestimmung des Morphins als 2.4-Dinitrophenylether durch Zugabe von 2.4-Dinitrochlorbenzol.

Im Hinblick auf die Wirkung des Opiums erschien es sinnvoll, nicht nur den Gehalt an Morphin zu bestimmen, sondern auch andere wichtige Alkaloide zu erfassen. Deshalb wurde im DAB 9 die Mannich-Methode durch eine moderne HPLC-Methode ersetzt.

Thiole (Mercaptane und Thiophenole)

Unter Thiolen versteht man die Schwefelanalogen der Alkohole und Phenole. Zum Nachweis von Schwefel in solchen Verbindungen vgl. Kap. 3.1.1, Seite 314.
Aliphatische Thiole sind schwache Säuren, jedoch stärker sauer als die entsprechenden Alkohole; auch Thiophenole sind stärkere Säuren als Phenole.
Viele Thiole bilden mit Schwermetallionen (Hg, Pb, Ag) z.T. schwerlösliche Salze.
Charakteristisch ist auch ihre Oxidationsempfindlichkeit. So entfärben Thiole eine $KMnO_4$-Lösung unter Bildung von Sulfonsäuren, und von milden Oxidationsmitteln wie Iod werden sie zu Disulfiden dehydriert. Mercaptane und Disulfide bilden ein reversibles Redoxsystem, so daß sich letztere leicht wieder zu Thiolen reduzieren lassen.

$$2\ R\text{-}SH \xrightarrow{(KMnO_4)} 2\ R\text{-}SO_3H \quad (\text{Sulfonsäure})$$
$$\xrightleftharpoons{(I_2)} R\text{-}S\text{-}S\text{-}R \quad (\text{Disulfid})$$

Die Überführung von Mercaptanen und Thiophenolen in charakterisierbare Derivate erfolgt wie bei den Sauerstoffanalogen:
- Häufig genutzt wird die Darstellung der 3.5-Dinitrothiobenzoate oder die Umsetzung mit 3-Nitro-phthalsäureanhydrid zu den entsprechenden Thiohalbestern.
- Ferner lassen sich Thiole durch Umsetzung mit 2.4-Dinitrochlorbenzol in alkalischem Milieu in gut kristallisierende 2.4-Dinitrophenylthioether überführen, die anschließend mit H_2O_2 als Sulfone zusätzlich identifiziert werden können.

Carbonylverbindungen (Aldehyde, Ketone)

Aldehyde und Ketone können aufgrund folgender Eigenschaften und Reaktionen nachgewiesen und identifiziert werden.

1) Hinweise auf stark reduzierende Substanzen

- Tollens Reagenz: Stark reduzierende Verbindungen scheiden aus einer ammoniakalischen Silber-Salzlösung metallisches Silber ab.
Eine positive Reaktion deutet hin auf: Aldehyde, reduzierende Zucker, α-Diketone, α-Ketole = Endiole (Ascorbinsäure), mehrwertige Phenole, Aminophenole, Hydrazine und Hydroxylamin-Derivate.

- Fehling-Reagenz: Große Bedeutung für den Nachweis von Reduktionsmitteln besitzt auch die Fehlingsche Lösung, eine alkalische, tartrathaltige Cu(II)-Salzlösung, in der das Cu(II)-Ion als anionischer Chelatkomplex vorliegt.

$$\begin{bmatrix} \text{COO}^- & & \text{-OOC} \\ | & & | \\ \text{H-C-O} \diagdown & & \diagup \text{O-C-H} \\ | & \text{Cu} & | \\ \text{H-C-O} \diagup & & \diagdown \text{O-C-H} \\ | & & | \\ \text{COO}^- & & \text{-OOC} \end{bmatrix}^{6-}$$

Bei der Reduktion, z.B. mit Ameisensäure, fällt gelbrotes Cu_2O/CuOH aus, da Cu(I) in alkalischer Lösung keine stabilen Komplexe mit Weinsäure zu bilden vermag.

$$2\ Cu(X)_2 + HCOOH \longrightarrow 2\ CuX + CO_2 + 2\ HX$$

$$2\ CuX + H_2O \longrightarrow Cu_2O\downarrow + 2\ HX$$

Aromatische Aldehyde geben diesen Test normalerweise nicht. Einfache Aldehyde, sämtliche Monosaccharide und alle Oligosaccharide mit wenigstens einer freien Carbonylgruppe reagieren hingegen positiv. Der Nachweis gelingt auch mit mehrwertigen Phenolen wie Resorcin oder Endiolen wie Ascorbinsäure.

Viele Arzneibücher verwenden für den Nachweis von reduzierenden Zuckern auch eine alkal. Cu(II)-citrat-Lösung (Luffsche Lösung) (vgl. Komm. DAB 9, Bd. III, S. 2224).

2) Spektroskopische Methoden

Aldehyde und Ketone sind an den typischen IR-Frequenzen bei 1700 cm^{-1} leicht zu erkennen (vgl. Bd. II, Kap. 11.8, "Grundlagen der Absorptionsspektroskopie im infraroten Spektralbereich").

3) Bildung schwerlöslicher Derivate

Zum Nachweis von Carbonylverbindungen sowie zu ihrer Identifizierung und Charakterisierung mit Hilfe einer Schmelzpunktsbestimmung können zahlreiche Kondensationsreaktionen von Aldehyden und Ketonen mit Verbindungen des Typs $R-NH_2$ herangezogen werden.

$$(H)\ \ R^1_{}\!\!\diagdown\!\!\!{}_{\!C=O}\atop R^2\diagup\quad\Bigg\{\begin{array}{l}+\ H_2N-OH\ \longrightarrow\ R^1_{}\!\!\diagdown\!\!\!{}_{C=N-OH}\atop R^2\diagup\\ \text{Hydroxylamin}\qquad\qquad\text{Oxim}\end{array}$$

+ $H_2N-N\underset{H}{-}\underset{\underset{X}{\|}}{C}-NH_2$ ⟶ $R^1_{}\!\!\diagdown\!\!\!{}_{C=N-N\underset{H}{-}\underset{\underset{X}{\|}}{C}-NH_2}\atop R^2\diagup$

X: O Semicarbazid Semicarbazon
  S Thiosemicarbazid Thiosemicarbazon

+ $H_2N-\underset{Z}{\overset{H}{N}}$⟨⟩$-Y$ ⟶ $R^1_{}\!\!\diagdown\!\!\!{}_{C=N-\underset{Z}{\overset{H}{N}}}\atop R^2\diagup$⟨⟩$-Y$

Z: H, NO_2 Phenylhydrazon
Y: H, NO_2 4-Nitrophenylhydrazon
Phenylhydrazin- 2.4-Dinitrophenyl-
Derivate   hydrazon

Die Reaktionen laufen nach dem allg. Mechanismus für die Addition von N-Nucleophilen an C=O-Doppelbindungen ab.

$$R^1\!-\!\underset{\underset{R^2}{|}}{C}\!=\!O\ +\ H_2N\!-\!R\ \longrightarrow\ R^1\!-\!\underset{\underset{-O}{|}\ \underset{H}{|}}{\overset{\overset{R^2}{|}\ \overset{H}{|}\,+}{C}}\!-\!N\!-\!R\ \longrightarrow\ R^1\!-\!\underset{\underset{HO}{|}\ \underset{H}{|}}{\overset{\overset{R^2}{|}\ \ }{C}}\!-\!N\!-\!R\ \xrightarrow{-H_2O}\ R^1_{}\!\!\diagdown\!\!\!{}_{C=N-R}\atop R^2\diagup$$

Ferner sind auch die Umsetzungen von Carbonylverbindungen mit prim. oder sek. <u>Aminen</u> für ihre Charakterisierung geeignet.
Mit prim. Aminen entstehen <u>Azomethine</u>, mit sek. Aminen bilden sich <u>Enamine</u> bzw., sofern die Carbonylverbindung über kein α-CH-Atom verfügt, entstehen mit sek. Aminen <u>Aminale</u>.

  $R_2C=O\ +\ H_2N-R'\ \longrightarrow\ R_2C=N-R'$ (Azomethin)

  $R^1-\overset{\alpha}{C}H_2-\underset{\underset{O}{\|}}{C}-R\ +\ HN\diagup^{R'}_{\diagdown R''}\ \longrightarrow\ R^1-CH=\underset{\underset{NR'R''}{|}}{C}-R^2$ (Enamin)

  $R_2C=O\ +\ HNR'R''\ \longrightarrow\ R_2C(NR'R'')_2$ (Aminal)

Zur Bildung kristalliner Derivate durch Umsetzung mit <u>Dimedon</u> vgl. Seite 363.

Kommentierung spezieller MC-Fragen
---

(490) Neben Aldehyden und Ketonen, die Oxime bilden, setzen sich auch β-Lactame mit Hydroxylamin um. Hierbei entstehen unter Spaltung des β-Lactamringes Hydroxamsäuren (vgl. Seite 391).
(491) Cyclohexanon bildet mit Hydroxylamin-Hydrochlorid Cyclohexanonoxim und mit Pyrrolidin ein Enamin, nämlich Pyrrolidino-cyclohexen-1.

Iodoform-Probe

Bei der <u>Haloform-Reaktion</u> werden <u>Methylketone</u> oder Alkohole mit einer $H_3C-CH(OH)$-Gruppierung unter Verlust eines C-Atoms zu Carbonsäuren gespalten, wenn man auf diese Substanzen ein Hypohalogenit oder Halogene in alkalischer Lösung einwirken läßt.

Zunächst findet eine Oxidation des sek. Methylcarbinols zum Keton statt, dessen Methylgruppe anschließend perhalogeniert wird. Nach der alkal. Hydrolyse entsteht ein Haloform-Derivat sowie das um ein C-Atom ärmere Carboxylat.

$$H_3C-\underset{OH}{\underset{|}{CH}}-R \xrightarrow[\text{- 2 HHal}]{\text{Oxidation} \atop \text{+ Hal}_2} H_3C-\underset{O}{\overset{\|}{C}}-R \xrightarrow[\text{- 3 HHal}]{\text{Halogenierung} \atop \text{+ 3 Hal}_2} Hal_3C-\underset{O}{\overset{\|}{C}}-R$$

$$\xrightarrow[\text{+ HO}^-]{\text{Hydrolyse}} Hal_3C-H + {}^-OOC-R$$

Beispielsweise ergeben Ethanol und Acetaldehyd Formiat, Isopropanol und Aceton Acetat und aus Methylethylketon entsteht Propionat. Milchsäure oder Brenztraubensäure liefern bei der Haloform-Reaktion Oxalat.

In der analytischen Chemie dient die Reaktion zum qualitativen Nachweis von H_3C-CO- und $H_3C-CH(OH)$-Gruppen, indem man mit <u>Iod</u> und Alkali (Hypoiodit) arbeitet. Das entstehende <u>gelbe Iodoform</u> (I_3CH) besitzt einen charakteristischen süßlichen Geruch und einen Schmelzpunkt von 119 °C.

Positiv ist die <u>Iodoform-Probe</u> bei folgenden Verbindungstypen,

$$R-\underset{OH}{\underset{|}{CH}}-CH_3 \quad ; \quad R-\underset{O}{\overset{\|}{C}}-CH_3 \quad ; \quad R-\underset{OH}{\underset{|}{CH}}-CH_2-\underset{OH}{\underset{|}{CH}}-R \quad ; \quad R-\underset{O}{\overset{\|}{C}}-CH_2-\underset{O}{\overset{\|}{C}}-R$$

während Substanzen wie

$$H_3C-\underset{O}{\overset{\|}{C}}-CH_2-X \quad (X = CN, COOR, NO_2)$$

<u>keine</u> Iodoform-Reaktion ergeben.

In das DAB 9 wurden folgende einfache Carbonylverbindungen als Monographien aufgenommen:

<u>Formaldehyd-Lösung</u> ($H_2C=O$)
(vgl. Komm. DAB 9, Bd. II, S. 1716)

Formaldehyd, ein stechend riechendes Gas (Kp = -21 °C), ist bis zu 45% in Wasser löslich. Diese Lösungen sind unter verschiedenen Bezeichnungen (Formalin, Formol) im Handel. Die Formaldehyd-Lösung des DAB 9 enthält ca. 35 - 37% CH_2O als Hydrate und etwa 10% Methanol.
In wässr. Lösung liegt Formaldehyd teils als geminales Diol, $CH_2(OH)_2$, teils in Form oligomerer Hydrate, $HO(CH_2O)_nH$, vor. Zwischen beiden Formen besteht ein temperatur- und konzentrationsabhängiges Gleichgewicht. Es verschiebt sich mit steigender Temperatur nach der Seite des geminalen Diols, mit steigender Konzentration in Richtung oligomerer Hydrate. Ein Zusatz von Methanol verhindert die Bildung von schwerlöslichen Polymeren (Ausflockung von amorphem Paraformaldehyd).
Formaldehyd stellt - insbesondere im alkal. Milieu - ein starkes Reduktionsmittel dar und wird - beispielsweise durch alkalische Iod- oder Wasserstoffperoxid-Lösung - zu Formiat (Ameisensäure) oxidiert. In Ggw. von Lauge erfolgt Disproportionierung zu Formiat und Methanol. Mit Ammoniak kondensiert Formaldehyd zu Methenamin (Urotropin, Hexamethylentetramin), dessen Pikrat ($\overline{Fp = 182 - 196}$ °C) einen charakteristischen Schmelzpunkt besitzt.

DAB 9 läßt folgende Identitätsprüfungen auf Formaldehyd durchführen:
- Eine schwefelsaure Formaldehyd-Prüflösung färbt sich auf Zusatz von Chromotropsäure-Lösung blau bis rotviolett. Zunächst kondensiert Formaldehyd in o-Stellung zur phenolischen HO-Gruppe mit Chromotropsäure. Im nächsten Schritt wirkt H_2SO_4 als Oxidationsmittel, und es entsteht vermutlich ein mesomeriestabilisiertes 3.4.5.6-Dibenzoxanthylium-Ion.

Chromotropsäure

- Nach dem allgemeinen Reaktionsprinzip

Phenol/Aldehyd/wasserentziehende Säure

gibt Formaldehyd auch mit zahlreichen anderen Phenolen in Ggw. von konz. Säuren farbige Reaktionsprodukte. So bildet sich mit Salicylsäure ein tiefroter, mit Guajacol ein violetter und mit Morphin (vgl. Komm. DAB 9, Bd. III, S. 2401) ein blau-violetter Farbstoff.

Der klassische Morphin-Nachweis (Marquis-Reaktion) führt zu einem Kondensationsprodukt, das aus je zwei Molekülen Morphin (über C-1 und C-2) und Formaldehyd unter nachfolgender Oxidation gebildet wird.

Andere Arzneibücher nutzen die folgenden Identitätsprüfungen:
- Ein Derivat des Dihydroresorcins, das 5.5-Dimethyl-1.3-cyclohexandion (Dimedon), ist ein empfindliches Reagenz zur gravimetrischen Bestimmung von Formaldehyd.

Dimedon

- Eine Methode, die auch zum Methanol-Nachweis in Ethanol dient, ist die Umsetzung mit Phenylhydrazin und Kaliumhexacyanoferrat(III).
Nach Oxidation des Methanols zu Formaldehyd kondensiert dieser mit Phenylhydrazin zum Phenylhydrazon. Parallel dazu wird Phenylhydrazin zum Diazoniumsalz oxidiert, das dann mit dem Phenylhydrazon zum roten 1.5-Diphenylformazan kuppelt.

$$H_2C=O + H_2N-NH-C_6H_5 \xrightarrow{-H_2O} H_2C=N-NH-C_6H_5$$
    Phenylhydrazin   Phenylhydrazon

$$C_6H_5-NH-NH_2 \xrightarrow{+[Fe(CN)_6]^{3-}} C_6H_5-N_2^+$$
                                       Benzoldiazoniumion

$$C_6H_5-N_2^+ + H_2C=N-NH-C_6H_5 \longrightarrow C_6H_5-NH-N=CH-N=N-C_6H_5$$
                                          1.5-Diphenylformazan

- Formaldehyd scheidet unter Oxidation zu Formiat aus ammoniakalischer $AgNO_3$-Lösung metallisches Ag als Spiegel oder als grauschwarzen Nd. ab. Formaldehyd läßt sich auch mit Fehlingscher Lösung nachweisen.

- Aus Formaldehyd-Lösungen scheidet sich beim Versetzen mit 1.2-Dianilinoethan allmählich 1.3-Diphenyl-tetrahydroimidazol ab, das bei 126 °C schmilzt.

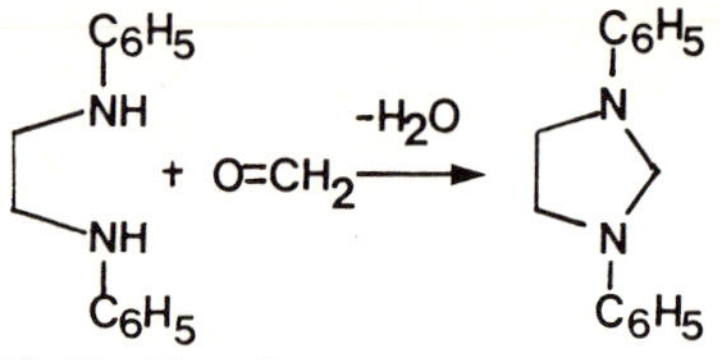

1.2-Dianilinoethan

- Zum Nachweis und zur Bestimmung von Formaldehyd kann auch die Hantzsch-Reaktion mit Acetylaceton in Ggw. von Ammonium-Ionen (Nash-Reagenz) herangezogen werden. Dabei bildet sich als gelbes Kondensationsprodukt 3.5-Diacetyl-1.4-dihydrolutidin, das photometrisch erfaßt werden kann.

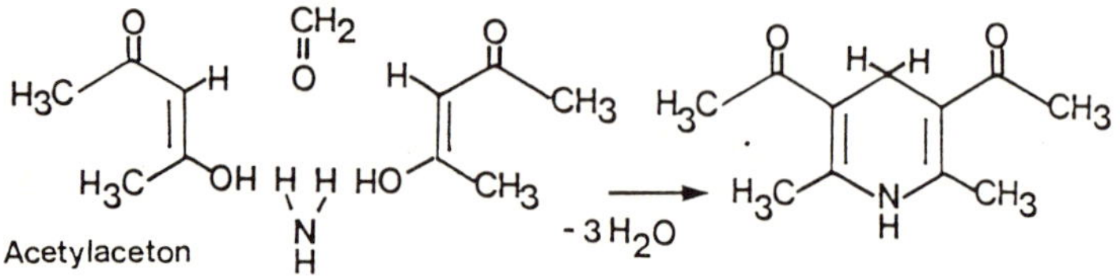

Acetylaceton

Diese Reaktion wird auch zur Grenzprüfung auf freien Formaldehyd genutzt (vgl. Kap. 3.2.5, Seite 407 und MC-Fragen 556 - 559).

- Formaldehyd ergibt mit Schiffs Reagenz einen roten Triarylmethanfarbstoff (Probe von Deniges). Diese Reaktion dient auch der Grenzprüfung auf Methanol (vgl. Kap. 3.2.5, Seite 407).

Schiffs Reagenz (Fuchsin-Schwefligsäure) (vgl. Komm. DAB 9, Bd. I, S. 562 und Komm. Ph.Eur., Bd. I/II, S. 290)

Fuchsin, ein Triphenylmethan-Farbstoff, ist ein Gemisch tiefrot gefärbter Salze (1) [R = H, CH_3]. Durch Anlagerung von Hydrogensulfit-Ionen (HSO_3^-) bildet sich die farblose Sulfonsäure (2), die von überschüssigem HSO_3^- zum Monokation (3) bzw. Dikation (4) protoniert werden kann. Das Verschwinden der Farbe ist darauf zurückzuführen, daß durch die Hydrogensulfit-Anlagerung das zentrale C-Atom von der sp^2- in die sp^3-Hybridisierung übergeht.
Bei Zugabe eines Aldehyds (RCH=O) [Formaldehyd (R = H); Acetaldehyd (R = CH_3)] bilden sich in einer Mannich-Reaktion aus den Verbindungen (2) und (3) α-Aminosulfonsäuren (5). Infolge des starken -I-Effektes der SO_3-Gruppe ist die Basizität der Aminogruppen in (5) um ca. 4 pK-Einheiten geringer als die der Aminogruppen in (2). Deshalb erfolgt eine rasche Deprotonierung und Abspaltung von Sulfit unter Bildung des roten Farbstoffes (6).

R : H; CH$_3$

Nachweis sonstiger Wirkstoffe

Die Chromotropsäure-Reaktion oder die Hantzsch-Synthese mit dem Nash-Reagenz können auch zur Identitätsprüfung von Wirkstoffen genutzt werden, bei deren Hydrolyse Formaldehyd entsteht.
Beispiele hierfür sind: Hydrochlorothiazid (Komm. DAB 9, Bd. II, S. 1899), Metamizol (Komm. DAB 9, Bd. III, S. 2293), Methenamin (Komm. DAB 9, Bd. III, S. 2315) und Primidon.

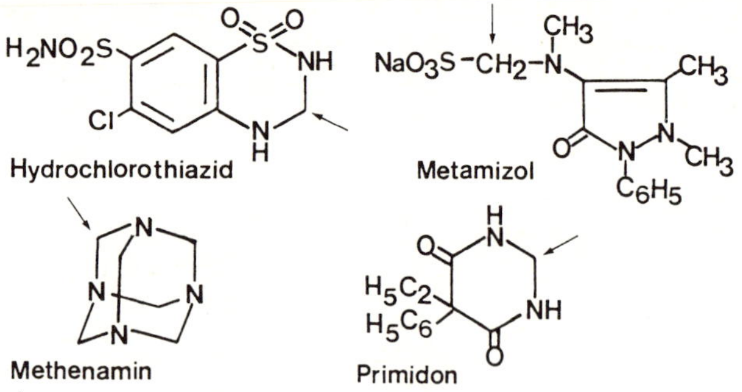

Hydrochlorothiazid Metamizol

Methenamin Primidon

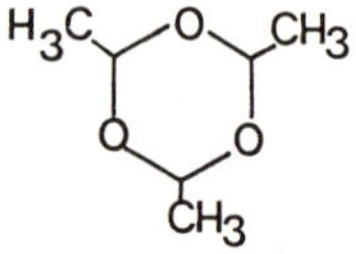

Paraldehyd (2.4.6-Trimethyl-1.3.5-trioxan)
(vgl. Komm. DAB 9, Bd. III, S. 2665)

Paraldehyd (Kp = 124 °C; Fp = 12,6 °C),
das cyclische Trimere des Acetaldehyds,
ist löslich in Wasser und mischbar mit
Ethanol, Ether und Chloroform.

Beim Erhitzen mit Mineralsäuren bzw. durch Thermolyse tritt
eine Depolymerisation zu Acetaldehyd ein, der u.a. nachgewiesen werden kann durch:
- die Tollens-Probe (vgl. Seite 340)
- die Legalsche Probe (vgl. Seite 368)
- eine positive Simon-Awe-Reaktion (vgl. Seite 348) und
- eine positive Iodoform-Probe (vgl. Seite 361).

Zur Umsetzung von Acetaldehyd mit Guajacol vgl. Kap. 3.2.6,
Seite 422.

Chloralhydrat ($Cl_3C-CH(OH)_2$)
(vgl. Komm. DAB 9, Bd. II, S. 1178)

Chloralhydrat wird von konz. Alkalihydroxid-Lösungen in Formiat und Chloroform gespalten. Letzteres kann an seinem Geruch erkannt und durch Umsetzung mit Anilin als Isonitril
identifiziert werden (vgl. Seite 379).

$$Cl_3C-CH(OH)_2 + HO^- \longrightarrow HCCl_3 + HCOO^- + H_2O$$

$$HCCl_3 + HO^- \longrightarrow H_2O + CCl_2 + H_2N-C_6H_5 \longrightarrow 2\ HCl +$$

$$C_6H_5-\overset{+}{N}{\equiv}Cl^- \text{ (Phenylisonitril)}$$

Darüber hinaus bildet Chloralhydrat mit Na_2S-Lösungen braunrot gefärbte Produkte, deren Konstitution noch nicht endgültig gesichert ist.

Vanillin (3-Methoxy-4-hydroxy-benzaldehyd)
(vgl. Komm. DAB 9, Bd. III, S. 3443)

Als phenyloge Ameisensäure besitzt Vanillin einen pK_S-Wert von
7,4 und ist somit stärker sauer als Phenol (vgl. Bd. II, Kap.
6.1.4).
Zu seiner Identitätsprüfung werden u.a. genutzt:

- In der Kälte bildet Vanillin mit Fe^{3+} den für Phenole und Enole charakteristischen Farbkomplex, während in der Hitze durch Fe(III) Oxidation zu Dehydrovanillin eintritt, das beim Abkühlen ausfällt und bei 302 - 305 °C schmilzt.

- Vanillin kondensiert als Carbonylverbindung in saurer Lösung mit Phloroglucin zu einem roten Diphenyl- oder Triphenylmethan-Farbstoff. Auch das daraus durch Wasserabspaltung entstehende Xanthylium-Ion wird als farbgebende Komponente diskutiert.

- Zur Kondensation von Vanillin und Aceton siehe Seite 368, und zur Umsetzung mit Isonicotinsäurehydrazid vgl. Seite 384.

Aceton ($H_3C-CO-CH_3$)
(vgl. Komm. DAB 9, Bd. II, S. 760)

Aceton, eine farblose, leicht bewegliche Flüssigkeit, ist mit Wasser, $CHCl_3$, EtOH, Et_2O und Petroläther in jedem Verhältnis mischbar.
DAB 9 läßt für Aceton folgende Identitätsprüfungen durchführen:

- Aceton bildet mit Hypoiodit (I_2/HO^-) Iodoform und Acetat (vgl. auch Seite 361).

$$H_3C-\underset{\underset{O}{\|}}{C}-CH_3 \xrightarrow[-3\ HO^-]{+\ 3\ IO^-} I_3C-\underset{\underset{O}{\|}}{C}-CH_3 \xrightarrow{+\ HO^-} I_3C-H\downarrow + {}^-OOC-CH_3$$

Aceton   Triiodaceton

- <u>Legalsche Probe</u>: Das aus Aceton und Alkalihydroxid-Lösung gebildete Carbanion reagiert mit der NO-Gruppe (heteroanaloge Carbonylgruppe) des Pentacyanonitrosylferrat(II)-Anions in einer aldolartigen Reaktion zu einem <u>roten</u> Farbstoff, der zu einem violetten Produkt protoniert werden kann.

$$H_3C-\underset{\underset{O}{\|}}{C}-CH_3 \xrightarrow[(-H_2O)]{(+NaOH)} H_3C-\underset{\underset{O}{\|}}{C}-\bar{C}H_2^- + [Fe(CN)_5NO]^{2-} \xrightarrow{-H^+}$$

$$[(NC)_5Fe-N=CH-\underset{\underset{O}{\underset{\|}{}}}{\underset{O-}{C}}-CH_3]^{4-} \xrightarrow{+H^+} [(NC)_5Fe-N=CH-\underset{\underset{O}{\underset{\|}{}}}{\underset{OH}{C}}-CH_3]^{3-}$$

rot   violett

Durch die Anlagerung des Carbanions ändert sich die Ligandenfeldstärke der ursprünglichen Nitroso-Gruppe, was mit einer Veränderung der Lichtabsorption des Fe-Komplexes einhergeht. Die alkal. Hydrolyse bei 40 °C zerstört den Komplex unter Bildung von Nitrosoaceton, das zu Isonitrosoaceton tautomerisiert.

$$O=N-CH_2-\underset{\underset{O}{\|}}{C}-CH_3 \rightleftharpoons HO-N=CH-\underset{\underset{O}{\|}}{C}-CH_3$$

            Nitrosoaceton   Isonitrosoaceton

Die Legalsche Probe ist nicht spezifisch für Aceton, sondern wird von allen Substanzen mit aktiven Methyl- oder Methylengruppen hinreichender CH-Acidität gegeben (Acetaldehyd, Acrolein, Hexosen, einigen Heterocyclen u.a.)
Der Farbumschlag beim Ansäuern erfolgt jedoch meist nur bei Ketonen, während bei Aldehyden die Färbung auf Säurezusatz verblaßt.
Die Reaktion wird auch zum Nachweis von <u>Citraten</u> verwendet, die sich zu Acetondicarbonsäure oxidieren lassen. Letztere decarboxyliert in situ und kann wie oben beschrieben nachgewiesen werden (vgl. Kap. 3.2.6, Seite 420).

- <u>Zimmermann-Reaktion</u>: Setzt man Aceton mit NaOH und m-Dinitrobenzol um, so entsteht eine <u>tiefviolette</u> Färbung, die beim Stehenlassen an der Luft rotbraun wird.
Mit 1.3-Dinitrobenzol bildet das Anion des Acetons einen violett gefärbten σ-Komplex vom Typ der <u>Meisenheimer-Salze</u> (Janovski-Produkt). Durch Luft oder einen Überschuß an Polynitroaromaten entstehen daraus rotbraune Oxidationsprodukte, darunter wahrscheinlich auch die Zimmermann-Verbindung (vgl. hierzu Seite 371).

      Janovski-Produkt   Zimmermann-Produkt

Weitere Nachweise des Acetons sind:
- Aceton bildet in alkal. Lösung mit $HgSO_4$ oder $K_2[HgI_4]$ einen swl. Nd., vermutlich der Zusammensetzung $Hg(CH_2COCH_3)_2$.
- Aceton kondensiert mit <u>Vanillin</u> in einer Aldolreaktion zu einem in alkal. Lösung mesomeriestabilisierten Anion.

$$2 \; HO-\underset{H_3CO}{\underset{|}{\bigcirc}}-\overset{H}{\underset{}{C}}=O + H_3C-\overset{O}{\underset{}{C}}-CH_3 \xrightarrow{(HO^-)} HO-\underset{H_3CO}{\underset{|}{\bigcirc}}-\overset{H}{\underset{}{C}}\overset{O}{\underset{C}{=}}\overset{H}{\underset{H}{C}}-\underset{OCH_3}{\bigcirc}-O^-$$

$$\longrightarrow HO-\underset{H_3CO}{\underset{|}{\bigcirc}}-\overset{H}{\underset{C}{C}}\overset{O^-}{\underset{C}{=}}\overset{H}{\underset{H}{C}}=\underset{OCH_3}{\bigcirc}=O$$

Vanillin

- Zur Umsetzung von Aceton mit o-Nitrobenzaldehyd zu <u>Indigo</u> siehe Kap. 3.2.6, Seite 418.

<u>Methylethylketon</u> (Butanon-2)
(vgl. Komm. Ph.Eur., Bd. I/II, S. 169)

Methylethylketon wird <u>Ethanol</u> seit 1962 in einer Konzentration von 0,75 Vol% zu dessen vollständiger Vergällung zugesetzt.
- Zum Butanon-Nachweis setzt man mit Amylnitrit um, wobei Nitrosierung erfolgt und sich das tautomere Monoxim des Diacetyls bildet. Anschließend gibt man in alkal. Lösung Hydroxylamin-Hydrochlorid hinzu und erhitzt.
Das entstandene <u>Dimethylglyoxim</u> läßt sich dann mit $NiSO_4$-Lösung als flockig ausfallender, <u>roter</u> Nd. fällen (vgl. hierzu Kap. 2.3.2, Seite 280).

$$\begin{array}{c} CH_3 \\ | \\ CH_2 \\ | \\ C=O \\ | \\ CH_3 \end{array} \xrightarrow[- C_6H_{11}-CH]{+ C_6H_{11}-O-N=O} \begin{array}{c} CH_3 \\ | \\ CH-N=O \\ | \\ C=O \\ | \\ CH_3 \end{array} \rightleftharpoons \begin{array}{c} CH_3 \\ | \\ C=N-OH \\ | \\ C=O \\ | \\ CH_3 \end{array} \xrightarrow[- H_2O]{+ H_2NOH} \begin{array}{c} CH_3 \\ | \\ C=N-OH \\ | \\ C=N-OH \\ | \\ CH_3 \end{array}$$

Dimethylglyoxim

Die Methode ist sehr empfindlich und erlaubt, Konzentrationen bis zu 0,005% an Methylethylketon nachzuweisen.

- Darüber hinaus gibt Butanon eine positive Iodoform-Probe und kann auch durch die Bildung von Derivaten, wie sie für Ketone üblich sind (vgl. Seite 359), identifiziert werden.

<u>Ketole</u> (α-Ketoalkohole)

- <u>TTC-Reaktion</u>: α-Ketoalkohole, wie sie in <u>Glucocorticoiden</u> vorliegen, stehen mit ihrer Endiol-Form in einem tautomeren Gleichgewicht und besitzen reduzierende Eigenschaften; sie können zu 1.2-Dicarbonylverbindungen oxidiert werden.

$$\begin{array}{c} -C-CH- \\ \| \; | \\ O \; OH \end{array} \rightleftharpoons \begin{array}{c} -C=C- \\ | \; | \\ HO \; OH \end{array} \xrightarrow{- \; 2 \; H} \begin{array}{c} -C-C- \\ \| \; \| \\ O \; O \end{array}$$

Ketol   Endiol   Diketon

Die TTC-Reaktion, die auf der Reduktion des farblosen Triphenyltetrazoliumchlorids (TTC) zum roten Triphenylformazan (TF) beruht, wird heute von vielen Arzneibüchern für die quant. Bestimmung von α-Ketoalkoholen wie beispielsweise Betamethason, Hydrocortison u.a. vorgeschrieben.

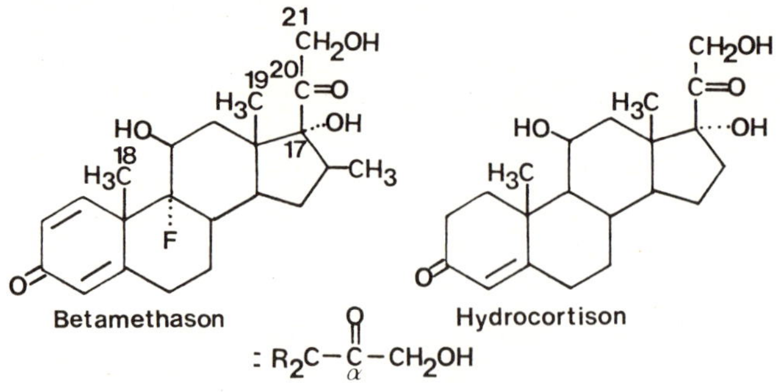

Betamethason

Hydrocortison

$$: R_2C-\overset{O}{\underset{\alpha}{C}}-CH_2OH$$

Dabei wird das Ketol zum α-Oxoaldehyd dehydriert, der aber unter den alkal. Reaktionsbedingungen spontan eine intramolekulare Cannizzaro-Reaktion zur α-Hydroxycarbonsäure eingeht.

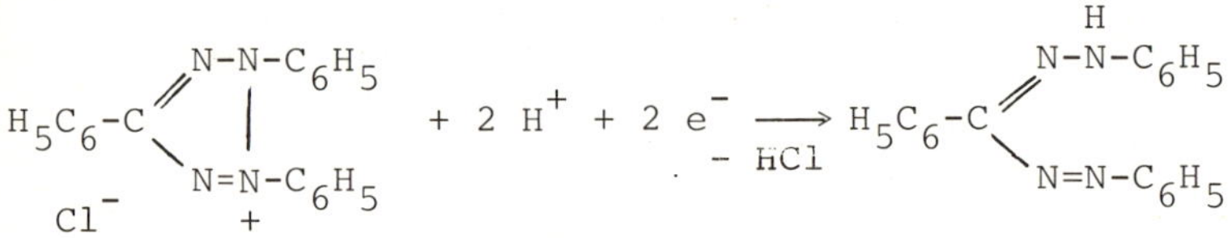

TTC (farblos)   TF (rot)

$$R-\underset{O}{\overset{\|}{C}}-CH_2-OH \longrightarrow R-\underset{O}{\overset{\|}{C}}-\overset{H}{C}=O + 2\ H^+ + 2\ e^-$$

$$R-\underset{O}{\overset{\|}{C}}-\overset{H}{C}=O \xrightarrow{(-\ HO^-)} R-\underset{OH}{\overset{|}{C}H}-COO^-$$

Die Methode wird durch eine Reihe äußerer Faktoren wie z.B. Licht (Photolabilität des TTC), Sauerstoff, Temperatur, Änderungen in der Reihenfolge der Reagenzienzugabe sowie Veränderungen der Reaktionszeit stark beeinflußt. Die angegebenen Bedingungen sind deshalb genau einzuhalten.
Vorteile bietet die Verwendung von Tetrazolblau, das unter den angewandten Reaktionsbedingungen weniger lichtempfindlich ist.

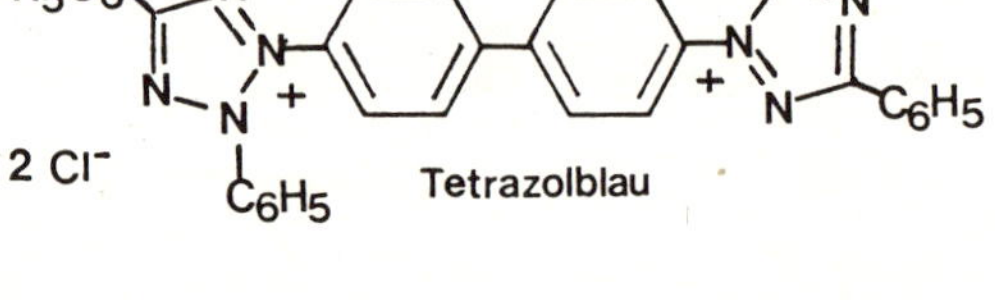

Tetrazolblau

Porter-Silver-Reaktion: Spezifisch für 17.21-Dihydroxy-20-ketosteroide ist ferner, daß sie beim Erhitzen ihrer ethanolischen Lösung mit Phenylhydrazin/H_2SO_4 eine intramolekulare Reduktion erleiden.
Die Enolisierung des Ketols mit nachfolgender H_2O-Eliminierung liefert im sauren Milieu zunächst einen Enolaldehyd, der zum α-Ketoaldehyd tautomerisiert und sich anschließend mit Phenylhydrazin zum <u>gelben</u> 17-Desoxy-21-phenylhydrazon umsetzt, das bei 450 nm ein Absorptionsmaximum besitzt.

$$\begin{array}{c} CH_2OH \\ | \\ C=O \\ | \\ R_2C-OH \end{array} \xrightarrow{-H_2O} \begin{array}{c} H-C=O \\ | \\ C-OH \\ \| \\ R_2C \end{array} \rightleftharpoons \begin{array}{c} H-C=O \\ | \\ \alpha \; C=O \\ | \\ R_2C-H \end{array} \xrightarrow[-H_2O]{+C_6H_5-NH-NH_2} \begin{array}{c} \overset{21}{H-C}=N-N-C_6H_5 \\ | \\ C=O \\ | \\ R_2C-H \end{array}$$

Nach neueren Untersuchungen soll jedoch Betamethason nicht das typische Reaktionsprodukt der Porter-Silver-Reaktion, das 21-Phenylhydrazon, ergeben.

Folgende <u>Corticoide</u> wurden als Monographien in das DAB 9 aufgenommen:
- Betamethason (Komm. DAB 9, Bd. II, S. 1000)
- Cortisonacetat (Komm. DAB 9, Bd. II, S. 1349)
- Desoxycortonacetat (Komm. DAB 9, Bd. II, S. 1401)
- Dexamethason (Komm. DAB 9, Bd. II, S. 1406)
- Fluocinolonacetonid (Komm. DAB 9, Bd. II, S. 1704)
- Hydrocortison (Komm. DAB 9, Bd. II, S. 1909)
- Hydrocortisonacetat (Komm. DAB 9, Bd. II, S. 1919)
- Prednisolon (Komm. DAB 9, Bd. III, S. 2846)
- Prednison (Komm. DAB 9, Bd. III, S. 2852)
- Triamcinolonacetonid (Komm. DAB 9, Bd. III, S. 3383)

Aktivierte Methyl- und Methylengruppen (Zimmermann-Reaktion)

Aromatische Polynitro-Verbindungen reagieren in alkalischem Milieu mit aktivierten Methyl- oder Methylengruppen. Je nach dem verwendeten Reagenz spricht man bei den Identitätsprüfungen an herzwirksamen Glykosiden von:
- Kedde-Reaktion: 3.5-Dinitrobenzoesäure
- Baljet-Reaktion: Pikrinsäure
- Raymond-Reaktion: 1.3-Dinitrobenzol

Diesen Reaktionen ist gemeinsam, daß sich im reversiblen ersten Schritt aus dem Carbanion der CH-aciden Komponente und dem Polynitroaromaten ein σ-Komplex (<u>Meisenheimer-Salz</u>) bildet, dem sog. <u>Janovski-Produkt</u>, die die hauptsächliche farbgebende Komponente darstellt.
Daraus entsteht in irreversibler Reaktion infolge Oxidation durch die überschüssige Nitroverbindung das sog. <u>Zimmermann-Produkt</u>, wobei die Nitrogruppe zum Hydroxylamin <u>reduziert</u> wird. Oxidation tritt auch ein, wenn man das Janovski-Produkt längere Zeit an der Luft stehen läßt.

[Reaction scheme: Janovski-Produkt und Zimmermann-Produkt]

Dieser Nachweis wird u.a. in den Arzneibüchern zur Identitätsprüfung von Cardenoliden, 17-Ketosteroiden und Morphinabkömmlingen mit einer Ketogruppe genutzt.
In den Cardenoliden besitzt der α.β-ungesättigte Lactonring eine aktivierte Methylengruppe und reagiert mit Polynitroaromaten nach folgendem Schema:

X: H, COO$^-$; NO$_2$
Z: H, O$^-$

Als Beispiele für pharm. Wirkstoffe, bei deren Identitätsprüfung die Zimmermann-Reaktion durchgeführt wird, seien genannt:
- Digitoxin (Komm. DAB 9, Bd. II, S. 1459)
- Digoxin (Komm. DAB 9, Bd. II, S. 1468)
- Hydrocodon (Komm. DAB 9, Bd. II, S. 1905)
- Hydromorphon (Komm. DAB 9, Bd. II, S. 1923)
- Lanatosid C (Komm. DAB 9, Bd. II, S. 2109)
- Methadon (Komm. DAB 9, Bd. III, S. 2299)
- Ouabain (g-Strophantin) (Komm. DAB 9, Bd. III, S. 2610)
- Oxycodon (Komm. DAB 9, Bd. III, S. 2615)

Hydromorphon   Oxycodon   Methadon

Varianten der Zimmermann-Reaktion
Durch Variationen in der Reaktionsführung gelingt es, das Prinzip der Zimmermann-Reaktion auch zum Nachweis arom. Strukturelemente zu nutzen.

Reaktion nach Canbäck
- Durch Einwirkung von Nitriersäure wird der Phenylrest des Methylphenobarbital (Komm. DAB 9, Bd. III, S. 2361) in 2- und 4-Stellung nitriert. Das entstandene 2.4-Dinitroprodukt wird in Aceton (CH-acide Komponente) gelöst und mit HO$^-$-Ionen versetzt. Es bildet sich ein rotes Meisenheimer-Addukt, das wahrscheinlich auch zum Zimmermann-Produkt dehydriert wird. Noch unklar ist, warum die Reaktion beim Phenobarbital negativ verläuft.

- Lidocain (Komm. DAB 9, Bd. II, S. 2145) wird von konz. HNO$_3$ in die 3.5-Dinitroverbindung übergeführt. Diese bildet mit dem Carbanion des Acetons durch Addition an C-4 einen grünen Meisenheimer-Komplex.

Vitali-Morin-Reaktion
Bei der Nitrierung von Tetracain (Komm. DAB 9, Bd. III, S. 3283) entsteht zunächst eine Trinitroverbindung, die mit dem Carbanion des Acetons zu einem violett gefärbten Meisenheimer-Addukt reagiert.

$H_9C_4-\overset{H}{N}-\underset{\text{Tetracain}}{\text{C}_6H_4}-\overset{O}{\underset{\|}{C}}-O-CH_2-CH_2-N\overset{CH_3}{\underset{CH_3}{}}$ $\xrightarrow{HNO_3}$

$H_9C_4-\underset{O_2N}{\overset{NO_2}{N}}-C_6H_3(NO_2)-COOR$ $\xrightarrow[HO^-]{\text{Aceton}}$ $H_9C_4-\underset{O_2N}{\overset{O_2N}{N}}-\underset{H}{\overset{NO_2}{C_6H_2}}(COOR)-CH_2-\overset{O}{\underset{\|}{C}}-CH_3$

Amine

Etwa 75% aller aktuellen Wirkstoffe sind stickstoffhaltig und der überwiegende Teil davon sind Amine.

Amine sind Derivate des Ammoniaks und besitzen wie dieser eine pyramidale Struktur. Je nach der Anzahl der unmittelbar an das N-Atom gebundenen Alkyl- oder Arylreste unterscheidet man zwischen <u>primären</u>, <u>sekundären</u> und <u>tertiären Aminen</u>. Analytisch sinnvoll ist auch die Unterteilung in <u>aliphatische</u> und <u>aromatische Amine</u>. Letztere enthalten mindestens einen Arylrest als Substituenten am Stickstoffatom.

$\underset{\text{prim. Amin}}{H-\overset{R}{\underset{}{N}}-H}$; $\underset{\text{sek. Amin}}{H-\overset{R}{\underset{}{N}}-R}$; $\underset{\text{tert. Amin}}{R-\overset{R}{\underset{}{N}}-R}$; $\underset{\text{prim. arom. Amin}}{Ar-\overset{H}{\underset{}{N}}-H}$

Prim. und sek. Amine, die über ein stickstoffständiges H-Atom verfügen, sind zur Ausbildung von Wasserstoff-Brückenbindungen befähigt. Dies erklärt auch die gute Wasserlöslichkeit vieler Amine.

$H-\overset{R}{\underset{R}{N}}\ldots H-\overset{R}{\underset{R}{N}}\ldots H-\overset{R}{\underset{R}{N}}\ldots$; $R-\overset{R}{\underset{R}{N}}\ldots H-O-H\ldots \overset{R}{\underset{R}{N}}-R$

Das freie Elektronenpaar am N-Atom verleiht den Aminen einen nucleophilen (basischen) Charakter.

Alkylamine sind aufgrund des +I-Effektes der Alkylgruppen stärkere Basen als Ammoniak, wobei in wässriger Lösung die Basenstärke in der Reihenfolge primäres, tertiäres und sekundäres Amin zunimmt. Die in Wasser im Vergleich zu sek. Aminen geringere Basizität tertiärer Amine wird dadurch verursacht, daß die drei Alkylgruppen die Solvation und die Protonierung sterisch behindern. In Lösungsmitteln ($CHCl_3$, Chlorbenzol), in denen keine H-Brückenbindungen möglich sind, korreliert die Basizität mit dem Alkylierungsgrad.
Aromatische Amine vom Typ des Anilins sind aufgrund des -M-Effektes der Phenylgruppe schwächer basisch als ihre aliphatischen Analoga.

Allgemeine Nachweisreaktionen für Amine

Die üblichen Nachweisreaktionen für Amine beruhen auf deren Basizität und Nucleophilie.

Nachweis der Basizität:
- Der basische Charakter der Amine kann, sofern sie wasserlöslich sind, mit Hilfe von Indikatorpapieren oder potentiometrisch bestimmt werden.
- Er ist weiterhin nachweisbar durch Salzbildung mit Mineralsäuren. Ferner bilden Amine mit einer Reihe organischer Säuren (Pikrinsäure, 3.5-Dinitrobenzoesäure) gut kristallisierende, schwerlösliche Salze.

$$R-NH_2 + Ar-COOH \longrightarrow R-NH_3^+ Ar-COO^- \downarrow$$

Nachweis der Nucleophilie durch Umsetzung mit elektrophilen Reagenzien: Zum Nachweis von prim. und sek. Aminen eignen sich zahlreiche Acylierungs-, Arylierungs-, Alkylierungs- sowie Additions- und Kondensationsreaktionen.

Acylierung
Zur Herstellung von Carbonsäureamiden werden häufig als Acylierungs-Reagenzien verwendet:
- Acetanhydrid bzw. Acetylchlorid
- Benzoylchlorid und 3.5-Dinitrobenzoylchlorid
- 3-Nitrophthalsäureanhydrid.

$$R'-C(=O)-Cl \begin{cases} + R-NH_2 \longrightarrow R'-CO-NH-R \\ + R_2NH \longrightarrow R'-CO-NR_2 \end{cases}$$ (Carbonsäureamide)

Beispielsweise läßt DAB 9 zur Identifizierung von Amantadin (1-Aminoadamantan) (Komm. DAB 9, Bd. II, S. 807) durch Umsetzung mit Acetanhydrid das N-Acetylderivat herstellen, und Ethylendiamin ($H_2N-CH_2-CH_2-NH_2$) (Komm. DAB 9, Bd. II, S. 1658) wird in die N.N'-Diacetylverbindung übergeführt. Amfetamin (Komm. DAB 9, Bd. II, S. 813) und Piperazin (Komm. DAB 9, Bd. III, S. 2799) werden mit Benzoylchlorid zu den entsprechenden Benzamiden umgesetzt.

Amantadin ; Amfetamin ; Piperazin

Die Darstellung der Carbonsäureamide bietet keine Möglichkeit zur Unterscheidung zwischen prim. und sek. Aminen, da die gebildeten sek. bzw. tert. Amide weitgehend ähnliche Löslichkeitseigenschaften besitzen.

Sulfonierung (Hinsberg-Trennung)

Die Umsetzung von Aminen mit Benzol- oder Toluolsulfonsäurechlorid ist eine wichtige Methode zur präparativen Trennung von prim., sek. und tert. Aminen.
Aus einem primären Amin und Benzolsulfonsäurechlorid entsteht ein monosubst. Sulfonamid, das als NH-acide Verbindung in wässr. Alkalihydroxid-Lösung löslich ist. Beim Ansäuern der alkal. Lösung mit verd. HCl fällt das Sulfonamid wieder aus.

$$R-NH_2 + C_6H_5-SO_2-Cl \xrightarrow{-HCl} C_6H_5-SO_2-NH-R\downarrow \xrightarrow{+NaOH/-H_2O}$$

$$C_6H_5-SO_2-\overline{N}-R \;\; \ominus Na^+ \xrightarrow{+HCl/-NaCl} C_6H_5-SO_2-NH-R\downarrow$$

Sekundäre Amine bilden N.N-disubst. Sulfonamide, die in alkal. Lösung unlöslich sind.

$$R_2NH + C_6H_5-SO_2-Cl \xrightarrow{-HCl} C_6H_5-SO_2-NR_2 \xrightarrow{+NaOH} \not\rightarrow$$

Tertiäre Amine reagieren nicht und werden aus dem Ansatz mit verd. HCl als Hydrochloride ($R_3NH^+Cl^-$) entfernt. Ihre Charakterisierung erfolgt durch anschließende Umsetzung mit Methyliodid zu quartären Ammoniumiodiden.

$$R^1-\underset{R^3}{\overset{R^2}{N}} + CH_3I \longrightarrow R^1-\underset{R^3}{\overset{R^2}{N^+}}-CH_3 \;\; I^-\downarrow \quad \text{(Methoiodide)}$$

Alkylierung

Hierfür einsetzbar sind vor allem Benzylchlorid oder 4-Nitrobenzylchlorid. Die oben beschriebene Quarternisierung mit Methyliodid dient ganz allg. der Identifizierung tertiärer Amine.

Arylierung

Analytisch verwertbare Arylierungsreaktionen werden durchgeführt mit
- 2.4-Dinitro-chlorbenzol oder -fluorbenzol
- 2.4.6-Trinitro-chlorbenzol (Pikrylchlorid)

Es handelt sich hierbei um nucleophile Substitutionsreaktionen an aktivierten Aromaten. Phenole, Alkohole, Thiole, Aminosäuren und Hydrazin-Derivate reagieren gleichfalls.

Additions- und Kondensationsreaktionen

Sie werden im allgemeinen mit Aldehyden, Ketonen oder heteroanalogen Carbonylverbindungen durchgeführt. Beispiele hierfür sind:
- Benzaldehyd oder 4-Dimethylamino-benzaldehyd (vgl. Seite 381)

- Ninhydrin (vgl. Seite 394)
- 2.5-Diethoxy-tetrahydrofuran (vgl. Seite 380)
- 1.2-Naphthochinon-4-sulfonat (Folins Reagenz)
- Phenyl- oder Naphthylisocyanat
- Salpetrige Säure
- Dichlorcarben
- Kohlenstoffdisulfid (Schwefelkohlenstoff)

Verhalten gegenüber Salpetriger Säure

Auch die Umsetzung mit in situ hergestellter HNO_2 bietet die Möglichkeit der Differenzierung zwischen prim., sek. und tert. Aminen.

Primäre, aromatische Amine werden in saurer Lösung mit Alkalinitriten diazotiert und können durch nachfolgende Kupplung mit aktivierten Aromaten wie z.B. 2-Naphthol als farbige Azoverbindungen nachgewiesen werden (vgl. auch "Azokupplung", S. 384).

$$NO_2^- + 2\ H_3O^+ + Cl^- \longrightarrow NOCl + 3\ H_2O$$

$$Ar-NH_2 + NOCl \longrightarrow H_2O + Cl^- + Ar-N_2^+ \longrightarrow \text{Azokupplung}$$

Primäre, aliphatische Amine werden in der Kälte von Salpetriger Säure gleichfalls diazotiert, erleiden aber unter diesen Reaktionsbedingungen spontan eine N_2-Abspaltung. Das intermediär gebildete Carbeniumion kann nach einem S_N1- oder E_1-Mechanismus weiterreagieren, so daß als Reaktionsprodukte Alkohole und Alkene gebildet werden.

$$R-CH_2-CH_2-NH_2 \xrightarrow{+\ HNO_2} R-CH_2-CH_2-N_2^+ \xrightarrow{-\ N_2\uparrow}$$

$$R-CH_2-CH_2^+ \xrightarrow{+\ H_2O/-\ H^+} R-CH_2-CH_2-OH \quad \text{(Alkohol)}$$

$$\xrightarrow{-\ H^+} R-CH=CH_2 \quad \text{(Alken)}$$

Die Reaktion kann auch in Form der van Slyke-Reaktion zur quant. gasvolumetrischen Bestimmung von NH_2-Gruppen genutzt werden.

DAB 9 nutzt das Verhalten prim. Amine gegenüber HNO_2 zur Identitätsprüfung von Amantadin (vgl. Seite 375) durch Schmelzpunktsbestimmung des entstehenden 1-Hydroxyadamantans.

Liegt ein sekundäres Amin vor, so bildet sich bei der Umsetzung mit HNO_2 ein in Wasser häufig swl. gelbes Nitrosamin, das zum Hydrazin-Derivat reduziert werden kann (vgl. Seite 387).

$$R_2NH + HNO_2 \xrightarrow{-\ H_2O} R_2N-N=O \xrightarrow{Red.} R_2N-NH_2$$

$$\qquad\qquad\qquad\qquad\text{Nitrosamin} \qquad\qquad \text{Hydrazin}$$

Tertiäre Amine reagieren normalerweise nicht, jedoch bilden N.N-Dialkylaniline durch elektrophile Substitution p-Nitroso-Verbindungen, die sich beim Alkalisieren durch eine grüne Farbe zu erkennen geben.

$$R_2N-\langle\underline{\hspace{1em}}\rangle \xrightarrow{HNO_2} R_2N-\langle\underline{\hspace{1em}}\rangle-N=O$$

Verhalten gegenüber Carbonylverbindungen

Prim. Amine liefern bei der Reaktion mit arom. Aldehyden gefärbte Azomethine (Schiffsche Basen), sek. Amine bilden hingegen Aminale.

$$Ar-\overset{H}{C}=O \begin{cases} + R-NH_2 \longrightarrow Ar-\overset{H}{C}=N-R & \text{(Azomethin)} \\ + R_2NH \longrightarrow Ar-\overset{H}{C}(NR_2)_2 & \text{(Aminal)} \end{cases}$$

Bildung von Harnstoff-Derivaten

Prim. und sek. Amine addieren sich an Phenyl- oder Naphthylisocyanat unter Bildung gut kristallisierender Harnstoff-Derivate.

$$C_6H_5-N=C=O \begin{cases} + R-NH_2 \longrightarrow C_6H_5-\overset{H}{N}-\overset{O}{\underset{\|}{C}}-\overset{H}{N}-R \\ + R_2NH \longrightarrow C_6H_5-\overset{H}{N}-\overset{O}{\underset{\|}{C}}-NR_2 \end{cases}$$

(Phenylisocyanat)

Verhalten gegenüber Schwefelkohlenstoff (Senföl-Reaktion)

Prim. Amine reagieren mit Schwefelkohlenstoff in alkal. Lösung zu Dithiocarbaminaten, die anschließend mit Hg(II)-chlorid zu widerlich riechenden Senfölen (Thiocyanaten) partiell entschwefelt werden können.

$$2\ R-NH_2 + CS_2 \longrightarrow [R-NH-\underset{\underset{S}{\|}}{C}-S^-]\ [R-NH_3^+]$$

$$[R-NH-\underset{\underset{S}{\|}}{C}-S^-]\ [R-NH_3^+] + HgCl_2 \longrightarrow R-N=C=S + RNH_2 + HgS + 2\ HCl$$
$$\text{Senföl}$$

Sek. Amine reagieren zwar auch mit Kohlenstoffdisulfid, sie lassen sich jedoch nicht in Senföle umwandeln.

$$2\ R_2NH + CS_2 \longrightarrow [R_2N-\underset{\underset{S}{\|}}{C}-S^-]\ [R_2NH_2]^+ \xrightarrow{+\ HgCl_2} \|\!\!\!\!\!/\!\!\!\!\!/$$

Primäre Amine

Weitere für prim. Amine spezifische Nachweisreaktionen sind:
- Isonitril-Probe: Prim. Amine bilden mit Chloroform in alkal. Lösung Isonitrile, die man an ihrem sehr intensiven, unangenehmen Geruch leicht erkennen kann.
Aus $CHCl_3$ und Lauge entsteht zunächst Dichlorcarben (CCl_2), das mit dem prim. Amin, z.B. Anilin, zu einem Addukt reagiert, aus dem durch HCl-Eliminierung schließlich das Isonitril gebildet wird.

$$CHCl_3 + HO^- \longrightarrow CCl_2 + H_2O + Cl^-$$

$$C_6H_5-NH_2 + CCl_2 \longrightarrow C_6H_5-N=CH-Cl + HCl$$

$$C_6H_5-N=CH-Cl \longrightarrow HCl + C_6H_5-\overset{+}{N}\equiv\overset{-}{C}$$

- Folins Reagenz: Mit 1.2-Naphthochinon-4-natrium-sulfonat reagieren prim. Amine unter Abspaltung von $NaHSO_3$ und Bildung von farbigen Chinoniminen.

In Ph.Eur. (Komm. Ph.Eur., Bd. I/II, S. 501) wird diese Methode zur Bestimmung von Noradrenalin (Norepinephrin) in Adrenalin (Epinephrin) genutzt. Da die Methode jedoch nicht empfindlich genug ist, wurde sie im DAB 9 durch eine DC-Prüfung ersetzt (Komm. DAB 9, Bd. II, S. 1565).

R:	H	Noradrenalin
	CH_3	Adrenalin
	$CH(CH_3)_2$	Isoprenalin

Epinephrin-hydrogentartrat (Komm. DAB 9, Bd. II, S. 1560)
Norepinephrin-hydrochlorid (Komm. DAB 9, Bd. III, S. 2560)
Norepinephrin-hydrogentartrat (Komm. DAB 9, Bd. III, S. 2564)
Isoprenalin-sulfat (Komm. DAB 9, Bd. II, S. 2017)

Zum Nachweis dieser Wirkstoffe werden als Identifizierungsreaktionen durchgeführt:

- Adrenochrom-Reaktion: Als ortho-Diphenol ist Epinephrin (Adrenalin) ein starkes Reduktionsmittel, das von Luftsauer-

stoff, HNO_2, $K_3[Fe(CN)_6]$, HIO_3 oder I_2 etc. leicht oxidiert wird. Dabei entstehen zunächst Semichinon-Radikale, die u.a. zu rotem Adrenochrom (A) cyclisieren.
Mit Iod entsteht anschließend 7-Iodadrenochrom (B). Methyldopa (Komm. DAB 9, Bd. III, S. 2340) bildet Methyldopachrom (C).

R: H; CH_3; $CH(CH_3)_2$

Die Reaktionsgeschwindigkeit ist stark pH-abhängig; Adrenalin reagiert bei pH 3,6 bereits innerhalb von 5 min; Noradrenalin erst bei pH 6,6 mit vergleichbarer Geschwindigkeit. Bei pH 3,6 tritt beim Noradrenalin (R=H) innerhalb von 5 min nur eine schwache rötliche Färbung auf.

- 2.5-Diethoxy-tetrahydrofuran wird in saurem Milieu zu Succindialdehyd gespalten, der mit prim. Aminen ein N-subst. Pyrrol-Derivat bildet. Letzteres kondensiert mit p-Dimethylamino-benzaldehyd zu einem rotvioletten Polymethinfarbstoff.

DAB 9 nutzt diese Reaktion u.a. zur Unterscheidung von Adrenalin und Noradrenalin. Als sek. Amin reagiert Adrenalin nicht.

Primäre aromatische Amine
(vgl. Komm. DAB 9, Bd. I, S. 96 und Komm. Ph.Eur., Bd. I/II, S. 112)

- Eine salzsaure Probelösung wird mit Natriumnitrit-Lösung versetzt. Fügt man nach 1 - 2 min 2-Naphthol-Lösung hinzu, so tritt eine intensive Orange- bis Rotfärbung und meistens auch ein gleichfarbener Nd. auf (DAB 9, Ph.Eur.).

Prim. arom. Amine werden in mineralsaurer Lösung durch die aus $NaNO_2$ freigesetzte Salpetrige Säure in Diazoniumsalze übergeführt, die mit 2-Naphthol zu orange bis rotgefärbten Azoverbindungen kuppeln (vgl. auch Seite 384).

- Wird ein prim. arom. Amin mit p-Dimethylamino-benzaldehyd-Lösung versetzt, so tritt eine Gelb- bis Orangefärbung auf (Ph.Eur.).

4-Dimethylamino-benzaldehyd (Ehrlich-Reagenz) kondensiert mit prim. arom. Aminen zu gefärbten Iminen (Schiffschen Basen; Azomethine).

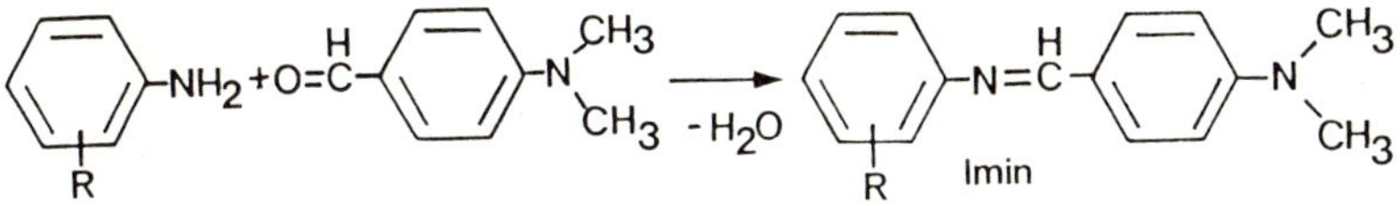

Nachweisreaktionen mit 4-Dimethylamino-benzaldehyd (Ehrlich-Reagenz)

Ph.Eur. benutzt 4-Dimethylamino-benzaldehyd als Nachweisreagenz auf prim. arom. Amine, wobei durch Kondensation beider Reaktionspartner ein Azomethin entsteht.
Beispielsweise bildet sich bei der Umsetzung von p-Aminosalicylsäure (Komm. Ph.Eur., Bd. I/II, S. 961) nachfolgendes Kondensationsprodukt:

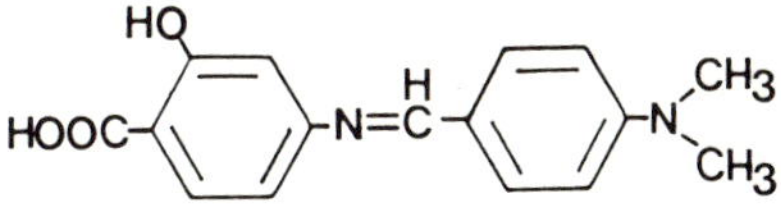

Positiv reagieren auch p-Aminobenzoesäureester wie Benzocain (Komm. DAB 9, Bd. II, S. 962) und Procain-hydrochlorid (Komm. DAB 9, Bd. III, S. 2865) sowie Sulfonamide wie z.B. Sulfanilamid (p-Aminobenzolsulfonamid).

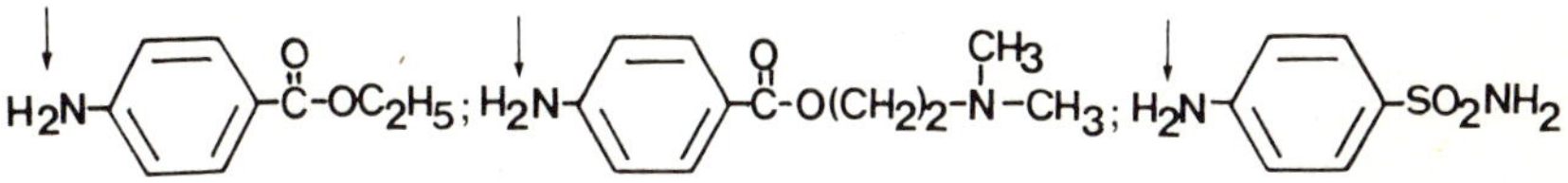

Benzocain   **Procain**   **Sulfanilamid**

Darüber hinaus nutzt das DAB 9 die Reaktion auch für Reinheitsprüfungen. Ein Beispiel hierfür ist der Nachweis von 2.6-Dimethyl-anilin, das aufgrund des Herstellungsprozesses als potentielle Verunreinigung in Lidocain-hydrochlorid (vgl. Seite 373) enthalten sein muß.
Mit Phenazon (Komm. DAB 9, Bd. III, S. 2718) ergibt p-Dimethylamino-benzaldehyd einen roten Farbstoff folgender Konstitution:

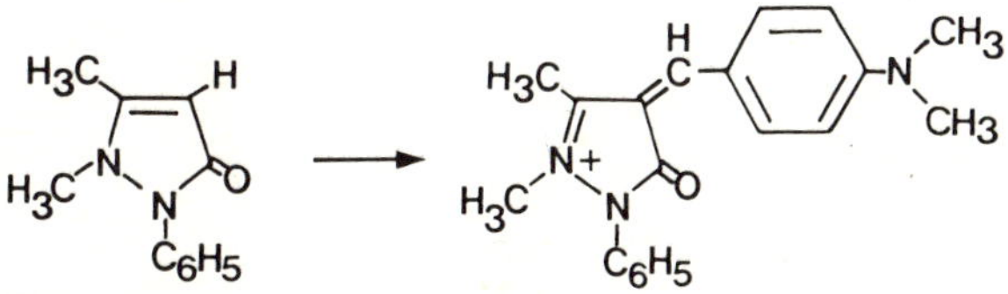

Phenazon

Die Reaktion mit dem Ehrlich-Reagenz kann auch zur Identifizierung von Wirkstoffen herangezogen werden, die sich durch

Hydrolyse in prim. arom. Amine überführen lassen. Z.B. liefert die Verseifung von Furosemid (Komm. DAB 9, Bd. II, S. 1728) ein Anthranilsäure-Derivat, das anschließend durch Umsetzung mit 4-Dimethylamino-benzaldehyd nachgewiesen werden kann.

Mit monosubst. Hydrazin-Derivaten kondensiert das Ehrlich-Reagenz zu Hydrazonen; Hydrazin selbst ergibt ein Azin.

DAB 9 nutzt diese Umsetzung zur Reinheitsprüfung von Dihydralazin (Komm. DAB 9, Bd. II, S. 1474) und Isoniazid (Komm. DAB 9, Bd. II, S. 2011), die beide aufgrund des Herstellungsprozesses Hydrazin als Verunreinigung enthalten können.

Darüber hinaus bildet Dihydralazin mit Benzaldehyd ein gelbes, swl. Bis-hydrazon.

Zur Reaktion von Isopropanol in schwefelsaurer Lösung mit p-Dimethylamino-benzaldehyd vgl. Seite 350.

Auch CH-acide Verbindungen kondensieren mit dem Ehrlich-Reagenz im Sinne einer Aldolreaktion. Ein Beispiel hierfür ist die Identitätsprüfung auf Methaqualon (Komm. DAB 9, Bd. III, S. 2309).

Van-Urk-Reaktion: Mutterkornalkaloide wie Ergometrin (Komm. DAB 9, Bd. II, S. 1578) oder Ergotamin (Komm. DAB 9, Bd. II, S. 1585) geben als Indol-Derivate mit 4-Dimethylamino-benzaldehyd in Fe(III)-haltiger Schwefelsäure eine Blaufärbung.

Das Reagenz greift am unsubst. C-2 an, und es entstehen durch Kondensation und Dehydrierung uneinheitliche Verbindungen folgenden Typs:

Bei freier 3-Stellung kann die Kondensation mit p-Dimethyl-amino-benzaldehyd auch in dieser Position ablaufen.

Sind beide Positionen 2 und 3 besetzt, so tritt wie im Falle des Indometacin (Komm. DAB 9, Bd. II, S. 1974) Substitution an C-6 unter Bildung von Diaryl- und Triarylmethan-Farbstoffen ein. Dabei wird beim Indometacin in ethanolischer Lösung die p-Chlorbenzoyl-Gruppe weitgehend als p-Chlorbenzoesäure-ethylester abgespalten.

Auch beim Reserpin (Komm. DAB 9, Bd. III, S. 2955), einem Indolalkaloid, sind die Positionen C-2 und C-3 des Indolringes besetzt, so daß hier eine elektrophile Substitution an C-10 des arom. Ringes erfolgt.

Isoniazid (Isonicotinsäurehydrazid, INH)
(vgl. Komm. DAB 9, Bd. II, S. 2011)

Das Arzneibuch läßt folgende Identitätsprüfungen auf INH durchführen:
- Durch Umsetzung mit <u>Vanillin</u> (3-Methoxy-4-hydroxy-benzaldehyd) entsteht ein swl. gelbes Hydrazon, dessen Schmp. (226 - 231 °C) ermittelt wird.

- Die nucleophile Substitution an 2.4-Dinitro-chlorbenzol führt zu einem Dinitrophenyl-Derivat, das im Alkalischen ein mesomeriestabilisiertes Anion bildet.

Azokupplung

Die Herstellung gefärbter Azoverbindungen ist eine wichtige Methode zum analyt. Nachweis von <u>Phenolen</u> (mit freier o- oder p-Stellung) und <u>arom. Aminen</u> (zum Nachweis von Nitrit vgl. Seite 213).
Zum Nachweis von <u>Phenolen</u> setzt man diese meistens mit Diazobenzolsulfonsäure (diazotierte Sulfanilsäure) in schwach alkalischem Milieu zu Azofarbstoffen um. Diese Methode kann auch zum Nachweis von <u>Phenolestern</u> dienen, wenn diese zuvor verseift werden.
DAB 9 nutzt diese Variante zur Identitätsprüfung beim <u>Neostigminbromid</u> (Komm. DAB 9, Bd. III, S. 2519). Das quartäre Ammoniumsalz bildet bei der alkal. Hydrolyse 3-Dimethylaminophenol, das mit Diazobenzolsulfonsäure unter Bildung eines roten Azofarbstoffes kuppelt.

Neostigminbromid

Zur Identifizierung <u>prim. arom. Amine</u> (vgl. Seite 380) nutzt DAB 9 häufig die Azokupplung in schwach saurem pH-Bereich mit β-Naphthol oder N-(1-Naphthyl)-ethylendiamin (<u>Bratton-Marshall-Reagenz</u>). Der Überschuß an Nitrit wird nach erfolgter Diazotierung am besten mit Sulfaminsäure zerstört.

Die Methode kann auch zur Prüfung auf Wirkstoffe verwendet werden, bei denen erst durch vorgelagerte chemische Reaktionen eine diazotierbare prim. arom. Aminogruppe gebildet wird.

Beispiel hierfür ist <u>Furosemid</u> (vgl. Seite 382), dessen Hydrolyse zu einem Anthranilsäure-Derivat führt, das nach Diazotierung und anschließender Kupplung mit dem Bratton-Marshall-Reagenz einen rotvioletten Azofarbstoff nachfolgender Konstitution ergibt.

<u>1.4-Benzodiazepine</u>, wie beispielsweise <u>Chlordiazepoxid</u> (Komm. DAB 9, Bd. II, S. 1197) oder <u>Nitrazepam</u> (Komm. DAB 9, Bd. III, S. 2549) liefern bei der Hydrolyse in 36%iger HCl ein subst. <u>2-Aminobenzophenon</u>-Derivat, das durch anschließende Azokupplung nachgewiesen werden kann.

<u>Phenylbutazon</u> (Komm. DAB 9, Bd. III, S. 2748) ergibt beim Erhitzen in 36%iger HCl Hydrazobenzol, das zu Benzidin umgelagert, mit $NaNO_2$ diazotiert und mit β-Naphthol gekuppelt wird.

Weiterhin nutzen viele Arzneibücher die Azokupplung auch als Reaktion zur "Prüfung auf Reinheit". Beispielsweise können <u>Anthranilsäure</u> und <u>o-Toluidin</u> als Ausgangsstoffe der Synthese in <u>Methaqualon</u> (vgl. Seite 382) als Verunreinigungen enthalten sein. Zudem entstehen beide Substanzen auch bei der sauren Hydrolyse von Methaqualon. Deshalb ist es notwendig, ihren Gehalt zu begrenzen. Dies erfolgt durch Diazotierung und anschließende Kupplung des jeweils gebildeten Diazoniumsalzes mit Naphthylethylendiamin (Anthranilsäure) oder 2-Naphthol (o-Toluidin).

Nitro- und Nitrosoverbindungen

- Hinweise auf das Vorhandensein von Nitro- oder Nitrosogruppen in einem Molekül erhält man durch ihre Reduktion mit Zink in gesättigter NH_4Cl-Lösung. Hierbei entstehen Hydroxylamin-Derivate, die mit <u>Tollens-Reagenz</u> unter Abscheidung von metallischem Silber reagieren.

$$R-NO_2 \xrightarrow{Zn/NH_4Cl} R-NH-OH \xrightarrow{[Ag(NH_3)_2]^+} Ag^0 \downarrow$$

- Eine analytische Unterscheidung zwischen prim. und sek. <u>Nitroalkanen</u> ermöglicht die Umsetzung mit Salpetriger Säure. Prim. Nitroverbindungen ergeben <u>farblose Nitrolsäuren</u>, die sich in Alkalihydroxiden unter Bildung <u>tiefrot</u> gefärbter Salze lösen. Aus sek. Nitroalkanen entstehen <u>blaugrün</u> gefärbte <u>Pseudonitrole</u>, die keine löslichen Alkalisalze bilden.

$$R-CH_2-NO_2 + HNO_2 \longrightarrow R-\underset{\parallel}{\overset{N-OH}{C}}-NO_2 + H_2O$$

prim. Nitroalkan $\qquad\qquad$ Nitrolsäure

$$R^1-\underset{\underset{R^2}{|}}{C}H-NO_2 + HNO_2 \longrightarrow R^1-\underset{\underset{N=O}{|}}{\overset{\overset{R^2}{|}}{C}}-NO_2$$

sek. Nitroalkan $\qquad\qquad$ Pseudonitrol

- Zur Identifizierung können Nitro- oder Nitrosogruppen z.B. mit Zn/HCl oder Hydrazinhydrat/RaNi zu den entsprechenden prim. Aminen reduziert und anschließend derivativ nachgewiesen werden.

$$R-NO_2 \longrightarrow R-N=O \longrightarrow R-NH-OH \longrightarrow R-NH_2$$

Nitro- $\quad$ Nitroso- $\quad$ Hydroxyl- $\quad$ prim. Amin
verbindung $\;$ verbindung $\;$ amin

Handelt es sich hierbei um Nitroarene, so können die gebildeten prim. arom. Amine mit p-Dimethylamino-benzaldehyd oder durch Diazotierung mit HNO_2 und anschließender Azokupplung mit Phenolen identifiziert werden.
Beispielsweise läßt DAB 9 zahlreiche Wirkstoffe, die Nitrogruppen enthalten, mit Zn/HCl oder Zn/H_2SO_4 zum Amin reduzieren, mit HNO_2 in ein Diazoniumsalz überführen und danach mit β-Naphthol oder dem Bratton-Marshall-Reagenz zu Azofarbstoffen kuppeln. Beispiele hierfür sind:
- Azothioprin (Komm. DAB 9, Bd. II, S. 899)
- Chloramphenicol (Komm. DAB 9, Bd. II, S. 1186)
- Metronidazol (Komm. DAB 9, Bd. III, S. 2377)
- Niclosamid (Komm. DAB 9, Bd. III, S. 2635) und
- Nitrazepam (Komm. DAB 9, Bd. III, S. 2553).

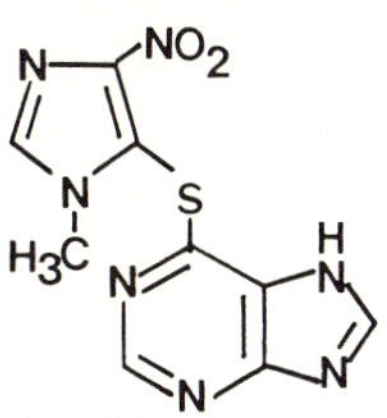

Azothioprin

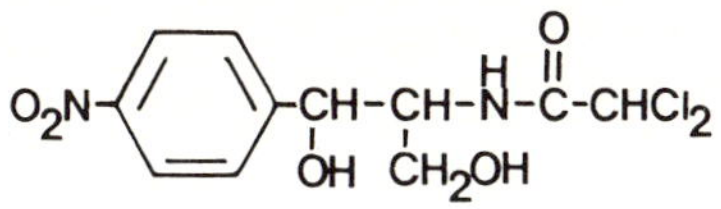

Chloramphenicol

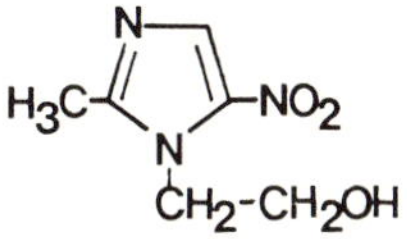

Metronidazol

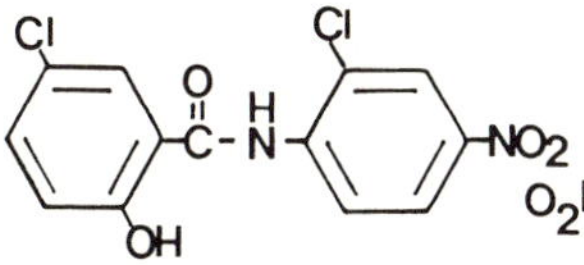

Niclosamid

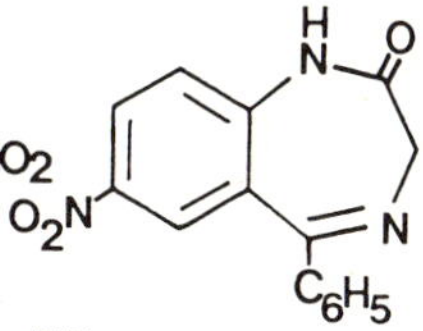

Nitrazepam

- Für <u>Chloramphenicol</u> nutzt das Arzneibuch eine weitere Möglichkeit zur Identifizierung arom. Nitrogruppen. Der Wirkstoff wird hierbei mit Zinkstaub in neutraler Lösung und in Ggw. von $CaCl_2$ zum Arylhydroxylamin-Derivat reduziert. Dieses reagiert mit Benzoylchlorid zur N-Arylbenzhydroxamsäure, die mit Fe^{3+}-Ionen einen violetten Chelatkomplex bildet (vgl. "Hydroxamsäure-Reaktion", Seite 391).

$$Ar-NO_2 \xrightarrow{Red.} Ar-NHOH + C_6H_5-COCl \longrightarrow$$

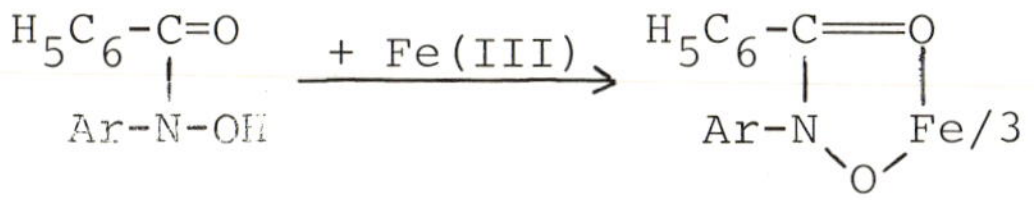

$$\underset{Ar-N-OH}{H_5C_6-C=O} \xrightarrow{+ Fe(III)} \underset{Ar-N\diagdown_O\diagup Fe/3}{H_5C_6-C=O}$$

Kommentierung spezieller MC-Fragen

(515) Die bei der Nitrosierung sek. Amine erhaltenen <u>N-Nitrosamine</u> können mit Zn/HOAc zu den entsprechenden Hydrazin-Derivaten reduziert und anschließend z.B. mit p-Dimethylamino-benzaldehyd als <u>Hydrazon</u> nachgewiesen werden.

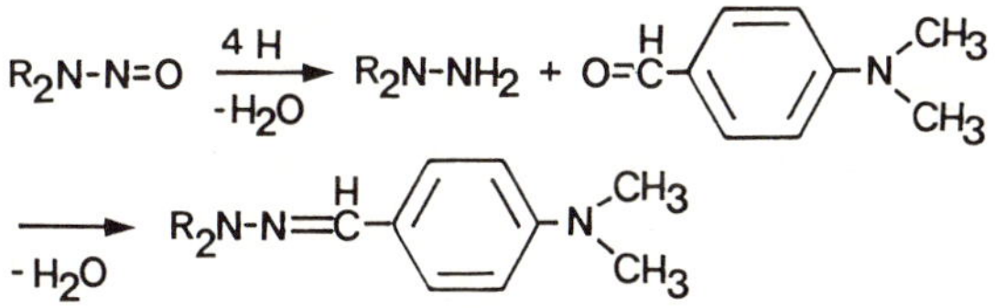

$$R_2N-N=O \xrightarrow[-H_2O]{4H} R_2N-NH_2 + O=CH-C_6H_4-N(CH_3)_2$$

$$\xrightarrow{-H_2O} R_2N-N=CH-C_6H_4-N(CH_3)_2$$

Ether

Ether sind Kondensationsprodukte aus zwei Molekülen Alkohol oder Phenol bzw. einem Molekül Alkohol und einem Molekül Phenol. Weiterhin ist zwischen symmetrischen und unsymmetrischen Ethern zu differenzieren.
Ether sind im allg. sehr beständige Verbindungen. Die meisten aliph. Ether sind allerdings als Lewis-Basen unter Bildung

von Oxoniumsalzen in konz. HCl löslich.

$$\text{R-O-R} + HCl \rightleftharpoons [\text{R-O(H)-R}]^+ Cl^-$$

Diese Salze zerfallen beim Verdünnen mit Wasser. Phenolether (Alkylphenylether) ergeben Oxoniumsalze nur in konz. H_2SO_4. Nicht selten tritt dabei auch eine elektrophile Sulfonierung des arom. Ringsystems ein.
Phenolether unterscheiden sich im allg. von freien Phenolen durch
- ihre geringere Oxidationsempfindlichkeit und Reaktivität,
- das Ausbleiben der $FeCl_3$-Reaktion sowie
- ihre niedrigeren Schmelz- und Siedepunkte.

Zur Identifizierung von Ethern können die beiden folgenden Reaktionen beitragen:

- Etherspaltung mit HI oder HBr und Charakterisierung der destillativ abgetrennten Alkyliodide oder -bromide als S-Alkylisothiuronium-pikrate (vgl. Seite 344).

- Nach Erhitzen mit wasserfreiem $ZnCl_2$ und 3.5-Dinitrobenzoylchlorid fallen beim Abkühlen direkt die Dinitrobenzoesäureester der entsprechenden Alkohole aus.
Diese Methode ist naturgemäß nur zur Charakterisierung symmetrischer aliph. Ether geeignet. Alkohole, prim. und sek. Amine stören.

In das DAB 9 wurde als Monographie aufgenommen:

Ether zur Narkose (Diethylether; $H_5C_2-O-C_2H_5$)
(vgl. Komm. DAB 9, Bd. II, S. 1634)

Diethylether ist eine flüchtige, leicht bewegliche und entzündliche Flüssigkeit, die bei 34,6 °C siedet. Ether-Dämpfe sind schwerer als Luft. Ether kann zur Stabilisierung nichtflüchtige Antioxidantien enthalten. Ether wird durch Säuren wie HI oder HBr (in der Hitze) gespalten und bildet durch Luft- und Lichteinwirkung explosive Peroxide.
Durch Bestimmung des Destillationsbereiches (vgl. Seite 319) kann Diethylether von anderen tiefsiedenden org. Lösungsmitteln unterschieden werden. Darüber hinaus fordert DAB 9 die Bestimmung der "Relativen Dichte" (vgl. Seite 335) als weitere Identitätsprüfung.
Die Prüfung auf Peroxide erfolgt mit Iodid-Ionen, die durch Peroxid zu Iod oxidiert werden, das an seiner Blaufärbung mit Stärke-Lösung erkannt wird (vgl. auch Seite 398).

$$R-OOH + 2 HI \longrightarrow R-OH + I_2 + H_2O$$

Auf Verunreinigungen durch Acetaldehyd oder Aceton prüft man mit Neßlers Reagenz. Aldehyde reduzieren dabei Hg(II) zu metallischem Hg^0.

Carbonsäuren

Carbonsäuren können durch den Nachweis ihrer Acidität oder durch Herstellen von Derivaten wie Ester oder Säureamide charakterisiert werden.

Die Acidität ist nachweisbar
- mit Hilfe von pH-Indikatorpapieren,
- durch die Löslichkeit der Substanzen in Laugen und
- indirekt durch Umsetzung mit $NaNO_2$ in Ggw. von Sulfanilsäure und 1-Naphthylamin. Hierbei wird durch die Carbonsäure aus $NaNO_2$ Salpetrige Säure in Freiheit gesetzt, die Sulfanilsäure diazotiert. Das Diazoniumsalz kuppelt anschließend mit 1-Naphthylamin zu einem Azofarbstoff (vgl. Seite 213).

- Carbonsäuren lassen sich auch über ihre Hydroxamsäuren als farbige Komplexe mit $FeCl_3$ nachweisen (vgl. Seite 391). Aliphatische Carbonsäuren bilden mit Hydroxylamin unter Ni^{2+}-Katalyse direkt Hydroxamsäuren, aromatische Säuren sowie α-Aminosäuren hingegen nicht. In diesen Fällen ist eine Aktivierung der Carbonsäure z.B. mit Dicyclohexylcarbodiimid oder die vorherige Überführung in das Säurechlorid erforderlich.

$$R-COOH + H_2N-OH \xrightarrow{(Ni^{2+})} R-CO-NHOH + H_2O$$

- Zur Charakterisierung von Carbonsäuren hat vor allem die Veresterung mit p-Bromphenacylbromid oder p-Nitrobenzylbromid analytische Bedeutung, weil in diesen Verbindungen das Halogen sehr leicht zu substituieren ist und die entstehenden Ester gut kristallisieren.

Phenacylester

Benzylester

Man führt die Reaktionen am besten in Aceton aus und setzt als säurebindendes Mittel Triethylamin hinzu.

- Des weiteren können Carbonsäuren - mit Ausnahme der Ameisensäure - mit Thionylchlorid in die entsprechenden Säurechloride übergeführt und anschließend mit NH_3, Anilin oder Benzylamin zu kristallinen Carbonsäureamiden umgesetzt werden. Der Nachweis kann u.U. bei niedrig siedenden Carbonsäurechloriden (Acetylchlorid, Oxalylchlorid) aufgrund ihrer hohen Flüchtigkeit versagen.

$$\text{R-COOH} \longrightarrow \text{R-COCl} \begin{cases} + \text{NH}_3 \xrightarrow{-\text{HCl}} \text{R-}\underset{\underset{\text{O}}{\|}}{\text{C}}\text{-NH}_2 \quad \text{Carbonsäureamid} \\ + \text{C}_6\text{H}_5\text{-CH}_2\text{-NH}_2 \longrightarrow \text{R-}\underset{\underset{\text{O}}{\|}}{\text{C}}\text{-NH-CH}_2\text{-C}_6\text{H}_5 \quad \text{Carbonsäure-N-benzylamid} \\ + \text{C}_6\text{H}_5\text{-NH}_2 \longrightarrow \text{R-}\underset{\underset{\text{O}}{\|}}{\text{C}}\text{-NH-C}_6\text{H}_5 \quad \text{Carbonsäureanilid} \end{cases}$$

Statt <u>Carbonsäurechloride</u> können auch die entsprechenden <u>Carbonsäureanhydride</u> als Acylierungsmittel verwendet werden, so daß sie auf diese Weise gleichfalls charakterisierbar werden.

- Zur Identifizierung <u>höherer</u>, schwerflüchtiger <u>Fettsäuren</u> werden diese mit Diazomethan oder Methanol in Ggw. von Bortrifluorid-Etherat in die entsprechenden <u>Carbonsäuremethylester</u> übergeführt und gaschromatographisch analysiert (vgl. Bd. II, Kap. 12.3.3).

Pharmazeutisch wichtige Carbonsäuren werden im Kap. 3.2.6 noch ausführlich besprochen.

Carbonsäureamide

Carbonsäureamide sind acylierte Derivate des Ammoniaks, prim. oder sek. Amine.
Ihre meistens in alkalischem Milieu durchgeführte Verseifung ergibt Carbonsäuren und Amine, die zu ihrer weiteren Identifizierung entsprechend derivatisiert werden müssen.

Zum Nachweis von Carbonsäureamiden durch die <u>Hydroxamsäure-Reaktion</u> siehe Seite 392.

Xanthydrol-Reaktion

<u>Primäre Carbonsäureamide</u> (R-CO-NH$_2$) und <u>Sulfonamide</u> (R-SO$_2$-NH$_2$) sowie verschiedene NH-acide Verbindungen wie <u>Barbiturate</u> und Heterocyclen mit einer Carbonsäureamid-Gruppierung bilden mit 9-Hydroxy-xanthen (<u>Xanthydrol</u>) gut kristallisierende 9-Acyl- bzw. 9-Sulfonyl-xanthene.

$$\underset{\text{Xanthydrol}}{\text{[Xanthen-OH]}} \xrightarrow[-\text{H}_2\text{O}]{\text{R'-NH}_2} \text{[Xanthen-NH-R']}$$

R': R-C(=O)-, R-S(=O)$_2$-, Barbiturat

Carbonsäurenitrile

Die saure Hydrolyse von Nitrilen führt zu Carbonsäuren, ihre Reduktion ergibt prim. Amine.

$$R-CH_2-NH_2 \xleftarrow{Reduktion} R-CN \xrightarrow{Verseifung} R-COOH$$

$$\downarrow + C_6H_5-COCl \rightarrow R-CH_2-NH-\overset{O}{\underset{\|}{C}}-C_6H_5 \quad \text{(Benzamid)}$$

Zur Reduktion von Nitrilen eignet sich besonders die Bouveault-Blanc-Reaktion mit metallischem Natrium in Ethanol. Am besten wird das dabei gebildete prim. Amin anschließend in wässr. Lösung mit Benzoylchlorid als Benzamid-Derivat identifiziert. Amide werden unter den Bedingungen dieser Reaktion nicht reduziert.

Carbonsäureester

Zur Identifizierung verseift man normalerweise den Ester und weist die beiden Spaltprodukte, Carbonsäure und Alkohol, einzeln nach. In vielen Fällen erhält man direkt durch Aminolyse oder Umesterung leicht charakterisierbare Derivate.

Die Umesterung mit Essigsäure/H_2SO_4 spielt bei vielen Ethylestern eine wichtige Rolle, da das entstehende Ethylacetat leicht an seinem charakteristischen Geruch erkannt werden kann. DAB 9 nutzt diese Reaktion z.B. als Identitätsprüfung auf Benzocain (p-Aminobenzoesäureethylester) (Komm. DAB 9, Bd. II, S. 962).

$$R-\underset{\underset{O}{\|}}{C}-OC_2H_5 + CH_3-COOH \xrightarrow{(H_2SO_4)} R-COOH + CH_3-\underset{\underset{O}{\|}}{C}-OC_2H_5 \uparrow$$

Essigsäureethylester

Hydroxamsäure-Reaktion (Identitätsprüfung "Ester")
(vgl. Komm. DAB 9, Bd. I, S. 103 und Komm. Ph.Eur., Bd. I/II, S. 117)

- Die zu prüfende Substanz wird in ethanolischer KOH nach Zusatz von in Methanol gelöstem Hydroxylamin-Hydrochlorid zum Sieden erhitzt. Nach dem Abkühlen wird mit HCl angesäuert, mit Wasser verdünnt und $FeCl_3$-Lösung hinzugegeben. Es tritt eine bläulichrote bis rote Färbung auf.

Carbonsäureester reagieren mit H_2N-OH unter Bildung von Hydroxamsäuren, die mit Fe(III) einen roten bis blauroten Chelatkomplex (Hydroxamat-Komplex) bilden. Die Reaktion gelingt sowohl mit unsubst. Hydroxylamin (R^3=H) als auch mit N-monosubst. Hydroxylamin-Derivaten; die Komplexbildung erfolgt jedoch nicht mit am Sauerstoff-subst. Hydroxylaminen.

$$R^1-\underset{\underset{O}{\|}}{C}-OR^2 + H\underset{\underset{R^3}{|}}{N}-OH \xrightarrow{-R^2OH} R^1-\underset{\underset{O}{\|}}{C}-\underset{\underset{R^3}{|}}{N}-OH \xrightarrow{Fe(III)} \begin{array}{c} R^3-N-\!\!-O \\ | \quad\quad | \\ R^1-C \quad Fe/3 \\ \diagdown O \end{array}$$

Hydroxamsäure

Neben Carbonsäureestern reagieren auch Lactone, Carbonsäurechloride und Carbonsäureanhydride. Carbonsäuren lassen sich ebenfalls nachweisen, wenn sie zunächst in Carbonsäurechloride übergeführt werden. Darüber hinaus können sie in Anwesenheit von Dicyclohexylcarbodiimid auch direkt mit Hydroxylamin in Hydroxamsäuren umgewandelt werden.

R-COOH + C_6H_{11}-N=C=N-C_6H_{11} ⟶ R-CO-NHOH + C_6H_{11}-NH-CO-NH-C_6H_{11}

Bei β-Lactamen wie Penicillinen und Cephalosporinen erfolgt die Bildung der Hydroxamsäuren unter Aufspaltung des β-Lactamringes.

Carbonsäureamide oder -imide erfordern wegen ihrer geringeren Reaktivität gegenüber Hydroxylamin längere Reaktionszeiten und erhöhte Reaktionstemperaturen.

R^1-CO-NH-R^2 + H_2N-OH ⟶ R^1-CO-NHOH + R^2-NH_2

DAB 9 nutzt dies zur Identitätsprüfung von Indometacin (Komm. DAB 9, Bd. II, S. 1974). Bei diesem Wirkstoff wird durch den nucleophilen Angriff von Hydroxylamin vermutlich die p-Chlorbenzoesäure als Hydroxamsäure abgespalten.

Indometacin

Kohlensäureester, Urethane, Sulfonsäureester, Ether, Alkohole und quartäre Ammoniumsalze gehen die Hydroxamsäure-Reaktion nicht ein.

Vitali-Reaktion
Generell gilt die Vitali-Reaktion als eine spezifische und empfindliche Reaktion auf alle Tropasäureester, wie sie z.B. im Atropin, Scopolamin und ihren quartären Ammoniumverbindungen vorliegen.

Atropin   **Scopolamin**

- Die Substanz wird mit HNO_3 zur Trockne eingedampft, in Aceton aufgenommen und mit methanolischer KOH versetzt. Es entsteht eine <u>Violettfärbung</u>.

Beim Behandeln von Atropin und verwandten Substanzen mit rauchender Salpetersäure wird der Phenylring der <u>Tropasäure</u> in para-Stellung nitriert. Der nach dem Eindampfen erhaltene gelbe Rückstand besteht hauptsächlich aus den Nitraten des 4'-Nitroatropinsalpetersäureesters (A) und des 4'-Nitroatropamins (B). Daneben bilden sich zahlreiche weitere Reaktionsprodukte.

In alkalischer Lösung entstehen daraus violett-gefärbte, mesomeriestabilisierte Anionen, wobei (A) sein Proton in Benzylstellung verliert, während (B) am endständigen C-Atom der Doppelbindung von der Base im Sinne einer Michael-Addition angegriffen wird.

Der Acetonzusatz soll die Empfindlichkeit der Reaktion erhöhen, beeinträchtigt jedoch auch ihre Spezifität.

<u>Tropasäure</u> selbst ergibt keine positive Vitali-Reaktion, wahrscheinlich infolge oxidativen Abbaus des Moleküls.

Eine positive Vitali-Reaktion zeigen folgende Wirkstoffe:
- Atropinsulfat (Komm. DAB 9, Bd. II, S. 886)
- Hyoscyaminsulfat (Komm. DAB 9, Bd. II, S. 1937)
- Scopolamin-hydrobromid (Komm. DAB 9, Bd. III, S. 3092)
sowie die quartären Ammonium-Derivate
- Methylatropiniumbromid (Komm. DAB 9, Bd. III, S. 2329)
- Methylatropiniumnitrat (Komm. DAB 9, Bd. III, S. 2333)
- Butylscopolaminiumbromid (Komm. DAB 9, Bd. II, S. 1045).

Homatropin-hydrobromid (Komm. DAB 9, Bd. II, S. 1888), der Mandelsäureester des Tropins, reagiert hingegen nicht im Sinne einer Vitali-Reaktion.

Kommentierung spezieller MC-Fragen

(530) Methylatropiniumnitrat und Methylatropiniumbromid ent-
(531) halten identische Kationen, so daß beide Substanzen z.B. die Identitätsprüfung auf Alkaloide (vgl. Seite 401) und die Reaktion nach Vitali ergeben.
Eine Unterscheidung ist nur aufgrund der verschiedenen Anionen möglich. Beispielsweise kann Nitrat durch die Blaufärbung mit Diphenylamin-Lösung (vgl. Seite 211) nachgewiesen werden. Br⁻ gibt diese Reaktion nicht.

Umgekehrt läßt sich Br⁻ durch Versetzen mit einer AgNO₃-Lösung unter Bildung von gelblichem AgBr, das in NH₃ schwerlöslich ist, identifizieren.

Aminosäuren

Die Bezeichnung Aminosäure und Aminocarbonsäure wird synonym verwendet. Je nach der Stellung der Aminogruppe unterscheidet man zwischen α-, β-, γ-Aminosäuren usw. Wird nur von "Aminosäure" gesprochen, so sind in der Regel α-Aminocarbonsäuren gemeint, die als Bausteine von Peptiden und Proteinen immense Bedeutung besitzen.

Aminosäuren sind nur in solvatisierenden Lösungsmitteln wie Wasser einigermaßen gut löslich, sie lösen sich aber aufgrund ihres Ampholytcharakters sowohl in Mineralsäuren wie in Alkalihydroxid-Lösungen.

Aus analytischer Sicht zeigen die Aminosäuren sowohl die Eigenschaften eines Amins als auch die einer Carbonsäure. Beispielsweise lassen sich Aminosäuren am N-Atom acetylieren oder benzoylieren, und die Carboxylgruppe kann in ein Estercarbonyl umgewandelt werden.

Zum Nachweis von α-Aminocarbonsäuren eignen sich u.a. folgende Reaktionen:
- α-Aminosäuren sind vortreffliche Chelatbildner und geben z.B. im alkalischen Milieu mit Cu(II)-Salzen blau gefärbte Kupfer-Chelatkomplexe.

- Ninhydrin-Reaktion: Ninhydrin, das stabile Hydrat des 1.2.3-Triketoindans, reagiert mit Aminosäuren zu Azomethinen. Durch Decarboxylierung bildet sich daraus ein tautomeres Azomethin, das zu 2-Amino-1.3-indandion hydrolysiert. Durch die anschließende Kondensation dieses Amins mit überschüssigem Ninhydrin entsteht ein blauvioletter Farbstoff.

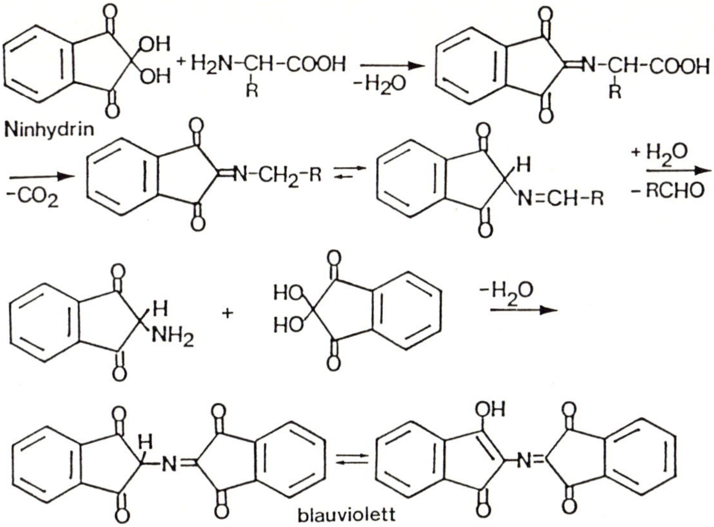

[Reaktionsschema Ninhydrin mit Aminosäure: Bildung des blauvioletten Farbstoffs (Ruhemann's Purple)]

blauviolett

- Bei der Kondensation mit 2.4-Dinitrofluorbenzol (Sanger-Reagenz) wird der aktivierte Aromat nucleophil von der Aminosäure angegriffen, und unter Abspaltung von HF bilden sich farbige 2.4-Dinitroanilin-Derivate.

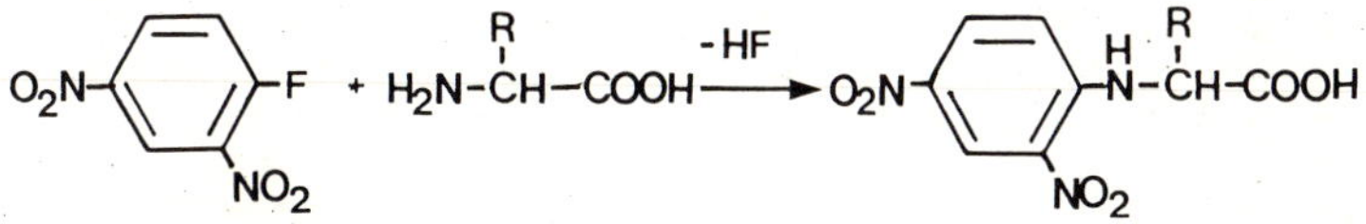

[Reaktionsschema: O_2N-$C_6H_3(NO_2)$-F + H_2N-CHR-COOH → O_2N-$C_6H_3(NO_2)$-NH-CHR-COOH + HF]

- Reaktion nach Waser und Karrer: Aminosäuren bilden mit 4-Nitrobenzoylchlorid u.a. ein Azlacton, das von Pyridin oder siedender Soda-Lösung zu einem farbigen, mesomeriestabilisierten Anion deprotoniert wird.

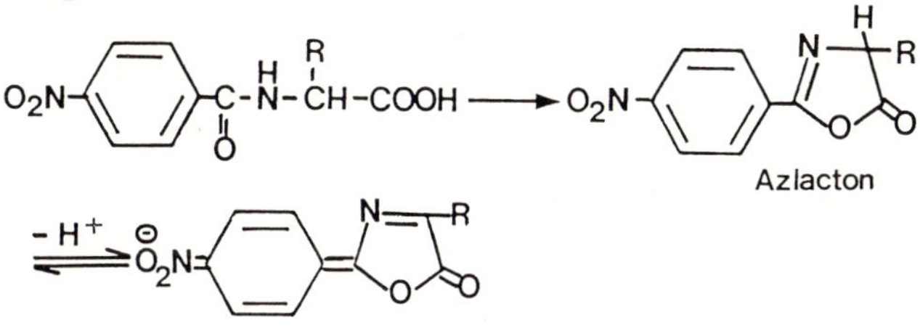

[Reaktionsschema zur Azlacton-Bildung und Deprotonierung]

Azlacton

An Aminosäuren wurden u.a. in das DAB 9 aufgenommen:
- rac. Methionin (H_3C-S-$(CH_2)_2$-CH(NH_2)-COOH)
  (vgl. Komm. DAB 9, Bd. III, S. 2318)
- Levodopa (Komm. DAB 9, Bd. II, S. 2127)
- Methyldopa (Komm. DAB 9, Bd. III, S. 2340)

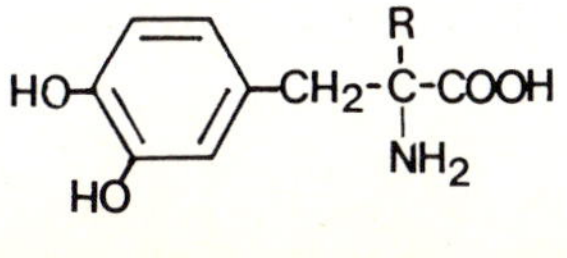

[Strukturformel: (HO)$_2$-C_6H_3-CH_2-CR(NH_2)-COOH]

R: H Levodopa
CH_3 Methyldopa

Sulfonsäuren und ihre Derivate

Die Charakterisierung der Sulfonsäuren entspricht weitgehend den Methoden zur Identifizierung von Carbonsäuren.

- Beispielsweise überführt man Sulfonsäuren in die entsprechenden Sulfochloride, die anschließend durch Umsetzung mit Anilin als Sulfonsäureamide nachgewiesen werden können.

$$R-SO_3H \longrightarrow R-SO_2-Cl + 2\ C_6H_5-NH_2 \longrightarrow R-SO_2-NH-C_6H_5 \downarrow + C_6H_5-NH_3^+Cl^-$$

Sulfonsäureanilid

Zur Darstellung der Anilide muß das Sulfonsäurechlorid jedoch mit so viel überschüssigem Anilin versetzt werden, daß die in Freiheit gesetzte HCl gebunden wird. Die Sulfonsäureanilide lassen sich anschließend durch Fällen mit verd. HCl isolieren.

- Bewährt hat sich ferner die Darstellung der S-Benzylisothioharnstoff-sulfonate in natronalkalischer Lösung durch Umsetzung mit S-Benzylthioharnstoff-chlorid.

$$R-SO_3H + NaOH + C_6H_5-CH_2-S-\underset{NH_2}{C}=\overset{+}{N}H_2Cl^- \xrightarrow{-\ NaCl/-\ H_2O}$$

$$[RSO_3^- \cdot C_6H_5-CH_2-S-\underset{NH_2}{C}=\overset{+}{N}H_2]\downarrow \quad \text{(S-Benzylthioharnstoff-sulfonat)}$$

Sulfonamide

Chemotherapeutisch wirksame Sulfonamide sind Derivate der p-Aminobenzolsulfonsäure (Sulfanilsäure).
Aufgrund ihrer para-ständigen Aminogruppe lösen sich die Wirkstoffe in Salzsäure, und infolge ihres NH-aciden Charakters bilden sie auch mit Natriumhydroxid-Lösungen lösliche Salze.

Allgemein anwendbare und gebräuchliche Reaktionen und Nachweise von Sulfonamiden sind:
- Sulfonamide lassen sich als prim. arom. Amine mit $NaNO_2$/HOAc in Diazoniumsalze überführen und anschließend mit Phenolen wie β-Naphthol zu Azofarbstoffen kuppeln.

- Analytisch genutzt werden auch Kondensationsreaktionen der para-ständigen Aminogruppe mit Aldehyden wie 4-Dimethylaminobenzaldehyd oder Furfural zu Schiffschen Basen.

- Durch Umsetzung mit Säurechloriden in Ggw. säurebindender Agenzien ist auch eine Acylierung der arom. NH_2-Gruppe möglich.

- Bei der elektrophilen Bromierung entstehen oft kristalline 3.5-Dibromverbindungen (vgl. auch Bd. II, Kap. 7.2.5).

- Bei der thermischen Zersetzung von Sulfonamiden werden häufig Ammoniak (Blaufärbung von Lackmus-Papier), Anilin und manchmal auch H_2S (Schwarzfärbung von $Pb(OAc)_2$-Papier) gebildet. Aus Sulfonamiden mit einem ggf. subst. Pyrimidin-Rest läßt sich der Aminoheterocyclus durch Thermolyse abspalten und kann durch eine Schmelzpunktsbestimmung näher charakterisiert werden.

- Der <u>Nachweis von Schwefel</u> gelingt meistens durch Reduktion mit Zn/H_2SO_4 und anschließender Fällung von PbS, jedoch ist der Nachweis von Schwefel auch auf oxidativem Wege als Sulfat möglich (vgl. Kap. 3.1.1, Seite 314).
- Zur Kondensation von Sulfonamiden mit <u>Xanthydrol</u> vgl. Seite 390.
- Sulfonamide bilden mit Cu(II)-Ionen häufig charakteristisch gefärbte <u>Cu-Komplexe</u>.
- Ferner läßt DAB 9 von allen Sulfonamiden das <u>IR-Spektrum</u> zur Identitätsprüfung aufnehmen.

Die wichtigsten Eigenschaften der in der Regel in Wasser swl. Sulfonamide [$p-H_2N-C_6H_4-SO_2-NHR$] sind im nachfolgenden Schema nochmals zusammengefaßt, wobei Phthalyl- und Succinylsulfathiazol aufgrund ihres p-ständigen Acylamino-Restes die für prim. arom. Amine typischen Nachweise nicht oder erst nach vorheriger Amidspaltung ergeben.

Als Monographien wurden in das DAB 9 aufgenommen:
- Phthalylsulfathiazol (Komm. DAB 9, Bd. III, S. 2777)
- Succinylsulfathiazol (Komm. DAB 9, Bd. III, S. 3180)
- Sulfacetamid-Natrium (Komm. DAB 9, Bd. III, S. 3192)
- Sulfadiazin (Komm. DAB 9, Bd. III, S. 3197)
- Sulfadimidin (Komm. DAB 9, Bd. III, S. 3203)
- Sulfaguanidin (Komm. DAB 9, Bd. III, S. 3207)
- Sulfamerazin (Komm. DAB 9, Bd. III, S. 3211)
- Sulfamethoxazol (Komm. DAB 9, Bd. III, S. 3217)
- Sulfisomidin (Komm. DAB 9, Bd. III, S. 3221)

Hydroperoxide (R-O-O-H) und Peroxide (R-O-O-R)

Verschiedene Wirkstoffe oder ihre wässr. Lösungen bilden - besonders unter Lichteinfluß - beim Stehenlassen an der Luft bzw. bei Einwirkung von Sauerstoff Hydroperoxide oder Peroxide.
Ein klassischer Nachweis solcher Autoxidationsprodukte besteht in der Oxidation von zugesetztem Iodid zu elementarem Iod, das durch die Iod-Stärke-Reaktion erkannt werden kann.

$$R\text{-}O\text{-}O\text{-}H + 2\ HI \longrightarrow ROH + H_2O + I_2$$

$$R\text{-}O\text{-}O\text{-}R + 2\ HI \longrightarrow 2\ ROH + I_2$$

Auf Peroxide kann man auch mit Vanadin-Schwefelsäure-Reagenz prüfen. Bei Anwesenheit von Peroxiden entsteht eine braunrote Färbung durch Oxidation des in schwefelsaurer Lösung vorliegenden Vanadinylkations $[VO]^{3+}$ zum Monoperoxovanadinyl-Ion $[V(O)_2]^{3+}$.
Eine sehr empfindliche Nachweisreaktion auf Peroxostrukturen beruht auf der Umsetzung mit Titan(IV)-Salzen. Sie liegen in saurer Lösung als Titanylkationen $[TiO]^{2+}$ vor und bilden unter dem Einfluß von Peroxoverbindungen gelb bis gelborange gefärbte Peroxotitanyl-Ionen $[TiO_2]^{2+}$.
Fe(III)-Ionen stören den Nachweis und müssen mit H_3PO_4 als Phosphatoferrat(III) maskiert werden. Die Reaktion wird ferner durch Chromat und andere gefärbte Verbindungen beeinträchtigt. Fluorid-Ionen verhindern die Reaktion vollständig infolge Bildung des sehr stabilen Komplexes $[TiF_6]^{3-}$.

Wasserstoffperoxid-Lösung (29 - 31%)
(vgl. Komm. DAB 9, Bd. III, S. 3508)

Im Handel befindliche H_2O_2-Lösungen werden durch Zusatz von H_2SO_4, H_3PO_4 oder Natriumdiphosphat stabilisiert, um einen Zerfall in H_2O und O_2 zu vermeiden.

$$2\ H_2O_2 \longrightarrow 2\ H_2O + O_2\uparrow$$

Diese Zersetzungsreaktion wird durch Schwermetalle, Alkali, Staub usw. katalysiert. Schwach saure H_2O_2-Lösungen sind wesentlich haltbarer. Die Zersetzung von H_2O_2 mit NaOH-Lösung unter Entwicklung von Sauerstoff ist im DAB 9 als Identitätsprüfung vorgeschrieben.
Darüber hinaus kann H_2O_2 auch mit $K_2Cr_2O_7$ identifiziert werden. Es bildet sich das blaue, in Ether lösliche Chromperoxid $CrO(O_2)_2$ (vgl. Seite 202).
In saurer Lösung reduziert H_2O_2 ferner MnO_4^- zu Mn^{2+} und gibt gleichfalls die o.a. Reaktionen mit Vanadin-Schwefelsäure oder $Ti(SO_4)_2/H_2SO_4$.

3.2.5 Identitätsreaktionen des Arzneibuches

Die Identitätsreaktionen auf "primäre aromatische Amine" (vgl. Seite 380) und "Ester" (vgl. Seite 391) wurden bereits im voranstehenden Kap. 3.2.4 beschrieben.

An weiteren Identitätsprüfungen werden nach DAB 9 und Ph.Eur. durchgeführt:

Prüfung auf "Acetyl"
(vgl. Komm. DAB 9, Bd. I, S. 95 und Komm. Ph.Eur., Bd. I/II, S. 111)

- Die zu prüfende Substanz wird in einem Reagenzglas mit einer schwerflüchtigen Säure (z.B. 85%iger H_3PO_4) versetzt und im Wasserbad erwärmt. Die durch Hydrolyse gebildete Essigsäure wird in ein zweites, wassergekühltes und mit Lanthannitrat-Lösung gefülltes Reagenzglas überdestilliert.
Anschließend gibt man auf einer Tüpfelplatte zu einem Tropfen dieser Destillat-Lösung Iod- und NH_3-Lösung hinzu. Nach 1 - 2 min entsteht allmählich an der Berührungszone beider Tropfen eine Blaufärbung.

Bei der Verseifung mit Phosphorsäure entsteht die flüchtige Essigsäure, die abdestilliert und durch die Lanthannitrat-Probe nachgewiesen wird. Liegt ein schwer verseifbares Acetyl-Derivat vor, so wird die Probe in der Siedehitze hydrolysiert.

Konz. H_2SO_4 ist aufgrund ihres Oxidationsvermögens gegenüber vielen org. Substraten für die Verseifung nicht geeignet. Die dabei gebildete Schweflige Säure würde anschließend durch Entfärben der zugesetzten Iod-Lösung den Nachweis stören. Phosphat und Tartrat bilden zwar mit La(III)-Ionen swl. Verbindungen bzw. Komplexe, stören aber nicht, da sie bei der Prüfung nicht im Destillat vorliegen.

DAB 9 läßt die Acetylgruppenbestimmung u.a. durchführen bei:
- Cortisonacetat (Komm. DAB 9, Bd. II, S. 1349)
- Desoxycortonacetat (Komm. DAB 9, Bd. II, S. 1401)
- Hydrocortisonacetat (Komm. DAB 9, Bd. II, S. 1918)
- Paracetamol (Komm. DAB 9, Bd. III, S. 2653)

	R^1	R^2
Cortisonacetat	=O	OH
Desoxycortonacetat	H	H
Hydrocortisonacetat	OH	OH

Weitere Wirkstoffe, die Acetylgruppen enthalten, bei denen jedoch auf diese Bestimmung verzichtet wird, sind:
- Acetazolamid (Komm. DAB 9, Bd. II, S. 755)
- Acetylsalicylsäure (Komm. DAB 9, Bd. II, S. 765)
- Phenacetin (Komm. DAB 9, Bd. III, S. 2712)

Acetazolamid

- Zur Identitätsprüfung läßt DAB 9 das UV- und IR-Spektrum der Substanz aufnehmen.
- Als wenig spezifischer Nachweis auf die prim. Sulfonamid-Gruppe dient die Bildung eines bläulich-grünen Nd. beim Versetzen mit $CuSO_4$/NaOH (vgl. Seite 397).
- Weiterhin kann der org. gebundene Schwefel reduktiv mit Zn/HCl entfernt und als PbS nachgewiesen werden (vgl. Seite 314).

Andere Arzneibücher lassen den Wirkstoff verseifen und identifizieren das gebildete Aminothiazol durch Diazotierung und anschließende Kupplung mit β-Naphthol (vgl. Seite 380).

Acetylsalicylsäure

Zur Identitätsprüfung wird das IR-Spektrum der Substanz aufgenommen und eine Schmelzpunktsbestimmung durchgeführt.

Die nach der Hydrolyse erhaltene Salicylsäure kann mit den im Kap. 3.2.6 (vgl. Seite 425) beschriebenen Methoden nachgewiesen werden.

Paracetamol

- Die Ermittlung der Schmelztemperatur, die Aufnahme des IR- und UV-Spektrums sind neben der Acetylgruppenbestimmung als Identitätsprüfungen vorgesehen.
- Ferner wird die Substanz in 36%iger HCl verseift und das gebildete <u>4-Aminophenol</u> mit $K_2Cr_2O_7$-Lösung oxidiert. Es resultiert eine <u>Violettfärbung</u>.
Vermutlich entsteht hierbei partiell das gelbe p-Chinonimin, das sich anschließend mit überschüssigem 4-Aminophenol zum blauvioletten <u>Indanilin</u> umsetzt.

Das gebildete p-Aminophenol kann auch in sodaalkalischer Lösung mit Natriumpentacyanonitrosylferrat als blaugrüner Komplex der Zusammensetzung $Na_3[Fe(CN)_5(H_2N-C_6H_4-OH)]$ nachgewiesen werden.
- Darüber hinaus läßt sich die Substanz aufgrund ihres phenolischen Hydroxyls mit 4-Nitrobenzoylchlorid in das 4-Nitrobenzoat überführen, das durch seinen Schmelzpunkt charakterisiert werden kann.

Phenacetin

Neben der Ermittlung der Schmelztemperatur und der Aufnahme des IR-Spektrums läßt DAB 9 folgende Identitätsprüfungen durchführen:
- Durch <u>nitrosierende Nitrierung</u> entsteht ein Gemisch von etwa 83% 4-Ethoxy-2-nitro-acetanilid und 17% 4-Ethoxy-3-nitroacetanilid, da sowohl die 2- als auch die 3-Position für einen elektrophilen Angriff eines NO^+-Kations hinreichend aktiviert sind. Durch Umkristallisieren aus EtOH erhält man das reine 2-Nitro-Derivat vom Schmp. 100 - 103 °C..

- Bei der sauren Hydrolyse von Phenacetin entsteht <u>p-Phenetidin</u> (4-Ethoxy-anilin), das anschließend mit Dichromat zu roten bis violetten <u>Phenazin</u>-Derivaten oxidiert werden kann.

Prüfung auf Alkaloide
(vgl. Komm. DAB 9, Bd. I, S. 96 und Komm. Ph.Eur., Bd. I/II, S. 112)

- Die zu prüfende Substanz wird in Wasser gelöst und bis zur sauren Reaktion mit HCl versetzt. Nach Zusatz von Dragendorffs Reagenz entsteht sofort ein <u>orangefarbener</u> bis <u>orangeroter</u> Niederschlag.

<u>Dragendorffs Reagenz</u> wird aus Bismutnitrat und Kaliumiodid in essigsaurer Lösung hergestellt und enthält <u>Tetraiodobismutat</u>-Ionen, $[BiI_4]^-$, die mit Alkaloiden und anderen basischen Substanzen gefärbte Niederschläge ergeben.
Das Reagenz eignet sich auch als Sprüh- (Anfärb-)Reagenz in der Dünnschichtchromatographie (vgl. Bd. II, Kap. 12.2).

Identitätsprüfung auf Barbiturate (Zwicker-Reaktion)
(vgl. Komm. DAB 9, Bd. I, S. 97 und Komm. Ph.Eur., Bd. I/II, S. 113)

- Die methanolische Lösung der zu prüfenden Substanz wird mit Cobalt(II)-nitrat- und CaCl$_2$-Lösung versetzt. Nach Zugabe von 8,5%iger Natriumhydroxid-Lösung tritt eine blauviolette Färbung bzw. ein blauvioletter Nd. auf.

Bei der Zwicker-Reaktion wurde immer wieder versucht, durch Variation der basischen Komponente die Empfindlichkeit und die Selektivität der Reaktion zu erhöhen. So wurden z.B. Ammoniak, Alkali- (DAB 9) und Erdalkalihydroxide, Natriumtetraborat (Ph.Eur.) oder Amine wie Piperidin und Isopropylamin als Basen verwendet.

Trotzdem ist die Reaktion wenig spezifisch für Barbiturate und Thiobarbiturate und fällt auch bei Anwesenheit von Hydantoinen, Pyridin- und Piperidin-Derivaten sowie einigen Sulfonamiden, Purinen und Alkaloiden gleichfalls positiv aus.

Allen Varianten der Zwicker-Reaktion dürfte jedoch gemeinsam sein, daß im ersten Reaktionsschritt ein Co(II)-barbiturat gebildet wird. Verwendet man als basische Komponente für die Deprotonierung ein Amin im Überschuß, so entsteht wahrscheinlich ein tetraedrischer Komplex, in dem zwei Moleküle des Amins freie Ligandenstellen besetzen. In Abwesenheit von Aminen koordiniert das Co(II)-barbiturat vermutlich mit vier Solvensmolekülen (z.B. L = CH$_3$OH) zu einem oktaedrischen Komplex.

Weitere Barbiturat-Nachweise sind:
- In einer Zwicker-ähnlichen Umsetzung mit Pyridin und CuSO$_4$-Lösung entstehen hellviolette Niederschläge, die in Chloroform löslich sind. Thiobarbiturate färben dabei die CHCl$_3$-Phase grün.
- Am N-Atom unsubstituierte Barbiturate geben mit HgO in HNO$_3$ einen weißen Nd., der in NH$_3$ unter Anionenaustausch (NO$_3^-$ gegen HO$^-$) löslich ist.

Die Methode gestattet bei exakter Einhaltung der Vorschrift auch eine Unterscheidung von nicht N-methylierten und N-methylierten Barbituraten. Letztere ergeben zeitverzögert einen Nd., der sich nicht sofort in 6 N-NH$_3$-Lösung auflöst. Bei den N-Methyl-barbituraten wird nach NH$_3$-Zusatz der Hg-Barbiturat-Komplex unter Bildung von Quecksilberpräzipitat zerstört.

- Zur Derivatisierung von Barbituraten nutzt man die Umsetzung mit Xanthydrol (vgl. Seite 390) oder mit 4-Nitrobenzylchlorid. Während am N-Atom unsubst. Barbiturate gut kristallisierende 1.3-Bis-(4-nitrobenzyl)-Verbindungen bilden, fallen die Monoalkylierungsprodukte der N-Methyl-barbiturate zunächst häufig als Öle an.

Weitere z.T. spezifische Nachweisreaktionen auf Barbitursäure-Derivate sind:
- Barbiturate mit ungesättigten Strukturelementen (Allyl- bzw. Cyclohexenyl-Rest) entfärben eine Brom- oder $KMnO_4$-Lösung. Die Addition von Brom an die C=C-Doppelbindung im Cyclohexenyl-Rest des Hexobarbital wurde früher zur bromometrischen Gehaltsbestimmung dieser Substanz verwendet.

- Barbiturate mit einem Phenyl-Rest in Position 5 sind nitrierbar und geben eine positive Canbäck-Reaktion (vgl. Seite 373).

An Barbituraten wurden in das Deutsche Arzneibuch aufgenommen:
- Amobarbital-Natrium (Komm. DAB 9, Bd. II, S. 839)
- Barbital (Komm. DAB 9, Bd. II, S. 921)
- Butobarbital (Komm. DAB 9, Bd. II, S. 1042)
- Cyclobarbital-Calcium (Komm. DAB 9, Bd. II, S. 1373)
- Hexobarbital (Komm. DAB 9, Bd. II, S. 1872)
- Methylphenobarbital (Komm. DAB 9, Bd. III, S. 2360)
- Pentobarbital (Komm. DAB 9, Bd. III, S. 2677)
- Pentobarbital-Natrium (Komm. DAB 9, Bd. III, S. 2682)
- Phenobarbital (Komm. DAB 9, Bd. III, S. 2722)
- Phenobarbital-Natrium (Komm. DAB 9, Bd. III, S. 2730)
- Secobarbital-Natrium (Komm. DAB 9, Bd. III, S. 3097)
- Thiopental-Natrium (Komm. DAB 9, Bd. III, S. 3325)

Phenytoin (Diphenylhydantoin; 5.5-Diphenyl-imidazolidin-2.4-dion) (vgl. Komm. DAB 9, Bd. III, S. 2760)

Hydantoine besitzen den Barbituraten vergleichbare Eigenschaften. So bildet beispielsweise Phenytoin mit Cu(II) oder Ag(I) in ammoniakalischer Lösung einen swl. Nd., und mit 4-Nitrobenzylchlorid kann es in der Siedehitze und in Ggw. von Na_2CO_3 alkyliert werden.

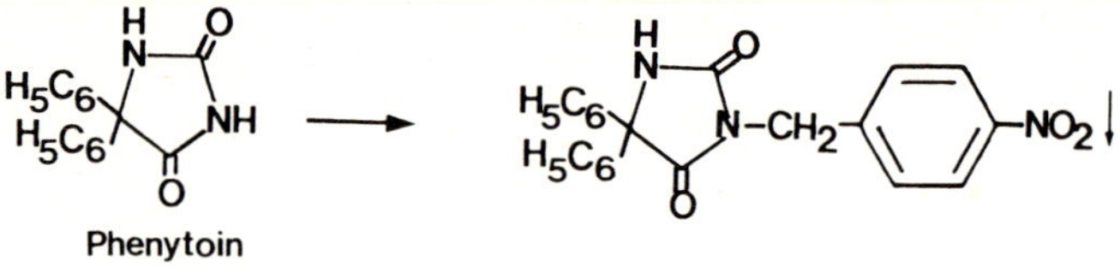

[Struktur: Phenytoin → N-(4-Nitrobenzyl)-Derivat]

Phenytoin

Darüber hinaus wird vom DAB 9 auch das IR-Spektrum als Identitätsprüfung vorgeschrieben. Phenytoin liefert wie viele Barbiturate eine positive Zwicker-Reaktion.

Identitätsprüfung auf Xanthine (Murexid-Reaktion)
(vgl. Komm. DAB 9, Bd. I, S. 108 und Komm. Ph.Eur., Bd. I/II, S. 128)

- Die Substanz wird in salzsaurer H_2O_2-Lösung zur Trockne eingedampft. Der gelblichrote Rückstand färbt sich auf Zusatz von NH_3-Lösung rotviolett.

Die Murexid-Reaktion ist ein wichtiger Gruppennachweis für Harnsäure und Purin-Derivate. Der oxidative Abbau dieser Heterocyclen führt zu komplexen Reaktionsgemischen. Darunter befinden sich Komponenten, die nach Zusatz von NH_3 das violett gefärbte Ammoniumsalz der Purpursäure, das sog. Murexid, ergeben. Sind die N-Atome des Pyrimidinringes im Edukt alkyliert, so bilden sich N-Alkylmurexide.

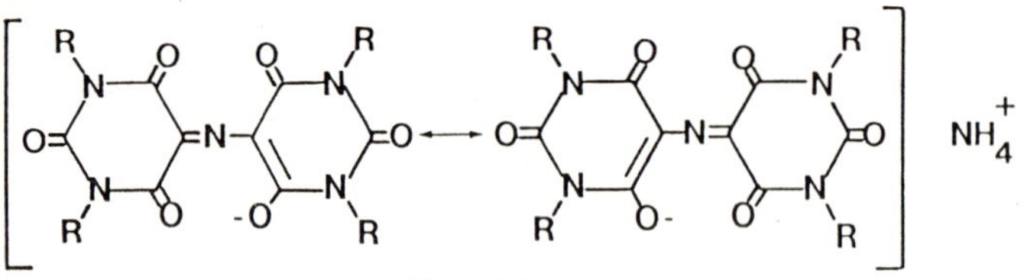

Murexid

Der Nachweis mit H_2O_2/HCl/NH_3 verläuft negativ bei Purin, Hypoxanthin, 6-Mercaptopurin, Adenin und Guanin, während einfache Pyrimidin-Derivate wie Uracil und Thiouracil positiv reagieren.
Neben H_2O_2/HCl können auch Br_2, NaOCl, $HClO_3$, HNO_3 oder Chloramin zur Oxidation von Xanthinen verwendet werden. Setzt man anstelle einer salzsauren H_2O_2-Lösung HNO_3 als Oxidationsmittel ein, so kann zwischen den methylierten Xanthinen (Coffein, Theobromin, Theophyllin), die unter diesen Bedingungen nicht reagieren, und anderen Verbindungen (Harnsäure, Xanthin), die positiv reagieren, unterschieden werden.

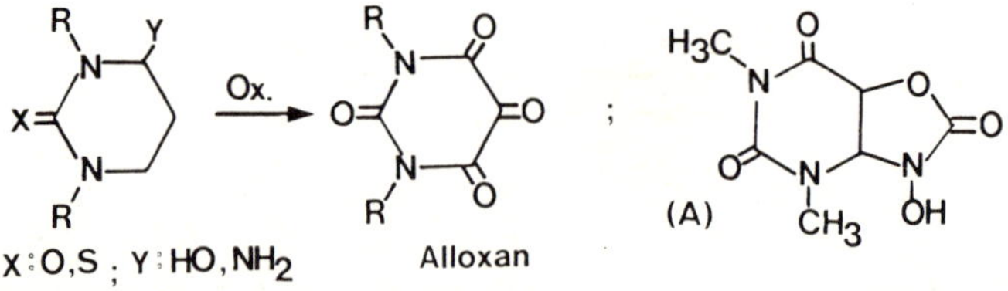

X : O, S ; Y : HO, NH_2 **Alloxan**   (A)

Strukturelle Voraussetzung für das Gelingen der Murexid-Reaktion dürfte ein im Molekül vorhandener Pyrimidin-Baustein sein, dessen Oxidation zum Alloxan führt. Nach neueren Befunden ist es jedoch fraglich, ob Alloxan oder verwandte Verbindungen tatsächlich Zwischenprodukte der Murexid-Bildung sind, wenn man die Reaktion mit einer H_2O_2/HCl-Lösung als Oxidationsmittel durchführt.
Bei der Umsetzung von Coffein mit H_2O_2 konnten vier Verbindungen isoliert werden. Lediglich das Oxazolo[4.5-d]pyrimidin-Derivat (A) bildete auf Zusatz von Ammoniak Murexid.

An Purin-Derivaten wurden in das DAB 9 aufgenommen:

	R^1	R^2	R^3
Coffein	CH_3	CH_3	CH_3
Theobromin	H	CH_3	CH_3
Theophyllin	CH_3	CH_3	H

- Coffein (Komm. DAB 9, Bd. II, S. 1304)
- Coffein-Natriumbenzoat (Komm. DAB 9, Bd. II, S. 1310)
- Coffein-Natriumsalicylat (Komm. DAB 9, Bd. II, S. 1314)
- Theobromin (Komm. DAB 9, Bd. III, S. 3297)
- Theophyllin (Komm. DAB 9, Bd. III, S. 3301)

	R
Diprophyllin	$CH_2CHOHCH_2OH$
Etofyllin	CH_2CH_2OH
Proxyphyllin	$CH_2CHOHCH_3$

sowie die Theophyllin-Abkömmlinge
- Diprophyllin (Komm. DAB 9, Bd. II, S. 1508)
- Etofyllin (Komm. DAB 9, Bd. II, S. 1667)
- Proxyphyllin (Komm. DAB 9, Bd. III, S. 2894).

Als weitere Identitätsprüfungen für die erwähnten Xanthin-Derivate sieht das DAB 9 die Bestimmung der Schmelztemperatur sowie die Aufnahme des IR-Spektrums vor.
Theobromin und Theophyllin bilden unter bestimmten Reaktionsbedingungen swl. Silbersalze (vgl. Bd. II, Kap. 6.2.8).
Diprophyllin, Etofyllin und Proxyphyllin werden zusätzlich durch Umsetzung mit Acetanhydrid in ihre kristallinen O-Acetyl-Derivate übergeführt (vgl. auch Seite 346).

Löslichkeiten: Theophyllin und Theobromin sind amphoter und lösen sich deshalb unter Salzbildung sowohl in Alkalihydroxid-Lösungen als auch in Mineralsäuren.
Coffein läßt sich aus wässr. alkal. Lösung mit organischen Lösungsmitteln wie $CHCl_3$ extrahieren, da es im Ggs. zu Theophyllin oder Theobromin kein acides Proton mehr besitzt.

Die Löslichkeit von Coffein in Wasser ist stark temperaturabhängig und wird durch die Alkalisalze schwacher Säuren wie z.B. Natriumbenzoat oder Natriumsalicylat beträchtlich erhöht.

Identitätsprüfung von Phenothiazinen
(vgl. Komm. DAB 9, Bd. I, S. 115 und Komm. Ph.Eur., Bd. III, S. 43)

Die Identitätsprüfung von Phenothiazinen erfolgt mit Hilfe der Dünnschichtchromatographie und wird im Bd. II, Kap. 12.2 eingehend beschrieben.

Als Monographien wurden in das DAB 9 aufgenommen:
- Chlorpromazin-hydrochlorid (Komm. DAB 9, Bd. II, S. 1225)
- Levomepromazin-hydrochlorid (Komm. DAB 9, Bd. II, S. 2134)
- Prochlorperazin-hydrogenmaleat (Komm. DAB 9, Bd. III, S. 2870)
- Promethazin-hydrochlorid (Komm. DAB 9, Bd. III, S. 2880)
- Trifluorperazin-dihydrochlorid (Komm. DAB 9, Bd. III, S. 3394)

Charakteristisch für Phenothiazine aus analytischer Sicht ist ihr Verhalten gegenüber Oxidationsmitteln wie PbO_2, HNO_3 oder $FeCl_3$.
In wäßr. Phenothiazin-Lösungen entsteht unter dem Einfluß solcher Oxidationsmittel unter Abgabe eines Elektrons ein tiefrot gefärbtes Radikalkation, das unter Abspaltung eines weiteren Elektrons ein Phenazathionium-Ion liefert, das mit Wasser zum Sulfoxid oder zur 3-Hydroxy-Verbindung abreagieren kann. Als weitere Oxidationsprodukte können das Sulfon und das N-Oxid auftreten.

Grenzprüfung auf Methanol
(vgl. Komm. DAB 9, Bd. I, S. 132 und Komm. Ph.Eur., Bd. I/II, S. 169)

Zur Prüfung auf Methanol, dessen Nachweis wegen seiner Toxizität von besonderer Bedeutung ist, nutzen viele Pharmakopöen die Probe nach Deniges. Diese wird z.B. auch zum Nachweis von Methanol in der Monographie "Ethanol 96%" durchgeführt (vgl. Komm. DAB 9, Bd. II, S. 1625).

- Die Prüfung erfolgt mit der unter "Ethanolgehalt, Bestimmung mit Hilfe eines Pyknometers" (vgl. Seite 337) erhaltenen Verdünnung. Nach Einstellen des Ethanolgehaltes dieser Verdünnung durch Zusatz von Wasser oder Ethanol auf 10% (V/V) gibt man $KMnO_4$ und sirupöse Phosphorsäure hinzu. Nach 10 min wird mit schwefelsaurer Oxalsäure-Lösung entfärbt und mit Schiffs Reagenz versetzt.
Bei einer Temperatur von 15 - 30 °C darf sich der Ansatz innerhalb von 30 min nicht rosa färben.

Methanol wird zunächst durch MnO_4^-/H_3PO_4 zu Formaldehyd oxidiert und überschüssiges Permanganat mit Oxalsäure zerstört. Die Zugabe von Schiffs Reagenz führt zu einem roten Additionsprodukt, dessen Bildung im Kap. 3.2.4, Seite 364, beschrieben wurde.
Unter genauer Einhaltung der vorgeschriebenen Reaktionsbedingungen liegt die Nachweisgrenze bei etwa 0,05% Methanol.

Oxidiert werden sowohl Methanol wie Ethanol, und Voraussetzung für das Auffinden von Formaldehyd ist, daß der Oxidationsvorgang rechtzeitig abgebrochen wird. Die Formaldehyd-Ausbeute hängt deshalb vom Methanolgehalt, der verwendeten Menge $KMnO_4$, der Säurekonzentration und der Reaktionsdauer ab. Der anschließende Aldehyd-Nachweis mit Schiffs Reagenz ist in stark mineralsaurer Lösung für Formaldehyd spezifisch.

Grenzprüfung auf Isopropanol
(vgl. Komm. DAB 9, Bd. I, S. 132 und Komm. Ph.Eur., Bd. I/II, S. 169)

Zur Grenzprüfung auf Isopropanol wird das unter "Ethanolgehalt, Bestimmung mit Hilfe eines Pyknometers" (vgl. Kap. 3.2.3, Seite 337) erhaltene Destillat mit $HgSO_4$-Lösung versetzt und zum Sieden erhitzt. Es darf kein Niederschlag auftreten.
Die Zusammensetzung des in Gegenwart von Isopropanol ausfallenden Nd. ist nicht exakt bekannt.
Methanol, Ethanol oder Ether stören nicht, während Aceton und Formaldehyd weiße sowie manche Kohlenwasserstoffe gelbe Fällungen ergeben.

Grenzprüfung: Freier Formaldehyd
(vgl. Komm. DAB 9, Bd. I, S. 133 und Komm. Ph.Eur., Bd. I/II, S. 161)

- Eine wässr. Lösung der zu prüfenden Substanz wird mit einer Ammoniumacetat-haltigen Acetylaceton-Lösung versetzt und 40 min auf 40 °C erwärmt.

Die Untersuchungslösung darf nicht stärker gefärbt sein als eine Referenzlösung, die 20 µg Formaldehyd je ml enthält.
Die Hantzsch-Reaktion mit dem Nash-Reagenz führt zu einem Dihydropyridin-Derivat (vgl. Kap. 3.2.4, Seite 364), das zur photometrischen Bestimmung geeignet ist (λ_{max} = 412 nm, ε = 8000).

Die optimale Bildung des gelben 3.5-Diacetyl-dihydrolutidins hängt stark von der jeweiligen Reaktionszeit und der angewandten Reaktionstemperatur ab. Die Reaktion ist nur dann recht spezifisch für Formaldehyd, wenn man die Reaktionsdauer auf ein Minimum limitiert. Aceton, Chloral, Furfural und Glucose reagieren nicht, während aus Acetaldehyd in deutlich langsamerer Reaktion ein Diacetyl-dihydrocollidin-Derivat entsteht, das bei 388 nm absorbiert. Deshalb stören größere Mengen an Acetaldehyd neben wenig Formaldehyd.
Die Vorschrift dient u.a. zum Nachweis von freiem Formaldehyd in Impfstoffen, deren Gehalt durch obige Methode auf kleiner 0,02% begrenzt wird.

Grenzprüfung : Phenol in Sera und Impfstoffen
(vgl. Komm. DAB 9, Bd. I, S. 172 und Komm. Ph.Eur., Bd. I/II, S. 163)

- 5 ml einer wässr. Prüflösung, die je ml etwa 15 µg Phenol enthält, wird bei pH 9 mit Aminopyrazolon- und Kaliumhexacyanoferrat(III)-Lösung versetzt. Nach 10 min wird die Farbintensität bei 546 nm gemessen.
Referenzlösungen, die 5, 10, 15, 20 und 30 µg Phenol je ml enthalten, werden in analoger Weise behandelt. Eine Eichkurve wird aufgestellt und die Phenolkonzentration der Untersuchungslösung ermittelt.

Impfstoffe und Sera dürfen nach DAB 9 bis zu 0,25% Phenol als Konservierungszusatz enthalten. Zu dessen Bestimmung läßt das Arzneibuch die Emerson-Reaktion (vgl. Seite 352) durchführen, bei der Phenole mit Aminopyrazolon (4-Aminoantipyrin) oxidativ gekuppelt werden. Es bildet sich ein roter Indophenol-Farbstoff nachfolgender Konstitution.

Grenzprüfung : Prüfung auf Verdorbenheit
(vgl. Komm. DAB 9, Bd. I, S. 144)

- Eine salzsaure Prüflösung wird mit Resorcin-Lösung geschüttelt. Nach 5 min darf die wässr. Schicht nicht stärker gefärbt sein als die jeweils angegebene Referenzlösung.

Die Prüfung auf Verdorbenheit beruht auf dem Nachweis von Malondialdehyd, der bei der Fettautoxidation als eines der Peroxid-Zerfallsprodukte gebildet und durch Hydrolyse mit konz. HCl-Lösung freigesetzt wird.
Malondialdehyd kondensiert anschließend in der salzsauren Lösung mit Resorcin zu einem roten Polymethinfarbstoff. Eine Vergleichslösung mit definierter KMnO$_4$-Konzentration begrenzt die zulässige Farbtiefe.

Die oben beschriebene Kreis-Reaktion ist nicht spezifisch für Malondialdehyd, da bestimmte Allylverbindungen (Allylamin, Allylalkohol, Allylsulfid, Allylharnstoff) sowie höhermolekulare ungesättigte Alkohole (Linalool, Geraniol, Zimtalkohol, Eugenol, Vanillin) gleichfalls positiv reagieren.
Allerdings erhält man zuverlässigere Ergebnisse, wenn man das bisher verwendete Phloroglucin durch Resorcin als Nachweisreagenz ersetzt.

Eine weitere Möglichkeit, Malondialdehyd nachzuweisen (vgl. Komm. DAB 9, Bd. II, S. 2055), ist seine Kondensation mit Thiobarbitursäure zu einem roten Polymethinfarbstoff. In stark saurem Milieu liegt wahrscheinlich ein protoniertes, mesomeriestabilisiertes Oxonol-Kation als farbgebende Komponente vor.

Spezielle Nachweisreaktionen weiterer ausgewählter Wirkstoffe

Ascorbinsäure
(vgl. Komm. DAB 9, Bd. II, S. 878)

Ascorbinsäure (Vitamin C) besitzt zwei Asymmetriezentren (C-4, C-5), so daß vier optische Isomere existieren. Unter diesen ist nur die L-xylo-Ascorbinsäure voll wirksam. Zur Analytik der Ascorbinsäure können folgende Eigenschaften und Reaktionen beitragen:

- Ascorbinsäure ist eine vinyloge Carbonsäure und besitzt eine stark acide HO-Gruppe an C-3 (pK_{S1} = 4,17). Die HO-Gruppe an C-2 ist wesentlich weniger acid (pK_{S2} = 11,57). Die Acidität der Ascorbinsäure ist ausreichend, um z.B. in einer wässr. Lösung aus Hydrogencarbonat-Ionen CO_2 in Freiheit zu setzen. Ursache für den aciden Charakter der Ascorbinsäure ist die Bildung eines mesomeriestabilisierten Enolatanions beim Versetzen mit Alkalihydroxid-Lösungen. DAB 9 fordert u.a. als Identitätskriterium einen pH-Wert von 2,1 - 2,6 für eine etwa 5%ige wässr. Ascorbinsäure-Lösung.

Ascorbinsäure

Als weitere Identitätsprüfungen sind die Tollens-Probe, die Aufnahme des IR-Spektrums sowie die Bestimmung der UV-Absorption bei 243 nm vorgesehen. Die spezifische Absorption im Maximum soll zwischen 545 - 585 liegen.

- Die Substanz ist leicht löslich in Wasser, löslich in EtOH, jedoch praktisch unlöslich in $CHCl_3$ und Et_2O.

- Wie alle Reduktone, so zeichnet sich auch die Ascorbinsäure aufgrund ihrer Endiol-Struktur durch ein hohes Reduktionsvermögen aus. Sie reduziert z.B. Fehlingsche Lösung, ammoniakalische Silbernitrat-Lösung (Tollens-Reagenz), Iod, $KMnO_4$ und zahlreiche weitere Oxidationsmittel und geht dabei unter Abgabe von zwei Protonen und zwei Elektronen in Dehydroascorbinsäure über. Letztere liegt zunächst dimer vor und hydrolysiert langsam zur hydratisierten, monomeren Form. Die wasserfreie Form ist in wässr. Lösung nicht beständig.

Ascorbinsäure — Dehydroascorbinsäure(Monomer)

Das Normalpotential der Ascorbinsäure ist stark pH-abhängig und liegt bei pH = 7 bei ca. - 0,2 Volt.
Die Reduktion von Iod wird zur Gehaltsbestimmung der Substanz genutzt (vgl. Bd. II, Kap. 7.2.3, "Iodometrie").
Hinsichtlich der Tollens-Probe ist auszuführen, daß anders als bei reduzierenden Zuckern der Nd. von metallischem Silber bereits bei RT spontan auftritt, während Monosaccharide diese Reaktion erst in der Wärme zeigen.
Weiterhin kann zur Identitätsprüfung auf Ascorbinsäure die Reduktion des blauen 2.6-Dichlorphenolindophenols (Tillmans-Reagenz) zur farblosen Leukobase herangezogen werden. In saurer Lösung besitzt das Tillmans-Reagenz eine rote Farbe.

Tillmans - Reagenz   Leukobase

Calciumgluconat
(vgl. Komm. DAB 9, Bd. II, S. 1067)

Nach Ph.Eur. entsteht beim Erwärmen der wässr. Lösung der Substanz mit Phenylhydrazin unter Zusatz von HOAc das Gluconsäurehydrazid vom Schmp. 199 °C.

```
    COOH                              H H
     |                           O=C-N-N-C₆H₅
   H-C-OH                             |
     |                              H-C-OH
   HO-C-H      + C₆H₅-NH-NH₂           |
     |        ─────────────────→    HO-C-H
   H-C-OH          - H₂O              |
     |                              H-C-OH
   H-C-OH                             |
     |                              H-C-OH
   CH₂OH                              |
                                    CH₂OH

   Gluconsäure                  Gluconsäurehydrazid
```

Diese Identitätsprüfung wurde im DAB 9 durch eine dünnschichtchromatographische Untersuchung ersetzt. Die Substanz zeigt darüber hinaus auch eine positive Tollens-Probe.

p-Hydroxybenzoesäureester

HO—⟨C₆H₄⟩—C(=O)—O—R

In das DAB wurden als Monographien aufgenommen:
- Ethyl-4-hydroxybenzoat ($R=C_2H_5$) (Komm. DAB 9, Bd. II, S. 1661)
- Methyl-4-hydroxybenzoat ($R=CH_3$) (Komm. DAB 9, Bd. III, S. 2347)
- Propyl-4-hydroxybenzoat ($R=C_3H_7$) (Komm. DAB 9, Bd. III, S. 2888)

DAB 9 läßt von diesen Substanzen zur Identitätsprüfung eine Schmelzpunktsbestimmung durchführen und zur Bestimmung der Lage des Absorptionsmaximums zwischen 240 - 300 nm das UV-Spektrum aufnehmen.
Ferner lassen sich die Ester alkalisch verseifen. Nach Ansäuern und Isolieren der ausgefallenen 4-Hydroxybenzoesäure kann deren Schmp. bestimmt werden.
Alle PHB-Ester zeigen eine positive $FeCl_3$-Reaktion und reagieren mit Millons Reagenz.

<u>Millons Reagenz</u>: Versetzt man die ethanolische Lösung des jeweiligen Esters in der Hitze mit einer Quecksilbernitrat-Lösung, so entsteht ein Nd., und die überstehende Flüssigkeit färbt sich rot.
Auch andere Stoffe mit phenolischem Hydroxyl (Salicylaldehyd, Vanillin) reagieren mit Millons Reagenz, wobei ineinander umwandelbare Hg-nitroso-Komplexe entstehen sollen.

[Strukturformeln der Hg-nitroso-Komplexe]

Methylsalicylat (Salicylsäuremethylester)
(vgl. Komm. DAB 9, Bd. III, S. 2366)

[Strukturformel: Benzolring mit COOCH₃ und OH]

Die Substanz zeigt eine positive $FeCl_3$-Reaktion. Weiterhin können durch Umsetzung mit Acetanhydrid oder Benzoylchlorid (vgl. Seite 354) das entsprechende Acetat bzw. Benzoat hergestellt und durch die Ermittlung des Schmelzpunktes näher identifiziert werden.

DAB 9 läßt die Substanz zur Prüfung auf Identität zur Salicylsäure verseifen und diese wie im nachfolgenden Kap. 3.2.6 (vgl. Seite 425) beschrieben nachweisen.

Morphin-Derivate

In das DAB 9 wurden als Monographien aufgenommen:
- Apomorphin-hydrochlorid (Komm. DAB 9, Bd. II, S. 867)
- Codein-phosphat (Komm. DAB 9, Bd. II, S. 1298)
- Ethylmorphin-hydrochlorid (Komm. DAB 9, Bd. II, S. 1663)
- Hydrocodon-hydrogentartrat (Komm. DAB 9, Bd. II, S. 1905)
- Hydromorphon-hydrochlorid (Komm. DAB 9, Bd. II, S. 1923)
- Morphin-hydrochlorid (Komm. DAB 9, Bd. III, S. 2401)
- Oxycodon-hydrochlorid (Komm. DAB 9, Bd. III, S. 2615)

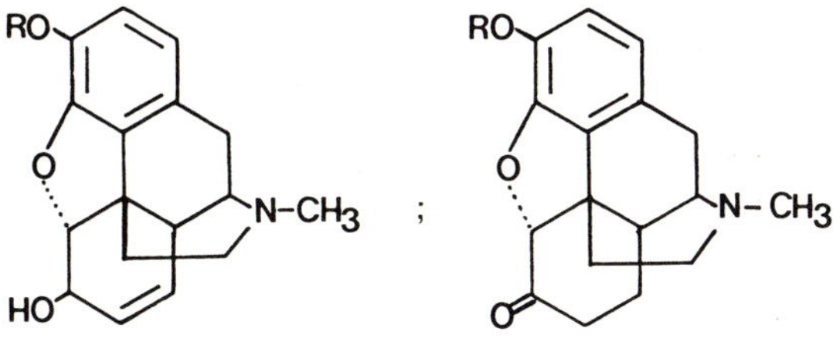

R: H   Morphin
CH$_3$ Codein
C$_2$H$_5$ Ethylmorphin

Hydromorphon
Hydrocodon

Morphin-Derivate können durch folgende analytische Eigenschaften und Reaktionen identifiziert werden:
- Apomorphin sowie die Morphin-Abkömmlinge mit freiem phenolischen Hydroxyl geben eine positive FeCl$_3$-Reaktion. Codein und verwandte Substanzen zeigen als Phenolether diese Reaktion nicht.
- Zur Marquis-Reaktion von Morphin mit CH$_2$O/H$_2$SO$_4$ vgl. Kap. 3.2.4, Seite 363.
- Zur Zimmermann-Reaktion von Hydrocodon, Oxycodon und Hydromorphon vgl. Kap. 3.2.4, Seite 371.
- Reaktion nach Kiefer: Morphin wird durch K$_3$[Fe(CN)$_6$] über ein Radikal, das in ortho-Stellung zur phenolischen HO-Gruppe dimerisiert, in Pseudomorphin umgewandelt.

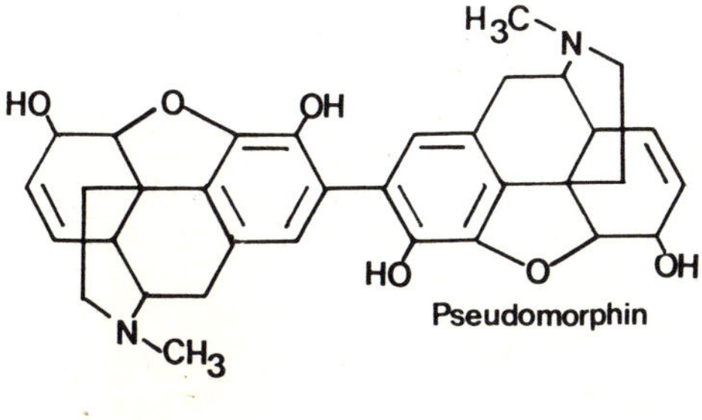

Pseudomorphin

Das dabei gebildete Hexacyanoferrat(II) liefert anschließend mit FeCl$_3$-Lösung Berliner Blau (vgl. Seite 222). Die Reaktion ist nicht spezifisch für Morphin, da z.B. auch Pseudomorphin aufgrund seines phenolischen Hydroxyls mit zugesetztem Fe(III) zu einer Blaufärbung führt.

Säurekatalysierte Morphin-Apomorphin-Umlagerung

Alle Morphin-Derivate (auch Codein, Ethylmorphin u.a.) mit einer HO-Gruppe in Position 6 und einer Doppelbindung (C^7-C^8) im Ring C zeigen diese Umlagerung, die wahrscheinlich nach folgendem Mechanismus abläuft:
Zunächst wird das alkoholische Hydroxyl an C-6 zum Oxoniumion protoniert und als Wasser eliminiert. Das gebildete Allylcarbeniumion stabilisiert sich unter Abspaltung des Protons an C-14 und Ausbildung eines konjugierten Systems. Durch die nachfolgende Protonierung am Sauerstoff öffnet sich schließlich auch die Etherbrücke (C^4-C^5) zwischen den Ringen A und C. Das hierdurch entstehende Carbeniumion spaltet die benachbarte C-C-Bindung des N-Methylpiperidinringes unter Aromatisierung des Ringes C. Dieser wird von dem dabei gebildeten Carbenium an C-8 unter Bildung von Apomorphin elektrophil angegriffen.

Auf dieser Reaktion basieren z.B. folgende Nachweisreaktionen:

Reaktion nach Fröhde: Violettfärbung nach Zusatz von H_2SO_4/ Ammoniummolybdat unter Bildung des ortho-Chinons (A).

Reaktion nach Erdmann/Husemann: Rotfärbung mit H_2SO_4/HNO_3 unter Bildung des Nitrochinons (B).

Reaktion nach Mandelin: Mit H_2SO_4/Ammoniumvanadat entsteht das Chinon (A).

Reaktion nach Pellagri: Beim Behandeln von Morphin-Derivaten mit H_2SO_4 und anschließend mit Iod färbt sich die org. Phase beim Ausschütteln mit Ether rot, während die wässr. Schicht grün ist. Die unterschiedliche Färbung des Chinons (A) in verschiedenen Lösungsmitteln beruht auf einer Solvatochromie (vgl. Bd. II, Kap. 11.5).

Die Pellagri-Reaktion wird vom DAB 9 auch zur Identitätsprüfung von Apomorphin-hydrochlorid (vgl. Komm. DAB 9, Bd. II, Seite 867) vorgeschrieben.

Procain-hydrochlorid
(vgl. Komm. DAB 9, Bd. III, S. 2865)

$$H_2N-\langle\bigcirc\rangle-\overset{O}{\underset{}{C}}-O-CH_2-CH_2-\overset{H}{\underset{+}{N}}\overset{C_2H_5}{\underset{C_2H_5}{<}} \quad Cl^-$$

- Zur Identitätsprüfung läßt DAB 9 den Schmp. bestimmen und das IR-Spektrum aufnehmen.
- Die Substanz setzt sich als prim. arom. Amin mit p-Dimethylamino-benzaldehyd um und läßt sich nach vorheriger Diazotierung ($NaNO_2$/HCl) mit β-Naphthol zu einem Azofarbstoff kuppeln.
- Auf Zusatz von Alkalilauge scheidet sich aus wässr. Lösungen der Substanz die freie Procain-Base ab, die aus Ligroin umkristallisiert bei 50 - 52 °C schmilzt.
- Bei der Vitali-Morin-Reaktion (vgl. Kap. 3.2.4, Seite 373) resultiert eine bräunlichrote Färbung, während Tetracain unter diesen Bedingungen eine rotviolette und Lidocain eine grüne Färbung ergeben.
- Bei der Einwirkung von Oxidationsmitteln wie $KMnO_4$ erfolgt Dehydrierung der NH_2-Gruppe, und unter Dimerisierung bildet sich das 4.4'-Di(2-diethylamino-ethoxycarbonyl)-azobenzol.

$$2 \text{ ROOC-}C_6H_4\text{-}NH_2 \xrightarrow{(-4H)} \text{ROOC-}C_6H_4\text{-}N=N\text{-}C_6H_4\text{-COOR}$$

Die Gehaltsbestimmung erfolgt durch Diazotitration (vgl. Bd. II, Kap. 7.2.4, "Nitritometrie"). Darüber hinaus läßt sich Procain-hydrochlorid nach Zugabe von $Hg(OAc)_2$ auch als schwache Base unter Verbrauch von 2 Äquivalenten Perchlorsäure titrieren, wobei 1 Val für Cl^- und 1 Val für die arom. Aminogruppe resultieren.

Einfache Pyridin-Derivate

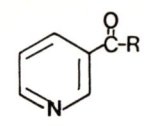

	R
Nicotinsäure	OH
Nicotinamid	NH_2
Nicethamid	NEt_2

An einfachen Pyridin-Derivaten wurden in das DAB 9 als Monographien aufgenommen:
- Nicethamid (Komm. DAB 9, Bd. III, S. 2531)
- Nicotinamid (Komm. DAB 9, Bd. III, S. 2540)
- Nicotinsäure (Komm. DAB 9, Bd. III, S. 2545).

Zur Identitätsprüfung läßt DAB 9 von allen Substanzen den Schmp. bestimmen und das IR-Spektrum aufnehmen.
Zusätzlich werden die Nicotinsäureamid-Derivate verseift und die gebildeten, flüchtigen Produkte NH_3 bzw. Diethylamin durch ihren charakteristischen Geruch oder durch die Blaufärbung von rotem Lackmus-Papier nachgewiesen.

Alle Substanzen ergeben eine positive König-Reaktion.

<u>Reaktion nach König</u>: Die wässr. Lösung der jeweiligen Substanz wird mit <u>Bromcyan</u>-Lösung versetzt. Nach Zugabe von <u>Anilin</u> entsteht eine <u>Gelbfärbung</u>.
Durch die Reaktion mit Bromcyan bildet sich zunächst ein 1-Cyano-pyridinium-bromid, das mit Anilin unter Aufspaltung des Pyridinringes zu einem gelben Polymethinfarbstoff kondensiert. Anstelle von Anilin kann auch 4-Aminophenol eingesetzt werden.

DAB 9 nutzt diese Reaktion auch zum Nachweis von <u>Pyridin</u>, das aufgrund des Herstellungsprozesses in <u>Cephaloridin</u> (vgl. Komm. DAB 9, Bd. II, S. 1132) als Verunreinigung enthalten sein kann. Darüber hinaus kann auch die Prüfung auf Identität anderer, Pyridin-substituierter Substanzen wie
- Chlorphenamin-hydrochlorid (Komm. DAB 9, Bd. II, S. 1220)
- Mepyramin-hydrogenmaleat (Komm. DAB 9, Bd. III, S. 2274)
mit Hilfe der König-Reaktion erfolgen. Zahlreiche weitere Varianten dieser Reaktion wurden untersucht, z.B. die Spaltung des Pyridin-Ringes mit $POCl_3$ und anschließende Kondensation mit <u>Phloroglucin</u>.

3.2.6 Nachweis organischer Anionen, insbesondere nach Arzneibuch

Acetat (CH_3COO^-)
(vgl. Komm. DAB 9, Bd. I, S. 95 und Komm. Ph.Eur., Bd. I/II, S. 111)

Essigsäure (pK_s = 4,74) ist eine schwache Säure; die wässr. Lösung ihrer Alkalisalze reagiert daher basisch. Essigsäure erstarrt bei 16,75 °C unter Volumenvergrößerung und siedet unter Normaldruck bei 118,2 °C; ihre Dämpfe sind brennbar. Essigsäure-Dämpfe bestehen noch weitgehend aus dimeren, über H-Brücken assoziierten Molekülen, die erst bei sehr hohen Temperaturen in die Monomeren zerfallen.

$$H_3C-C\underset{O\cdots H-O}{\overset{O-H\cdots O}{\lessgtr}}C-CH_3$$

Essigsäure ist in jedem Verhältnis mischbar mit Wasser, Chloroform, Ethanol und Ether. Sie besitzt ein ausgezeichnetes Lösungsvermögen für viele organische Stoffe. Sie ist gegenüber Oxidationsmitteln (CrO_3, $KMnO_4$) relativ beständig.

Mit Ausnahme der weniger löslichen Silber- und Quecksilbersalze sind alle Acetate in Wasser leicht löslich. Daher ist man für ihren Nachweis auf Farb- und Geruchreaktionen angewiesen. Sämtliche Nachweis-Reaktionen für Acetat-Ionen zeichnen sich durch eine geringe Empfindlichkeit aus.

Zur Identifizierung von Acetat-Ionen können folgende Reaktionen herangezogen werden:

1) <u>Bildung flüchtiger, charakteristisch riechender Produkte</u>
- Erhitzt man ein Acetat mit der gleichen Menge an Oxalsäure, so entstehen saure Dämpfe mit einem charakteristischen Geruch nach Essigsäure (DAB 9, Ph.Eur.).

Die stärkere, nichtflüchtige Oxalsäure (pK_{s1} = 1,46) setzt die schwächere, flüchtige Essigsäure (pK_s = 4,74) aus ihren Salzen in Freiheit. Beim Erhitzen schmilzt das Gemisch im Kristallwasser der Oxalsäure, und die HOAc entweicht mit dem Wasserdampf.

$$2\ CH_3\text{-}COO^- + HOOC\text{-}COOH \xrightarrow{\Delta} 2\ CH_3\text{-}COOH\uparrow +\ {}^-OOC\text{-}COO^-$$

Anstelle von Oxalsäure kann auch H_2SO_4 oder $KHSO_4$ verwendet werden. Die Bildung anderer stark riechender, flüchtiger Verbindungen wird durch Zusatz von Ag^+- und MnO_4^--Ionen eingeschränkt.

- Essigsäure bzw. Acetate bilden in saurer Lösung und in Ggw. wasserentziehender Mittel (H_2SO_4) mit <u>Ethanol</u> Ethylacetat, das an seinem fruchtartigen Geruch nachweisbar ist.

$$CH_3COOH + CH_3CH_2OH \xrightarrow[(H_2SO_4)]{\Delta} CH_3COOC_2H_5\uparrow + H_2O$$

Essigsäureethylester

- Acetate setzen sich mit Diarsentrioxid (As_2O_3) unter Bildung von giftigem Kakodyloxid um, das an seinem widerlichen Geruch leicht erkennbar ist.

$$As_2O_3 + 4\ CH_3COONa \longrightarrow \begin{array}{c} H_3C \\ H_3C \end{array}\!\!\!As\text{-}O\text{-}As\!\!\!\begin{array}{c} CH_3 \\ CH_3 \end{array}\uparrow + 2\ CO_2\uparrow + 2\ Na_2CO_3$$

Kakodyloxid

2) Bildung gefärbter Verbindungen
- Eine Acetat enthaltende Probelösung wird nacheinander mit Lanthannitrat-, Iod- und Ammoniak-Lösung versetzt und zum Sieden erhitzt. Nach kurzer Zeit entsteht ein blauer Nd. oder eine tiefblaue Färbung (DAB 9, Ph.Eur.).

Man vermutet, daß bei dieser Reaktion Iod an basisches Lanthanacetat adsorbiert wird oder die Bildung einer Einschlußverbindung wie bei der Iod-Stärke-Reaktion erfolgt.

Nur im pH-Bereich von 9 - 11 reagiert basisches Lanthanacetat (oder -propionat) mit Iod. Unterhalb von pH 9 liegt kein basisches Lanthanacetat vor, und oberhalb von pH 11 disproportioniert Iod zu Iodid und Iodat.
Die Reaktion wird durch Ionen gestört, die mit La(III) swl. Salze (z.B. BO_3^{3-}, $C_2O_4^{2-}$, PO_4^{3-}, SO_4^{2-}, F^-) oder stabile Komplexe (z.B. Citrat, Tartrat) bilden. In Ggw. von Reduktionsmitteln, die Iod entfärben, tritt gleichfalls keine Blaufärbung auf. Überwiegend lassen sich diese Störungen vermeiden, wenn man die Essigsäure vor dem eigentlichen Nachweis durch Destillation aus dem Reaktionsgemisch abtrennt, wie dies z.B. bei der Identitätsprüfung auf Acetyl (vgl. Kap. 3.2.5, Seite 399) vom Arzneibuch vorgeschrieben wird.

- $FeCl_3$ bildet in neutraler Lösung mit Acetaten tiefrote, mehrkernige Komplexe, $[Fe_3(OH)_2(CH_3COO)_6]^+$, die beim Erwärmen zu basischen Fe(III)-acetaten von rotbrauner Farbe hydrolysieren; diese lösen sich in Säuren, wobei die Farbe der Lösung nach Gelb umschlägt. Bei längerem Erwärmen unter Rückfluß fällt schließlich $Fe(OH)_3$ aus (vgl. Komm. DAB 9, Bd. II, S. 1606).

$$[Fe_3(OH)_2(CH_3COO)_6]^+ + 7\ H_2O \longrightarrow 3\ Fe(OH)_3\downarrow + 6\ HOAc + H^+$$

- Vermischt man ein Acetat mit CaO und erhitzt das trockene Gemisch, so entweicht Aceton aus dem intermediär gebildeten Ca-acetat.

$$Ca(OOCCH_3)_2 \xrightarrow{\Delta} CaCO_3 + H_3C\text{-}CO\text{-}CH_3\uparrow$$

Das Aceton kann anschließend durch Kondensation mit 2-Nitrobenzaldehyd in alkalischer Lösung unter Bildung von blauem Indigo nachgewiesen werden.
Zweckmäßigerweise hält man für den Nachweis ein mit ethanolischer o-Nitrobenzaldehyd-Lösung getränktes und mit NaOH-Lösung befeuchtetes Filterpapier in die entweichenden Aceton-Dämpfe.

[Reaktionsschema: 2 o-Nitrobenzaldehyd + H₃C-CO-CH₃ / NaOH → Indigo]

Diese Reaktion ist gleichfalls ein Identitätsnachweis für die Acetylgruppe der Acetylsalicylsäure (vgl. Komm. DAB 9, Bd. II, S. 765).

An Monographien wurden in das DAB 9 aufgenommen:
- Essigsäure (vgl. Komm. DAB 9, Bd. II, S. 1606)
- Natriumacetat (vgl. Komm. DAB 9, Bd. III, S. 2423)

Benzoat (C_6H_5-COO^-)
(vgl. Komm. DAB 9, Bd. I, S. 98 und Komm. Ph.Eur., Bd. I/II, S. 114)

Die nachfolgenden Reaktionen können zur Identifizierung von Benzoesäure und Benzoaten herangezogen werden:

- Die Substanz wird mit H_2SO_4 angefeuchtet und schwach erwärmt. Es entsteht ein weißes Sublimat, das sich an der Innenwand des kälteren Teils des Reagenzglases niederschlägt (DAB 9, Ph.Eur.).
- Die Lösung eines Benzoats in Wasser wird mit 36%iger HCl versetzt. Es bildet sich ein weißer Nd., der nach Umkristallisation aus siedendem Wasser bei 120 - 124 °C schmilzt (DAB 9, Ph.Eur.).

In beiden Fällen wird die schwächere Benzoesäure (pK_S = 4,21) durch die starke Mineralsäure aus ihren Salzen in Freiheit gesetzt. Benzoesäure ist swl. in kaltem Wasser, jedoch löslich in EtOH, Et_2O, Benzol, Aceton und $CHCl_3$.

$$C_6H_5\text{-}COO^- + H^+ \longrightarrow C_6H_5\text{-}COOH\downarrow$$

- Wird die neutrale Lösung eines Benzoats mit $FeCl_3$-Lösung versetzt, so entsteht ein beigefarbener Nd. eines Hexabenzoatodihydroxyeisen(III)-Komplexes,

$$[Fe_3(C_6H_5COO)_6(OH)_2]^+ \quad C_6H_5\text{-}COO^-\downarrow$$

der sich in Ether löst (DAB 9, Ph.Eur.).

An Monographien wurden in das DAB 9 aufgenommen:
- Benzoesäure (Komm. DAB 9, Bd. II, S. 966)
- Natriumbenzoat (Komm. DAB 9, Bd. III, S. 2426)
- Coffein-Natriumbenzoat (Komm. DAB 9, Bd. II, S. 1310)

Citrat ($^-OOC\text{-}CH_2\text{-}C(OH)(COOH)\text{-}CH_2\text{-}COO^-$)
(vgl. Komm. DAB 9, Bd. I, S. 101 und Komm. Ph.Eur., Bd. I/II, S. 116)

Citronensäure, eine mittelstarke Hydroxytricarbonsäure (pK_{S1} = 3,14; pK_{S2} = 4,77; pK_{S3} = 6,39), ist leicht löslich in Wasser, jedoch wenig löslich in Ether. Eine 1%ige wäßr. Citronensäure-Lösung zeigt einen pH-Wert von 2,3.

Aufgrund ihrer symmetrischen Struktur ist Citronensäure achiral. Wasserfreie Citronensäure schmilzt bei 153 °C unter Zersetzung und Bildung von Aconitsäure. Beim raschen Erhitzen auf hohe Temperaturen entsteht Aconitsäureanhydrid, das leicht zum Itaconsäureanhydrid bzw. zum tautomeren Citraconsäureanhydrid decarboxyliert.

$$\begin{array}{c} H_2C-COOH \\ HO-C-COOH \\ H_2C-COOH \end{array} \xrightarrow{-H_2O} \begin{array}{c} HC-COOH \\ \| \\ C-COOH \\ H_2C-COOH \end{array} \xrightarrow{-H_2O} \begin{array}{c} HC-COOH \\ \| \\ C-CO \\ H_2C-CO \end{array} \diagup O$$

Citronen-   Aconit-   Aconitsäure-
säure   säure   anhydrid

$$\xrightarrow{-CO_2} \begin{array}{c} H_2C \\ \| \\ C-CO \\ H_2C-CO \end{array} \diagup O \rightleftarrows \begin{array}{c} H_3C \\ | \\ C-CO \\ \| \\ HC-CO \end{array} \diagup O$$

Itaconsäu-   Citraconsäureanhydrid   reanhydrid

Ihre Alkalisalze sind gleichfalls löslich in Wasser und besitzen wie die freie Säure eine hohe Tendenz zur Komplexbildung mit mehrwertigen Schwermetallkationen.
Citrate und Citronensäure zeigen folgende analytisch auswertbare Eigenschaften und Reaktionen:

- Versetzt man eine schwefelsaure Probelösung mit $KMnO_4$, so erfolgt unterhalb von 35 °C Oxidation zu Acetondicarbonsäure (3-Oxoglutarsäure), die beim Erwärmen zu Aceton decarboxyliert. Letzteres bildet mit Natriumpentacyanonitrosylferrat(II) in ammoniakalischer Lösung einen violetten Komplex (vgl. Legalsche Probe, Kap. 3.2.4, Seite 368). Oberhalb von 35 °C erfolgt eine direkte Oxidation zu Oxalsäure. Ein Zusatz von Sulfaminsäure soll evtl. gebildete nitrose Gase oder HNO_2 beseitigen (DAB 9).

$$\begin{array}{c} CH_2-COOH \\ | \\ HO-C-COOH \\ | \\ CH_2-COOH \end{array} \xrightarrow[-CO_2]{\Delta} \begin{array}{c} CH_2-COOH \\ | \\ HO-C-H \\ | \\ CH_2-COOH \end{array} \xrightarrow[Ox.(KMnO_4)]{(-2H)} \begin{array}{c} CH_2-COOH \\ | \\ O=C \\ | \\ CH_2COOH \end{array}$$

Citronensäure   Acetondicarbonsäure

$$\begin{array}{l} \xrightarrow{-2\,CO_2} H_3C-CO-CH_3 \longrightarrow \text{Legalsche Probe} \\ \xrightarrow{+\,\text{Brom}} Br_3C-CO-CHBr_2 \quad (\text{Pentabromaceton}) \\ \xrightarrow{+\,Hg(II)} Hg[^-OOC-CH_2-\underset{\underset{O}{\|}}{C}-CH_2-COO^-]\downarrow \end{array}$$

- Citronensäure selbst bildet kein swl. Hg(II)-Salz, aber die nach der Oxidation mit Permanganat-Lösung gebildete Acetondicarbonsäure kann nach Zugabe einer $HgSO_4$-Lösung als swl. Hg(II)-Salz nachgewiesen werden.

Acetondicarbonsäure setzt sich ferner mit Brom unter Decarboxylierung zu Pentabromaceton um, das durch eine Schmelzpunktsbestimmung (Fp = 72 - 75 °C) identifiziert werden kann.
- Wird die neutrale Lösung eines Citrats in der Kälte mit einer $CaCl_2$-Lösung versetzt, so entsteht kein Nd. Erst beim Aufkochen fällt ein weißer, in HOAc löslicher Niederschlag aus (Ph.Eur.).

Citronensäure bildet ein in heißem Wasser schwer, in kaltem Wasser leicht lösliches Ca-Salz.
- Beim Erwärmen von Citronensäure oder Citraten mit konz. H_2SO_4 tritt lediglich eine Gelbfärbung auf. Weinsäure und Tartrate färben sich hingegen braun.

Als Monographien wurden in das DAB 9 aufgenommen:
- Citronensäure (Komm. DAB 9, Bd. II, S. 1262)
- Kaliumcitrat (Komm. DAB 9, Bd. II, S. 2035)
- Natriumcitrat (Komm. DAB 9, Bd. III, S. 2449)

Lactat (CH_3-CH(OH)-COO$^-$)
(vgl. Komm. DAB 9, Bd. I, S. 104 und Komm. Ph.Eur., Bd. I/II, S. 118)

Milchsäure (2-Hydroxypropionsäure) bildet als Hydroxycarbonsäure leicht Ester mit sich selbst, sog. Estolide. Neben Lactoylmilchsäure treten auch oligomere Estolide auf. Das Gleichgewicht zwischen 2-Hydroxypropionsäure und ihren Kondensationsprodukten hängt von der Konzentration und der Temperatur der Lösung ab.

$$2\ H_3C-\underset{HO}{CH}-COOH \rightleftharpoons H_3C-\underset{HO}{CH}-\underset{O}{\overset{\|}{C}}-O-\underset{CH_3}{CH}-COOH \rightleftharpoons \text{oligomere Estolide}$$

Lactoylmilchsäure

Milchsäure (pK_S = 3,88; Fp. = 18 °C) ist mit Wasser, Ethanol und Ether mischbar, jedoch schwerlöslich in $CHCl_3$.

Die Milchsäure besitzt ein Chiralitätszentrum und kann deshalb in zwei optisch aktiven Formen auftreten. Synthetische Milchsäure ist jedoch optisch inaktiv (Racemat).

Zur Identifizierung von Lactaten können folgende Reaktionen dienen:
- Eine wässr., schwefelsaure Probelösung wird mit Bromwasser bis zur Entfärbung erhitzt. Man gibt $(NH_4)_2SO_4$ hinzu, unterschichtet mit einer schwefelsauren Natriumpentacyanonitrosylferrat(II)-Lösung und stellt ammoniakalisch. Wird die Lösung 30 min lang stehengelassen, so tritt an der Berührungsfläche beider Schichten ein dunkelgrüner Ring auf (DAB 9).

Milchsäure wird durch Brom zu Brenztraubensäure oxidiert, die zu Acetaldehyd decarboxyliert; dieser ergibt mit Natriumpentacyanonitrosylferrat(II) eine positive Legalsche Probe (vgl. Kap. 3.2.4, Seite 368).

$$\underset{\text{Milchsäure}}{\underset{|}{\overset{CH_3}{\underset{COOH}{|}}}HO-C-H} \xrightarrow[-2\ HBr]{+\ Br_2} \underset{\text{Brenztraubensäure}}{\underset{|}{\overset{CH_3}{\underset{COOH}{|}}}O=C} \xrightarrow[-CO_2]{\Delta} \underset{\text{Acetaldehyd}}{\underset{|}{\overset{}{H_3C-C=O}}\atop H}$$

- Wird die Lösung eines Lactats mit $H_2SO_4/KMnO_4$ versetzt und erhitzt, so entsteht gleichfalls Acetaldehyd, der an seinem Geruch erkennbar ist bzw. mit Schiffs Reagenz (vgl. Kap. 3.2.4, Seite 364) nachgewiesen werden kann (Ph.Eur.).
- In Anwesenheit von <u>Guajacol</u> kondensiert der gebildete Acetaldehyd zu einem 1.1-Diphenylethan-Derivat, das in saurer Lösung evtl. zu einem <u>roten</u>, mesomeriestabilisierten Oxoniumion oxidiert wird (Ph. Eur.).

[Reaktionsschema: 2 Guajacol + H_3C-CHO → 1.1-Diphenylethan-Derivat → (Ox.) → rotes Oxoniumion]

- Wird ein Lactat mit Iod-Lösung und überschüssiger NaOH behandelt, so entsteht ein <u>gelber</u> Nd. von <u>Iodoform</u> (CHI_3), das sich mit Ether ausschütteln läßt und an seinem Geruch bzw. durch seinen Schmp. von 118 - 124 °C näher charakterisiert werden kann (Ph.Eur.).

Als sekundäres, d.h. zu einem Methylketon oxidierbares Methylcarbinol gibt Lactat eine positive <u>Iodoform-Reaktion</u> (vgl. Kap. 3.2.4, Seite 361), wobei folgende <u>Teilprozesse</u> ablaufen:

$$I_2 + 2\ HO^- \longrightarrow IO^- + I^- + H_2O$$

$$H_3C-CHOH-COO^- + IO^- \longrightarrow H_3C-CO-COO^- + I^- + H_2O$$

$$H_3C-CO-COO^- + 3\ IO^- \longrightarrow I_3C-CO-COO^- + 3\ HO^-$$

$$I_3C-CO-COO^- + HO^- \longrightarrow I_3CH\downarrow + {}^-OOC-COO^-$$

- Bei schonender Oxidation läßt sich Milchsäure auch sehr spezifisch durch den Schmp. des Brenztraubensäure-2.4-dinitrophenylhydrazons identifizieren, das man durch Umsetzung der intermediär gebildeten <u>Brenztraubensäure</u> mit 2.4-Dinitrophenylhydrazin erhält.

Als Monographien sind in das DAB 9 aufgenommen worden:
- Milchsäure (Komm. DAB 9, Bd. III, S. 2388)
- Calciumlactat (Komm. DAB 9, Bd. II, S. 1073)

- Kaliumlactat (Komm. DAB 9, Bd. II, S. 2046)
- Natriumlactat (Komm. DAB 9, Bd. III, S. 2479)

Oxalat ($^-$OOC-COO$^-$)

Oxalsäure ist eine zweibasige Säure; in der ersten Dissoziationsstufe entspricht sie einer mittelstarken (pK_{s1} = 1,46), in der zweiten (pK_{s2} = 4,19) einer schwachen Säure.
Wie Oxalsäure selbst, so sind auch ihre Alkalisalze in Wasser leicht löslich. Dagegen lösen sich die Erdalkalioxalate, insbesondere CaC_2O_4, nur schwer in Wasser, sind jedoch in Mineralsäuren löslich.
Oxalate neigen zur Bildung von Doppel- und Komplexsalzen, insbesondere Chelatkomplexen.
Oxalsäure und Oxalate zeigen folgende Eigenschaften und Reaktionen, die zu ihrem Nachweis dienen können.

1) Verhalten gegenüber Schwefelsäure
Oxalsäure oder ein Oxalat zerfällt beim Erhitzen mit konz. H_2SO_4 in ein Gemisch von CO_2 und CO; letzteres brennt mit blauer Flamme.

$$C_2O_4^{2-} + 2\,H^+ \longrightarrow H_2C_2O_4 \longrightarrow H_2O + CO_2\uparrow + CO\uparrow$$

2) Bildung schwerlöslicher Salze
- Aus neutralen Lösungen fallen weiße Niederschläge aus von $Ag_2C_2O_4$ und CaC_2O_4, die in verd. Essigsäure swl. sind. Im Ggs. dazu lösen sich die Oxalate des Ba und Sr in HOAc.

$$Ca^{2+} + C_2O_4^{2-} \longrightarrow CaC_2O_4\downarrow$$

Die Fällung des Ca-oxalats wird durch F^-, SO_3^{2-}, PO_4^{3-}, BO_3^{3-}, $[Fe(CN)_6]^{4-}$, $[Fe(CN)_6]^{3-}$ und $C_4H_4O_6^{2-}$ gestört, die Niederschläge mit ähnlichem Löslichkeitsverhalten ergeben.

- Einige Arzneibücher nutzen auch die Fällung von swl., weißem Cer(III)-oxalat in schwach saurem Medium zur Identifizierung von Oxalat.

$$2\,Ce^{3+} + 3\,C_2O_4^{2-} \longrightarrow Ce_2(C_2O_4)_3\downarrow$$

Beide Fällungen können spezifischer gestaltet werden, wenn man den Nd. isoliert, in verd. H_2SO_4 löst und anschließend Oxalat mit Permanganat nachweist.
Ferner bildet festes CaC_2O_4 in der Wärme mit Diphenylamin und sirupöser Phosphorsäure Diphenylaminblau (vgl. Nitrat-Nachweis, Kap. 2.2.2, Seite 211). Auch dieser nicht sehr empfindliche Nachweis erlaubt die weitergehende Charakterisierung von Oxalat in der Ca-Salzfällung.

- Versetzt man eine neutrale bis schwach saure Probelösung mit etwa der gleichen Menge einer gesätt. Lösung von S-Benzylthiouronium-chlorid (X^- = Cl^-), so fällt weißes S-Benzylthiouronium-oxalat aus, das aus Wasser umkristallisiert werden kann.

$$2\,C_6H_5\text{-}CH_2\text{-}S\text{-}\underset{NH_2}{C}{=}NH_2^+\,X^- + C_2O_4^{2-} \xrightarrow{-\,2\,X^-} (C_6H_5\text{-}CH_2\text{-}S\text{-}\underset{NH_2}{C}{=}NH_2^+)_2 C_2O_4\downarrow$$

3) <u>Verhalten gegenüber Permanganat</u>
$KMnO_4$ oxidiert in saurer Lösung Oxalat zu CO_2 und wird selbst zu Mn(II) reduziert. Man nutzt diese Reaktion auch zur Einstellung einer volumetrischen Permanganat-Lösung (vgl. Bd. II, Kap. 7.2.1, "Manganometrie").

$$2\ MnO_4^- + 5\ C_2O_4^{2-} + 16\ H^+ \longrightarrow 2\ Mn^{2+} + 10\ CO_2{\uparrow} + 8\ H_2O$$

Durch die Anwesenheit von Mn(II) wird die Reaktion beschleunigt, d.h. die Umsetzung verläuft ohne Mn(II)-Zusatz zunächst sehr langsam. Die Reaktionsgeschwindigkeit nimmt jedoch im Verlaufe der Reaktion infolge steigender Mn^{2+}-Ionenkonzentration zu. Die Umsetzung von Oxalat mit Permanganat ist somit ein Bsp. für eine <u>autokatalysierte Reaktion</u>.

Die <u>Entfärbung</u> einer MnO_4^--Lösung und die dabei auftretende CO_2-Entwicklung ist der beste Nachweis für Oxalate, vorausgesetzt, daß keine anderen Reduktionsmittel wie z.B. H_2O_2, HSCN oder Tartrat anwesend sind.

4) <u>Bildung von Diphenylformazan</u> (vgl. Komm. DAB 9, Bd. II, S. 1265)
Oxalsäure wird mit Zn/HCl zu <u>Glyoxylsäure</u> reduziert, die mit Phenylhydrazin zum entsprechenden Phenylhydrazon kondensiert. Danach zugesetztes $K_3[Fe(CN)_6]$ oxidiert überschüssiges Phenylhydrazin zum Benzoldiazonium-Ion, das unter Decarboxylierung mit dem Phenylhydrazon zum <u>rotgefärbten Diphenylformazan</u> kuppelt.

```
              Zn/HCl
          ┌───────────→  HOCH2-COOH  ─────────────┐
          │              Glycolsäure              │
          │                                       │  K3[Fe(CN)6]
          │                                       │  (partiell)
          │                                       ↓
    HOOC-COOH    Zn/HCl - 1 min
                ────────────────→  O=CH-COOH
    Oxalsäure       100 °C          Glyoxylsäure
```

$O=CH-COOH + C_6H_5-NH-NH_2 \longrightarrow C_6H_5-NH-N=CH-COOH + H_2O$
           Phenylhydrazin   Phenylhydrazon

$C_6H_5-NH-NH_2 \xrightarrow{K_3[Fe(CN)_6]} C_6H_5-N_2^+$ (Benzoldiazonium-Ion)

$C_6H_5-N_2^+ + C_6H_5-NH-N=CH-COOH \xrightarrow[-CO_2]{} C_6H_5-N=N-CH=N-NH-C_6H_5 + H^+$
                                              1.5-Diphenylformazan (rot)

Die angegebenen Reaktionsbedingungen müssen eingehalten werden, da sonst die gebildete Glyoxylsäure weiter zu Glycolsäure reduziert wird, was eine weniger intensive Färbung oder u.U. sogar ein völliges Ausbleiben der Nachweisreaktion zur Folge haben kann. Neben Glyoxylsäure gibt auch <u>Formaldehyd</u> (vgl. Seite 363) eine positive Reaktion.

Salicylat (o-HO-C_6H_4-COO^-)
(vgl.Komm. DAB 9, Bd. I, S. 106 und Komm. Ph.Eur., Bd. I/II, S. 121)

Salicylsäure ist eine zweibasige Säure (pK_{s1} = 2,97; pK_{s2} = 11,79). Die erste Dissoziationsstufe ist stärker sauer als Benzoesäure, die zweite schwächer sauer als Phenol. Salicylsäure ist wenig löslich in kaltem Wasser, kann jedoch in der Siedehitze aus Wasser umkristallisiert werden. Die Säure ist leicht löslich in EtOH und Et_2O, jedoch wenig löslich in $CHCl_3$.

Die Säure ist infolge intramolekularer Wasserstoffbrücken relativ flüchtig. Beim Erhitzen über 200 °C decarboxyliert sie zu Phenol.

Zur Identifizierung von Salicylsäure und ihren Salzen können folgende Eigenschaften und Reaktionen dienen:

- Versetzt man eine Probelösung mit $FeCl_3$, so entsteht eine in 30%iger HOAc stabile Violettfärbung (DAB 9, Ph. Eur.).

Salicylsäure gibt als Phenol eine positive Fe(III)-chlorid-Reaktion. Die Beständigkeit des gebildeten Chelatkomplexes in Essigsäure dient zur Unterscheidung von Färbungen durch einfache Phenole.

Weitere charakteristische Nachweisreaktionen, die auf dem Vorhandensein des phenolischen Hydroxyls beruhen, sind im Kap. 3.2.4, Seite 352, beschrieben.

- Die mit starken Mineralsäuren aus wässr. Salicylat-Lösungen ausgefällte Salicylsäure kann - nach Umkristallisation aus Wasser - durch ihren Schmp. von 158 - 161 °C charakterisiert werden (DAB 9, Ph.Eur.).

- Bei Zugabe von Bromwasser zu einer Salicylsäure-Lösung fällt farbloses, flockiges 2.4.4.6-Tetrabrom-2.5-cyclohexadien-1-on aus (vgl. auch Bd. II, Kap. 7.2.5).

- Salicylsäure bildet mit Formaldehyd/H_2SO_4 ein tiefrot gefärbtes Kondensationsprodukt.

- Beim Erhitzen mit konz. H_2SO_4 in Methanol tritt der charakteristische Geruch von Methylsalicylat (Salicylsäuremethylester) auf.

Die analytischen Nachweis-Reaktionen der Salicylsäure und ihrer Salze sind im folgenden Schema nochmals zusammengefaßt.

weitere Phenolnachweise

Phenol → (Br₂, -CO₂) → Salicylsäure-Abbauprodukt (2,4,4,6-Tetrabrom-Cyclohexadienon) → (Δ, -CO₂) → Phenol

Methylsalicylat (über H₂SO₄/CH₃OH)

Salicylat (⁻COO, OH) —H⁺→ Salicylsäure (COOH, OH) —Fe³⁺→ Fe-Salicylat-Komplex (Fe/3)

↓ CH₂O
rotes Kondensationsprodukt

Als Monographien wurden in das DAB 9 aufgenommen:
- Salicylsäure (Komm. DAB 9, Bd. III, S. 3048)
- Natriumsalicylat (Komm. DAB 9, Bd. III, S. 2495)
- Coffein-Natriumsalicylat (Komm. DAB 9, Bd. II, S. 1314)

Tartrat ($^-$OOC-CH(OH)-CH(OH)-COO$^-$)
(vgl Komm. DAB 9, Bd. I, S. 107 und Komm. Ph.Eur., Bd. I/II, S. 126)

Weinsäure ist eine mittelstarke, zweibasige Säure (pK_{s1} = 2,92; pK_{s2} = 4,23). Sie ist löslich in EtOH und löst sich - ebenso wie ihre neutralen Alkalisalze - auch leicht in Wasser. Dagegen sind Kalium- und Ammonium-hydrogentartrat in Wasser relativ schwerlöslich.
Das Weinsäure-Molekül enthält zwei identische Chiralitätszentren und kann daher in zwei optischen aktiven Formen sowie einer meso-Form auftreten. Das Racemat der beiden optisch aktiven Formen wird Traubensäure genannt. Eine 0,1 N wässr. Weinsäure-Lösung zeigt einen pH-Wert von 2,2.

Weinsäure und ihre Salze reduzieren eine ammoniakalische Silbersalz-Lösung zu metallischem Silber.
Ferner bildet Weinsäure als Dihydroxycarbonsäure mit zahlreichen Metallkationen stabile Chelatkomplexe. Beispielsweise lösen alkal. Weinsäure-Lösungen manche Schwermetallhydroxide ($Al(OH)_3$, $Fe(OH)_3$, $Cr(OH)_3$, $Pb(OH)_2$, $Cu(OH)_2$) auf, so daß viele Reaktionen dieser Kationen in Gegenwart von Tartrat ausbleiben. Tartrat muß deshalb wie Oxalat vor der Kationentrennung aus dem Analysengang entfernt werden. Dies geschieht am besten durch Kochen mit H_2SO_4/Ammoniumperoxodisulfat (vgl. Kap. 2.3.1, Seite 257).
Alle Tartrate werden bei der Herstellung des SA in lösliche Alkalitartrate umgewandelt.

Zum Nachweis von Tartraten können folgende Eigenschaften und
Reaktionen genutzt werden:

1) Thermisches Verhalten
- Beim trockenen Erhitzen in Abwesenheit von Oxidationsmitteln
erfolgt Verkohlung und Brenzreaktion (charakteristischer Geruch).
- Beim Erhitzen mit konz. H_2SO_4 erfolgt in Abwesenheit von
Oxidationsmitteln ebenfalls Zerstörung des Moleküls unter
Bildung von CO_2 (Decarboxylierung) und CO (Decarbonylierung)
(vgl. Ziff. 5).

2) Bildung schwerlöslicher Verbindungen
- $AgNO_3$ bildet mit löslichen Tartraten einen weißen Nd., der
in HOAc, starken Säuren und NH_3 löslich ist. Verwendet man
Weinsäure, so bleibt die Fällung aus.
- Mit Ba^{2+} und Ca^{2+} entstehen gleichfalls schwerlösliche Niederschläge; $BaC_4H_4O_6$ ist im Ggs. zu $CaC_4H_4O_6$ in verd. HOAc
löslich.
- Versetzt man eine essigsaure Tartrat-Lösung mit KCl-Lösung,
so fällt weißes Kalium-hydrogentartrat, $KHC_4H_4O_6$, aus. Ein
Essigsäurezusatz ist notwendig, damit eine hinreichend hohe
Hydrogentartrat-Ionenkonzentration vorliegt (DAB 9, Ph.Eur.).

3) Bildung von Komplexen
Weinsäure und Tartrate bilden in alkal. Lösung mit vielen
Schwermetallkationen stabile Chelatkomplexe.
Die blaue Lösung des Cu-tartrat-Komplexes - hergestellt aus
$CuSO_4$, KNa-tartrat und NaOH - dient als Fehling-Reagenz zum
Nachweis auf reduzierende Substanzen (vgl. Kap. 3.2.4, Seite
359).

4) Reaktion nach Fenton
- Eine leicht saure, wässr. Tartrat-Lösung wird mit H_2O_2 und
$FeSO_4$ versetzt; es entsteht eine vorübergehende Gelbfärbung.
Gibt man anschließend NaOH-Lösung hinzu, so resultiert eine
intensive Blaufärbung (DAB 9, Ph.Eur.).
In Ggw. von Fe^{2+} oxidiert H_2O_2 Weinsäure zu Dihydroxyfumarsäure, die mit Fe(II) in alkalischem Milieu blauviolett gefärbte Komplexe bildet.

$$H_2O_2 + Fe^{2+} \longrightarrow Fe^{3+} + HO^- + HO\cdot$$

```
    COOH                    COOH              HOOC   OH
     |                       |                   \  /
  HO-C-H                  HO-C·                    C
     |      + HO·            |       + HO·         ||
   H-C-OH   ──────        H-C-OH     ──────        C
     |      - H₂O            |       - H₂O       /   \
    COOH                    COOH              HO     COOH
   Weinsäure                                  Dihydroxyfumar-
                                              säure
```

5) Reaktion nach Pesez
- Eine schwefelsaure Weinsäure-Lösung wird mit KBr und Resorcin-Lösung versetzt und erhitzt. Dabei entsteht eine tiefblaue Farbe, die nach Eingießen in Wasser nach rot umschlägt
(DAB 9, Ph.Eur.).

Aus Weinsäure bildet sich zunächst durch Oxidation (KBr/H_2SO_4) <u>Glyoxylsäure</u>, die mit <u>Resorcin</u> zu einem Diphenylmethan-Derivat kondensiert. Die weitere Oxidation soll zu einem chinoiden System führen, das anschließend von Brom farbvertiefend elektrophil angegriffen wird und in saurer Lösung wahrscheinlich als Oxoniumion vorliegt.

$$\begin{array}{c} \text{COOH} \\ | \\ \text{HO-C-H} \\ | \\ \text{H-C-OH} \\ | \\ \text{COOH} \\ \text{Weinsäure} \end{array} \xrightarrow[\substack{- CO_2 \\ - CO \\ - H_2O}]{(H_2SO_4)} \begin{array}{c} \text{HOCH}_2\text{-COOH} \\ \text{Glycolsäure} \end{array} \xrightarrow{\text{Ox.}} \begin{array}{c} \text{O=CH-COOH} \\ \text{Glyoxylsäure} \end{array}$$

In das DAB 9 wurde als Monographie aufgenommen:
- Weinsäure (Komm. DAB 9, Bd. III, S. 3512)

<u>Zusammenfassung: Reihenfolge der Anionen-Nachweise</u>

Analytik und Nachweis der Anionen wurden in den Kap. 2.2.2 (vgl. Seite 191) und 3.2.6 (vgl. Seite 417) besprochen. Für die Anionen (und NH_4^+) ist im allg. die Reihenfolge ihrer Nachweise beliebig. Da man aber eine Vielzahl von Störmöglichkeiten berücksichtigen muß, empfiehlt sich die in der nachfolgenden Tabelle aufgelistete Reihenfolge.

Tab. 1.17: Reihenfolge der Anionen-Nachweise

Anion	Nachweis aus	Anion	Nachweis aus
Fluorid	US	Iodid	SA
Tartrat	US/SA	Bromid	SA
Borat	US	Chlorid	SA
Cyanid	US	Chlorat	SA
Oxalat	SA	Bromat	SA
Hexacyanoferrat	SA	Iodat	SA
Thiocyanat	SA	Nitrit	SA
Sulfid	US	Nitrat	SA
Silicat	1)	Carbonat	US
Thiosulfat	SA	Acetat	US
Sulfit	SA	Phosphat	2)
Sulfat	SA		

(SA = Sodaauszug; US = Ursubstanz)
1) im salzsäureunlöslichen Rückstand
2) nach der H_2S-Gruppenfällung

LÖSUNGEN DER MC-FRAGEN

1 D	11 C	21 A	31 D	41 D	51 C	61 C
2 C	12 B	22 E	32 E	42 E	52 E	62 A
3 C	13 D	23 C	33 B	43 E	53 A	63 D
4 C	14 D	24 A	34 D	44 B	54 A	64 E
5 B	15 D	25 B	35 E	45 A	55 C	65 D
6 A	16 C	26 E	36 C	46 A	56 D	66 D
7 D	17 C	27 B	37 D	47 E	57 B	67 C
8 C	18 A	28 B	38 A	48 B	58 E	68 B
9 A	19 B	29 D	39 E	49 C	59 D	69 A
10 C	20 D	30 B	40 A	50 C	60 E	70 D
71 B	81 E	91 B	101 D	111 B	121 D	131 E
72 B	82 E	92 A	102 C	112 A	122 A	132 A
73 C	83 C	93 C	103 A	113 E	123 B	133 D
74 A	84 D	94 C	104 C	114 C	124 D	134 D
75 A	85 D	95 B	105 B	115 E	125 E	135 C
76 E	86 A	96 C	106 A	116 D	126 C	136 B
77 B	87 C	97 D	107 E	117 D	127 A	137 C
78 A	88 B	98 E	108 C	118 A	128 E	138 D
79 B	89 D	99 E	109 D	119 A	129 C	139 A
80 A	90 E	100 B	110 B	120 D	130 B	140 A
141 E	151 B	161 B	171 A	181 D	191 A	201 C
142 E	152 C	162 E	172 E	182 C	192 E	202 B
143 D	153 C	163 E	173 B	183 D	193 E	203 A
144 E	154 D	164 A	174 C	184 D	194 D	204 D
145 C	155 E	165 B	175 D	185 B	195 B	205 C
146 E	156 E	166 E	176 C	186 B	196 C	206 D
147 A	157 E	167 C	177 A	187 C	197 A	207 B
148 B	158 E	168 C	178 D	188 B	198 A	208 B
149 A	159 E	169 E	179 E	189 B	199 E	209 E
150 C	160 C	170 D	180 B	190 A	200 A	210 A
211 D	221 A	231 C	241 A	251 E	261 A	271 C
212 D	222 E	232 E	242 B	252 A	262 D	272 E
213 A	223 D	233 B	243 C	253 A	263 D	273 B
214 B	224 E	234 E	244 A	254 D	264 D	274 C
215 A	225 C	235 B	245 B	255 C	265 D	275 E
216 E	226 A	236 E	246 A	256 E	266 B	276 D
217 C	227 D	237 A	247 D	257 B	267 A	277 C
218 A	228 E	238 C	248 D	258 D	268 A	278 D
219 C	229 D	239 C	249 D	259 E	269 C	279 D
220 E	230 E	240 C	250 D	260 D	270 D	280 A

281 A	291 E	301 B	311 E	321 B	331 E	341 C
282 C	292 E	302 D	312 B	322 E	332 D	342 A
283 C	293 B	303 E	313 E	323 D	333 E	343 B
284 C	294 A	304 C	314 C	324 B	334 B	344 B
285 A	295 C	305 C	315 D	325 A	335 C	345 A
286 D	296 D	306 B	316 B	326 D	336 C	346 A
287 E	297 B	307 E	317 E	327 E	337 E	347 E
288 D	298 C	308 C	318 E	328 C	338 A	348 D
289 A	299 D	309 E	319 E	329 A	339 E	349 B
290 D	300 B	310 C	320 D	330 B	340 D	350 B
351 D	361 E	371 E	381 A	391 C	401 B	411 C
352 D	362 E	372 D	382 B	392 D	402 A	412 D
353 A	363 C	373 E	383 C	393 D	403 B	413 C
354 C	364 B	374 A	384 D	394 E,D	404 D	414 A
355 C	365 E	375 D	385 A	395 E	405 E,A	415 C
356 A	366 C	376 C	386 A	396 E	406 A	416 E
357 C	367 E	377 B	387 A	397 A	407 C	417 E
358 D	368 D	378 C	388 B	398 E	408 B	418 C
359 B	369 D	379 D	389 C	399 B	409 D	419 B
360 E	370 A	380 A	390 E	400 D	410 C	420 B
421 E	431 B	441 D	451 E	461 C	471 A	481 A
422 D	432 C	442 C	452 D	462 A	472 A	482 A
423 C	433 D	443 D	453 B	463 A	473 C	483 A
424 C	434 C	444 D	454 B	464 E	474 B	484 D
425 B	435 C	445 E	455 A	465 E	475 C	485 E
426 A	436 D	446 B	456 E	466 A	476 A	486 E
427 B	437 D	447 D	457 D	467 E	477 C	487 B
428 D	438 A	448 C	458 B	468 B	478 E	488 E
429 C	439 A	449 B	459 C	469 A	479 A	489 E
430 D	440 E	450 E	460 B	470 E	480 E	490 D
491 A	501 B	511 E	521 E	531 B	541 E	551 C
492 A	502 C	512 B	522 A	532 E	542 B	552 C
493 E	503 D	513 C	523 D	533 D	543 B	553 E
494 E	504 E	514 A	524 B	534 A	544 C	554 E
495 B	505 C	515 B	525 A	535 C	545 A	555 D
496 B	506 D	516 C	526 E	536 D	546 E	556 E
497 E	507 D	517 C	527 D	537 E	547 A	557 E
498 D	508 B	518 E	528 E	538 B	548 A	558 E
499 D	509 A	519 A	529 C	539 C	549 C	559 C
500 A	510 C	520 E	530 B	540 A	550 D	560 D
561 B	571 C	581 B	591 D	601 D	611 B	
562 A	572 E	582 A	592 A	602 D	612 E	
563 E	573 A	583 D	593 A	603 E	613 D	
564 B	574 C	584 B	594 C	604 D	614 A	
565 B	575 A	585 C	595 D	605 B	615 D	
566 C	576 D	586 B	596 E	606 C	616 C	
567 A	577 B	587 A	597 D	607 E	617 E	
568 E	578 E	588 E	598 B	608 B	618 A	
569 E	579 A	589 B	599 A	609 E		
570 B	580 A	590 E	600 C	610 A		

ERLÄUTERUNGEN ZU DEN AUFGABENTYPEN

Aufgabentyp A 1 = Einfachauswahl

Bei diesem Aufgabentyp folgen auf eine Frage oder unvollständige Aussage fünf Antworten oder Ergänzungen, gekennzeichnet mit (A) bis (E). Bei diesen Aufgaben sollen Sie eine einzige Antwort oder Aussage auswählen, und zwar:
    entweder die einzig richtige
    oder   die am ehesten zutreffende.
Lesen Sie immer alle Antwortmöglichkeiten durch, bevor Sie sich entscheiden.

Aufgabentyp A 2 = Einfachauswahl

Bei diesen Aufgaben sollen Sie eine einzige Antwort oder Aussage auswählen, und zwar:
    entweder die einzig **nicht** zutreffende
    oder   die **am wenigsten** zutreffende.

Aufgabentyp B = Aufgabengruppe mit gemeinsamem Antwortangebot
                    — **Zuordnungsaufgaben** —

Dieser Aufgabentyp besteht aus einem Fragenstamm sowie:
  a) der Liste 1 (Aufgabengruppe) mit numerierten Begriffen, Gegenständen oder Aussagen,
  b) der Liste 2 mit fünf Antwortmöglichkeiten (A) bis (E).
Sie sollen zu jeder numerierten Aufgabe der Liste 1 aus den Lösungsangeboten (A) bis (E) der Liste 2 die zutreffende oder die im engsten Zusammenhang mit dieser Aufgabe stehende Antwort auswählen. Bitte, beachten Sie, daß jede Antwortmöglichkeit (A) bis (E) auch für mehrere Aufgaben der Liste 1 die Lösung darstellen kann.

Aufgabentyp C = Kausale Verknüpfung

Dieser Aufgabentyp besteht aus drei Teilen:
Teil 1: Aussage 1
Teil 2: Aussage 2
Teil 3: Kausale Verknüpfung (weil)

Prüfen Sie zunächst, ob Aussage 1 richtig oder falsch ist. Prüfen Sie dann, ob Aussage 2 richtig oder falsch ist. Wenn beide Aussagen richtig sind, so kann die Verknüpfung durch „weil" richtig oder falsch sein. Entnehmen Sie den richtigen Lösungsbuchstaben nach Prüfung der einzelnen Teile dem nachfolgenden Lösungsschema.

Einer Aufgabe dieses Typs kann auch eine Aussage vorangestellt sein, die auf den Aufgabeninhalt hinführt oder die eine notwendige bzw. hilfreiche Vorgabe darstellt.

Antwort	Aussage 1	Aussage 2	Verknüpfung
A	richtig	richtig	richtig
B	richtig	richtig	falsch
C	richtig	falsch	–
D	falsch	richtig	–
E	falsch	falsch	–

(Anm.: Es wird nochmals ausdrücklich darauf hingewiesen, daß jede der beiden Teilaussagen **unabhängig** voneinander richtig oder falsch sein kann. Da das o.a. Lösungsschema eine Grundlage der Prüfungsvorbereitung ist und stets gegenwärtig sein sollte, wurde darauf verzichtet, es in den Fragensammlungen beim jeweiligen Typ C nochmals gesondert aufzuführen.)

Aufgabentyp D = Aussagenkombination

Bei diesem Aufgabentyp werden mehrere durch eingeklammerte Zahlen gekennzeichnete Aussagen gemacht. Wählen Sie bitte die zutreffende Lösung unter den fünf vorgegebenen Aussagenkombinationen (A) bis (E) aus.

VERZEICHNIS DER WORTABKÜRZUNGEN

A_E	= Elektrophile Addition	DAB	= Deutsches Arzneibuch
A_N	= Nucleophile Addition	Darst.	= Darstellung
A_R	= Radikalische Addition	DC	= Dünnschichtchromato-
AAS	= Atomabsorptionsspektro-		graphie
	photometrie	dc	= dünnschichtchromato-
Abb.	= Abbildung		graphisch
Abh.	= Abhängigkeit	DDTC	= Diethyldithiocarba-
abh.	= abhängig		minat
abs(ol).	= absolut	Dest.	= Destillation
AcO$^-$	= Acetat-Ion	dest.	= destilliert
Ac$_2$O	= Acetanhydrid	d.h.	= das heißt
aliph.	= aliphatisch	Diss.	= Dissoziation
alk(al).	= alkalisch	diss.	= dissoziiert
allg.	= allgemein	disubst.	= disubstituiert
ammon(iakal).	= ammoniakalisch		
anal.	= analytisch		
Anm.	= Anmerkung		
anorg.	= anorganisch	E1	= Monomolekulare Eli-
ÄP	= Äquivalenzpunkt		minierung
äquiv.	= äquivalent	E2	= Bimolekulare Elimi-
App.	= Apparatur		nierung
arith.	= arithmetisch	ECD	= Elektroneneinfang-
arom.	= aromatisch		detektor
asym.	= asymmetrisch	EDTA	= Ethylendiamintetra-
Atm.	= Atmosphäre		essigsäure
		eff.	= effektiv
		EG	= Erfassungsgrenze
		Einfl.	= Einfluß
		Einw.	= Einwirkung
bas.	= basisch	elektr.	= elektrisch
Bd.	= Band	EMK	= Elektromotorische
Best.	= Bestimmung		Kraft
Bldg.	= Bildung	Erio T	= Eriochromschwarz T
Bsp.	= Beispiel	ethanol.	= ethanolisch
BZ	= Buchner-Zahl	Et$_2$O	= Diethylether
bzgl.	= bezüglich	EtOH	= Ethanol
bzw.	= beziehungsweise	evtl.	= eventuell
ca.	= circa		
CGS	= Zentimeter-Gramm-Sekunden	FID	= Flammenionisations-
	(-System)		detektor
CH	= Chinon	flüss.	= flüssig
chem.	= chemisch	frakt.	= fraktioniert
conc.	= konzentriert		
const.	= konstant		
cycl.	= cyclisch		

gasf.	= gasförmig		magn.	= magnetisch
GC	= Gaschromatographie		max.	= maximal
gc	= gaschromatographisch		MC	= Multiple choice
gem.	= gemäß, geminal		methanol.	= methanolisch
gesätt.	= gesättigt		Min(min)	= Minute
Gew.	= Gewicht		monosubst.	= monosubstituiert
ggf.	= gegebenenfalls			
Ggs.	– Gegensatz			
Ggw.	= Gegenwart			
GK	= Grenzkonzentration, Gegenstandskatalog		Nachw.	= Nachweis
			NaOAc	= Natriumacetat
GKE	= Gesättigte Kalomelelektrode		nasc.	= nascierend
			Nd.	= Niederschlag
Gl.	= Gleichung		neg.	= negativ
			Niederschl.	= Niederschlag
			NKE	= Normal-Kalomelelektrode
Hal⁻	= Halogenid-Ion		NWE	= Normal-Wasserstoffelektrode
HAm	= Ameisensäure			
HCH	= Hydrochinon			
HDDTC	= Diethyldithiocarbaminsäure			
HDW	= Wärmeleitfähigkeitsdetektor			
			o.	= oben, obig
Herst.	= Herstellung		o.a.	= oben angeführt
HG	= Hauptgruppe		OHZ	= Hydroxylzahl
HIn(d)	= Indikatorsäure		org.	= organisch
HOAc	= Essigsäure		Ox.	= Oxidation(smittel)
HPLC	= Hochdruckflüssigkeitschromatographie		ox.	= oxidiert
			Ox	= Oxinat
			Oxm.	= Oxidationsmittel
Ind	= Indikator			
IR	= Infraroter Spektralbereich		p.a.	= pro analysi
			PC	= Papierchromatographie
			pc	= papierchromatographisch
Kap.	= Kapitel		pharm.	= pharmazeutisch
Kat.	= Katalysator		PHB	= para-Hydroxybenzoesäure
kat.	= katalysiert			
Komm.	= Kommentar		Ph.Eur.	= Europäisches Arzneibuch
konj.	= konjugiert			
konst.	= konstant		phys.	= physikalisch
Konz.	= Konzentration		pos.	= positiv
konz.	= konzentriert		POZ	= Peroxidzahl
korr.	= korrespondierend		prim.	= primär
krist.	= kristallisiert		proz.	= prozentig
			PSE	= Periodensystem der Elemente
lösl.	= löslich		qual.	= qualitativ
Lp	= Löslichkeitsprodukt		quant.	= quantitativ
Lsg.	= Lösung		QTE	= Quecksilbertropfelektrode
Lsgm.	= Lösungsmittel			

rac.	= racemisch	unabh.	= unabhängig
RaNi	= Raney-Nickel	undiss.	= undissoziiert
Reakt.	= Reaktion	unlösl.	= unlöslich
Red.	= Reduktion(smittel)	unspez.	= unspezifisch
red.	= reduziert	unsubst.	= unsubstituiert
Redm.	= Reduktionsmittel	US	= Ursubstanz
rel.	= relativ	usw.	= und so weiter
RG	= Reaktionsgeschwindigkeit	u.U.	= unter Umständen
RT	= Raumtemperatur	UV	= Ultravioletter Spektralbereich

S.	= Seite		
s.	= siehe	(i.) Vak.	= (im) Vakuum
S_E	= Elektrophile Substitution	Verb.	= Verbindung
$S_N 1$	= Monomolekulare nucleophile Substitution	Verd.	= Verdünnung
		verd.	= verdünnt
$S_N 2$	= Bimolekulare nucleophile Substitution	Verf.	= Verfahren
		versch.	= verschieden
$S_N i$	= Innere nucleophile Substitution	vgl.	= vergleiche
		VHZ	= Verhältniszahl
S_R	= Radikalische Substitution	vic.	= vicinal
SA	= Sodaauszug	VIS	= Sichtbarer Spektralbereich
s.a.	= siehe auch		
SC	= Säulenchromatographie	Vol.	= Volumen
sc	= säulenchromatographisch	VZ	= Verseifungszahl
Schmp.	= Schmelzpunkt		
Sdp.	= Siedepunkt		
Sek.(sec)	= Sekunde		
sek.	= sekundär	wäßr.	= wäßrig
spez.	= spezifisch, speziell	WLD	= Wärmeleitfähigkeitsdetektor
sog.	= sogenannt		
Std.	= Stunde		
Stab.	= Stabilität		
s.u.	= siehe unten		
subst.	= substituiert	Zers.	= Zersetzung
swl.	= schwerlöslich	z.B.	= zum Beispiel
sym.	= symmetrisch	z.T.	= zum Teil
SZ	= Säurezahl		

Tab.	= Tabelle
Temp.	= Temperatur
tert.	= tertiär
TF	= Triphenylformazan
Titrat.	= Titration
Tr.	= Tropfen
TTC	= Triphenyltetrazoliumchlorid

u.a.	= unten angeführt, unter anderem
u.a.m.	= und andere mehr
Uml.	= Umlagerung

VERZEICHNIS DER ZEICHEN UND SYMBOLE

[ ]	= Kennzeichnung von Komplexverbindungen
	Kennzeichnung von Konzentrationen (Aktivitäten) in Gleichungen des MWG
	Kennzeichnung der Dimension
$\rightarrow$	= Zeichen für eine einseitig verlaufende Reaktion
$\rightleftharpoons$	= Zeichen für umkehrbare Reaktionen (Gleichgewichte)
Δ	= Erhitzen
$\downarrow$	= Zeichen für Bildung eines schwerlöslichen Niederschlags
$\uparrow$	= Zeichen für Bildung eines Gases
(I),(II),..	= Zeichen für die Wertigkeit eines Kations: einwertig, zweiwertig, ...
%	= Prozent
a	= Aktivität
A	= Ampere
at	= Atmosphäre
Å	= Ångström = 10^{-8} cm
Alk	= Alkyl-Rest
Ar	= Aryl-Rest
C	= Gesamtkonzentration (mol l^{-1})
	Elementsymbol Kohlenstoff
c	= Konzentration (mol l^{-1}), konzentriert
	Lichtgeschwindigkeit
C-2	= C-Atom, numeriert (etwa Kohlenstoffatom 2 der Glucose)
5-C	= Anzahl der C-Atome
°C	= Grad Celsius
cm	= Zentimeter
D	= D-Linie, Wellenlänge des Natriumlichtes
	Diffusionskoeffizient (Polarographie)
	Optische Durchlässigkeit
d_{20}^{20}, d_4^{20}	= Dichte bei 20 °C, bezogen auf Wasser bei 20° (4°)
d	= Schichtdicke (cm)
dm	= Dezimeter
e^-	= Elektron
E	= Energie
	Potential
	Extinktion
	Eliminierung
E^o	= Normalpotential
$E_Ä$	= Potential am Äquivalenzpunkt einer Titration
E_Z	= Zersetzungsspannung
$E_{1/2}$	= Halbstufenpotential
$E_{1cm}^{1\%}$	= Spezifische Extinktion
F	= Gravimetrischer Faktor
	Fläche (cm^2)
	Faraday-Konstante
F_N	= Faktor der Normallösung
f_i, f_a	= Aktivitätskoeffizient
Fp	= Schmelzpunkt

G	= Gewicht
g	= Gramm
H	= Elementsymbol Wasserstoff Häufigkeit
h	= Stufenhöhe in der Polarographie, Stunde Plancksches Wirkungsquantum
HA	= Symbol für Säure
H_4Y	= Ethylendiamintetraessigsäure
I	= Stromstärke (in Ampere), -fluß, Strahlungsintensität des Lichtes, Ionenstärke einer Lösung
+/-I	= Induktiver Effekt
i_D	= Diffusionsgrenzstrom
$i_{d1/2}$	= Halbstufenpotential
K	= Konstante
k	= Proportionalitätsfaktor
K_a, K_s	= Säurekonstante
K_b	= Basenkonstante
K_w	= Ionenprodukt des Wassers
K_I	= Ionisationskonstante
K_D, K_{Diss}	= Dissoziationskonstante
K_{Stab}	= Stabilitätskonstante
K_L	= Löslichkeitsprodukt
K	= Kelvin, Elementsymbol Kalium
kcal	= Kilokalorie
kg	= Kilogramm
Kp	= Siedepunkt
kPa	= Kilopascal
l	= Länge (Abstand, Strecke) Liter
L	= Elektrische Leitfähigkeit Löslichkeitsprodukt
log (lg)	= dekadischer Logarithmus
LH	= Amphiprotisches Lösungsmittel
ln	= natürlicher Logarithmus
m	= Molarität Masse meta
M	= Molekulargewicht oder Atomgewicht molar, Molarität
M_r	= relative Molmasse
M^o	= neutrales Molekül
M^+	= Molekülkation
M^-	= Molekülanion
+/-M	= Mesomerie-Effekt
Me	= Elementsymbol für Metall
Me^+	= Metallkation
mg	= Milligramm
ml	= Milliliter
mm	= Millimeter
mol	= molar
mV	= Millivolt

N	= Elementsymbol für Stickstoff
	normal (maßanalytisch), Normalität
	Zahl der Teilchen
	Anzahl der Atome
	Zahl der Freiheitsgrade
n	= Anzahl der übertragenen Elektronen, geradkettig
n_D^{20}	= Brechungsindex, Brechzahl
nm	= Nanometer = 10^{-7} cm
o	= ortho
O	= Elementsymbol für Sauerstoff
p	= para
	Druck (at)
Pa	= Pascal
pD	= Empfindlichkeitsexponent
pH	= negativer dekadischer Logarithmus der Wasserstoffionenaktivität (-konzentration), Wasserstoffionenexponent
$pH_{ÄP}$	= pH-Wert am Äquivalenzpunkt
pK	= negativer dekadischer Logarithmus der Gleichgewichtskonstanten, Gleichgewichtsexponent
pK_s, pK_a	= Säureexponent
pK_b	= Basenexponent
pK_L	= dekadischer Logarithmus des Löslichkeitsproduktes
pK_W	= Ionenexponent des Wassers
p_{Me}	= negativer dekadischer Logarithmus der Metallionenkonzentration
Q	= Ladung, Wärmemenge
R	= Ohmscher Widerstand
	Reagenz des Arzneibuches
	Allgemeine Gaskonstante
R,R',R'',..	= organischer Rest, über C-Atom gebunden
RO^-	= Alkoholation
s	= Sekunde
	Standardabweichung
S	= Elementsymbol für Schwefel
	Substitution
t	= Tropfzeit (Polarographie)
	Temperatur in °C
	Zeit
T	= Temperatur in K
	Transmission
t_r	= Nettoretentionszeit
t_d	= Totzeit
t_{dr}	= Gesamtretentionszeit
U	= Elektrisches Potential, Spannung (in Volt)
u	= Beweglichkeit
U_p	= Polarisationsspannung
V	= Volt (Einheit der Spannung)
	Elementsymbol Vanadin
	Volumen
v	= Geschwindigkeit, Wanderungs-; verdünnt
Val	= Äquivalentgewicht einer Verbindung oder eines Ions, gemessen in Gramm
x	= Schichtdicke
x_i	= Meßwert

a	=	Drehwinkel
$[a]_D^{20}$	=	Spezifische Drehung
a_H	=	Wasserstoffkoeffizient zur Korrektur von Komplexstabilitäten
ϵ	=	Dielektrizitätskonstante Extinktionskoeffizient
ρ	=	Spezifischer Widerstand
ρ_t	=	Dichte bei t°C
τ	=	Titrationsgrad
η	=	Überspannung
λ	=	Wellenlänge Ionenbeweglichkeit
λ_{max}	=	Wellenlänge des Absorptionsmaximums
κ	=	Spezifische Leitfähigkeit
Λ	=	Äquivalentleitfähigkeit
ν	=	Frequenz
$\bar{\nu}$	=	Wellenzahl
μ	=	reduzierte Masse
μm	=	Mikrometer

SACHWORTREGISTER

(Anm.: Mit einem "f" ge‑
kennzeichnete Seitenzahlen
weisen darauf hin, daß
dieser Begriff auch auf
der nachfolgenden Seite zu
finden ist; mit einem "ff"
gekennzeichnete Seitenzahlen zeigen an, daß dieses
Sachwort auf nachfolgenden
Seiten mehrmals vorkommt.)

A

Acetaldehyd 178, 202f, 248, 342, 349f, 421f
-, Nachweis 206, 348f, 364ff, 388, 421f
-, Reaktionen 361, 368, 408
Acetale 339f
Acetamid 241
-Derivate 375
Acetanhydrid 346, 350f, 354, 356, 375, 406, 412
Acetanilid 345
Acetat 164, 190, 203f, 349, 361, 367
-, Entfernung 257
-, Nachweis 417f, 429
Acetate 350, 412
(s.a. Essigsäureester)
Acetazolamid 314, 399f
Aceton 348ff, 361, 393, 420
-, Identität 367ff
-, Reaktionen 212, 368, 373f, 388, 407f, 418f
Acetondicarbonsäure 368, 420
Acetyl(gruppen) 399f, 418
Acetylen 313, 342
(s.a. Ethin)
Acetylaceton 348, 364, 407
Acetylchlorid 346f, 375, 389
Acetyl-Derivate 375, 399, 406, 419
Acetylide 342
Acetylierung 347, 394
(s.a. Acylierung)
Acetylsalicylsäure 399f, 419
Aconitsäure 420
-anhydrid 420
Acrolein 348, 351, 368
Acylierung 375, 390, 396
9-Acyl-xanthene 390
Adenin 404
Adrenalin 379f
Adrenochrom-Reaktion 379f
Adsorptionsindikator 177
Adsorptionsvermögen 184
Aggregatzustand 317f
Alaune 288

Aldehyde 340, 343, 350, 354, 362, 364, 388
-, Nachweis 259, 269, 359f
-, Reaktionen 368, 376, 378, 396
Alizarin S 191, 237, 289, 315
Alizarinsulfonsäure 176f
Alkali
-borate 219
-carbonate 177, 182, 218, 315
-chloride 175, 299f
-cyanide 196, 207
-dichromate 265
-hexacyanoferrate 221
-hydrogensulfate 180
-hydroxide 166, 315, 402
-nitrate 210
-nitrite 228
-phosphate 215
-oxalate 423
-sulfate 181, 288
-sulfide 208, 279
-tartrate 426
-thiocyanate 198
Alkaloide 184, 260, 266, 357, 382, 402
-, Prüfung auf 401
Alkane (s. Kohlenwasser-stoffe)
Alkene 213, 340f, 343, 377
Alkine 342f
Alkohole 196, 202, 213, 340, 343, 347f, 361, 376f, 387f, 391f, 398
-, höhermolekulare 409
-, mehrwertige 350
-, Nachweis 345ff
Alkoxyborsäuren 220
Alkylchloride 345f, 347f
Alkylhalogenide 315, 339f, 343f, 388
Alkylierung 375
S-Alkylisothiuronium-Salze 344, 348, 388
Alkylphenylether
(s. Phenolether)
Allylalkohol 409
Allylamin 409
Allyl-Derivate 403, 409
Allylharnstoff 409
Allylsulfid 409
Alloxan 404f
Alterung 296
Alumen 290
Aluminate 168f, 171, 178, 182, 210, 213, 247, 249ff, 272, 288f, 316
Aluminium 169, 210, 213, 232, 240, 260, 272, 288, 295, 315f

-, Aufschluß 179f, 182f
-, Nachweis 288f
-, Verbindungen 191, 255, 288ff
Aluminium
-hydroxid 168, 178, 182f, 187, 217, 248f, 250f, 256f, 288f, 313, 357, 426
-oxid 173, 178ff, 182f, 288f, 357
-silicat 182f, 217
Alumosilicate 217
Amalgame 260
Amantadin 375, 377
Ameisensäure 189, 259, 344, 350, 359, 362, 366, 389
Amfetamin 375
Amide (s. Carbonsäureamide)
Amidosulfonsäure 211, 214, 234
(s.a. Sulfaminsäure)
Aminale 360, 378
Amine 304, 309, 340, 374f, 390, 402
-, arom. 213, 340, 374f, 384
-, Basizität 374f
-, Kjeldahl-Bestimmung 180
-, Nachweis 375ff
-, prim. 213, 346f, 360, 374f, 376f, 378ff, 386, 388, 390f
-, prim. arom. 374, 377, 380ff, 384, 386, 415
-, Reaktionen 360, 375f
-, sek. 346f, 360, 374f, 376f, 387f, 390
-, tert. 374ff, 378
1-Aminoadamantan 375
Aminoalkohole 352
4-Aminoantipyrin 352, 408
(s.a. Aminopyrazolon)
o-Aminobenzaldehydphenyl-hydrazon 274
p-Aminobenzoesäureester 381
p-Aminobenzoesäureethyl-ester 391
p-Aminobenzolsulfonamid 381
p-Aminobenzolsulfonsäure 396
2-Aminobenzophenon 385
Amino(carbon)säuren 340, 376f, 389, 394f
4-Amino-2.3-dimethyl-1-phenyl-3-pyrazolin-5-on 352
2-Amino-1.3-indandion 394
Aminolyse 391
Aminomethylalizarindiessig-säure 236
1-Amino-naphthalin-4-sulfon-säure 214
4-Aminophenol 400f, 416

Aminophenole 340f, 359
Aminopyrazolon 352f, 356, 408
p-Aminosalicylsäure 381
α-Aminosulfonsäuren 364f
Aminothiazol 400
Aminoxide 406
Amminkomplexe 167f, 186f, 245, 248
Ammoniak 163f, 168f, 171, 177, 179ff, 194, 210, 284, 306, 313, 340, 390, 396, 402, 404, 416, 418
-, Bestimmung 180f
-Lösung 305f
-, Nachweis 304ff
-, Reaktionen 166ff, 262f, 348, 362, 384, 389
-, Salze 303ff
Ammonium 167, 240, 255, 301, 309, 364
-, Grenzprüfung 305f
-, Nachweis 304f
Ammonium
-acetat 178, 241, 245, 248f, 255, 264f, 407
-arsenat 216
-carbonat 175, 188, 224, 250, 273f, 276, 301, 303
-carbonat-Gruppe 217, 240f, 251f, 256
-citrat 306
-chlorid 217, 248f, 250, 252, 289, 296, 303ff, 330, 332f, 343, 386
-dichromat 303
-hexachloroplatinat 304f
-hexanitrocobaltat 303
-hydrogentartrat 426
-molybdat 216, 232, 415
-molybdatoarsenat 216, 232, 275
-molybdatophosphat 216, 218
-nitrat 303
-nitrit 303
-oxalat 252, 296, 307
-peroxodisulfat 256f, 287, 426
-phosphat 303
-polysulfid 196, 198, 208, 239f, 244, 248, 269f, 273, 276, 279
-pyrrolidinocarbodithionat 307
-Salze 164, 177, 217, 252, 293, 303f, 305f, 348
-Salze, quartäre 376, 392
-sulfat 180f, 197, 303, 421
-sulfid 169, 185, 208, 248f, 273f, 276f, 279ff
-sulfid-Gruppe 216, 240f, 247f
-tartrat 177, 179, 264, 299
-thioglycolat 308

-vanadat 216, 415
Amobarbital 403
Ampholyte 394
Amylnitrit 369
Amylose 186
Anhydrit 296
Anilin 345, 366, 375f, 389, 396, 416
Anionen
-, Gruppen 190
-, Nachweis 191, 222, 417, 429
-, Trennungsgang 190f
-, Vorproben 164f, 187f
Anthranilsäure 385f
-Derivate 382, 385
Antimon 166, 267, 271f
-, Nachweis 165, 247, 275f
Antimon
-komplexe 246f, 275ff
-sulfid 173, 178, 239f, 243f, 246f, 276f
-verbindungen 165f, 168, 172f, 178, 207, 209, 275
-wasserstoff 165, 271, 275 (s.a. Stibin)
Antimonige Säure 168, 275
Antioxidantien 388
Antipyrin 214
Apomorphin 413ff
Aräometer 336f, 339
Argon 239
Aromaten 343, 373, 376
Arsen 185, 239, 243, 271, 310
-, Grenzprüfung 233f
-, Nachweis 165f, 216f, 232, 271f
-, Reduktion 209, 217, 232f, 271
Arsen
-(III)-chlorid 172, 217, 234, 271, 274
-diethyldithiocarbamat 235
-sulfide 164, 174, 178, 185, 216, 231, 240, 243f, 246f, 273f
-trioxid 164, 173, 271, 332, 418
-verbindungen 164, 172f, 178, 185, 207, 217, 234
-wasserstoff 165, 234, 272 (s.a. Arsin)
-Zinn-Gruppe 239, 244, 246
Arsenat 190, 199, 218, 231, 246f, 256, 271f
-, Bildung 166, 272f
-, Grenzprüfung 233f
-, Reduktion 188, 217
Arsenige Säure 168, 271, 274
Arsenit 168, 188ff, 217, 271f, 273f
-, Grenzprüfung 233f
Arsensäure 185, 271, 274
Arsin 165, 232, 234f, 271f
Arylbenzoate 354

Arylbenzhydroxamsäuren 387
Arylhalogenide 315, 343f
Arylhydroxylamine 387
Arylierung 376
Aryloxyessigsäuren 354f
Asche 174f, 311
-, Normal- 175
-, physiologische 175
-, salzsäureunlösliche 174
-, Sulfat- 175, 311
Ascorbinsäure 340, 359f, 410f
Atomabsorptionsspektrophotometrie 307, 311f
Atropin 392f
Ätzprobe 170, 191
Aufschluß
-, alkalischer 182, 218, 315
-, Erdalkalisulfate 179, 182
-, Fluoride 179
-, Freiberger- 183
-, Kjeldahl- 180
-, Oxide 182
-, Pyrosulfat- 180
-, saurer 180
-, Schöniger- 176
-, Silberhalogenide 179, 183
-, Silicate 179, 183
-, Soda-Pottasche- 182
-verfahren 179
Autokatalyse 203, 424
Autoxidation 398
Azeotrop 322, 337
Azide 189, 209, 214
Azine 382
Azlacton 395
Azofarbstoffe 211, 213, 231, 354, 380, 384ff, 389, 396, 415
Azokupplung 213, 354, 377, 384f, 386f, 396, 400
Azomethine 339f, 360, 378, 381, 394, 396, 415
Azothioprin 386f
Azoverbindungen 180, 377, 384

B
Baljet-Reaktion 371
Barbital 403
Barbiturate 390, 403
-, Identität 402f
Barium 188, 190, 204, 240
-, Aufschluß 182
-, Flammenfärbung 162f, 298f
-, Nachweis 298
Barium
-bromat 200

-carbonat 178, 182, 184,
  204, 219, 230, 252ff,
  298f, 313
-chlorid 173, 186, 188,
  204f, 215, 229, 237f,
  253f, 298
-chromat 190, 201, 250f,
  252ff, 297ff
-dithionit 204
-fluorid 188, 191, 204,
  219, 230, 298f
-hexafluorosilicat 188,
  190, 204
-hydroxid 184, 219, 230,
  293, 295, 313
-iodat 190, 200, 204
-metaborat 190, 220
-nitrat 190, 253f, 298
-nitrat-Gruppe 190
-oxalat 257, 298, 423
-perchlorat 177
-phosphat 204, 215, 256,
  299
-selenat 204
-silicat 217
-sulfat 172f, 175, 177ff,
  182f, 185f, 188, 190,
  203ff, 238, 249, 253ff,
  295ff, 298f
-sulfit 204f, 219, 230, 299
-tartrat 427
-wolframat 204
Barytwasser 184, 313
(s.a. Bariumhydroxid)
Beilstein-Probe 267, 314
Bendroflumethiazid 315
Bentonit 290
Benzaldehyd 376, 382
Benzamid-Derivate 375, 391
Benzidin 204, 385
Benzoat 419
Benzoate 350, 354, 412, 419
Benzocain 381, 391
1.4-Benzodiazepine 385
Benzoesäure 316, 419
-ester (s. Benzoate)
Benzol 196
Benzoldiazonium-Ion 363,
  424
Benzolsulfo(nsäure)chlorid
  376
Benzoylchlorid 346, 350,
  354, 375, 387, 391, 412
Benzoylierung 394
(s.a. Acylierung)
Benzylalkohol 316
Benzylamin 389
Benzylchlorid 376
Benzylester 389
S-Benzyl(iso)
-thioharnstoff-Salze 396
-thiouronium-Salze 423
Benzylmandelat 316
Berliner-Blau 187, 197,
  199, 222, 228, 285f,
  313f, 414

Beryllium-Verbindungen 250f,
  289f, 295
Beschwerungsmittel 175
Betamethason 315, 370f
Bettendorf-Probe 232, 271
Bishydroxylierung 340f
Bismut 239, 260
-, Nachweis 266f
Bismut
-carbonat 267
-chlorid 266
-gallat 267
-hydroxid 167, 245f, 266
-iodid 266
-nitrat 210, 231, 401
-oxid 173, 210
-sulfid 174, 240, 243f,
  246, 266
Bismutate 266, 288, 401
Blausäure 169f, 172, 197,
  222f, 228, 255f
Blei 239, 242f, 245, 260,
  267, 310f, 358
-, Aufschluß 179
-, Grenzprüfung 306, 310f
-, Nachweis 264f
-, in Zuckern 306f
Blei
-acetat 186, 208, 228,
  233f, 269, 272, 302,
  314, 396
-bromid 193
-chlorid 173, 192, 228,
  242f, 264
-chromat 201, 255, 265
-dioxid 194ff, 226, 228,
  254, 298, 406
-dithizonat 265, 306f
-fluorid 264
-hydroxid 168, 178, 187,
  264, 426
-hydroxokomplexe 168f, 264f
-iodid 195, 229, 264f
-sulfat 169, 171, 178f,
  203f, 226, 245f, 254f,
  257, 264f, 299, 311
-sulfid 169, 171, 173f,
  186, 208f, 228, 240, 243f,
  246, 257, 265, 272, 310,
  314, 397, 400
-tetraacetat 264, 350, 352
-thiocyanat 198
Blutlaugensalze 221
Bor 218
-, Flammenfärbung 162, 220
-, Nachweis 219f
Borate 171, 178, 188, 190ff,
  218, 220, 297, 418, 423
-, Nachweis 219, 429
-, Zerstörung 256
Borax 163, 219f
Boraxperle 163f
Borosilicate 219f
Borsäure 170f, 191f, 199,
  218ff, 256
-, Nachweis 219f

Borsäuretrimethylester 162,
  218f, 348
Bortrifluorid 169f, 191f,
  218, 220, 341
-Etherat 390
Bouveault-Blanc-Reaktion 391
Bratton-Marshall-Reagenz
  384ff
Braunstein 165, 193f, 203,
  226ff, 249, 286f, 341
Brechungsindex 351
Brenztraubensäure 361, 421f
-2.4-dinitrophenylhydrazon
  422
Brenzreaktion 427
Brom 164, 176f, 193, 291,
  341f, 403f, 420f, 425f,
  428
-, Bildung 169f, 189, 194f,
  200, 222f, 225, 227, 230,
  315
-, Normalpotential 226
-, Reduktion 176, 185, 206,
  226ff, 280ff, 284, 288
-, Schöniger-Bestimmung 176
Bromate 164, 186f, 188f,
  190, 205
-, Nachweis 200, 429
Bromcyan 280, 416
Bromide 164, 170, 176, 187,
  190, 235, 315
-, Nachweis 193f, 222, 224f,
  394, 429
-, Oxidation 189, 193ff,
  200, 227f, 230
Bromierung 195, 355f, 396,
  428
Brom(mono)chlorid 194, 223
p-Bromphenacylbromid 389
4-Bromphenazon 184
Bromwasser 185, 228, 308,
  340, 342, 355f, 421, 425
Bromwasserstoff 170, 176,
  388
Butanon-2 369
Butobarbital 403
Butylamin 309
Butylscopolaminiumbromid
  393

C
Cadmium 164, 224, 239, 267,
  293, 310
-, Nachweis 270
Cadmium
-acetat 178, 209, 229
-carbonat 209
-cyanid 270
-hexacyanoferrat 221
-hydroxid 167, 270
-komplexe 167, 245f, 270f,
  295
-sulfat 199

-sulfid 173, 209, 229, 240,
  243f, 245f, 270f
Caesium 162f, 240, 301f
-alaun 288
Calcium 240, 295f
-, Aufschluß 182f
-, Flammenfärbung 162f,
  295
-, Grenzprüfung 307
-, Nachweis 296
Calcium
-acetat 307, 418
-arsenat 190
-arsenit 190
-borat 190, 220
-carbid 313
-carbonat 168, 175, 184,
  190, 218f, 252ff, 296f,
  418
-citrat 421
-chlorid 188, 253f, 295,
  297, 387, 402, 421
-fluorid 170f, 190ff, 218ff
-gluconat 297, 411
-hexacyanoferrate 221, 296
-hexafluorosilicat 190
-hydrogencarbonat 218, 296f
-hydroxid 184, 205, 219,
  306, 313
-lactat 422
-nitrat 253f, 295, 297
-nitrat-Gruppe 190
-oxalat 190, 257, 295ff,
  307, 423
-oxid 313, 418
-phosphat 190, 215, 256,
  296
-Salze 188, 190, 230, 297
-sulfat 171, 173, 190, 192,
  203f, 218, 220, 295ff
-sulfit 190
-tartrat 190, 427
Canbäck-Reaktion 373, 403
Carbaminsäureester 347
Carbonate 164, 168ff, 172,
  175, 177, 182, 190, 239,
  252
-, Nachweis 218f, 230, 429
Carbonsäure
-amide 339f, 375, 389f,
  391f
-anhydride 354, 390, 392
-anilide 390
-N-benzylamide 390
-chloride(halogenide) 340,
  346, 354, 389f, 391f
-ester 202, 339f, 346f, 354,
  356, 389f, 391f
-imide 392
-methylester 390
-nitrile (s. Nitrile)
Carbonsäuren 340, 343, 346,
  361, 389f, 391f
-, Acidität 389
-, phenyloge 366
-, vinyloge 410

Carbonylverbindungen 340f,
  342f, 350
-, heteroanaloge 368, 376
-, Nachweis 359f, 378
Carbromal 315
Cardenolide 372
Celsius-Skala 318
Cephaloridin 416
Cephalosporine 392
Cer-Verbindungen 237, 423
Chen-Kao-Reaktion 352
Chinalizarin 289
Chinin-sulfat 184
Chinolin 266
Chinon-Derivate 341, 414
Chinonimin-Derivate 341,
  352, 379, 411
Chlor 176, 194, 206, 227f,
  281
-, Bildung 164, 170, 172,
  193, 200, 202
-, Normalpotential 226
-, Schöniger-Bestimmung 176
Chloral(hydrat) 315, 366,
  408
Chlorambucil 315
Chloramin 404
Chloramin T 194, 222, 227
Chloramphenicol 315, 352,
  386f
Chlorate 164, 188, 190
-, Identität 199, 429
p-Chlorbenzoesäureethyl-
  ester 383
Chlorbenzol 315, 374
Chlordiazepoxid 385
Chloressigsäure 354f
Chloride 164, 170, 176,
  186f, 190, 239, 242, 315
-, Grenzprüfung 235
-, Nachweis 192f, 222, 224,
  429
-, Oxidation 172, 193, 200,
  202, 227
Chlorobutanol 315
Chloroform 196, 297, 306,
  309, 353, 356, 366, 374,
  379, 402
-, Nachweis 344f
Chlorphenamin 416
Chlorpromazin 406
Chlorsäure 404
N-Chlor-p-toluolsulfonamid-
  Natrium 194
Chlorwasser 194, 196, 222,
  227
Chlorwasserstoff 164, 176,
  339
Chrom 171, 180, 190, 240,
  247, 249f
-, Aufschluß 179
-, Nachweis 290f
-, Oxidationsschmelze 165,
  183
-, Perlreaktion 164

Chrom
-chlorid 179
-eisenstein 165, 179, 183
-hydroxid 168, 248, 250,
  257, 290f, 426
-komplexe 168, 290f
-oxide 165, 174, 179, 183,
  201, 238, 303, 351, 417
-peroxid 202, 398
-säure 193, 201, 346
-säureanhydrid 201
-säureester 346
-schwefelsäure 315
-sulfat 174, 203, 257
-sulfid 291
Chromat 170, 190, 205, 209,
  259, 263, 265, 290, 398
(s.a. Kaliumchromat)
-, Bildung 165, 193, 225,
  249ff, 291
-, Nachweis 201
-, Reduktion 178, 188, 201,
  248
-Sulfat-Verfahren 252
Chromotropsäure 344, 348,
  362, 365
Chromyl
-chlorid 169f, 193, 202,
  225, 227
-fluorid 193, 225
Citraconsäureanhydrid 420
Citrate 269, 297, 368, 418
-, Nachweis 419ff
Citronensäure 268, 308,
  419ff
Cobalt (s. Kobalt)
Codein 357, 413f
Coffein 404f, 419, 426
Copolyvidon 181
Corticoide 371
Cortisonacetat 371, 399
Cuprat 269
Cuproin 270
Cyanat 197, 268, 282
Cyanide 164, 170, 172,
  186f, 189f, 196f, 199,
  207, 223, 235
-, Aufschluß 179
-, komplexe 179, 187, 196f,
  199, 221f, 255, 268, 270,
  280, 286
-, Nachweis 187, 197f, 228,
  429
-, Zerstörung 255
Cyanoferrate s. Hexacyano-
  ferrate
1-Cyano-pyridinium-Salze
  416
Cyanwasserstoff s. Blausäure
Cyclobarbital 403
Cyclohexanon 360f
-oxim 360f
Cyclohexen-Derivate 360f,
  403

D
Dampfdruck 319f, 321f, 324, 332
Dehydroascorbinsäure 410
Dehydrovanillin 367
Deniges-Probe 349, 407
Desoxycortonacetat 371, 399
Destillation 319, 337
-, azeotrope 322
Destillationsbereich 319f, 388
Devardasche Legierung 210, 213
Dexamethason 371
3.5-Diacetyl-1.4
-dihydrocollidin 408
-dihydrolutidin 348, 364, 408
Diacetyldioxim 267, 280, 284, 369
(s.a. Dimethylglyoxim)
Diacetyloxim 369
N.N-Dialkyl
-aniline 378
-dithiocarbaminate 307
1.2-Dianilinoethan 363f
Diarylmethane s. Diphenylmethane
Diazepam 176
Diazobenzolsulfonsäure 354, 384
Diazomethan 390
Diazoniumsalze 213, 362f, 380, 386, 389, 396
Diazotierung 354, 377, 384, 386, 400, 415
Dibenzalaceton 350
1.2(vic.)-Dibromide 341
Dibromthymol 356
Dibutylphthalat 326
1.2-Dicarbonylverbindungen 340, 369
2.2'-Dichinolin 270
Dichlorcarben 345, 366, 377, 379
2.6-Dichlor-1.4-chinon-4-chlorimid 353
2.6-Dichlor-chinonimin 353
Dichlormethan 344
2.6-Dichlorphenol-indophenol 411
Dichromate 178, 188, 194, 196, 227f, 265, 290ff
(s.a. Kaliumdichromat)
-, Nachweis 201f
-, Normalpotential 226
-, Zerstörung 248
Dichromsäure 201
Dichte 335, 337
-, relative 335, 338, 351, 388
Dicyan 164, 197, 228, 245, 268
N.N-Dicyclohexylcarbodiimid 389, 392

2.5-Diethoxy-tetrahydrofuran 377, 380
4.4'-Di(2-diethylamino-ethoxycarbonyl)-azobenzol 415
Diethylamin 416
Diethylaminoethanol 352
Diethyldithiocarbaminsäure 235
Diethylcarbonat 345
Diethylether 388
(s.a. Ether)
Digitoxin 372
Digoxin 372
Dihalogenide, gem. 315, 342
Dihydralazin 382
Dihydrogenphosphate 215
Dihydroxyweinsäure 427
1.2(α)-Diketone 340, 359, 369
Dimedon 360, 363
4-Dimethylamino-benzaldehyd 350, 376, 380f, 383, 386f, 396, 415
3-Dimethylamino-phenol 384
2.6-Dimethyl-anilin 381
5.5-Dimethyl-1.3-cyclohexandion 363
Dimethylglyoxim 280, 369
N.N-Dimethyl-1.4-phenylendiamin 209
1.3-Dinitrobenzol 212, 368, 371
2.4-Dinitro
-aniline 395
-chlorbenzol 347, 354, 357f, 376f, 384
-fluorbenzol 347, 376f, 395
-phenylether 347, 357
-phenylhydrazin 360, 422
-phenylhydrazone 360
-thiophenylether 358
3.5-Dinitrobenzoesäure 348f, 371, 375
-butylester 347
-ester 346f, 388
-ethylester 347, 349
-isobutylester 347
-isopropylester 347
-menthylester 347
-methylester 347
-propylester 347, 349
3.5-Dinitro
-benzoate 346f
-benzoylchlorid 346f, 348f, 375, 388
-thiobenzoate 358
Diole, gem. 362
1.2(vic.)-Diole 350
Diphenyl
-amin 211, 423
-aminblau 211, 423
-benzidin 211
-benzidinviolett 211
-carbazid 193, 202, 263
-carbazon 193, 263

-ethan-Derivate 422
-ether 355
1.5-Diphenylformazan 348, 363, 424
Diphenylhydantoin 403f
(s.a. Phenytoin)
5.5-Diphenyl-imidazolin-2.4-dion 403
Diphenylmethan-Derivate 354, 367, 383, 428
1.3-Diphenyl-tetrahydroimidazole 363f
Diphenylthiocarbazon 263, 265, 306
Diphosphate 215
Diprophyllin 405
2.2'-Dipyridyl 285
Diresorcylmethan 356
Disulfatschmelze 180
Disulfide 184, 341, 358
Distickstoffmonoxid 214, 303
Dithioarsensäure 274
Dithiocarbamate 378
Dithionite 245, 268
Dithizon 263, 265, 292, 306
Doppelsalze 288, 293, 423
Dragendorffs Reagenz 266, 401
Droge 174f

E
Ehrlich-Reagenz 381f
Eisen 169, 171, 240, 247, 259, 268, 275, 310
-, Aufschluß 179f
-, Grenzprüfung 308
-, Nachweis 283f
-, Perlreaktion 164
-, Redoxverhalten 165, 172, 180, 189, 195, 199, 202, 205, 207, 209, 211, 213, 226ff, 249, 267, 275, 278, 284, 288, 406, 427
Eisen
-acetat 265, 418
-chlorid 209, 215, 251, 256, 286, 355f, 367, 389, 391, 402, 406, 414, 418f, 425
-chlorid-Reaktion 352, 357, 388, 412f, 425f
-gluconat 286
-hydroxide 166ff, 197, 248f, 250f, 256, 281, 283f, 285f, 418, 426
-komplexe 187, 191, 196f, 199, 207, 209, 211, 213, 221f, 255, 282f, 285f, 352, 355, 368, 387, 398, 418
-oxide 165, 173, 179f
-periodat 300

-phosphat 215, 250f, 256,
    285f, 398
-pulver 187
-sulfat 169, 187, 211, 213,
    230, 259, 286, 314, 427
-sulfid 240, 248, 250,
    284f
-thiocyanat 191, 198f, 207,
    228, 282, 286, 308
-thiocyanatomercurat 293
-thioglycolat 284, 308
Eisessig 213, 330
Eis-Kochsalz-Mischungen 333
Elementaranalyse 316
Emerson-Reaktion 352, 356,
    408
Empfindlichkeit(sgrenze)
    161
Enamin 339f, 348, 360
Endiole 340, 359, 369, 410
Enolaldehyd 371
Enole 340, 367
Eosin 194f, 315
-Probe 194
Ephedrin 352
Epinephrin 341, 379
Epoxidation 341
Epoxide 341
Erdalkaliverbindungen
-, Aufschluß 179, 182
-, Flammenfärbung 162
Erdalkali
-borate 220, 256
-carbonate 249, 256
-chloride 253
-cyanide 196
-fluoride 191, 255
-hexacyanoferrate 356
-hydroxide 402
-nitrate 210, 253
-oxalate 257, 423
-phosphate 215
-sulfate 172f, 178f, 182,
    254, 257
-sulfide 208
-tartrate 257
Erdmann-Reaktion 415
Erfassungsgrenze 161
Ergometrin 382
Ergotamin 382
Erstarren 317, 329
Erstarrungspunkt 329f, 333f
Erstarrungstemperatur 329f,
    355
Essigsäure 203, 349, 391,
    399, 417ff
-ethylester 349, 391, 417
(s.a. Ethylacetat)
Ester s. Carbonsäureester
-, Identität 391
Estolide 421
Ethanol 186, 309, 345, 361,
    363, 369, 407, 417
-, Identität 348f
-, Gehalt 337f
-, Oxidation 178, 202f, 248,
    416

Ethanolamine 352
Ethanol-Ether-Verfahren 253
Ether 196, 202, 339f, 346,
    354, 387, 392, 497
-, zur Narkose 388
Etherspaltung 388
Ethin 342
(s.a. Acetylen)
4-Ethoxyanilin 401
Ethoxychrysoidin 184
4-Ethoxy-2(3)-nitro-
    acetanilid 401
Ethylacetat 391, 417
Ethylester 391
Ethylendiamin 375
Ethylenglycol 315
Ethyl-4-hydroxybenzoat 412
Ethylmethylketon
(s. Methylethylketon)
Ethylmorphin 413f
Etofyllin 405
Eugenol 409
Eutektikum 332, 334f

F
Farblacke 191, 289, 295
•Fehling-Reagenz 269, 340,
    350, 359, 363, 410, 427
Fenton-Reagenz 427
Ferroin 285
Feststoffe 318
Fette 326, 328f
-, Autoxidation 409
Fettsäure(methylester) 390
Flammenfärbung 162f
Flüssigkeiten 318f
-, unterkühlte 329
Fluor 226, 315
-, Schöniger-Bestimmung 176
Fluorcinolonacetat 371
Fluorescein 194f, 315, 356
Fluoride 176, 190f, 193,
    225f, 230, 309, 418, 423
-, Aufschluß 179
-, Grenzprüfung 235ff
-, Nachweis 170f, 188, 191,
    315, 429
-, Schöniger-Bestimmung 176
-, Zerstörung 255
Fluoroborate 178
Fluorokomplexe 191, 199, 228,
    237, 255, 277, 282, 288,
    398
Fluorosilicate 170, 178
Fluorwasserstoff 170f, 176,
    191f, 218, 230, 236f, 255,
    264, 315, 395
Flußsäure (s. Fluorwasser-
    stoff)
Folins Reagenz 377, 379
Formaldehyd 206, 261, 305,
    344, 348, 350, 354, 361,
    363ff, 407f, 413, 424ff

-, freier 407
-, Grenzprüfung 407
-, Identität 362ff
-Lösung 361f
-, Oxidation 192, 259, 362
Formalin 259, 362
Formiat 192, 344, 349,
    361f, 366
Formol 362
Freiberger-Aufschluß 179,
    183, 278
Fröhde-Reagenz 415
Fuchsin 206, 229, 364
-Schwefligsäure 200, 206,
    348, 364
Fulven-Derivate 350
Furfural 396, 408
Furosemid 382, 385

G
Gase 318f
-, Entwicklung 169f
Gefrierpunkt 333
Gefrierpunktserniedrigung
    334
Gefrierpunktskurven 333f
Gemisch, azeotropes 319,
    322
-, eutektisches 352
Geraniol 409
Gibbs-Reagenz 353
Gips(wasser) 296, 298
Glucocorticoide 340, 369
Glührohr, Erhitzen im 164
Gluconsäure 411
-hydrazid 411
Glucose 181, 306, 408
Glycerol 220, 316, 350f
Glycole 340f, 350
Glycolsäure 424, 428
Glycolspaltung 340, 350
Glykoside, herzwirksame 371
Glyoxalbishydroxanil 296f
Glyoxylsäure 424, 428
Gold-Verbindungen 171, 196,
    198
Grenzkonzentration 161
Grenzprüfungen 233, 305
-, Ammonium 305
-, Arsen 233
-, Blei 306
-, Calcium 307
-, Chlorid 235
-, Eisen 308
-, Fluorid 235
-, Formaldehyd 336, 407
-, Isopropanol 407
-, Kalium 305
-, Kohlenmonoxid 238
-, Magnesium 309
-, Methanol 407
-, Nickel 307
-, Phenol 408
-, Schwermetalle 310f

447

-, Sulfat 237
-, Verdorbenheit 409
-, Zink 311
Grignard-Reagenzien 313
Guajacol 362, 366, 422
Guanin 404
Guareschi-Lustgarten-Reaktion 345, 353, 356
Gutzeit-Probe 272

H
Haloform-Reaktion 361
Halogenalkane (s. Alkylhalogenide)
Halogene 222, 361, 314
-, Redoxverhalten 226ff
Halogenide 177, 222, 226, 258, 288, 315
Haloperidol 315
Halothan 315
Hantzsch-Reaktion 364f, 408
Harnsäure 404
Harnstoff 214f, 231
-Derivate 378, 409
Heteropolyanionen 216
Heteropolysäuren 216, 218
Hexachloro
-antimonate 246f, 275, 277
-platinate 302, 304f
Hexacyanoferrate 187f, 189f, 197, 224, 226, 256f, 284f, 296, 314, 413f, 423
-, Nachweis 221f, 228, 429
-, Zerstörung 256
Hexafluoro
-kieselsäure 171, 218, 236f
-silicate 188ff, 204
Hexahydroxoantimonate 277, 279, 300f
Hexamethylentetramin 248, 305, 362
(s.a. Methenamin, Urotropin)
Hexanitrocobaltate 283, 302, 304, 309
Hexobarbital 403
Hexosen 368
Hinsberg-Trennung 376
Homatropin 394
Husemann-Reaktion 415
Hydantoine 402f
Hydrate 394
-, oligomere 362
Hydratisomerie 290
Hydrazin 189, 347, 382, 386
-Derivate 180, 359, 376f, 382, 385, 387
Hydrazobenzol 385
Hydrazone 339f, 382, 384, 387
Hydrazoverbindungen 180, 385
Hydrierung, kat. 315, 341

Hydrochlorothiazid 365f
Hydrocodon 372, 413
Hydrocortison 370f
-acetat 371, 399
Hydrogen
-carbonate 168, 218f, 252 410
-phosphate 215
-sulfide 208
-sulfite 208, 364f
-tartrate 427
Hydrogenolyse 315f, 344
Hydrolysen 189, 208, 237, 239f, 242f, 283, 289, 291, 339f, 343f, 361, 365, 368, 382, 384ff, 390f, 394, 399ff, 409, 412ff, 418
-fällung 247ff, 250f
Hydromorphon 372, 413
Hydroperoxide 344f, 398
Hydroxamat 391
Hydroxamsäure 352, 360,
-Reaktion 387, 389, 391f
Hydroxide 166, 178, 247, 249
-, amphotere 166f, 168, 172, 178, 187
-, nicht amphotere 166f
-, schwerlösliche 177, 240, 247
Hydroxoplumbate 169, 178, 264f
Hydroxostannate 266, 278f
1-Hydroxyadamantan 377
Hydroxyanthrachinone 290
p-Hydroxybenzoesäure(ester) 412
Hydroxycarbonsäuren 340, 370, 419, 426
8-Hydroxychinolin 294, 300, 309
2(α)-Hydroxyketone s. Ketoalkohole
Hydroxylamin 189, 285, 356, 360, 369, 389, 391f
-Derivate 180, 359, 371, 386, 391
Hydroxylapatit 215, 296
2-Hydroxypropionsäure 421
9-Hydroxyxanthen 393
Hyoscyamin 393
Hypo
-bromite 176f, 225, 288
-chlorite 170, 197, 275
-iodite 176, 361, 367
-phosphite 217, 234, 268, 271
-phosphorige Säure 185, 201, 217, 234, 271
Hypoxanthin 404

I
Identitätsreaktionen 184, 232, 305, 398
(DAB/Ph.Eur. - einfache Substrate)
-, Acetaldehyd 366
-, Acetat 417
-, Aceton 367
-, Acetylgruppen 399
-, Alkaloide 401
-, Aluminium 289
-, prim.arom. Amine 380
-, Ammoniak 305
-, Ammoniumsalze 304
-, Antimon 216
-, Arsenverbindungen 217, 271
-, Barbiturate 402
-, Benzoat 419
-, Bismut 266
-, Blei 264f
-, Borat 220
-, Bromid 194
-, Calcium 296f
-, Carbonat 219
-, Chlorid 192f
-, Chloroform 345
-, Citrat 420
-, Dichlormethan 344
-, Eisen 187, 284f
-, Ester 391
-, Ethanol 348
-, Formaldehyd 362, 407
-, Hydrogencarbonat 219
-, Iod 186
-, Iodid 196
-, Kalium 302
-, Kohlenstoff 184
-, Lactat 421
-, Magnesium 293f
-, Methanol 348, 407
-, Natrium 300f
-, Nitrat 210, 212
-, Permanganat 203
-, Phenol 355, 408
-, Phenothiazine 406
-, Phosphat 215f
-, Quecksilber 260ff
-, Salicylat 425
-, Sauerstoff 184
-, Schwefel 185
-, Silber 259
-, Silicat 217
-, Sulfat 204
-, Tartrat 426
-, Tetraborat 220
-, Thiosulfat 208
-, Xanthine 404
-, Zink 292
Imine 381
Impfkristalle 238, 307, 309, 329
Impfstoffe 353, 408
Indanilin 400
Indigo 369, 418f
Indol-Derivate 382ff

Indometacin 383, 392
Indophenol-Derivate 353, 408
Iod 164, 169f, 313, 341, 362, 367, 380, 398f, 410, 415, 418, 422
-, Bildung 169, 188, 193, 196, 199ff, 212, 217, 222, 225, 227f, 234, 239, 388
-, Identität 186
-, Löslichkeit 196
-, Normalpotential 226
-, Reduktion 186, 189, 204ff, 208f, 229, 232, 239, 284, 315, 358, 361, 373
-, Reinheit 186
-, Schöniger-Bestimmung 176
Iod
-Azid-Reaktion 189, 206, 209, 228ff
-cyan 186, 222f
-(mono)bromid 186
-(mono)chlorid 186
-pentoxid 238
-säure 176, 196, 201, 380
-Stärke-Reaktion 186, 188, 201, 212, 388, 398, 418
-trichlorid 196, 222f
-wasserstoff 212, 228, 234, 274, 339, 388, 398
7-Iodadrenochrom 380
Iodate 176, 187f, 190, 196, 205, 208, 222f, 225, 315, 418
-, Nachweis 200, 429
Iodide 164, 170, 187f, 189f, 234f, 261, 418
-, Nachweis 195f, 222, 224, 429
-, Normalpotential 226
-, Oxidation 188, 193, 196, 199f, 202, 212, 217, 225f, 227f, 388, 398
Iodoform 361, 367, 422
-Reaktion 349, 361, 366, 369, 422
Isobutylmethylketon 286, 307
Isocyanate 354
Isomorphie 216, 293, 332
Isoniazid 382, 384
Isonicotinsäurehydrazid 367, 384
Isonitril 345, 366, 379
-Probe 345, 379
Isonitroso
-aceton 368
-alkylchlorid 342
Isoprenalin 379
Isopolysäuren 201
Isopropanol 339, 349f, 361, 382
-, Grenzprüfung 407

Isopropylamin 402
Itaconsäureanhydrid 420

J
Janovsky
-Produkt 212, 368, 371
-Zimmermann-Reaktion 212, 368, 371f

K
Kakodyloxid 164, 271, 418
Kalignost 303
Kalium 240, 255, 301
-, Flammenfärbung 162f, 302
-, Grenzprüfung 308
-, Nachweis 302
Kalium
-alaun 290
-bromat 194
-bromid 303, 427f
-carbonat 179, 182f, 301
-chlorat 351
-chlorid 302f, 427
-chromat 194, 262ff, 299
-citrat 421
-cyanid 179, 194, 196, 223, 259, 295, 297, 307
-dichromat 193f, 196, 225, 252, 254f, 299, 348f, 398, 400
-dihydrogenphosphat 303
-disulfat 180
-hexachloroplatinat 302
-hexacyanoferrate 187, 205, 221, 225, 229, 269, 292, 311f, 348, 352, 363, 380, 408, 413, 424
-hexahydroxoantimonat 301
-hydrogencarbonat 303
-hydrogenphosphat 303
-hydrogenphthalat 176
-hydrogensulfat 179f, 197, 204, 229, 351, 417
-hydrogentartrat 302, 426f
-hydroxid 238
-iodat 208
-iodid 188, 193, 233f, 239, 262f, 266, 271, 285, 303, 401
-lactat 423
-natriumtartrat 276
-nitrat 165, 179, 183
-nitrit 227, 265, 269, 282
-permanganat 189, 193f, 203, 213, 225, 228ff, 288, 303, 315, 340ff, 348, 351, 358, 403, 407, 409f, 415, 417, 420, 424
-perchlorat 300, 302

-pyrosulfat 180
-Salze 255, 301
-sulfat 180, 187, 238, 309
-tartrat 257
-tetraiodobismutat 266
(s.a. Dragendorffs Reagenz)
-tetraiodomercurat 262, 305f, 368
(s.a. Neßlers Reagenz)
-tetraphenylborat 303, 309
-thiocyanat 308
Kalomel 261
Kältemischungen 333
Kapillarmethode 324f
-, offene 324, 326
Karl-Fischer-Methode 313, 324
Kationen
-, Nachweis 257
-, Trennungsgang 173, 239ff, 255
-, Vorproben 162
Kedde-Reaktion 371
Ketale 339
α-Ketoaldehyde 371
α-Keto(alkoho)le 340, 359, 369ff
Ketone 196, 202, 340, 342f, 346, 361, 368, 370, 376
-, Nachweis 359f
Ketosteroide 371f
Kiefer-Reaktion 413
Kieselsäuren 170ff, 191f, 217, 231, 256
Kjeldahl-Bestimmung 180
Klarschmelzpunkt 326
Kobalt 240, 247, 295, 297, 308, 310
-, Nachweis 281
-, Perlreaktion 163f
Kobalt
-cyanid 282
-chlorid 163
-hydroxid 167, 281
-komplexe 167f, 281ff, 302, 304, 309, 402
-metaborat 163
-metaphosphat 163
-nitrat 289, 292, 402
-Salze 263, 281, 289
-sulfat 163
-sulfid 172f, 240, 248f, 250f, 281ff
-thiocyanat 198f, 282
-thiocyanatomercurat 293
Kochsalz 331 (s.a. Natriumchlorid)
Kohäsionskräfte 318
Kohle 170, 174f, 184
Kohlendioxid 164f, 169f, 172, 175, 182f, 189, 203, 215, 218, 238f, 256f, 296, 303, 410, 420, 423f, 426f
-, Nachweis 184, 219, 230f, 313

Kohlenmonoxid 164, 170, 184, 197, 221, 423, 427f
–, in medizinischen Gasen 238f
Kohlensäure 169, 172, 218f, 230
Kohlensäure(diethyl)ester 345, 391
(s.a. Diethylcarbonat)
Kohlenstoff
–, Identität 184
–, Nachweis 313
Kohlenstoffdisulfid 377ff
Kohlenwasserstoffe 343, 407
Kondensieren 317f
König-Reaktion 416
Königswasser 173f, 244, 249, 252, 261ff
Kreis-Reaktion 409
Kriechprobe 170, 192
Kristalle, flüssige 325
Kupfer 169, 171, 210, 239, 260, 264, 297, 310, 313f
–, Flammenfärbung 162, 267
–, Nachweis 245, 267f
–, Perlreaktion 164
–, Redoxverhalten 195, 226ff
Kupfer
-acetylide 342
-amalgam 260
-Cadmium-Trennung 235, 270
-citrat 359
-chlorid 239, 267
-cyanid 197, 225, 228, 268
-diethyldithiocarbamat 269
-Gruppe 239, 242, 244
-halogenide 162, 314
-hexacyanoferrate 221, 225, 269
-hydroxid 167f, 269, 426
-iodid 189, 195, 227f, 263, 267f
-komplexe 167f, 196f, 226, 244ff, 260, 267ff, 271, 352, 359, 394, 397, 427
-oxide 167, 267, 269, 313, 340, 359
-Salze 188, 267, 281, 359, 394, 397, 400, 403
-sulfat 162, 169, 180f, 193, 198, 225, 235, 352, 400, 402, 427
-sulfid 174, 239f, 243f, 245f, 267ff, 271
-tartrat 340, 359, 427
-tetraiodomercurat 263
-thiocyanat 193, 198, 225, 267ff
-thiocyanatomercurat 269, 293

L
Lackmus 185, 304, 306, 309, 396, 416
Lactame 339f, 360, 392
Lactate 421f
Lactone 339f, 372, 392
Lactoylmilchsäure 421
Lanatosid C 372
Lanthan-Salze 399, 418
Lassaigne-Aufschluß 313f
Laugen, Verhalten gegenüber 166
Legal-Probe 348f, 366, 368, 420f
Legierungen 332
Levodopa 395
Levomepromazin 406
Levothyroxin 177
Leuchtprobe 165, 278
Leukobase 411
Lidocain 373, 381, 415
Linalool 409
Lithium 240, 255, 293f,
–, Flammenfärbung 162f, 299
–, Nachweis 299f
Lithium
-aluminiumhydrid 313
-carbonat 252, 299f
-chlorid 299f
-fluorid 191, 299
-hexahydroxoantimonat 300
-hydroxid 299, 313
-phosphat 215, 256, 299f
Lösen 173
Lösliche Gruppe 240, 255
Löslichkeitsprodukte 240, 258
Lösungen 173, 332, 334
–, gesättigte 334
–, übersättigte 334
–, ungesättigte 334
Luffsche Lösung 359
Lukas-Reagenz 345, 348
Lunge-Reagenz 211, 213, 231

M
Magnesium 240, 255f, 278, 286, 299, 301
–, Grenzprüfung 309
–, Nachweis 293f
Magnesium
-ammoniumarsenat 216, 232, 275
-ammoniumphosphat 215, 232, 256, 287, 292ff
-carbonat 252, 293ff
-chlorid 232, 267, 295, 299
-chromat 293
-fluorid 293
-hydroxid 167, 255, 293ff, 304
-komplexe 167, 294
-oxid 179, 295, 304, 311

-oxinat 294, 309
-peroxid 295
-phosphat 256, 293
-silicat 295
-sulfat 293, 295, 310f
-uranylacetat 301
Magneson 295
Malachitgrün 206
Malaprade-Reaktion 350
Malondialdehyd 350, 409
Mandelins Reagenz 415
Mandelsäureester 394
Mangan 240, 248ff, 286, 295
–, Nachweis 287
–, Oxidationsschmelze 165
–, Perlreaktion 164
Mangan
-ammoniumphosphat 287, 294
-dioxid s. Braunstein
-hydroxid 167, 248f, 287
-komplexe 167, 200, 287
-oxidhydrat 167, 202f, 256, 286f
-sulfat 200
-sulfid 240, 248, 250f, 287
Manganat(VI) 165, 203, 287
Mannich-Methode 357f
Mannitol 220, 351
Marquis-Reaktion 363
Marsh-Probe 165, 272, 275
Maskierung 161, 186, 295, 297, 306f, 308ff, 398
Mehrstoffsysteme 332
Meisenheimer-Salz 212, 368, 371, 373f
Menthol 330
Meprobamat 181
Mepyramin 416
Mercaptane 340f, 346f, 358
6-Mercaptopurin 404
Metamizol 365f
Meta
-borate 163, 220
-periodate 288, 352
-phosphate 163
Metalle 169ff, 199
Metallhydroxide
(s. Hydroxide)
Methadon 372
Methan 313
Methanol 220, 339, 362, 390, 402, 425f
–, Grenzprüfung 407
–, Nachweis 348, 363
Methaqualon 382, 385
Methenamin 305, 362, 365f
Methionin 395
Methode
–, Karl-Fischer 313, 324
–, Lassaigne 313f
–, Mannich 357f
–, Schöniger 176
–, Smith 233
–, Volhard 176
–, Wurzschmitt 315
Methoiodide 376

3-Methoxy-4-hydroxy-benzaldehyd 366, 384
α-Methoxyphenylessigsäure 301
Methylatropinium-Salze 393f
N-Methylbarbiturate 402f
Methylcarbinole 361, 422
Methyldopa 380, 395
Methyldopachrom 380
Methylenblau 184, 209
Methylenchlorid 344
Methylengruppen 361, 368, 371f
Methylethylketon 361, 369
Methylfluoron 278
Methylgruppen 368, 371f
Methyl-4-hydroxybenzoat 412
Methyliodid 376
Methylketone 342, 361, 422
Methylmagnesiumiodid 313
2-Methyl-naphthohydrochinon 341
Methylphenobarbital 373, 403
Methylrot 181, 304
Methylsalicylat 353, 412, 425f
Metrifonat 315
Metronidazol 386f
Milchsäure 361, 421f
Millonsche Base 262, 306
Millons Reagens 412
Mischkristalle 332f
Mischschmelzpunkt 332
Monochlor-p-chinonmethid 354
Monosaccharide 360, 411
Monothioarsensäure 274
Molybdänsäure 218
Molybdato
-arsenat 216, 232
-kieselsäure 218
-phosphat 216, 218
Mohrsche Waage 336
Morin 256, 289f
Morphin 357f, 362, 413
-Derivate 372, 413f
-2.4-dinitrophenylether 357
-, Nachweis 357, 363, 413
Murexid-Reaktion 404
Mutterkornalkaloide 382

N
Nachweise 184, 191, 257, 313, 416
Nachweisgrenze 161
Naphtharson 177
1.2-Naphthochinon-4-sulfonat 377, 379
2(β)-Naphthol 377, 380, 384ff, 396, 400, 415
1-Naphthylamin 213f, 389

N-(1-Naphthyl)-ethylendiamin 384ff
1-Naphthylisocyanat 347, 377f
1-Naphthylurethane 347, 354
Narcein 357
Narcotin 357
Nash-Reagenz 364f, 408
Natrium 240, 255, 313f, 391
-, Flammenfärbung 162f, 300
-, Nachweis 300f
Natrium
-acetat 248, 283, 419
-aluminat 182f
-ammoniumphosphat 163
-benzoat 316, 405, 419
-bromid 183, 301
-carbonat 165, 168, 177, 179, 182f, 186, 219, 283, 302, 403 (s.a. Soda)
-chlorid 163, 300f
-citrat 421
-cyanid 313f
-dihydrogenphosphat 215, 301
-diphosphat 398
-dithionit 245, 268
-edetat 292, 309
-fluorid 266
-hexacyanoferrat 314
-hexahydroxoantimonat 277, 301
-hexanitrocobaltat 309
-hydrogencarbonat 177, 301
-hydrogenphosphat 215, 300
-hydrogentartrat 403
-hydroxid 402
-hypochlorit 166, 404
-fluorid 266
-iodid 301
-lactat 423
-metaborat 163
-metaperiodat 288, 350, 352
-metaphosphat 166
-nitrat 165, 183, 210
-nitrit 277, 380, 385, 389, 396, 415
-pentacyanonitritoferrat 209
-pentacyanonitrosylferrat 205, 209, 229, 314, 348f, 368, 401, 420f
-perchlorat 300
-peroxid 315
-phenolat 355
-salicylat 405, 426
-silicat 183
-sulfat 180, 301
-sulfid 276, 314, 366
-sulfit 198, 203, 302, 379
-tetraborat 163, 220, 301, 348, 402
-tetraphenylborat 303, 308
-thiosulfat 183, 194, 208, 239, 301
-uranylacetate 301
Neostigminbromid
Neßlers Reagenz 213, 263, 305f, 351, 388

Nicethamid 330, 416
Nichtmetalle 171
Nickel 240, 247, 282, 295, 308, 310, 315, 398
-, Nachweis 279f
-, Perlreaktion 164
-, in Polyolen 307
Nickel
-cyanid 280
-diacetyldioxim 280, 284, 369
-hydroxid 167, 279f
-komplexe 167, 280, 295
-sulfat 369
-sulfid 172f, 240, 248f, 250f, 280
Niclosamid 386f
Nicotin(säure)amid 416
Nicotinsäure 416
Ninhydrin 377, 394f
Niob-Salze 165
Nitrate 164, 170, 193, 199, 212f, 222, 225, 281, 393
-, Nachweis 210ff, 214, 230f, 429
-, Reduktion 165, 188f, 210, 282, 284
Nitrazepam 385ff
Nitrierung 212, 343, 373
-, nitrosierende 401
Nitriersäure 212, 373
Nitrile 339f, 391
Nitrin 214
Nitrite 164, 170, 190, 193, 195, 202, 210ff, 222, 225, 282, 286, 384
-, Nachweis 212, 230f, 429
-, Oxidation 189, 199f, 213
-, Reduktion 165, 169, 188, 212, 226f
-, Zerstörung 214, 231
Nitroalkane 386
Nitroarene 343, 387
Nitroarylhalogenide (s. Nitroarene)
4'-Nitroatropamin 393
-salpetersäureester 393
2-Nitrobenzaldehyd 369, 418f
3-Nitrobenzaldehyd 350, 355
4-Nitrobenzoate 401
Nitrobenzol 212
4-Nitro
-benzoylchlorid 346, 354, 395, 401
-benzylbromid 354, 389
-benzylchlorid 376, 403
Nitrolsäure 386
4-Nitrophenylhydrazin 360
4-Nitrophenylhydrazon 360
3-Nitrophthalsäureanhydrid 346, 358, 375
Nitrosamine 377, 387
Nitrosierung 369, 377f, 387
Nitrosoaceton 368
Nitrosoalkylchloride 342

p-Nitroso-N.N-dialkyl-
 anilin 378
Nitroso-naphthol-Derivate
 283
4-Nitroso-phenazon 214
p-Nitrosophenol 355
Nitrosoverbindungen 180,
 343, 386ff
Nitrosylchlorid 193, 341f,
 377
Nitrosylthiocyanat 286
Nitroverbindungen 180,
 343, 371f, 386
Noradrenalin 379f
Norepinephrin 379
Normalasche 175
Normalpotentiale 226
Noscapin 357

O

Öle, ätherische 339
Olefine (s. Alkene)
Opium(alkaloide) 357
Orthoborsäure 219
Orthokieselsäure 217
Orthophosphorsäure 215
Ouabain 372
Oxalsäure 197, 203, 279,
 288, 407, 417, 420, 423f
Oxalate 164, 170, 189f,
 202, 232, 296, 361, 418,
 422, 426
–, Komplexe 199, 228, 257,
 279
–, Nachweis 423f, 429
–, Oxidation 188f, 203, 230
–, Zerstörung 257
Oxalylchlorid 389
Oxazolo[4.5-d]pyrimidin
 405
Oxidationsmittel 164,
 170ff, 194, 226f, 284,
 340, 406, 410, 417
–, Nachweis 188
Oxidationsschmelze 165,
 179, 183, 287
Oxide 171, 178, 180
–, Aufschluß 179, 182
Oxime 339f, 352, 356, 360f
Oxin 266, 294, 300, 309
Oxinate 309
Oxirane 341f
α-Oxoaldehyde 370
 (s.a. Ketoaldehyde)
Oxo-Anionen 166, 178, 183
Oxosäuren 171
3-Oxoglutarsäure 420
Oxoniumsalze 388
Oxycodon 372, 413
Ozon 341f
Ozonide 342

P
Palladium-Salze 195, 239
Papaverin 357
Paracetamol 399f
Paraffin 326
Paraformaldehyd 363
Paraldehyd 330, 366
Pellagri-Reaktion 415
Penicilline 189, 392
Penta
 -aquonitrosylferrat 211, 213
 -bromaceton 398f
 -cyanonitrosylferrat 205,
 209, 211, 229, 314, 348
 (s.a. Natriumpentacyano-
 nitrosylferrat)
1.2.4.5.6-Pentahydroxy-heptan
 350
Pentanol-Verfahren 254
Pentobarbital 403
Peptide 394
Perchlorate 190, 300, 302
Periodate 220, 300
Perlreaktionen 163f
Permanganat 188f, 341f,
 407, 423f
 (s.a. Kaliumpermanganat)
–, Bildung 165, 187f
–, Identität 202ff
–, Normalpotential 226
–, Reduktion 172, 178, 189,
 202f, 213, 227, 248, 284,
 398
Peroxide 164, 202, 388,
 398, 409
Peroxodischwefelsäure 189
Peroxodisulfate 188ff, 256f,
 287, 291
Persäuren 342
Pesez-Reaktion 427
Phasen
 -umwandlungen 317, 329
 -gleichgewichte 322
Phenacetin 399f
Phenacylester 389
1.10-Phenanthrolin 285
Phenazin-Derivate 401f
Phenazon 184, 214, 381
p-Phenetidin 401
Phenobarbital 373, 403
Phenol 195
–, Grenzprüfung 408
–, Identität 355
Phenolate 352, 355
Phenole 213, 340, 345ff,
 353f, 357f, 376, 384,
 386ff, 396, 425f
–, mehrwertige 340f, 359,
 352, 379
–, Nachweis 352ff
Phenolester 340, 354, 384
Phenolether 340, 352, 357,
 388, 413
Phenolphthalein 219f, 236,
 311
Phenothiazine 406

Phenylbenzylether 354f
Phenylbutazon 385
Phenylfluoron 278
Phenylhydrazin 348, 360,
 363, 371, 411, 424
Phenylhydrazone 349, 360,
 363, 371, 424
Phenylhydroxylamin-Derivate
 343
Phenylisocyanat 347, 377f
Phenylisonitril 345, 366
Phenylurethane 347, 354
Phenytoin 403f
Phloroglucin 367, 409, 416
Phosgen 345
Phosphate 163, 177f, 188,
 190, 199, 216, 228, 248,
 292, 399, 418, 423
–, Abtrennung 215f, 256
–, Nachweis 215f, 231, 429
Phosphin 234, 272
Phosphinsäure
 (s. Hypophosphorige Säure)
Phosphorige Säure 185, 189,
 217, 234, 271, 303
Phosphoroxychlorid 416
Phosphorsalzperle 163f
Phosphorsäure 216, 398f,
 407, 423
Phthalsäure 176, 356
-anhydrid 346, 356
-halbester 346
Phthalylsulfathiazol 357,
 397
Pikrate 343f, 347, 362
Pikrinsäure 344, 371, 375
Pikrylchlorid 376f
Piperazin 348, 375
Piperidin 185, 348, 402
-Derivate 348f, 402
Platin-Metalle 171, 180,
 341
Poly
-(alkoh)ole 307
-borate 219
-bromphenole 355
-halogenide 315
-methin-Farbstoffe 380,
 409, 416
-nitroaromaten 212, 368,
 371f
-phosphate 215
-silicate 217
-sulfide 185, 198, 207f
-thionate 208
 (s.a. Ammoniumpolysulfid)
Porter-Silver-Reaktion 371
Pottasche 182f
 (s.a. Kaliumcarbonat)
Präzipitat 261f, 264, 402
Prednisolon 371
Prednison 371
Primidon 365f
Procain 381, 415
Prochlorperazin 406
Promethazin 406

1,2-Propandiol 351
Propanol-2 349
1,2,3-Propantriol 351
Propionaldehyd 348
Propionat 361
Propylenglycol 351
Propyl-4-hydroxybenzoat 412
Proxyphyllin 405
Pseudohalogenide 191, 196, 198, 222, 224, 258
-, Nachweis 228
Pseudomorphin 413f
Pseudonitrol 386
Punkt, azeotroper 322
-, eutektischer 332f
Purin(e) 402, 404
Purpurogallin 185
Purpursäure 404
Pyknometer 336, 338
Pyridin 235, 272, 346ff, 351, 354, 395, 402, 416
-Derivate 402, 416
Pyrimidin-Derivate 396, 404
Pyrogallol 184f
Pyrophosphate 215
Pyrosulfate 175, 180
Pyrrol-Derivate 380
Pyrrolidin 360f
Pyrrolidino-cyclohexen 360f

Q
Quecksilber 164, 169, 171, 239, 271, 358
-, Nachweis 242f, 260f
-, Redoxverhalten 205, 226, 242, 388
Quecksilber
-acetat 260, 415, 417
-amidochlorid 167, 242f, 261f, 304f
-amidonitrat 167, 261
-arsenide 234, 272
-chlorat 260
-chloride 173, 192f, 197, 225f, 242f, 259f, 261f, 264, 332, 378f
-chromate 201, 262f
-cyanid 196f, 221, 260
-dithizonat 263
-iodid 164, 174, 195, 262f
-komplexe 198, 262f, 402, 412
-nitrat 210, 231, 260f, 293
-oxid 167, 221, 260f, 264, 293, 349, 402
-perchlorat 260
-präzipitat 261f, 264, 402
-Salze 164, 173, 198, 260, 267, 304, 310, 420
-sulfat 203, 339, 342, 349, 368, 407, 420

-sulfid 172, 174, 208, 239f, 243f, 246
-Thermometer 318
-thiocyanat 198f, 260, 286

R
Raney-Nickel 315, 344, 386
Raymond-Reaktion 371
Reagenz (Reaktion)
-, Baljet 371
-, Beilstein 267, 314
-, Bettendorf 232, 271
-, Bouveault-Blanc 391
-, Bratton-Marshall 384f
-, Canbäck 373
-, Chen-Kao 352
-, Deniges 349, 364, 407
-, Dragendorff 266, 401
-, Ehrlich 381f
-, Emerson 352f, 356, 408
-, Erdmann 415
-, Fehling 269, 340, 350, 359, 363, 410, 427
-, Fenton 417
-, Folin 379
-, Freiberger 183
-, Fröhde 415
-, Gibbs 353
-, Guareschi-Lustgarten 345, 353f, 356
-, Gutzeit 272
-, Hantzsch 364, 408
-, Hinsberg 376
-, Husemann 415
-, Janovsky-Zimmermann 212, 268, 371f
-, Kedde 371
-, Kiefer 413
-, König 416
-, Kreis 409
-, Lassaigne 313ff
-, Legal 368
-, Lukas 345f, 348
-, Lunge 211, 213
-, Malaprade 415
-, Mandelin 415
-, Mannich 357f
-, Marquis 363
-, Marsh 165f, 272, 275
-, Millon 412
-, Nash 364, 408
-, Neßler 262, 306, 351, 388
-, Pellagri 415
-, Pesez 427f
-, Porter-Silver 371
-, Raymond 371
-, Reinecke 198, 263, 269
-, Sanger 395
-, Schiff 195, 364f, 407
-, Simon-Awe 348f, 351
-, Smith 233
-, Thiele 185, 234, 271

-, Tillmans 411
-, Tollens 259, 340, 343, 359, 386, 410f
-, van Slyke 377
-, van Urk 382f
-, Vitali 392f
-, Vitali-Morin 373f
-, Waser-Karrer 395
-, Zimmermann 212, 368, 371f
-, Zwicker 402
Reduktionsmittel 170, 199f, 202, 205, 211, 225, 288, 359, 424
-, Nachweis 189, 340
Reduktone 410
Reinecke-Salz 198, 263, 269
Reserpin 383
Resorcin 345, 356f, 359, 408, 427f
Resorcinaldehyd 345
Rhodamin B 277
Rhodanid s. Thiocyanat
Ringprobe 211, 213
Rinmans Grün 292
Rosanilin 195, 200
Rubidium-Salze 162, 240, 301f
Rückstände 173f, 177ff, 429

S
Salicylaldehyd 412
Salicylamid 353
Salicylat 425f
Salicylsäure 353, 362, 400, 413, 425f
-ethylester 353
-methylester 412, 425
Salpetersäure
-, Lösen in 171ff, 183, 190, 210, 242, 257, 260, 264, 267, 280, 282, 370
-, Oxidationen mit 185, 232, 249, 272, 284, 406
-, Reaktionen 185, 211f, 343, 372f, 393, 402, 415
Salpetrige Säure 212f, 214ff, 230f, 282, 377f, 380, 386, 389, 420
Salzsäure (s.a. Chlorwasserstoff)
-Gruppe 239, 242
-, Lösen in 172ff, 187, 218, 256, 409
Sanger-Reagenz 395
Sauerstoff
-, Bildung 164, 176, 183, 189, 202, 210, 262, 292, 398
-, Nachweis 184
-, Reaktionen 165, 212, 280f, 284, 287, 370, 398
Sauerstoffkolben 176

Sauerstoffsäuren 168
Säuren, Verhalten gegen-
 über 169
Schiffsche Basen 378, 381,
 396
Schiffs Reagenz 195, 348,
 364f, 407
Schmelzbereich 325
Schmelzdiagramme 333, 335
Schmelze, unterkühlte 329
Schmelzen 317, 324, 332
Schmelzpunkt 324, 332
Schmelzpunktserniedrigung
 324f, 332
Schmelztemperatur 324, 329
Schöniger-Bestimmung 176f
Schönungsmittel 175
Schotten-Baumann-Methode
 346, 354
Schrägbeziehung 293, 299
Schwefel, elementarer
—, Bildung 164, 172f, 187,
 205f, 208f, 230, 234, 242,
 244, 280, 282, 285, 287
—, Identität 185f
—, Nachweis 314, 397, 400
—, Reaktionen 170, 183, 185,
 244, 273
—, Schöniger-Bestimmung 177
Schwefeldioxid
—, Bildung 164, 169f, 172,
 183, 185, 194, 204ff, 208,
 230, 245, 258, 267f, 313
—, Nachweis 204, 229
—, Reaktionen 177, 193
Schwefelkohlenstoff 196,
 347, 377ff
Schwefelsäure
—, als Fällungsmittel 173,
 252
—, Reduktion von 169, 194,
 258
—, Verhalten gegenüber
 169f, 175, 177, 179f,
 194, 197, 221, 230, 244,
 256ff, 264, 267, 391,
 398, 417, 421, 427
Schwefeltrioxid 163, 245
Schwefelwasserstoff
—, Bildung 169ff, 173, 202,
 205, 208, 232, 234, 238,
 274, 279f, 314, 396
—, als Fällungsmittel 240f,
 243ff, 274
—, Nachweis 186, 208, 314
—, Oxidation 189, 201ff,
 209, 285
—Gruppe 202, 209, 239,
 241, 243, 429
Schweflige Säure 169, 172,
 198, 201, 225, 230, 232,
 268, 274, 285
Schwermetalle 163f, 196,
 207, 294, 306f, 311,
 352, 358, 398
—, Grenzprüfung 310f

—, Prüfung auf 260
Schwermetall
—sulfate 311
—sulfide 178, 208, 310f
Scopolamin 392f
Secobarbital 403
Selektivität 161
Selen-Verbindungen 180f,
 185, 204, 310
Semicarbazid 360
Semicarbazon 360
Semichinone 380
Senföl-Reaktion 378
Sera 408
Siedeanalyse 319
Siedebereich 319, 388
Siedepunkt 319, 321f
Siedetemperatur 319ff
Silber 169, 171, 183, 205,
 235, 239, 257ff, 310,
 340, 358f, 363, 386,
 411, 426
—, Nachweis 242f, 258f
Silber
—acetat 258, 417
—acetylide 342
—arsenat 216, 232, 275
—arsenid 272
—arsenit 232, 273
—bromat 188, 200
—bromid 183, 186, 188,
 193f, 207, 224, 258f,
 394
—carbonat 183, 219
—chlorat 258
—chlorid 172f, 186, 188,
 192f, 207, 224f, 235,
 239, 242f, 258ff
—chromat 188, 201, 258f
—cyanid 188, 196, 228, 259
—diethyldithiocarbamat 235,
 272
—fluorid 191, 258
—halogenide 182f, 191, 207,
 223ff, 235, 258f, 315,
 344
—hexacyanoferrate 188, 221,
 223, 225
—hydroxid 167, 258
—iodat 188, 190, 200
—iodid 186, 188, 195f, 207,
 223f, 228, 258f
—komplexe 167, 173, 186,
 188, 192, 197, 205, 207,
 223, 225, 258f, 386
—metaborat 219f
—nitrat 186f, 224, 235, 258,
 260, 272, 344, 363, 410
—nitrat-Gruppe 190
—nitrit 212, 258
—oxalat 423
—oxid 167, 219f, 258f, 273
—perchlorat 258
—phosphat 215, 258f
—pseudohalogenide 258

—Salze 187f, 190, 198,
 223ff, 258f, 267, 340,
 343, 359, 403, 405, 426
—sulfat 258
—sulfid 174, 188, 192, 194,
 196, 198, 207ff, 228,
 240, 258, 260
—sulfit 188, 205
—tartrat 427
—thiocyanat 188, 190, 198,
 228, 259
—thiosulfat 190, 207f, 259
Silicate 170ff, 175, 178,
 187, 190f, 216, 231
—, Aufschluß 179, 182f, 218
—, Entfernung 256
—, Nachweis 217f, 429
Silicium
—dioxid 170f, 183, 192,
 217f, 231, 236f, 256
—tetrafluorid 170f, 191f,
 218, 236f
Simon-Awe-Reaktion 348, 366
Smith-Methode 233
Soda 165, 168, 177ff,
 187ff, 221
(s.a. Natriumcarbonat)
—auszug 172, 177f, 209, 429
—Pottasche-Aufschluß 182f
Sofortschmelzpunkt 324, 327
Solvatochromie 415
Sorbitol 220, 351
Spektralanalyse 162
Spektrallinien 162f
Spezifität 161
Spinelle 289, 292
Steigschmelzpunkt 326f
Stibin 165, 272, 275
Stickstoff 213ff, 231, 303
—, Nachweis 313f
—Bestimmung 180f
Stickstoff
—dioxid 164, 169f, 171f,
 210, 212, 222, 230, 292
—monoxid 165, 171f, 183,
 188f, 210ff, 230, 249,
 257, 260, 267, 280, 282
—wasserstoffsäure 189, 214
Strontium
—, Flammenfärbung 162f, 297
—, Nachweis 297f
Strontium
—carbonat 240, 252ff, 298
—chlorid 205, 253f, 297
—chromat 201, 297ff
—nitrat 253f, 297
—oxalat 257, 297, 423
—phosphat 215, 256
—sulfat 173, 203, 206, 229,
 249, 252f, 295f, 297ff
—sulfit 205, 229
g-Strophantin 372
Strychninsulfat 184
Sublimat 264, 419
Sublimationstemperatur 332
Sublimieren 317, 332

Succindialdehyd 380
Succinylsulfathiazol 397
Sulfacetamid 397
Sulfadiazin 397
Sulfadimidin 397
Sulfaguanidin 397
Sulfamerazin 397
Sulfamethoxazol 397
Sulfaminsäure 214, 384, 420
Sulfanilamid 381
Sulfanilsäure 213, 389, 396
-, diazotierte 354, 384
Sulfatasche 175, 311
Sulfate 175, 180, 188ff, 209, 234, 318, 418
-, Aufschluß 182
-, Bildung 171, 177, 185ff, 199, 201, 203, 205f, 219, 230, 268, 273, 397
-, Grenzprüfung 237
-, Nachweis 178, 203ff, 229, 429
Sulfat-Verfahren 254
Sulfhydrylverbindungen 189, 209
Sulfide 164, 170, 172, 186ff, 189f, 207, 239ff, 247f, 310f
-, Abtrennung 209, 229
-, Nachweis 208f, 228, 429
-, organische 341
(s.a. Thioether)
-, Oxidation 171, 189, 202, 205
Sulfinsäure 341
Sulfisomidin 397
Sulfite 164, 169f, 172, 188ff, 200, 205, 423
-, Nachweis 204f, 229f, 429
-, Oxidation 189, 199, 203, 219
Sulfochlorierung 343
Sulfone 341, 358, 406
Sulfonierung 376, 388
Sulfon(säure)amide 343, 376, 381, 390, 396f, 402
Sulfon(säure)anilide 396
Sulfo(nsäure)chloride 343, 376, 396
Sulfonsäureester 392
Sulfonsäuren 341, 358, 364, 396
9-Sulfonyl-xanthen 390
Sulfoxide 341, 358, 406

T
Tartrat 178f, 188ff, 199, 228, 265, 269, 275f, 359, 399, 418, 423f
-, Nachweis 426f, 429

-, Zerstörung 170, 257
Temperatur
-korrektur 320
-messung 318
Tetraborate 219, 309
(s.a. Natriumtetraborat)
Tetraborsäure 219
2.4.4.6-Tetrabrom-2.5-cyclohexadien-1-on 355, 425f
Tetrabromfluorescein 194
Tetracain 373f, 415
Tetrachlorethan 236
Tetrachromsäure 201
Tetrahydroxoplumbat 168, 264f
Tetraiodobismutat 266, 401
Tetraiodomercurat 262, 368
Tetraphenylborwasserstoffsäure 309
Tetraphenylhydrazin 211
Tetrathioarsensäure 274
Tetrathionate 207f, 226, 239
Tetrazolblau 370
Thallium-Salze 193, 195, 198, 239, 301
Thebain 357
Thenards Blau 289
Theobromin 404f
Theophyllin 404f
Thermochromie 263, 291
Thermolyse 210, 272, 275, 303, 366, 396
Thiele-Reagenz 185, 234, 271
Thioacetamid 228, 241f, 244, 257, 265, 289, 293, 310f
Thioantimonate 244, 246f, 276f
Thioarsenate 185, 244, 246f, 273f
Thioarsenite 273
Thiobarbiturate 402f
Thiobarbitursäure 409
Thiocyanate 187, 193, 198, 207, 235, 263, 308
-, Nachweis 189f, 198f, 209, 227ff, 286, 429
-, organische 378
-, Zerstörung 256
Thiocyanatomercurate 263, 282, 293
Thiocyansäure 198, 256, 424
Thioessigsäure 241f
Thioether 340f, 358
Thioglycolate 284, 308
Thioglycolsäure 284, 308
Thioharnstoff 266f, 344
Thiole 358, 376
(s.a. Mercaptane/Thiophenole)
Thionylchlorid 389
Thiooxantimonate 276f
Thiooxoarsenate 178, 274
Thiooxoarsenite 273
Thiooxoverbindungen 178, 229
Thiopental 403

Thiophenole 341, 347, 358
Thioschwefelsäure 172, 206
Thiosemicarbazid 360
Thiosemicarbazon 360
Thiosulfate 164, 170, 172, 183, 187f, 196, 209, 239
-, Nachweis 189f, 206f, 229f, 429
-, Normalpotential 226
Thiostannate 183, 244, 246f, 279
Thiouracil 404
Thorium-Salze 176, 221, 237
Thymol 353f, 356
Tillmans-Reagenz 411
Titangelb 295
Titan-Salze 179f, 191, 398
Tollens-Probe 259, 340, 343, 359, 363, 366, 386, 401f
o-Toluidin 385
Toluol 322ff
p-Toluolsulfon(säure)amid 194
p-Toluolsulfo(nsäure)chlorid 376
Traubensäure 426
Trennungsgänge
-, Anionen 190
-, Kationen 239
Triamcinolonacetonid 371
Triarylmethan-Farbstoffe 383 (s.a. Triphenylmethanfarbstoffe)
2.4.6-Tribromphenol 195, 355
Trichlormethan 344
Trichromsäure 201
Triethanolamin 309f
Triethylamin 389
Trifluorperazin 406
Triiodacetaldehyd 349
Triiodaceton 349, 367
Triiodbrenztraubensäure 422
1.2.3-Triketoindan 377, 394
2.4.6-Trimethyl-1.3.5-trioxan 366
2.4.6-Trinitro-chlorbenzol 376
Tripelsalze 265, 269, 283, 301f
Triphenylformazan 370
Triphenylmethan-Farbstoffe 200, 205, 364f, 367, 383
Triphenyltetrazoliumchlorid 370
Trocknungsverlust 324
Tropasäure(ester) 392f
Tropin(ol) 394
Tropfpunkt 328f
TTC-Reaktion 369f
Turnbulls Blau 222, 228, 284, 286

U

Übersättigung 238, 334
Umesterung 391
Umwandlungswärmen 318
Unterkühlung 329
Uracil 404
Uranylacetate 301
Urethane 346f, 354
Urotropin 248, 305, 362
-Gruppe 247, 250, 256

V

Vanadin-Salze 216, 398
Vanillin 366f, 368f, 384, 409, 412
van Slyke-Reaktion 377
van Urk-Reaktion 382f
Vaseline 174
Veraschen 174f, 311
Verdampfen 317, 319ff
Verdorbenheit, Prüfung auf 409
Verhältnisformel 316
Verseifung (s. Hydrolysen)
Vinylhalogenide 343
N-Vinyl-piperidin 348
Vitali-Reaktion 392f
Vitali-Morin-Reaktion 373f
Vitamin C 410
Volhard-Methode 176
Vorproben 162, 187

W

Waage
-, hydrostatische 336
-, Mohrsche 336
Wachse 174
Waser-Karrer-Reaktion 395
Wasser 173, 335
-, Bestimmung 313, 322f, 351
Wasserstoff 169f, 210, 288, 291, 316, 341
-, nascierender 234f, 271
-, Nachweis 313
Wasserstoffperoxid 181, 189, 196, 257, 288, 298
-, Nachweis 398
-, Normalpotential 226f
-, Oxidationen mit 166, 176f, 188, 194, 202, 205, 219, 227f, 230, 232, 249, 251, 272f, 274f, 280ff, 284, 287, 291, 294, 358, 362, 404f, 424, 427
-, Reduktionen mit 189
Wassertropfenprobe 170, 192, 218
Weinsäure 259, 269, 275, 284, 302, 359, 426ff

Wolframblau 204
Wurzschmitt-Methode 315

X

Xanthydrol 355, 390, 403
Xanthin(e) 404f
Xanthyllium-Verbindungen 362, 367
Xanthogenate 347

Z

Zimtalkohol 409
Zimmermann-Reaktion 212, 368, 371f, 273
Zincate 166, 168, 210, 213, 249f, 291f
Zink 247, 278, 295, 397
-, Grenzprüfung 311f
-, in Insulin 312
-, Nachweis 291f
-, Reduktion mit 165, 179, 183, 187, 192, 199f, 205, 208, 210, 213, 223, 229, 231f, 234f, 259, 267f, 272, 274f, 314f, 342ff, 386ff, 424
Zink
-ammoniumphosphat 292, 294
-chlorid 291, 293, 345, 388
-cyanid 190
-dithizonat 265, 292
-hexacyanoferrate 190, 205, 221, 292, 311f
-hydroxid 166, 168, 178, 187, 270, 291f
-komplexe 166, 168, 249f, 291f
-nitrat 171, 210
-nitrat-Gruppe 190
-oxid 178, 291ff
-phosphat 291f
-pyrophosphat 292
-Salze 190, 270, 286, 291
-sulfat 205, 229, 291, 293
-sulfid 171, 190, 209, 240, 243, 248, 250f, 270, 291f
-thiocyanatomercurat 293
Zinn 171f, 239, 259, 271, 275
-, Aufschluß 179, 183
-, Nachweis 165, 278
Zinn
-chlorid 165, 172, 205, 232f, 234f, 259, 261, 264, 271, 274, 285
-dioxid 171ff, 179, 182f, 257, 278
-hydroxid 178, 187, 278f
-komplexe 246f, 257, 278f

-nitrat 171
-oxidhydrat 171, 278
-säure 257
-stein 183, 278
-sulfid 173, 183, 240, 243f, 246f, 257, 279
-verbindungen 165, 178, 199, 257, 275
Zirkon
-Alizarin-Farblack 191, 315
-phosphat 216, 232, 256
-Salze 221, 230, 256, 315
Zirkonylchlorid 216, 256
Zucker 269, 306
-, reduzierende 259, 340, 359, 411
Zustandsformen, Materie 317
Zweistoffsysteme 332
Zwicker-Reaktion 402, 404

LÖSUNGEN DER MC-FRAGEN

1 D	11 C	21 A	31 D	41 D	51 C	61 C
2 C	12 B	22 E	32 E	42 E	52 E	62 A
3 C	13 D	23 C	33 B	43 E	53 A	63 D
4 C	14 D	24 A	34 D	44 B	54 A	64 E
5 B	15 D	25 B	35 E	45 A	55 C	65 D
6 A	16 C	26 E	36 C	46 A	56 D	66 D
7 D	17 C	27 B	37 D	47 E	57 B	67 C
8 C	18 A	28 B	38 A	48 B	58 E	68 B
9 A	19 B	29 D	39 E	49 C	59 D	69 A
10 C	20 D	30 B	40 A	50 C	60 E	70 D
71 B	81 E	91 B	101 D	111 B	121 D	131 E
72 B	82 E	92 A	102 C	112 A	122 A	132 A
73 C	83 C	93 C	103 A	113 E	123 B	133 D
74 A	84 D	94 C	104 C	114 C	124 D	134 D
75 A	85 D	95 B	105 B	115 E	125 E	135 C
76 E	86 A	96 C	106 A	116 D	126 C	136 B
77 B	87 C	97 D	107 E	117 D	127 A	137 C
78 A	88 B	98 E	108 C	118 A	128 E	138 D
79 B	89 D	99 E	109 D	119 A	129 C	139 A
80 A	90 E	100 B	110 B	120 D	130 B	140 A
141 E	151 B	161 B	171 A	181 D	191 A	201 C
142 E	152 C	162 E	172 E	182 C	192 E	202 B
143 D	153 C	163 E	173 B	183 D	193 E	203 A
144 E	154 D	164 A	174 C	184 D	194 D	204 D
145 C	155 E	165 B	175 D	185 B	195 B	205 C
146 E	156 E	166 E	176 C	186 B	196 C	206 D
147 A	157 E	167 E	177 A	187 C	197 A	207 B
148 B	158 E	168 C	178 D	188 B	198 A	208 B
149 A	159 E	169 E	179 E	189 B	199 E	209 E
150 C	160 C	170 D	180 B	190 A	200 A	210 A
211 D	221 A	231 C	241 A	251 E	261 A	271 C
212 D	222 E	232 E	242 B	252 A	262 D	272 E
213 A	223 D	233 B	243 C	253 A	263 D	273 B
214 B	224 E	234 E	244 A	254 D	264 D	274 C
215 A	225 C	235 B	245 B	255 C	265 D	275 E
216 E	226 A	236 E	246 A	256 E	266 B	276 D
217 C	227 D	237 A	247 D	257 B	267 A	277 C
218 A	228 E	238 C	248 D	258 D	268 A	278 D
219 C	229 D	239 C	249 D	259 E	269 C	279 D
220 E	230 E	240 C	250 D	260 D	270 D	280 A

#	Ans	#	Ans	#	Ans	#	Ans	#	Ans	#	Ans	#	Ans
281	A	291	E	301	B	311	E	321	B	331	E	341	C
282	C	292	E	302	D	312	B	322	E	332	D	342	A
283	C	293	B	303	E	313	E	323	D	333	E	343	B
284	C	294	A	304	C	314	C	324	B	334	B	344	B
285	A	295	C	305	C	315	D	325	A	335	C	345	A
286	D	296	D	306	B	316	B	326	D	336	C	346	A
287	E	297	B	307	E	317	E	327	E	337	E	347	E
288	D	298	E	308	C	318	C	328	C	338	A	348	D
289	A	299	D	309	E	319	E	329	A	339	E	349	E
290	D	300	B	310	C	320	D	330	B	340	D	350	B
351	D	361	E	371	E	381	A	391	C	401	B	411	C
352	D	362	E	372	D	382	B	392	D	402	A	412	D
353	A	363	C	373	E	383	C	393	D	403	B	413	C
354	C	364	B	374	A	384	D	394	E,D	404	D	414	A
355	C	365	E	375	D	385	A	395	E	405	E,A	415	C
356	C	366	C	376	C	386	A	396	C	406	A	416	E
357	C	367	E	377	B	387	A	397	A	407	C	417	E
358	D	368	D	378	C	388	B	398	E	408	B	418	C
359	B	369	D	379	D	389	C	399	B	409	D	419	B
360	E	370	A	380	A	390	E	400	D	410	C	420	B
421	E	431	B	441	D	451	E	461	C	471	A	481	A
422	D	432	C	442	C	452	D	462	A	472	A	482	A
423	C	433	D	443	B	453	B	463	A	473	C	483	A
424	E	434	C	444	D	454	B	464	B	474	B	484	D
425	B	435	C	445	E	455	A	465	E	475	C	485	B
426	A	436	D	446	B	456	E	466	A	476	A	486	E
427	B	437	D	447	D	457	D	467	E	477	C	487	B
428	D	438	A	448	C	458	B	468	B	478	E	488	E
429	C	439	A	449	B	459	C	469	A	479	A	489	E
430	D	440	E	450	E	460	B	470	E	480	E	490	D
491	A	501	B	511	E	521	E	531	B	541	E	551	C
492	A	502	C	512	B	522	A	532	E	542	B	552	C
493	E	503	D	513	C	523	D	533	D	543	B	553	E
494	E	504	E	514	A	524	B	534	A	544	C	554	E
495	B	505	C	515	B	525	A	535	C	545	A	555	D
496	B	506	D	516	C	526	E	536	D	546	E	556	E
497	E	507	D	517	C	527	D	537	E	547	A	557	E
498	D	508	B	518	E	528	E	538	B	548	A	558	E
499	D	509	A	519	A	529	C	539	C	549	C	559	C
500	A	510	C	520	E	530	B	540	A	550	D	560	D
561	B	571	C	581	B	591	D	601	D	611	B		
562	A	572	E	582	A	592	A	602	D	612	E		
563	E	573	A	583	D	593	A	603	E	613	D		
564	B	574	C	584	B	594	C	604	D	614	A		
565	B	575	A	585	C	595	D	605	B	615	D		
566	C	576	D	586	B	596	E	606	C	616	C		
567	A	577	B	587	A	597	D	607	E	617	E		
568	E	578	E	588	E	598	B	608	B	618	A		
569	E	579	A	589	B	599	A	609	E				
570	B	580	A	590	E	600	C	610	A				

Anhang

Neue MC-Fragen von Herbst 1990 bis einschließlich Frühjahr 1996

a1$^+$ Welche Aussagen treffen zu?
Die übliche Angabe, daß der Wert für die Grenzkonzentration für einen Nachweis 10^{-4} (entsprechend 100 ppm) sei, bedeutet, daß die Reaktion positiv ausfällt, wenn

   (1) mindestens 10^{-4} g Substanz in 1 ml gelöst sind
   (2) 10^{-4} g in 1 l gelöst sind
   (3) das Löslichkeitsprodukt der Substanz höchstens 10^{-4} beträgt
   (4) mindestens 10^{-4} g Substanz gelöst sind

(A)   nur 1 ist richtig
(B)   nur 2 ist richtig
(C)   nur 3 ist richtig
(D)   nur 1 und 3 sind richtig
(E)   nur 2 und 4 sind richtig

a2$^+$ Welche der folgenden Verbindungen ergeben eine grüne oder blaugrüne Flammenfärbung, wenn sie in die nichtleuchtende Bunsenflamme gebracht werden?

   (1) SnO_2
   (2) $CuCl_2$
   (3) $BaCl_2$
   (4) $B(OCH_3)_3$
   (5) Cr_2O_3

(A)   nur 2 ist richtig
(B)   nur 4 ist richtig
(C)   nur 1 und 4 sind richtig
(D)   nur 2 und 5 sind richtig
(E)   nur 2, 3 und 4 sind richtig

a3 Welche der folgenden Verbindungen ergeben eine grüne Flammenfärbung, wenn sie in die nichtleuchtende Bunsenflamme gebracht werden?

    (1) As_2O_3
    (2) $CuCl_2$
    (3) $BaCl_2$
    (4) $B(OCH_3)_3$
    (5) K_2SO_4

(A)   nur 2 ist richtig
(B)   nur 4 ist richtig
(C)   nur 1 und 4 sind richtig
(D)   nur 2 und 5 sind richtig
(E)   nur 2, 3 und 4 sind richtig

a4⁺   Welche Aussagen treffen zu?
Eine rote Flammenfärbung tritt auf, wenn folgende Verbindung in die nichtleuchtende Bunsenflamme gebracht wird:

    (1) $Ni(OH)_2$
    (2) Li_2CO_3
    (3) $SrCl_2$
    (4) MnO_2
    (5) $Cd(OH)_2$

(A)   nur 2 ist richtig
(B)   nur 1 und 2 sind richtig
(C)   nur 2 und 3 sind richtig
(D)   nur 4 und 5 sind richtig
(E)   nur 1, 2, 3 und 5 sind richtig

a5   Welche Aussage trifft zu?
Die rote Flammenfärbung einer Bunsenflamme bei Einbringen von Lithiumchlorid wird hervorgerufen durch

(A)   Li-Ionen
(B)   Li-Atome
(C)   LiCl-Moleküle
(D) Li_2-Moleküle
(E)   freie Elektronen

a6 Bei Verwendung einer Bunsenflamme gelingt der flammenphotometrische Nachweis einer Verunreinigung von $CaCO_3$ mit $MgCO_3$ aufgrund charakteristischer Linien im sichtbaren Bereich,
weil
die erste Ionisierungsenergie von Magnesium größer als die von Calcium ist.

a7 Was enthält ein Handspektroskop typischerweise **nicht**?

(A) Abbildungslinse (Sammellinse)
(B) Eintrittsspalt
(C) Amici-Prisma (Geradsichtprisma)
(D) Nicolsches Prisma
(E) Wellenlängenskala

a8 Folgende Abbildung zeigt schematisch den Aufbau eines Handspektroskops.
Durch welches Bauteil erfolgt dabei die Zerlegung des Lichtes?

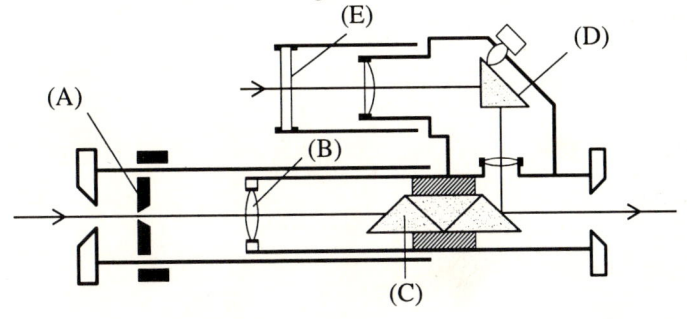

a9$^+$ Chrom(III)-oxid kann durch eine Oxidationsschmelze aufgeschlossen werden.
Welche der folgenden Gleichungen beschreibt den chemischen Vorgang?

(A) $Cr_2O_3 + 3\ NaNO_3 + 2\ Na_2CO_3 \longrightarrow 2\ Na_2CrO_4 + 3\ NaNO_2 + 2\ CO_2\uparrow$
(B) $Cr_2O_3 + 2\ Na_2CO_3 + NaNO_3 \longrightarrow 2\ Na_2CrO_4 + NaNO_2 + 2\ CO\uparrow$
(C) $5\ Cr_2O_3 + 6\ NaNO_3 + 7\ Na_2CO_3 \longrightarrow 10\ Na_2CrO_4 + 3\ N_2\uparrow + 7\ CO_2\uparrow$
(D) $Cr_2O_3 + NaNO_2 + K_2CO_3 \longrightarrow K_2Cr_2O_7 + NaNO_3 + CO_2\uparrow$
(E) $Cr_2O_3 + 2\ NaNO_3 \longrightarrow Na_2Cr_2O_7 + 2\ NO\uparrow$

a10⁺ Ein mit kaltem Wasser gefülltes Reagenzglas werde in eine salzsaure Analysenlösung, zu der man metallisches Zink gegeben hat, eingetaucht und danach in eine nichtleuchtende Bunsenflamme gehalten.
Welches der folgenden Elemente verursacht hierbei (in Form von Verbindungen) eine blaue Lumineszenz ("Leuchtprobe")?

(A) Blei
(B) Kupfer
(C) Zink
(D) Zinn
(E) Antimon

Ordnen Sie bitte den in Liste 1 genannten Ionen die jeweils geeignete Vorprobe aus Liste 2 zu!

Liste 1		Liste 2
a11⁺ Sb^{3+}	(A)	Leuchtprobe
a12 Sn^{2+}	(B)	Marshsche Probe
	(C)	Oxidationsschmelze
	(D)	Ätzprobe
	(E)	Wassertropfenprobe

a13⁺ Welche Aussage trifft zu?
Nach Zugabe eines großen Überschusses an starker Natriumhydroxid-Lösung zu einer wäßrigen Lösung seines Sulfats liegt folgendes Kation als Hydroxid gefällt vor:

(A) Zn^{2+} (B) Pb^{2+} (C) Al^{3+} (D) Sn^{2+} (E) Fe^{2+}

a14 Welche Aussage trifft zu?
Nach Zugabe eines großen Überschusses an Natriumhydroxid-Lösung zu einer wäßrigen Lösung seines Sulfats liegt folgendes Kation als Hydroxid gefällt vor:

(A) Zn^{2+} (B) Pb^{2+} (C) Al^{3+} (D) Sn^{2+}
(E) Keine der obigen Aussagen trifft zu.

a15 Welche Aussage trifft zu?
Nach Zugabe eines großen Überschusses an Natriumhydroxid-Lösung zu seiner wäßrigen Lösung liegt folgendes Kation als Hydroxid gefällt vor:

(A) Zn^{2+}
(B) Fe^{3+}
(C) Al^{3+}
(D) Sn^{2+}
(E) Hg_2^{2+}

a16 Welche Aussage trifft **nicht** zu?
Mit einem Überschuß von NaOH lösen sich folgende Hydroxide aufgrund ihres amphoteren Charakters zu komplexen Verbindungen:

(A) $Pb(OH)_2$
(B) $Sn(OH)_2$
(C) $Fe(OH)_3$
(D) $Al(OH)_3$
(E) $Zn(OH)_2$

a17 Welche der folgenden Hydroxide können mit einem Überschuß von wäßriger Ammoniak-Lösung als Amminkomplexe in Lösung gebracht werden?

(1) $Cd(OH)_2$
(2) $Bi(OH)_3$
(3) $Cu(OH)_2$
(4) $Pb(OH)_2$
(5) $AgOH$

(A) nur 5 ist richtig
(B) nur 1 und 3 sind richtig
(C) nur 3 und 4 sind richtig
(D) nur 1, 3 und 5 sind richtig
(E) nur 2, 4 und 5 sind richtig

a18 Welche Aussagen treffen zu?
Folgende Verbindungen geben beim längeren Erhitzen mit konz. HNO_3 einen Niederschlag:
  (1) Calciumcarbonat
  (2) Natriumsilicat ($Na_2H_2SiO_4 \cdot aq$)
  (3) Zinn(II)-chlorid
  (4) Aluminiumsulfat

(A) nur 1 und 4 sind richtig
(B) nur 2 und 3 sind richtig
(C) nur 3 und 4 sind richtig
(D) nur 1, 2 und 3 sind richtig
(E) 1 - 4 = alle sind richtig

a19 Eine Analysenlösung werde mit verdünnter Schwefelsäure angesäuert. Welche der folgenden Anionen können hierdurch wegen Instabilität der entstandenen Säuren dem weiteren Nachweis entzogen werden?
  (1) F^-
  (2) $S_2O_3^{2-}$
  (3) $(COO)_2^{2-}$
  (4) NO_2^-

(A) nur 2 ist richtig
(B) nur 1 und 2 sind richtig
(C) nur 2 und 4 sind richtig
(D) nur 3 und 4 sind richtig
(E) 1 - 4 = alle sind richtig

a20 Welche(s) der folgenden Substanzen bzw. Ionen wird durch Schweflige Säure in neutraler oder schwach saurer wäßriger Lösung **nicht** reduziert?

(A) I_2
(B) CrO_4^{2-}
(C) Fe^{3+}
(D) Ag^+
(E) Cu^{2+}

Ordnen Sie bitte den in Liste 1 genannten "schwerlöslichen Rückständen" das jeweils geeignete Aufschlußreagenz bzw. -reagenziengemisch aus Liste 2 zu!

	Liste 1		Liste 2
a21	Silicate	(A)	$Na_2CO_3/NaNO_3$ (Oxidationsschmelze)
a22⁺	Cr_2O_3	(B)	Na_2CO_3/K_2CO_3 (Soda-Pottasche-Schmelze)
		(C)	Königswasser
		(D)	ammoniakalische Tartrat-Lösung
		(E)	Ammoniak-Lösung

a23 Fe_2O_3 wird durch eine Disulfat-Schmelze aufgeschlossen,
weil
ein Disulfat-Schmelzaufschluß auf Fe_2O_3 reduzierend wirkt.

a24 Unter einem Pyrosulfat-Aufschluß versteht man das Schmelzen einer Substanz mit Kaliumhydrogensulfat.
Welche der folgenden Gefäße können beim Pyrosulfat-Aufschluß eines Aluminiumsilicats verwendet werden?
- (1) Platintiegel
- (2) Porzellantiegel
- (3) Bleitiegel

- (A) nur 1 ist richtig
- (B) nur 2 ist richtig
- (C) nur 1 und 2 sind richtig
- (D) nur 2 und 3 sind richtig
- (E) 1 - 3 = alle sind richtig

a25⁺ Welche der folgenden Ionen bzw. Verbindungen werden in schwefelsaurer Lösung zwar von $KMnO_4$, nicht aber von Iod-Lösung oxidiert?
- (1) Br^-
- (2) H_2O_2
- (3) SO_3^{2-}
- (4) SH^-

- (A) nur 1 und 2 sind richtig
- (B) nur 2 und 3 sind richtig
- (C) nur 3 und 4 sind richtig
- (D) nur 1, 2 und 3 sind richtig
- (E) nur 2, 3 und 4 sind richtig

a26 Der mit Salzsäure angesäuerte Sodaauszug einer Substanz werde mit Iod/Stärke-Lösung geprüft.
Welches der folgenden Anionen des Sodaauszuges kann Entfärbung verursachen?

(A) SO_4^{2-}
(B) PO_4^{3-}
(C) SiO_3^{2-}
(D) $[Fe(CN)_6]^{3-}$
(E) $S_2O_3^{2-}$

a27 Der mit Salzsäure angesäuerte Sodaauszug einer Substanz werde mit Iod/Stärke-Lösung geprüft.
Welches der folgenden Anionen des Sodaauszuges kann Entfärbung verursachen?

(A) AsO_3^{3-}
(B) NO_3^-
(C) AsO_4^{3-}
(D) NO_2^-
(E) $B_4O_7^{2-}$

a28 Eine Analysenlösung werde angesäuert und mit Iod/Stärke-Lösung versetzt.
Welche der folgenden Anionen bzw. Substanzen können Entfärbung bewirken?

(1) SO_3^{2-}
(2) $S_2O_3^{2-}$
(3) $S_4O_6^{2-}$
(4) $C_2O_4^{2-}$
(5) NO_2^-

(A) nur 1 und 2 sind richtig
(B) nur 2 und 3 sind richtig
(C) nur 2 und 4 sind richtig
(D) nur 4 und 5 sind richtig
(E) nur 1, 3 und 5 sind richtig

a29⁺ Welche Aussage trifft **nicht** zu?
Beim Versetzen eines mit verd. HNO_3 angesäuerten Sodaauszuges mit $AgNO_3$-Lösung kann ein **weißer** Niederschlag ausfallen von:

(A) $AgBrO_3$
(B) $AgCl$
(C) AgI
(D) $AgSCN$
(E) $Ag_4[Fe(CN)_6]$

a30 Der mit Essigsäure angesäuerte Sodaauszug einer Analysenprobe werde mit $AgNO_3$-Lösung versetzt.
Welche der folgenden Niederschläge können dabei auftreten?

(1) $AgBrO_3$
(2) $AgSCN$
(3) $Ag_4[Fe(CN)_6]$
(4) Ag_2S

(A) nur 4 ist richtig
(B) nur 2 und 3 sind richtig
(C) nur 3 und 4 sind richtig
(D) nur 1, 2 und 3 sind richtig
(E) 1 - 4 = alle sind richtig

a31 Beim Versetzen eines schwach angesäuerten Sodaauszuges mit $AgNO_3$-Lösung kann ein Niederschlag von Ag_2CrO_4 auftreten.
Mit welchem der folgenden Niederschläge besteht am ehesten die Gefahr einer Verwechslung aufgrund der Farbe?

(A) AgI
(B) $AgBrO_3$
(C) $AgIO_3$
(D) $Ag_3[Fe(CN)_6]$
(E) $Ag_4[Fe(CN)_6]$

a32⁺ Aus einem Sodaauszug wird (nach Ansäuern) durch Zugabe von $AgNO_3$-Lösung eine Gruppe von Anionen ausgefällt.
Welche der im folgenden genannten Niederschläge können beim Digerieren mit kalter, gesättigter $(NH_4)_2CO_3$-Lösung aufgelöst werden?

(1) AgBr
(2) AgCl
(3) Ag$_2$S
(4) AgSCN
(5) AgIO$_3$

(A) nur 1 und 4 sind richtig
(B) nur 2 und 3 sind richtig
(C) nur 2 und 5 sind richtig
(D) nur 1, 4 und 5 sind richtig
(E) nur 2, 3 und 4 sind richtig

a33 Welche der folgenden Ionen ergeben in neutraler Lösung bei Zugabe von Ba^{2+}-Ionen einen Niederschlag, der von verdünnter Salzsäure (2 N) gelöst wird?

(1) PO$_4^{3-}$
(2) CO$_3^{2-}$
(3) CrO$_4^{2-}$
(4) SO$_3^{2-}$

(A) nur 2 ist richtig
(B) nur 2 und 4 sind richtig
(C) nur 1, 3 und 4 sind richtig
(D) nur 2, 3 und 4 sind richtig
(E) 1 - 4 = alle sind richtig

a34 Welche Aussagen treffen zu?
Eine mit Essigsäure/Natriumacetat gepufferte Lösung eines der nachfolgenden Anionen wird mit Bariumchlorid-Lösung versetzt.
Diese Probe kann einen Niederschlag ergeben bei Anwesenheit von:

(1) CrO$_4^{2-}$
(2) SO$_3^{2-}$
(3) SO$_4^{2-}$
(4) C$_2$O$_4^{2-}$

(A) nur 1 ist richtig
(B) nur 2 und 4 sind richtig
(C) nur 3 und 4 sind richtig
(D) nur 1, 2 und 3 sind richtig
(E) 1 - 4 = alle sind richtig

a35 Welche Aussage trifft zu?
Die "Iod-Azid-Probe" wird zum **direkten** Nachweis folgender Verbindungen angewandt:

(A) Sulfit
(B) Verbindungen mit Schwefel der Oxidationsstufe -2
(C) Sulfanilamid
(D) Iodwasserstoff
(E) tertiäre aromatische Amine

a36 Welche der folgenden Reaktionen ist an der Grenzwertbestimmung von Fluorid nach Arzneibuch **nicht** beteiligt?

(A) $SiO_2 + 3\ H_2F_2 \rightleftharpoons H_2[SiF_6] + 2\ H_2O$
(B) $H_2[SiF_6] \rightleftharpoons SiF_4 + H_2F_2$
(C) $3\ SiF_4 + 4\ OH^- \rightleftharpoons SiO_2 + 2\ [SiF_6]^{2-} + 2\ H_2O$
(D) $H_2F_2 + 2\ NaOH \rightleftharpoons 2\ NaF + 2\ H_2O$
(E) $Cl_2CH-CHCl_2 + H_2F_2 \longrightarrow ClFCH-CHCl F + 2\ HCl$

a37⁺ Welche Aussage trifft zu?
Zum Nachweis von Chlorid-Ionen können diese mit Mangan(IV)-oxid oxidiert werden. Diese Reaktion kann schematisch wie folgt formuliert werden:

(A) $2\ Cl^- + 6\ MnO_2 + 8\ H_3O^+ \longrightarrow Cl_2 + 4\ Mn^{2+} + 2\ MnO_4^- + 12\ H_2O$
(B) $2\ Cl^- + MnO_2 + 4\ H_3O^+ \longrightarrow Cl_2 + Mn^{4+} + 6\ H_2O$
(C) $2\ Cl^- + MnO_2 + 4\ H_3O^+ \longrightarrow Cl_2 + Mn^{2+} + 6\ H_2O$
(D) $4\ Cl^- + MnO_2 + 4\ H_3O^+ \longrightarrow 2\ Cl_2 + Mn^{2+} + 6\ H_2O$
(E) Keine der schematischen Reaktionen (A) bis (D) trifft zu.

a38 Der Chlorid-Nachweis mit der Chromylchlorid-Reaktion ist spezifisch (eindeutig beweisend für Chlorid),
weil
kein Halogenid außer Chlorid mit Dichromat/Schwefelsäure ein flüchtiges Chromylhalogenid bildet.

a39 Welche Aussagen zum Chlorid-Nachweis mittels Kaliumdichromat und Diphenylcarbazid nach Arzneibuch treffen zu?
- (1) Diphenylcarbazon bildet mit Chrom-Ionen einen violetten Komplex.
- (2) Chromylchlorid bewirkt eine Oxidation von Diphenylcarbazid zu Diphenylcarbazon.
- (3) Chlorid-Ionen bilden nach Zusatz von $K_2Cr_2O_7$ und konz. H_2SO_4 Chromylchlorid.
- (4) Chromylchlorid zerfällt in der Wärme in Chrom(III)-chlorid und flüchtiges freies Chlor.
- (5) Diphenylcarbazid und Chlor bilden eine rote Additionsverbindung.

(A) nur 1 und 2 sind richtig
(B) nur 3 und 4 sind richtig
(C) nur 1, 2 und 3 sind richtig
(D) nur 3, 4 und 5 sind richtig
(E) 1 - 5 = alle sind richtig

a40 Mit welchen der folgenden Reagenzien kann Bromid zum Zweck seines Nachweises zu elementarem Brom oxidiert werden?
- (1) CuO/Weinsäure
- (2) PbO_2/Essigsäure
- (3) Chloramin T
- (4) $AgNO_3$/NH_3
- (5) $K_2Cr_2O_7$/H_2SO_4

(A) nur 1 und 5 sind richtig
(B) nur 2 und 5 sind richtig
(C) nur 3 und 4 sind richtig
(D) nur 1, 2 und 4 sind richtig
(E) nur 2, 3 und 5 sind richtig

a41 Welche Aussage trifft zu?

Das vorseitig angegebene Reaktionsprodukt entsteht bei einer Identitätsreaktion auf:

(A) Methanol
(B) Phenol
(C) Anilin
(D) Formaldehyd
(E) Bromid

a42 Die Identitätsprüfung von Bromid (gemäß Arzneibuch) ist nach Umsetzung mit PbO_2/Essigsäure durch Reaktion der entstehenden Bromdämpfe mit Schiffs Reagenz (auf Filterpapier) möglich,
weil
Brom mit Fuchsin-Schwefliger Säure violette Bromrosanilinium-Salze bildet.

a43 Welche Aussagen treffen zu?
Mit folgenden Gleichungen lassen sich Reaktionen und Folgereaktionen beschreiben, die beim Nachweis von I^--Ionen mit Cl_2 stattfinden:

(1) $2\ I^- + Cl_2 \rightleftharpoons 2\ Cl^- + I_2$
(2) $I_2 + 5\ Cl_2 + 18\ H_2O \rightleftharpoons 2\ IO_3^- + 10\ Cl^- + 12\ H_3O^+$
(3) $I_2 + 3\ Cl_2 \rightleftharpoons 2\ ICl_3$
(4) $I_2 + Cl_2 + 2\ H_2O \rightleftharpoons I^- + IO^- + Cl^- + ClO^- + 4\ H^+$

(A) nur 3 ist richtig
(B) nur 1 und 3 sind richtig
(C) nur 2 und 4 sind richtig
(D) nur 1, 2 und 3 sind richtig
(E) 1 - 4 = alle sind richtig

a44⁺ Welche der folgenden Reaktionen eignen sich zum qualitativen Nachweis von Cyanid?
  (1) Überführung in SCN^--Ionen mit Ammoniumpolysulfid, dann Nachweis durch Farbreaktion mit Fe^{3+}
  (2) Bildung von Hexacyanoferrat(II)-Ionen mit Fe^{2+} in alkalischer Lösung, dann Nachweis durch Farbreaktion mit Fe^{3+} in saurer Lösung
  (3) Fällung als weißes, schwerlösliches $Ca(CN)_2$
  (4) Bildung von löslichem, blauem $Co(CN)_2$, das mit organischen Lösungsmitteln (z.B. Amylalkohol/Ether) ausschüttelbar ist

(A) nur 1 und 2 sind richtig
(B) nur 1 und 3 sind richtig
(C) nur 2 und 4 sind richtig
(D) nur 2, 3 und 4 sind richtig
(E) 1 - 4 = alle sind richtig

a45 Der Thiocyanat-Nachweis mit Eisen(III)-chlorid-Lösung kann durch einen Überschuß an Fluorid gestört werden,
weil
Fluorid mit Eisen(III)-chlorid-Lösung gelbrotes Eisen(III)-fluorid bildet.

a46 Welche Aussagen treffen zu?
Kaliumhexacyanoferrat(II) ist zum Einzelnachweis folgender Kationen geeignet:
    (1) Cu^{2+}
    (2) Zn^{2+}
    (3) NH_4^+
    (4) Fe^{3+}

(A) nur 4 ist richtig
(B) nur 1 und 2 sind richtig
(C) nur 2 und 4 sind richtig
(D) nur 1, 2 und 4 sind richtig
(E) nur 2, 3 und 4 sind richtig

a47 Durch Reduktion von $Cr_2O_7^{2-}$-Ionen mit Ethanol in mineralsaurer Lösung entstehen CrO_4^{2-}-Ionen,
weil
in stark saurer Lösung das Gleichgewicht zwischen $Cr_2O_7^{2-}$-Ionen und CrO_4^{2-}-Ionen zugunsten der CrO_4^{2-}-Ionen verschoben ist.

a48 Welche Aussagen treffen zu?
Eine mit Essigsäure/Natriumacetat gepufferte Lösung wird mit einer Chromat-Lösung versetzt.
Bei dieser Probe wird ein Niederschlag erhalten bei Vorliegen von:
    (1) Pb^{2+}
    (2) Ba^{2+}
    (3) Ag^+
    (4) Hg_2^{2+}

(A) nur 1 ist richtig
(B) nur 2 und 3 sind richtig
(C) nur 1, 2 und 4 sind richtig
(D) nur 2, 3 und 4 sind richtig
(E) 1 - 4 = alle sind richtig

a49 Welche der folgenden Eigenschaften ist charakteristisch für Diphenylcarbazon im Verlauf des Nachweises von Chromat-Ionen?

(A) komplexierend   (D) reduzierend
(B) CH-acid   (E) alkylierend
(C) oxidierend

a50 Welche der folgenden Eigenschaften ist typisch für das Reagenz Diphenylcarbazid beim Nachweis von Chromat-Ionen?

(A) reduzierend   (D) komplexierend
(B) CH-acid   (E) alkylierend
(C) oxidierend

a51⁺ Welche Aussage trifft zu?
Bei der Identitätsreaktion auf Sulfat mit Bariumchlorid-Lösung nach Arzneibuch wird eine weiße Suspension erhalten, die nach Zusatz von Iod-Lösung gelb bleiben muß.
Eine Entfärbung kann hindeuten auf Gegenwart von:

(A) Wolframat   (D) Sulfit
(B) Selenat   (E) Carbonat
(C) Iodat

Zur Erhöhung der Spezifität der Identitätsreaktion auf Sulfat läßt das Arzneibuch die durch Zusatz von Bariumchlorid-Lösung zur Prüflösung erhaltene Suspension näher untersuchen.
Ordnen Sie bitte den Untersuchungen der Liste 1 die dadurch jeweils ausgeschlossenen Anionen aus Liste 2 zu!

Liste 1

a52 1. Untersuchung:
Nach Zusatz von Iod-Lösung bleibt die Suspension gelb.

a53 2. Untersuchung:
Wird zu der gelben Suspension von 1. Zinn(II)-chlorid-Lösung gegeben, so tritt Entfärbung ein.

a54 3. Untersuchung:
Wird die Mischung von 2. zum Sieden erhitzt, entsteht kein gefärbter Niederschlag.

Liste 2

(A) nur Iodat
(B) nur Sulfit und Dithionit
(C) nur Selenat und Iodat
(D) nur Wolframat und Dithionit
(E) nur Selenat und Wolframat

a55 Welche der folgenden Reaktionen trifft für Sulfit-Ionen bzw. Schweflige Säure **nicht** zu?

(A) In schwach saurer bis neutraler Lösung wird Iod-Lösung unter Iodid-Bildung entfärbt.
(B) Mit $BaCl_2$ entsteht in verdünnt salzsaurer (2 mol $\cdot$ l^{-1}) Lösung ein weißer, feinkristalliner Niederschlag.
(C) Bei Umsetzung mit Zink/Salzsäure entsteht H_2S.
(D) Mit $Na_2[Fe(CN)_5NO]$-Lösung bilden Sulfit-Ionen eine rotgefärbte Verbindung.
(E) In neutralen und in schwach sauren Lösungen entsteht mit $AgNO_3$-Lösung im Überschuß ein Niederschlag von Ag_2SO_3.

a56⁺ In Gegenwart der Schwermetallionen Hg^{2+} oder Ag^+ kann Sulfid in den Rückstand des Sodaauszuges gelangen.
Durch welche der folgenden Methoden kann es darin nachgewiesen werden?

(1) direkte Induzierung der Iod-Azid-Reaktion
(2) Behandeln des Niederschlages mit Zink/Salzsäure und Nachweis des H_2S mit Bleiacetatpapier
(3) Lösen mit Königswasser, Abrauchen und Nachweis des Sulfids nach Aufnehmen mit verd. HCl
(4) Freisetzen von H_2S mit HCl (1:1) und Nachweis mit Bleiacetatpapier

(A) nur 2 ist richtig
(B) nur 1 und 2 sind richtig
(C) nur 3 und 4 sind richtig
(D) nur 1, 2 und 3 sind richtig
(E) nur 2, 3 und 4 sind richtig

a57⁺ Welche der im folgenden beschriebenen Reaktionen des Sulfid-Ions treffen zu?
(1) Gibt man H_2S-Wasser zu Iod-Lösung, so fällt Schwefel aus.
(2) Behandelt man einen HgS-Niederschlag mit Schwefelsäure, so entweicht H_2S.
(3) Behandelt man HgS mit Zink/Salzsäure, so entstehen Hg (elementar) und H_2S.
(4) In Soda-alkalischer Lösung wird mit Natriumpentacyanonitrosylferrat(II) eine violette Lösung erhalten.

(A) nur 1 ist richtig
(B) nur 1 und 2 sind richtig
(C) nur 1 und 3 sind richtig
(D) nur 3 und 4 sind richtig
(E) nur 1, 3 und 4 sind richtig

a58 Welche Aussage trifft zu?
Zum Nachweis von Nitrat-Ionen mittels $FeSO_4/H_2SO_4$ müssen Nitrit-Ionen zuvor entfernt werden, z.B. durch Umsetzung mit Amidosulfonsäure (Sulfamidsäure).
Diese Reaktion läßt sich durch folgende Bruttogleichung ausdrücken:

(A) $H_2N\text{-}SO_2\text{-}OH + HNO_2 \longrightarrow H_2SO_4 + NO + NH_3$
(B) $H_2N\text{-}SO_2\text{-}OH + HNO_2 + 6 H_2O \longrightarrow H_2SO_3 + 2 NO + 2 H_3O^+$
(C) $2 H_2N\text{-}SO_2\text{-}OH + 2 HNO_2 + 2 H_2O \longrightarrow 2 HSO_3^- + N_2 + 2 NO + 6 H_3O^+$
(D) $2 H_2N\text{-}SO_2\text{-}OH + 2 HNO_2 \longrightarrow 2 H_2SO_4 + 2 N_2O + H_2O$
(E) $H_2N\text{-}SO_2\text{-}OH + HNO_2 \longrightarrow H_2SO_4 + N_2 + H_2O$

a59⁺ Zur Identifizierung von Nitrat wird die Substanz mit Nitrobenzen und konz. Schwefelsäure umgesetzt und anschließend Natriumhydroxid-Lösung und Aceton zugefügt, worauf eine violette Färbung eintritt.
Welche der folgenden Reaktionen können bei dieser Prüfung ablaufen?

(1) Nitrobenzen + HNO$_3$/H$_2$SO$_4$ → 1,3-Dinitrobenzen

(2) H$_3$C-CO-CH$_3$ —OH⁻→ H$_3$C-CO-$\bar{C}$H$_2^{\ominus}$

(3) 1,3-Dinitrobenzen + H$_3$C-CO-CH$_3$/OH⁻ → Meisenheimer-artiger σ-Komplex

(4) σ-Komplex —[Ox]→ oxidiertes Produkt

(A) nur 1 ist richtig
(B) nur 1 und 3 sind richtig
(C) nur 1, 2 und 4 sind richtig
(D) nur 2, 3 und 4 sind richtig
(E) 1 - 4 = alle sind richtig

a60⁺ Zum Nachweis von Nitrat wird zuerst mit Nitrobenzen (im Überschuß) und Schwefelsäure und dann mit Aceton und Natriumhydroxid-Lösung versetzt. Welche der folgenden Reaktionen tritt dabei **nicht** ein?

(A) HNO$_3$ + Nitrobenzen —[H⁺]→ 1,3-Dinitrobenzen

(B) 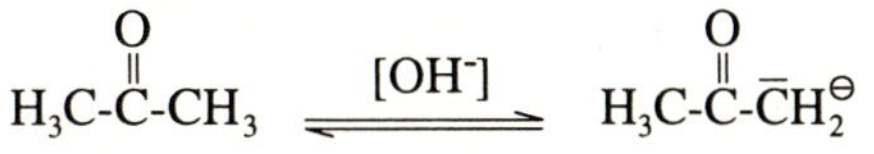 $H_3C-\overset{O}{\underset{\|}{C}}-CH_3 \xrightleftharpoons{[OH^-]} H_3C-\overset{O}{\underset{\|}{C}}-\bar{C}H_2^{\ominus}$

(C) $H_3C-\overset{O}{\underset{\|}{C}}-\bar{C}H_2^{\ominus}$ + [3-Nitrobenzol] $\rightleftharpoons$ [Meisenheimer-Addukt mit NO_2]

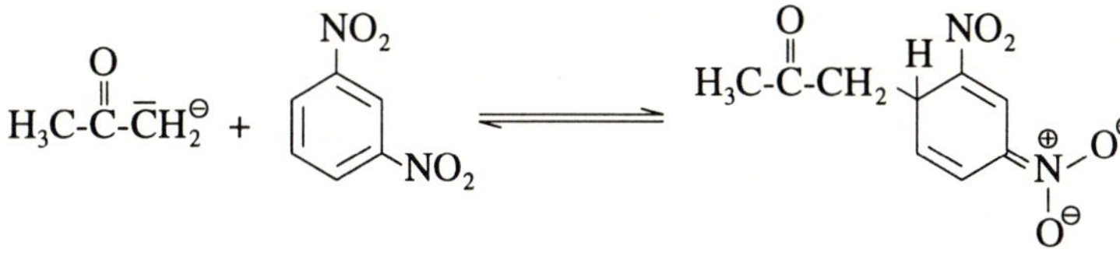

(D) 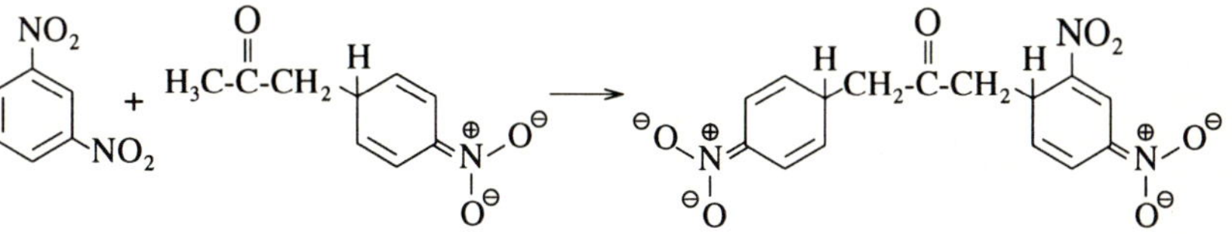 [Weitere Reaktionsschritte mit Nitrobenzol und Aceton-Anion]

(E) 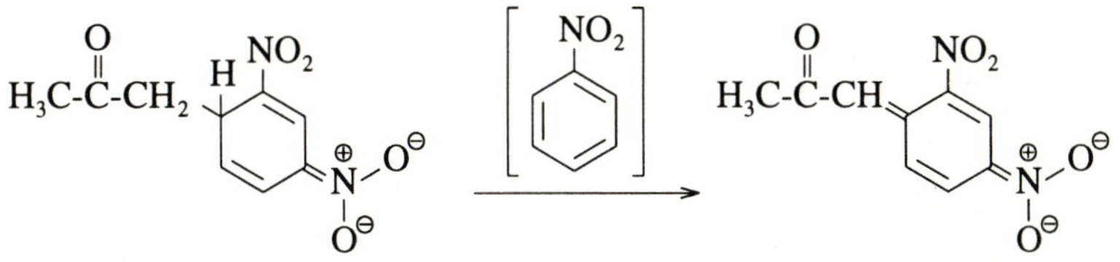 [Produkt mit NO_2-Gruppe, Tautomerisierung zum violetten Anion]

a61 Eine Analysensubstanz wird nach Arzneibuch mit der Mischung aus Nitrobenzen und konz. Schwefelsäure versetzt. Nach Verdünnen mit Wasser wird 40 prozentige Natriumhydroxid-Lösung bis zur stark alkalischen Reaktion sowie Aceton zugegeben. Nach Schütteln ist die obere Schicht tiefviolett gefärbt.
Welches der nachfolgend genannten Ionen ist damit nachgewiesen?

(A) Barbiturat   (D) Bromid
(B) Citrat   (E) Nitrat
(C) Benzoat

a62⁺ Welche der folgenden Aussagen über die Eigenschaften von Nitrit-Ionen trifft **nicht** zu?

(A) Sie reagieren in schwach saurem Medium mit Sulfaminsäure (Amidosulfonsäure) unter N_2-Bildung.
(B) Sie werden in verdünnt schwefelsaurer Lösung durch Fe^{2+}-Ionen reduziert unter nachfolgender Bildung des $[Fe(NO)(H_2O)_5]^{2+}$-Ions.

(C) Sie oxidieren in saurer Lösung Iodid zu I_2.
(D) Sie reduzieren in verdünnt schwefelsaurer Lösung MnO_4^--Ionen zu Mn^{2+}-Ionen.
(E) Sie induzieren die Iod-Azid-Reaktion.

a63 Welche der folgenden Reagenzien sind zum Nachweis von Nitrit durch Bildung eines Azofarbstoffes geeignet?
(1) Harnstoff
(2) 2-Naphthol
(3) Sulfanilsäure
(4) Zinkstaub

(A) nur 1 und 4 sind richtig
(B) nur 2 und 3 sind richtig
(C) nur 1, 2 und 3 sind richtig
(D) nur 1, 3 und 4 sind richtig
(E) nur 2, 3 und 4 sind richtig

a64 Nitrit-Ionen können auch in Gegenwart von Nitrat-Ionen mit Sulfanilsäure/1-Naphthylamin nachgewiesen werden,
weil
Nitrit-Ionen im Gegensatz zu Nitrat-Ionen mit Sulfanilsäure eine Diazotierungsreaktion eingehen, welche die Grundlage für eine weiterführende Reaktion mit 1-Naphthylamin zu einem Azofarbstoff ist.

a65⁺ Welche der folgenden Aussagen trifft **nicht** zu?
Analytisch auswertbare Reaktionen des Phosphat-Ions sind:

(A) aus schwach saurer Lösung Ausflockung von elementarem Phosphor bei Zugabe unedler Metalle wie Eisen oder Zink
(B) aus stark salzsaurer Lösung (5-molar) Fällung von weißem Zirkonphosphat
(C) in neutralem Medium Fällung von gelbem Silberphosphat
(D) aus ammoniakalischer, NH_4^+-Ionen enthaltender Lösung Fällung von kristallinem $MgNH_4PO_4 \cdot 6 H_2O$
(E) Bildung von gelbem Ammoniummolybdatophosphat mit salpetersaurer Ammoniummolybdat-Lösung

a66 Welche Aussagen treffen zu?
Zur Identitätsprüfung von Phosphat(-Ionen) sieht das Arzneibuch vor:
(1) mit Methoxyphenylessigsäure-Reagenz weißer Niederschlag, löslich in Ammoniak-Lösung
(2) in neutralem Milieu gelber Niederschlag auf Zugabe von Silbernitrat-Lösung, löslich bei Zusatz von Ammoniak-Lösung
(3) mit Molybdat-Vanadat-Reagenz gelbe Färbung
(4) nach Zusatz von Kaliumhexahydroxoantimonat(V)-Lösung weißer Niederschlag

(A) nur 2 ist richtig
(B) nur 4 ist richtig
(C) nur 1 und 2 sind richtig
(D) nur 2 und 3 sind richtig
(E) nur 3 und 4 sind richtig

a67 Zum Nachweis von Silicat mit Natriumfluorid/Schwefelsäure ist die Verwendung eines Bleitiegels günstiger als die Verwendung eines Porzellantiegels,
weil
bei Verwendung eines Pb-Tiegels die Verflüchtigung des Siliciums bei Umsetzung mit Natriumfluorid/Schwefelsäure durch Bildung schwerflüchtiger Pb-Si-Fluoride verhindert wird.

a68 Zum Nachweis von Silicat mit Natriumfluorid/Schwefelsäure ist die Verwendung eines Bleitiegels günstiger als die Verwendung eines Porzellantiegels,
weil
Bleidioxid ein stärkeres Oxidationsmittel ist als Siliciumdioxid.

a69 Zum Nachweis von Silicat mit Natriumfluorid/Schwefelsäure ist die Verwendung eines Bleitiegels günstiger als die Verwendung eines Porzellantiegels,
weil
Blei eine höhere Wärmeleitfähigkeit hat als Porzellan.

a70 Welche Aussagen treffen zu?
Für die Durchführung des Nachweises von Silicat durch Umsetzung mit Natriumfluorid/Schwefelsäure verwendet man üblicherweise einen Tiegel aus:
  (1) Porzellan
  (2) Quarz
  (3) Blei

(A) nur 1 ist richtig
(B) nur 2 ist richtig
(C) nur 3 ist richtig
(D) nur 1 und 2 sind richtig
(E) nur 2 und 3 sind richtig

a71 Bei der Identitätsprüfung auf Carbonat und Hydrogencarbonat nach Arzneibuch mit $Ba(OH)_2$-Lösung kann die Gegenwart von Sulfit einen positiven Carbonat-Nachweis vortäuschen,
weil
Säuren sowohl CO_2 als auch SO_2 aus einer Lösung der entsprechenden Salze freisetzen können und beide Gase beim Einleiten in eine $BaCl_2$-Lösung Niederschläge ergeben.

a72 Welche Aussage trifft zu?
Ein Metallsulfid ist nicht in gelber Ammoniumpolysulfid-Lösung, aber in verdünnter Salzsäure löslich. Aus der mit überschüssiger NH_3-Lösung versetzten salzsauren Lösung entsteht mit H_2S ein gelber Niederschlag von:

(A) Antimon(III)-sulfid (D) Cadmiumsulfid
(B) Arsen(III)-sulfid   (E) Cobaltsulfid
(C) Bismutsulfid

a73 Welche Aussage trifft **nicht** zu?
Durch Behandlung des Niederschlages der Schwefelwasserstoff-Fällung mit Ammoniumpolysulfid-Lösung werden folgende Sulfide aufgelöst:

(A) SnS   (D) As_2S_3
(B) Sb_2S_3 (E) PbS
(C) As_2S_5

a74 Welche der folgenden Kationen können beim Einleiten von H_2S in ihre ammoniakalische Lösung (etwa pH = 8) als Sulfide gefällt werden (ohne Luftzutritt)?

(1) Ni^{2+}
(2) Co^{2+}
(3) Mn^{2+}
(4) Zn^{2+}

(A) nur 1 und 2 sind richtig
(B) nur 2 und 3 sind richtig
(C) nur 3 und 4 sind richtig
(D) nur 1, 2 und 3 sind richtig
(E) 1 - 4 = alle sind richtig

a75⁺ Im Kationentrennungsgang sei nach $NH_3/(NH_4)_2S$-Fällung ein Gemisch von $Cr(OH)_3$, $Al(OH)_3$, MnS und ZnS vorhanden, das weiter getrennt und identifiziert werden soll.
Welches Trennungsergebnis trifft **nicht** zu?

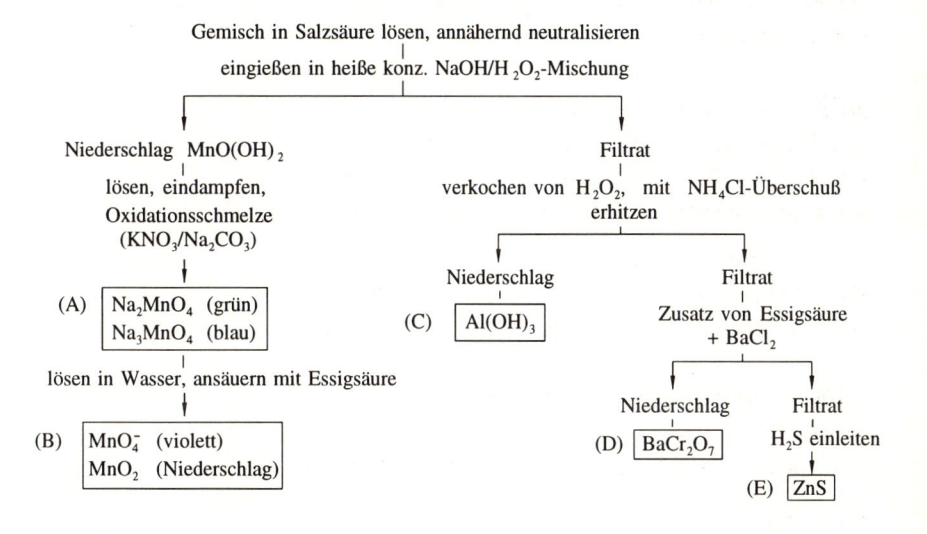

Gemisch in Salzsäure lösen, annähernd neutralisieren
eingießen in heiße konz. $NaOH/H_2O_2$-Mischung

Niederschlag $MnO(OH)_2$
lösen, eindampfen, Oxidationsschmelze
(KNO_3/Na_2CO_3)

(A) Na_2MnO_4 (grün)
Na_3MnO_4 (blau)

lösen in Wasser, ansäuern mit Essigsäure

(B) MnO_4^- (violett)
MnO_2 (Niederschlag)

Filtrat
verkochen von H_2O_2, mit NH_4Cl-Überschuß erhitzen

Niederschlag
(C) $Al(OH)_3$

Filtrat
Zusatz von Essigsäure + $BaCl_2$

Niederschlag
(D) $BaCr_2O_7$

Filtrat
H_2S einleiten
(E) ZnS

a76 Im Kationentrennungsgang sei nach $NH_3/(NH_4)_2S$-Fällung ein Gemisch von $Cr(OH)_3$, $Al(OH)_3$, MnS und ZnS vorhanden, das weiter getrennt und identifiziert werden soll.
Welches Trennungsergebnis tritt bei den angewandten Operationen **nicht** auf?

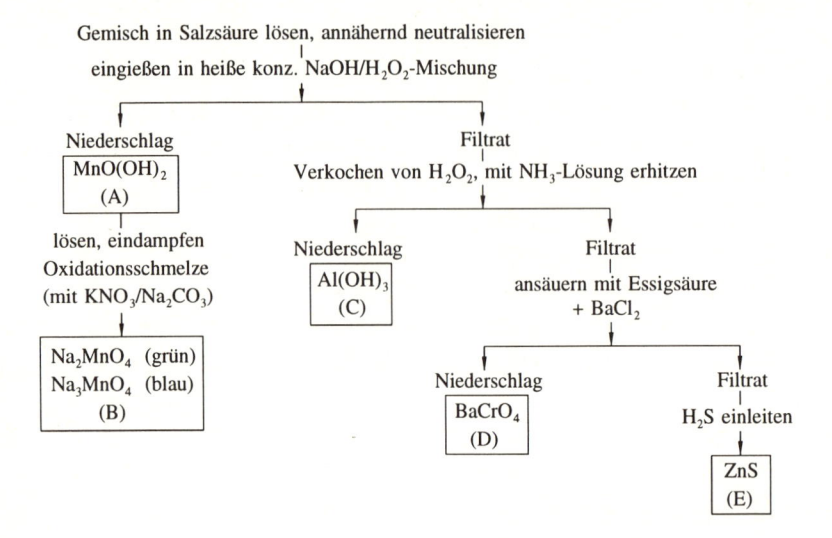

Gemisch in Salzsäure lösen, annähernd neutralisieren
eingießen in heiße konz. $NaOH/H_2O_2$-Mischung

Niederschlag: $MnO(OH)_2$ (A)

lösen, eindampfen Oxidationsschmelze (mit KNO_3/Na_2CO_3)

Na_2MnO_4 (grün)
Na_3MnO_4 (blau)
(B)

Filtrat: Verkochen von H_2O_2, mit NH_3-Lösung erhitzen

Niederschlag: $Al(OH)_3$ (C)

Filtrat: ansäuern mit Essigsäure + $BaCl_2$

Niederschlag: $BaCrO_4$ (D)

Filtrat: H_2S einleiten

ZnS (E)

a77 Im Kationentrennungsgang sei nach $NH_3/(NH_4)_2S$-Fällung ein Gemisch aus $Cr(OH)_3$, $Al(OH)_3$ und MnS vorhanden, das weiter getrennt werden soll.
Welcher Trennungs- bzw. Nachweisschritt trifft **nicht** zu?

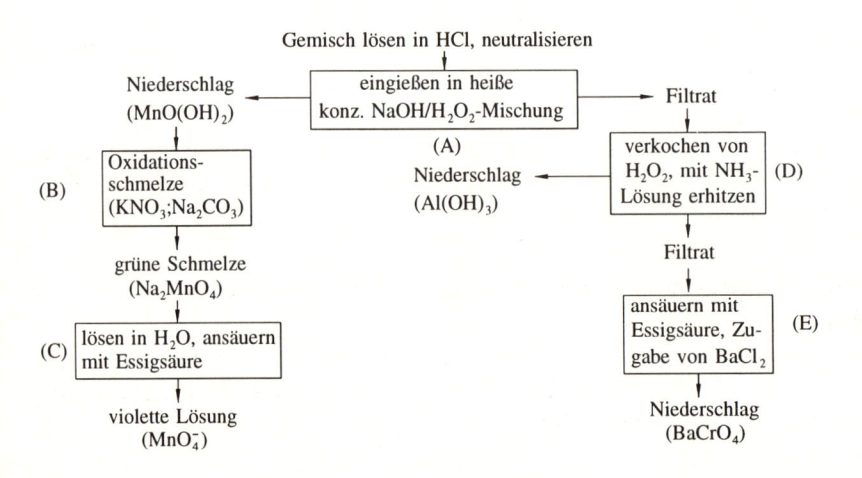

Gemisch lösen in HCl, neutralisieren
eingießen in heiße konz. $NaOH/H_2O_2$-Mischung

Niederschlag ($MnO(OH)_2$)

(B) Oxidationsschmelze (KNO_3; Na_2CO_3)

grüne Schmelze (Na_2MnO_4)

(C) lösen in H_2O, ansäuern mit Essigsäure

violette Lösung (MnO_4^-)

(A) Niederschlag ($Al(OH)_3$)

Filtrat

verkochen von H_2O_2, mit NH_3-Lösung erhitzen (D)

Filtrat

ansäuern mit Essigsäure, Zugabe von $BaCl_2$ (E)

Niederschlag ($BaCrO_4$)

a78 Die salzsaure Lösung eines Metallchlorids wird mit Ammoniumchlorid und Ammoniak versetzt, Ammoniumsulfid-Lösung hinzugefügt und erwärmt. Welcher der folgenden Stoffe kommt **nicht** als Niederschlag in Betracht?

(A) Aluminiumhydroxid
(B) Chromsulfid
(C) Eisen(II)-sulfid
(D) Nickelsulfid
(E) Zinksulfid

a79⁺ Welche Aussage trifft zu?
Eine wäßrige Lösung enthalte die Ionen Fe^{2+}, Cr^{3+}, Al^{3+} und Zn^{2+}. Sie liefert beim Versetzen mit einem Gemisch aus H_2O_2 und NaOH im Überschuß folgende Reaktionsprodukte:

(A) $Fe(OH)_2$, $Cr_2O_7^{2-}$, $[Al(OH)_4]^-$, $Zn(OH)_2$
(B) $Fe(OH)_2$, $Cr_2O_7^{2-}$, $Al(OH)_3$, $Zn(OH)_2$
(C) $Fe(OH)_3$, CrO_4^{2-}, $[Al(OH)_4]^-$, $[Zn(OH)_4]^{2-}$
(D) $Fe(OH)_3$, CrO_4^{2-}, $Al(OH)_3$, $[Zn(OH)_4]^{2-}$
(E) $Fe(OH)_3$, $Cr(OH)_3$, $Al(OH)_3$, $Zn(OH)_2$

a80⁺ Welche Aussage trifft zu?
AgCl und AgI lassen sich voneinander trennen mit:

(A) Ammoniumchlorid-Lösung
(B) überschüssiger Natriumthiocyanat-Lösung
(C) Kaliumcyanid-Lösung
(D) Ammoniumcarbonat-Lösung
(E) Keine der obigen Aussagen trifft zu.

a81 Bei Zugabe von überschüssigem Kaliumcyanid zu einer wäßrigen Suspension von Silberiodid entsteht eine klare Lösung,
weil
eine gesättigte Silberiodid-Lösung eine kleinere Konzentration an freien Silber-Ionen aufweist, als die Lösung einer vergleichbaren Menge an Silberiodid in überschüssiger Kaliumcyanid-Lösung.

a82 Silberiodid ist in wäßriger Kaliumcyanid-Lösung unlöslich,
weil
die Stabilitätskonstante des Silberdicyano-Komplexes (bei einem Überschuß an Kaliumcyanid) eine größere Konzentration an freien Silber-Ionen als eine gesättigte Silberiodid-Lösung bedingt.

a83⁺ Mit welcher der folgenden Reaktionen kann Quecksilber **nicht** nachgewiesen werden?

(A) aus Quecksilber(I)-Salzlösungen Fällung von Hg_2Cl_2 und anschließende Disproportionierung bei NH_3-Zusatz zu elementarem Hg und Hg^{2+}, das in Quecksilberpräzipitat übergeht
(B) Fällung von gelbem HgO aus Quecksilber(II)-Salzlösungen mit Alkalihydroxiden
(C) aus Quecksilber(II)-Salzlösungen mit verd. Schwefelsäure Ausfällung des Sulfats, das von ammoniakalischer Tartrat-Lösung wieder gelöst wird
(D) aus Quecksilber(II)-Salzlösungen mit Kaliumiodid-Lösung Fällung von rotem HgI_2, das sich im Reagenzüberschuß wieder löst
(E) Abscheidung von metallischem Hg auf Kupfer

a84 Welche Aussagen treffen zu?
Geeignete Identitätsreaktionen auf Quecksilber sind:
 (1) Fällung von gelbem HgO aus Quecksilber(II)-Salzlösungen mit Alkalihydroxiden
 (2) Abscheidung von metallischem Hg auf Kupfer
 (3) gelbe Färbung bei Zugabe von Thioharnstoff in salpetersaurem Milieu

(A) nur 1 ist richtig
(B) nur 3 ist richtig
(C) nur 1 und 2 sind richtig
(D) nur 2 und 3 sind richtig
(E) 1 - 3 = alle sind richtig

a85 Welche Aussage trifft zu?
Bei der Identifizierung von Blei(II)-Ionen mit Kaliumchromat

(A) entsteht in essigsaurem Milieu Bleidichromat
(B) fällt Bleichromat aus
(C) erfolgt eine Oxidation zu Blei(IV)-Ionen
(D) bildet sich Chrom(III)-plumbat
(E) entsteht Blei(II)-plumbat (Mennige)

a86 Welche Aussagen treffen zu?
Zu Identitätsprüfungen von Bismut-Ionen sind folgende Reaktionen geeignet:

(1) Die salzsaure Lösung ergibt beim Verdünnen einen weißen oder schwach gelben Niederschlag.
(2) bei Zusatz von Natriumsulfid-Lösung zur Hydrolysefällung braune Färbung
(3) bei Zugabe von Thioharnstoff zur salpetersauren Lösung gelblich-orange Färbung oder orangefarbiger Niederschlag
(4) Der orangefarbige Thioharnstoff-Komplex entfärbt sich bei Zusatz von Natriumfluorid.

(A) nur 1 ist richtig
(B) nur 2 ist richtig
(C) nur 1 und 4 sind richtig
(D) nur 1, 2 und 3 sind richtig
(E) nur 2, 3 und 4 sind richtig

a87 Welche Aussagen treffen zu?
Zur Identitätsprüfung von Bismut-Ionen sieht das Arzneibuch vor:
(1) mit Methoxyphenylessigsäure-Reagenz grüner Niederschlag, löslich in Ammoniak-Lösung
(2) beim stärkeren Verdünnen einer salzsauren, klaren Probelösung mit Wasser weißer bis schwach gelber Niederschlag
(3) mit Molybdat-Vanadat-Reagenz dunkelblaue Färbung
(4) bei Zusatz von Natriumsulfid-Lösung zur Hydrolysefällung braune Färbung
(5) bei Zugabe von Thioharnstoff-Lösung zur salpetersauren Lösung gelblichorange Färbung oder orangefarbiger Niederschlag

(A) nur 2 ist richtig
(B) nur 1 und 4 sind richtig
(C) nur 2, 3 und 5 sind richtig
(D) nur 2, 4 und 5 sind richtig
(E) 1 - 5 = alle sind richtig

a88 Versetzt man eine ammoniakalische Lösung von Cd^{2+} mit Cyanid im Überschuß, so fällt beim Einleiten von H_2S **kein** CdS aus,
weil
der $[Cd(CN)_4]^{2-}$-Komplex so stabil ist, daß das Löslichkeitsprodukt von CdS beim Einleiten von H_2S in eine ammoniakalische Lösung dieses Komplexes **nicht** erreicht wird.

a89 Welche Aussagen treffen zu?
Arsen-Ionen lassen sich nachweisen
(1) nach Reduktion zu AsH_3 durch dessen thermische Zersetzung unter Abscheidung des Elements
(2) durch Reduktion zum Element mit $SnCl_2$ in konz. Salzsäure
(3) durch Reduktion zum Element mit Unterphosphoriger Säure
(4) durch Bildung eines gelben Sulfids aus salzsaurer Lösung, das mit Alkalihydroxiden oder Ammoniak zu einem löslichen Salz umgesetzt wird

(A) nur 1 und 2 sind richtig
(B) nur 2 und 3 sind richtig
(C) nur 3 und 4 sind richtig
(D) nur 1, 2 und 3 sind richtig
(E) 1 - 4 = alle sind richtig

a90 Welche Aussagen zum Arsen-Nachweis nach Arzneibuch treffen zu?
(1) Das reduzierende Agens ist Phosphinsäure (Unterphosphorige Säure).
(2) Die anorganischen As^{3+}- und As^{5+}-Verbindungen werden zu elementarem Arsen reduziert.
(3) Bei positiver Reaktion entsteht Phosphonsäure (Phosphorige Säure).
(4) Die Reaktion erfolgt in stark salzsaurem Milieu.

(A) nur 1 und 3 sind richtig
(B) nur 2 und 4 sind richtig
(C) nur 1, 2 und 3 sind richtig
(D) nur 2, 3 und 4 sind richtig
(E) 1 - 4 = alle sind richtig

a91⁺ Welche Gleichung gilt für die Identitätsprüfung auf Arsen nach Arzneibuch?

(A) $As^{3+} + 3\, PO_2^{2-} + 3\, H_2O \longrightarrow As + 3\, PO_3^{3-} + 6\, H^+$
(B) $2\, As^{3+} + 3\, HPO_3^{2-} + 3\, H_2O \longrightarrow 2\, AsH_3 + PO_4^{3-} + 3\, H^+$
(C) $As^{3+} + 3\, HPO_2^{2-} + 3\, H_2O \longrightarrow AsH_3 + 6\, PO_3^{3-} + 6\, H^+$
(D) $2\, As^{3+} + 3\, H_3PO_3 + 3\, H_2O \longrightarrow 2\, As + 3\, H_3PO_4 + 6\, H^+$
(E) $2\, As^{3+} + 3\, H_3PO_2 + 3\, H_2O \longrightarrow 2\, As + 3\, H_3PO_3 + 6\, H^+$

a92 Welche Aussage trifft zu?
Beim Nachweis von Antimon nach Arzneibuch wird u. a. mit Kaliumnatriumtartrat-Lösung erhitzt. Dieser erste Schritt dient

(A) der Lösung der Substanz
(B) zur Fällung schwerlöslicher Antimonyltartrate
(C) zur Überführung von Sb^{5+} in Sb^{3+}
(D) der Differenzierung gegenüber Arsen
(E) zur Maskierung von Blei-Ionen

Ordnen Sie bitte jedem der in Liste 1 aufgeführten Kationen aus der H_2S-Gruppe die für seine Analytik innerhalb dieser Gruppe jeweils zutreffende bzw. zu beachtende Eigenschaft aus Liste 2 zu!

Liste 1

a93⁺ Cu^{2+}
a94⁺ Cd^{2+}
a95⁺ Bi^{3+}

Liste 2

(A) Das Sulfid fällt beim Einleiten von H_2S in eine ammoniakalische Lösung des Tetracyano-Komplexes aus.
(B) Das Sulfid ist in heißer verdünnter Salpetersäure (1 + 1) praktisch unlöslich.
(C) In ammoniakalischer Lösung bildet sich bei Zugabe eines Überschusses von KCN unter Reduktion des Kations ein Komplex mit einem Zentralatom der Oxidationsstufe +1.
(D) Das Sulfid ist in Ammoniumpolysulfid-Lösung vollständig löslich.
(E) Das Halogenid wird durch Wasser unter Bildung von Oxidhalogeniden hydrolytisch gespalten.

Ordnen Sie bitte den Kationen der Liste 1 die in Liste 2 jeweils zutreffende Reaktion zu!

Liste 1

a96⁺ Cd^{2+}

a97⁺ Hg_2^{2+}

Liste 2

(A) mit Natriumhydroxid-Lösung gelber Niederschlag des Oxids des genannten Kations

(B) mit Salzsäure schwerlöslicher Niederschlag des Chlorids des genannten Kations

(C) mit Natriumhydroxid-Lösung weißer Niederschlag des Hydroxids des genannten Kations, schwerlöslich im Laugenüberschuß

(D) mit Kaliumiodid-Lösung roter Niederschlag des Iodids des genannten Kations, vollständig löslich im Kaliumiodid-Überschuß

(E) mit Natriumhydroxid-Lösung weißer Niederschlag des Hydroxids des genannten Kations, leichtlöslich im Laugenüberschuß

a98⁺ Welche Aussage trifft zu?

Beim Nachweis von Nickel(II) mit Diacetyldioxim bildet sich ein Nickel(II)-Diacetyldioxim-Komplex im Verhältnis:

	Nickel		Diacetyldioxim
(A)	1	:	1
(B)	1	:	2
(C)	1	:	4
(D)	2	:	1
(E)	4	:	1

a99 Welche der folgenden Reaktionen können zum Nachweis von Eisen(II)-Ionen beitragen?

(1) die Rotfärbung mit Ammoniumthiocyanat in schwach salzsaurer Lösung

(2) die tiefblaue Färbung oder Fällung mit Kaliumhexacyanoferrat(III)

(3) die Rotfärbung nach Zusatz von Weinsäure, Ammoniak und Diacetyldioxim-Lösung

(4) die Bildung von Iod nach Zusatz von Kaliumiodid in schwefelsaurer Lösung

(A) nur 1 und 3 sind richtig
(B) nur 1 und 4 sind richtig
(C) nur 2 und 3 sind richtig
(D) nur 2 und 4 sind richtig
(E) nur 1, 2 und 4 sind richtig

a100 Eine unbekannte Substanz werde mit Thiocyanat auf Eisen geprüft. Welche Aussagen treffen hierfür zu?
  (1) Eisen(II)-Salze ergeben eine Rotfärbung der wäßrigen Lösung.
  (2) Beim Ausschütteln mit Isoamylalkohol färbt sich die organische Phase bei Vorliegen von Eisen(III) rosa.
  (3) Hg(II)-Ionen bilden ebenfalls rot gefärbte Komplexe und stören dadurch die Reaktion.
  (4) Nach Zusatz von Phosphorsäure verblaßt beim Schütteln die Färbung der organischen Phase.

(A) nur 1 ist richtig
(B) nur 4 ist richtig
(C) nur 1 und 2 sind richtig
(D) nur 2 und 4 sind richtig
(E) nur 2, 3 und 4 sind richtig

a101 Zum Nachweis von Eisen wird mit Thiocyanat versetzt und anschließend mit Ether ausgeschüttelt.
Welche Aussagen über diese Identitätsprüfung treffen zu?
  (1) Bei Vorliegen von dreiwertigem Eisen wird in salzsaurer wäßriger Lösung eine intensive Rotfärbung erhalten.
  (2) In Gegenwart von Hg(II)-Ionen bilden sich in der wäßrigen Lösung undissoziiertes $Hg(SCN)_2$ und/oder Komplexe wie $[Hg(SCN)_4]^{2-}$.
  (3) Beim Ausschütteln der rotgefärbten wäßrigen Lösung mit Ether bleibt dieser farblos.

(A) nur 1 ist richtig
(B) nur 1 und 2 sind richtig
(C) nur 1 und 3 sind richtig
(D) nur 2 und 3 sind richtig
(E) 1 - 3 = alle sind richtig

a102 Zum Nachweis von Eisen-Ionen wird mit Thiocyanat versetzt und anschließend mit Ether oder Isoamylalkohol ausgeschüttelt.
Welche Aussagen über diese Prüfung treffen zu?
(1) Co(II)-Ionen stören den Nachweis durch Bildung blaugefärbter Komplexe.
(2) Gegenwart von Hg(II)-Ionen kann die Rotfärbung der wäßrigen Phase verhindern.
(3) **Zwei**wertiges Eisen verursacht in salzsaurer wäßriger Lösung eine intensive Rotfärbung.

(A) nur 1 ist richtig
(B) nur 3 ist richtig
(C) nur 1 und 2 sind richtig
(D) nur 2 und 3 sind richtig
(E) 1 - 3 = alle sind richtig

a103 Welche Aussage trifft zu?
Aluminiumhydroxid und Zinkhydroxid lassen sich trennen aufgrund ihrer unterschiedlichen Löslichkeiten in:

(A) Natriumhydroxid-Lösung
(B) verdünnter Ammoniak-Lösung (etwa 2 mol · l^{-1})
(C) verdünnter Schwefelsäure (etwa 1 mol · l^{-1})
(D) Natriumsulfat-Lösung
(E) Keine der obigen Aussagen trifft zu.

a104 Die Lösung einer Substanz in Wasser wird mit Natriumhydroxid-Lösung versetzt, wodurch ein weißer Niederschlag entsteht, der sich nach Zusatz von weiterer Natriumhydroxid-Lösung wieder löst. Diese Lösung bleibt nach Zusatz von Ammoniumchlorid-Lösung klar. Fügt man anschließend Natriumsulfid-Lösung hinzu, so entsteht ein flockiger, weißer Niederschlag.
Welches der folgenden Ionen läßt sich mit dieser Prüfvorschrift identifizieren?

(A) Al^{3+}
(B) Mg^{2+}
(C) Pb^{2+}
(D) Sb^{3+}
(E) Zn^{2+}

a105⁺ Zur wäßrigen Lösung der zu prüfenden Substanz wird überschüssige Ammoniak-Lösung hinzugefügt, wodurch ein weißer Niederschlag entsteht, der sich nach Zusatz von Ammoniumchlorid-Lösung löst. Nach Zugabe von Natriummonohydrogenphosphat-Lösung entsteht ein weißer, kristalliner Niederschlag.
Welches der folgenden Ionen läßt sich hierdurch nachweisen?

(A) Al^{3+}
(B) Mg^{2+}
(C) Hg^{2+}
(D) Bi^{3+}
(E) K^+

a106 Die Fällung von Calcium-Ionen als schwerlösliches Calciumoxalat wird in ammoniakalischer, Ammoniumchlorid-gepufferter oder schwach essigsaurer, Acetat-gepufferter Lösung durchgeführt,
weil
wegen des Gleichgewichtes $H_2C_2O_4 \rightleftharpoons C_2O_4^{2-} + 2\,H^+$ die Oxalat-Ionenkonzentration in alkalischer Lösung zu gering ist, um das Löslichkeitsprodukt von Calciumoxalat erreichen zu können.

a107 Welche Aussage trifft zu?
Zum Nachweis von Calcium läßt das Arzneibuch (u.a.) folgendes Reagenz verwenden:

(A) Natriumhydroxid/ Natriumsulfid
(B) Natriummonohydrogenphosphat
(C) Natriumhexanitrocobaltat(III)
(D) Kaliumhexacyanoferrat(II)
(E) Methoxyphenylessigsäure

a108⁺ Welche Aussage trifft zu?
Zur Unterscheidung von Bariumsulfat und Bleisulfat eignet sich **am besten** die Prüfung der Löslichkeit in:

(A) Wasser
(B) verd. Salzsäure
(C) konz. Natriumhydroxid-Lösung
(D) verd. Salpetersäure
(E) verd. Ammoniak-Lösung

a109 Zum Nachweis von Ammoniumsalzen wird die Prüflösung mit Magnesiumoxid versetzt. Ein Luftstrom wird durch diese Mischung und anschließend durch eine stark verdünnte Salzsäure geleitet. Gibt man zu der salzsauren Lösung Natriumhexanitrocobaltat(III)-Lösung, so entsteht ein gelber Niederschlag. Welche Reaktionen (schematisch) finden bei dieser Prüfung statt?

(1) $MgO + H_2O \rightleftharpoons Mg^{2+} + 2\ OH^-$
(2) $OH^- + NH_4^+ \rightleftharpoons NH_3 + H_2O$
(3) $2\ NH_4^+ + [Co(NO_2)_6]^{3-} + Na^+ \rightleftharpoons (NH_4)_2Na[Co(NO_2)_6]$
(4) $NH_4^+ + Mg^{2+} + [Co(NO_2)_6]^{3-} \rightleftharpoons MgNH_4[Co(NO_2)_6]$

(A) nur 1 und 2 sind richtig
(B) nur 2 und 3 sind richtig
(C) nur 3 und 4 sind richtig
(D) nur 1, 2 und 3 sind richtig
(E) 1 - 4 = alle sind richtig

a110⁺ Welche Aussage trifft zu?
Neßlers Reagenz enthält unter anderem:

(A) Formaldehyd/Schwefelsäure
(B) Kaliumiodobismutat/Weinsäure
(C) Kaliumhexacyanoferrat(II)
(D) Kaliumtetraiodomercurat(II)/Natriumhydroxid
(E) Dinatriumpentacyanonitrosylferrat(II)

a111 Mit welchen der folgenden Ionen bildet Tetraphenylborat einen schwerlöslichen Niederschlag?

(1) NH_4^+
(2) Li^+
(3) Na^+
(4) K^+

(A) nur 1 und 4 sind richtig
(B) nur 2 und 3 sind richtig
(C) nur 3 und 4 sind richtig
(D) nur 1, 3 und 4 sind richtig
(E) nur 2, 3 und 4 sind richtig

Ordnen Sie bitte den in Liste 1 genannten Reagenzien jeweils eine in Liste 2 genannte Grenzprüfung zu!

Liste 1

a112 Ammoniumoxalat
a113 Natriumtetraphenylborat

Liste 2

(A) auf Arsen-Ionen
(B) auf Eisen-Ionen
(C) auf Kalium-Ionen
(D) auf Calcium-Ionen
(E) auf Magnesium-Ionen

Ordnen Sie bitte möglichen Nachweisreaktionen auf die in Liste 1 genannten Ionen die jeweils zu ihrer Durchführung (u.a.) geeigneten Reagenzien aus Liste 2 zu!

Liste 1

a114 Eisen(III)
a115 Natrium(I)

Liste 2

(A) Kaliumhexacyanoferrat(II)
(B) H_2S/verd. HCl
(C) Dinatriumpentacyanonitrosylferrat(II)
(D) Kaliumhexahydroxoantimonat(V)
(E) Kaliumperchlorat

Ordnen Sie bitte den Substanzen der Liste 1 jeweils die Eigenschaft aus Liste 2 zu, die analytisch bedeutsam ist!

Liste 1

a116 Glyoxalbishydroxyanil
a117 Oxin (8-Hydroxychinolin)

Liste 2

(A) reduzierend
(B) deprotonierend
(C) oxidierend
(D) komplexierend
(E) alkylierend

Ordnen Sie bitte den Substanzen der Liste 1 jeweils die Eigenschaft aus Liste 2 zu, die analytisch bedeutsam ist!

Liste 1	Liste 2
a118 Acetylaceton	(A) reduzierend
a119 Diacetyldioxim	(B) deprotonierend
	(C) oxidierend
	(D) komplexierend
	(E) alkylierend

a120 Welche der folgenden Methoden sind zur Bestimmung von Wassergehalten in Feststoffen prinzipiell möglich?
(1) Karl-Fischer-Titration
(2) Destillation mit Toluen und volumetrische Bestimmung des Wassers im Destillat
(3) Bestimmung des Masseverlustes bei geeigneter Temperatur

(A) nur 1 ist richtig
(B) nur 2 ist richtig
(C) nur 3 ist richtig
(D) nur 2 und 3 sind richtig
(E) 1 - 3 = alle sind richtig

a121[+] Welches der in der folgenden Abbildung mit (A) bis (E) bezeichneten Teile ist in der "Apparatur zur Bestimmung von Wasser durch Destillation" nach Arzneibuch **nicht** enthalten?

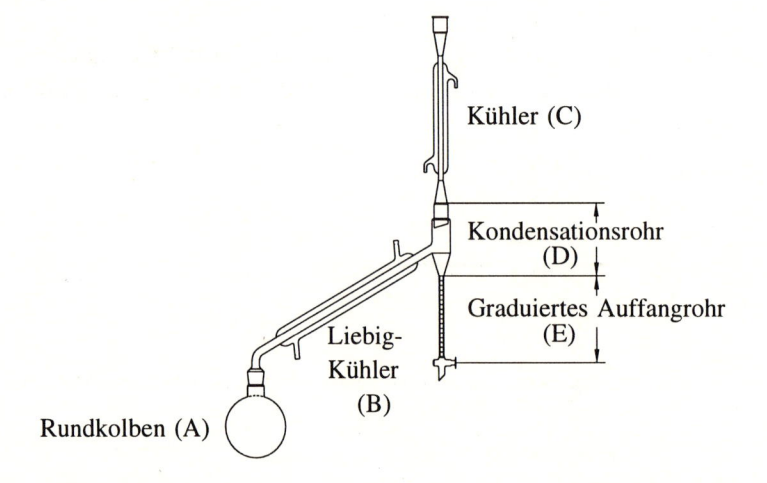

a122⁺ Welche Aussage über das eutektische Gemisch von zwei Substanzen trifft zu?

(A) Die eutektische Temperatur liegt zwischen den Schmelztemperaturen der beiden Einzelkomponenten.
(B) Bei isomorphen Substanzen kann die Schmelztemperatur des eutektischen Gemisches über den Schmelztemperaturen der Einzelkomponenten liegen.
(C) Je größer die Differenz der Schmelztemperaturen der Einzelkomponenten ist, umso größer ist das als eutektische Schmelztemperatur bezeichnete Temperaturintervall.
(D) Seine Schmelztemperatur ist die niedrigste, bei der ein Zweistoffgemisch in Abhängigkeit von seiner Zusammensetzung zu schmelzen beginnt.
(E) Nur Feststoffe mit unterschiedlichen Schmelztemperaturen bilden eutektische Gemische.

a123⁺ Welche Aussagen über das eutektische Gemisch von zwei Substanzen treffen zu?

(1) Die eutektische Temperatur liegt zwischen den Schmelztemperaturen der beiden Einzelkomponenten.
(2) Bei isomorphen Substanzen kann die Schmelztemperatur des eutektischen Gemisches über den Schmelztemperaturen der Einzelkomponenten liegen.
(3) Je größer die Differenz der Schmelztemperaturen der Einzelkomponenten ist, umso größer ist das als eutektische Schmelztemperatur bezeichnete Temperaturintervall.
(4) Haben die Einzelkomponenten gleiche Schmelztemperaturen, so schmilzt das Eutektikum bei der Schmelztemperatur der Einzelkomponenten.

(A) Keine der Aussagen 1 bis 4 trifft zu.
(B) nur 4 ist richtig
(C) nur 1 und 2 sind richtig
(D) nur 1 und 4 sind richtig
(E) nur 2 und 3 sind richtig

a124 Welche Aussage über die eutektische Temperatur von zwei Stoffen trifft zu?

(A) Sie ist die niedrigste Schmelztemperatur, die ein Zweistoffgemisch erreichen kann, wenn seine Zusammensetzung geändert wird.
(B) Sie ist, unabhängig von der Art der Stoffe, die Schmelztemperatur bei einem Massenverhältnis von 1:1.
(C) Sie ist, unabhängig von der Art der Stoffe, die Schmelztemperatur eines äquimolaren Gemisches der Stoffe.
(D) Sie ist die Temperatur, bei der das letzte Substanzteilchen in der Schmelze geschmolzen ist.
(E) Sie ist das arithmetische Mittel der Schmelztemperaturen der Einzelsubstanzen.

a125+ Die Mischung von zwei Feststoffen unterschiedlicher Struktur, mit ungleichen Schmelztemperaturen, zeigt üblicherweise im Vergleich zur Schmelztemperatur der tiefer schmelzenden Komponente keine Schmelztemperaturerniedrigung,
weil
nur Feststoffe mit gleichen Schmelztemperaturen eutektische Gemische bilden.

a126 Die Mischung von zwei Feststoffen unterschiedlicher Struktur, aber mit gleichen Schmelztemperaturen, zeigt üblicherweise im Vergleich zu den Schmelztemperaturen der Einzelsubstanzen eine Schmelztemperaturerniedrigung,
weil
nur Feststoffe mit gleichen Schmelztemperaturen eutektische Gemische bilden.

a127+ Der Ethanolgehalt (% V/V) von Ethanol-Wasser-Gemischen kann aus der relativen Dichte der Gemische abgeleitet werden,
weil
die relative Dichte von Ethanol-Wasser-Gemischen mit zunehmendem Ethanolgehalt (% V/V) zunimmt.

a128 Kohlenstoff in organischen Verbindungen kann nach Mischen der Verbindung mit CuO, Erhitzen und Identifizierung eines Reaktionsproduktes nachgewiesen werden,
weil
beim Erhitzen einer organischen Verbindung mit überschüssigem CuO nahezu quantitativ Kohlenmonoxid entsteht.

a129⁺ Kohlenstoff in organischen Verbindungen kann nach Mischen der Verbindung mit CuO, Erhitzen und Identifizierung eines Reaktionsproduktes nachgewiesen werden,
weil
beim Erhitzen einer organischen Verbindung mit überschüssigem CuO Kohlendioxid entsteht.

a130⁺ Welche Aussage trifft **nicht** zu?
Beim Aufschluß einer organischen Verbindung, die außer Kohlenstoff, Wasserstoff und Sauerstoff auch Stickstoff, Schwefel und Brom enthält, können durch Glühen mit Natrium-Metall im Überschuß (Lassaigne-Probe) entstehen:

(A) Bromid (D) Nitrosylbromid
(B) Cyanid (E) Thiocyanat
(C) Sulfid

a131 Nach Lassaigne-Aufschluß einer Stickstoff-haltigen, Schwefel-freien organischen Verbindung kann Stickstoff durch die "Berliner-Blau-Reaktion" nachgewiesen werden,
weil
das beim Lassaigne-Aufschluß entstehende Cyanid mit Fe^{3+} blaues Dicyan bildet.

a132 Welche Aussage trifft zu?
Beim Aufschluß organischer Verbindungen durch Schmelzen mit Natrium wird organisch gebundenes Chlor übergeführt in:

(A) $NaClO_3$ (D) NaCl
(B) $NaClO_3$/NaOCl (E) NaOCl/NaCl
(C) NaOCl

a133 Welche Aussage trifft zu?
Beim Aufschluß organischer Verbindungen durch Schmelzen mit Natrium wird organisch gebundenes Iod übergeführt in:

(A) NaI (D) $NaIO_3$
(B) NaIO (E) $NaIO_4$
(C) NaIO und $NaIO_3$

a134 Welche Aussage trifft zu?
Beim Aufschluß organischer Verbindungen durch Natriumperoxid (Wurzschmitt-Bombe) wird organisch gebundener Phosphor übergeführt in:

(A) Na_3P
(B) P (roter)
(C) NaH_2PO_2
(D) $NaHPO_3$
(E) Na_3PO_4

a135⁺ Welche der folgenden Operationen kann **nicht** beim Nachweis von Chlor in Chloralhydrat eingesetzt werden?

(A) Hydrolyse mit Alkalihydroxid-Lösungen
(B) Schöniger-Verfahren
(C) Beilstein-Probe
(D) Lassaigne-Aufschluß
(E) direkter Zusatz von Silbernitrat in salpetersaurer Lösung

a136 Welche Aussagen treffen zu?
Der Nachweis des in Chlorkresol (s. Formel) gebundenen Chlors kann erfolgen:

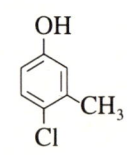

(1) nach Alkalicarbonat-Schmelze
(2) nach Hydrolyse mit verdünnter Natriumhydroxid-Lösung
(3) nach dem Schöniger-Aufschluß
(4) mit der Beilstein-Probe

(A) nur 1 ist richtig
(B) nur 4 ist richtig
(C) nur 1 und 2 sind richtig
(D) nur 1, 3 und 4 sind richtig
(E) 1 - 4 = alle sind richtig

a137 Welche Aussage trifft **nicht** zu?
Organisch gebundenes Brom kann in Bromid übergeführt werden durch:

(A) Aufschluß durch Glühen mit Natrium
(B) Umsetzung mit 0,1 N-$KMnO_4$-Lösung
(C) Reduktion mit Raney-Nickel in alkalisch-wäßriger Suspension
(D) Reduktion mit Zink/Schwefelsäure
(E) Verbrennen der Substanz nach der Schöniger-Methode des Arzneibuches und Umsetzung der Verbrennungsprodukte mit konz. H_2O_2/H_2SO_4

a138

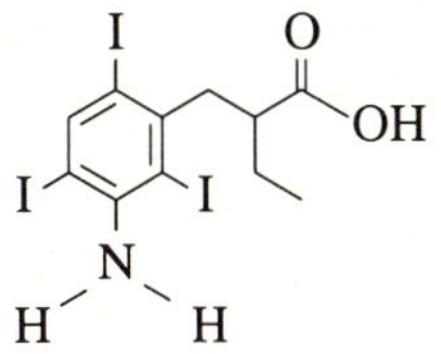

Nach welchen der folgenden Schritte kann der Nachweis des in Iopansäure (s. Formel) gebundenen Iods erfolgen?
(1) Hydrogenolyse in Gegenwart von Raney-Nickel
(2) Hydrolyse mit verd. Alkalihydroxid-Lösungen
(3) Schöniger-Aufschluß
(4) Lassaigne-Aufschluß

(A) nur 1 ist richtig
(B) nur 4 ist richtig
(C) nur 1 und 2 sind richtig
(D) nur 3 und 4 sind richtig
(E) nur 1, 3 und 4 sind richtig

a139

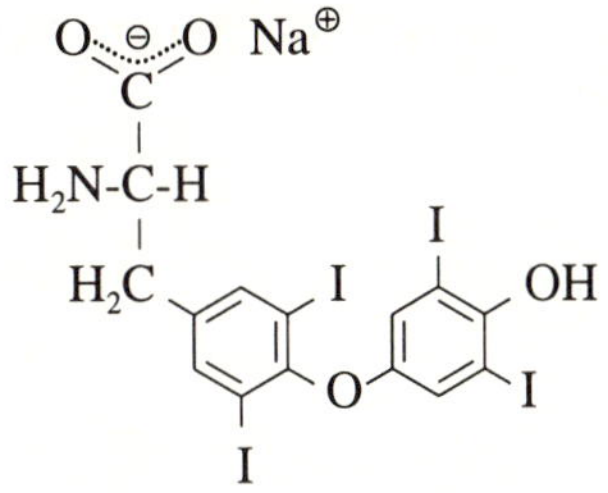

Welche der folgenden Verfahren eignen sich zur quantitativen Abspaltung des organisch gebundenen Iods in Levothyroxin-Natrium (s. vorseitige Formel)?
(1) die Verbrennung in Sauerstoff-Atmosphäre
(2) der Aufschluß mit metallischem Natrium
(3) die Behandlung mit Zink in stark alkalischer Lösung
(4) das Erwärmen mit verdünnter Natronlauge

(A) nur 1 ist richtig
(B) nur 2 ist richtig
(C) nur 3 und 4 sind richtig
(D) nur 1, 2 und 3 sind richtig
(E) 1 - 4 = alle sind richtig

a140⁺ Welche Aussage trifft **nicht** zu?
Mit Hilfe der Schöniger-Methode können folgende Elemente aus organischen Verbindungen quantitativ bestimmt werden (Störungen seien ausgeschlossen):

(A) Brom   (D) Schwefel
(B) Chlor   (E) Stickstoff
(C) Fluor

a141⁺ Welche Aussagen treffen zu?
Mit Hilfe der Schöniger-Methode können folgende Elemente aus organischen Verbindungen quantitativ bestimmt werden (Störungen seien ausgeschlossen):

(1) Schwefel   (4) Fluor
(2) Chlor   (5) Sauerstoff
(3) Brom

(A) nur 1 und 4 sind richtig
(B) nur 2 und 3 sind richtig
(C) nur 1, 4 und 5 sind richtig
(D) nur 1, 2, 3 und 4 sind richtig
(E) nur 2, 3, 4 und 5 sind richtig

a142⁺ Welche Aussage trifft **nicht** zu?
Bei der Prüfung auf funktionelle Gruppen organischer Verbindungen kann die Entfärbung schwach alkalischer Kaliumpermanganat-Lösung verursacht werden durch:

(A) Mercaptane
(B) aliphatische Aldehyde
(C) Olefine
(D) Sulfonsäuren
(E) Endiole

a143⁺

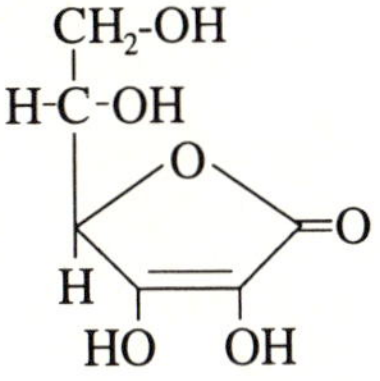

$$\text{I}: \quad \begin{array}{c} CH_2\text{-}OH \\ | \\ H\text{-}C\text{-}OH \\ \end{array} \text{(Furanosering mit Doppelbindung, } =O\text{)}$$

$$\text{II}: \quad \begin{array}{c} CH_2\text{-}OH \\ | \\ H\text{-}C\text{-}OH \\ \end{array} \text{(Furanosering, } =O\text{)}$$

I 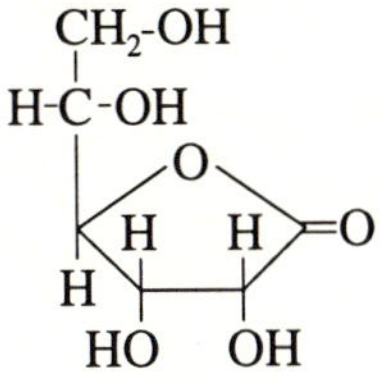   II

Verbindung II wird in wäßriger Lösung durch Luftsauerstoff leichter oxidiert als Verbindung I,
weil
Verbindung II ein reduzierender Zucker ist.

a144⁺ Welche Aussage trifft **nicht** zu?
Eine olefinische Doppelbindung kann im allgemeinen durch folgende Reaktionen charakterisiert werden:

(A) Ozonisierung und nachfolgende Ozonidspaltung
(B) Gelb- bzw. Braunfärbung mit Neßlers Reagenz infolge Abscheidens von metallischem Hg
(C) Epoxidbildung durch Umsetzung mit Peroxosäuren wie Peroxoessigsäure oder Peroxobenzoesäure
(D) Entfärbung einer wäßrigen, Soda-alkalischen Kaliumpermanganat-Lösung unter Abscheidung von Mangan(IV)-oxidhydrat
(E) Entfärbung einer wäßrigen Brom-Lösung

a145 Welches der folgenden Reagenzien kann zur analytischen Erfassung olefinischer Doppelbindungen in organischen Verbindungen **nicht** eingesetzt werden?

(A) Brom-Lösung
(B) Peroxosäuren wie Peroxoessigsäure
(C) Nitrosylchlorid
(D) Kaliumpermanganat
(E) Natriummetaperiodat

a146 Welche Aussage trifft zu?
Cyclohexan kann von Cyclohexen durch folgende Beobachtung **nicht** unterschieden werden:

(A) Löslichkeit in konz. H_2SO_4
(B) Niederschlag mit ammoniakalischer Silbersalzlösung
(C) Epoxidbildung durch Umsetzung mit Peroxosäuren wie Peroxoessigsäure oder Peroxobenzoesäure
(D) Entfärbung einer wäßrigen, Soda-alkalischen Kaliumpermanganat-Lösung unter Abscheidung von Mangan(IV)-oxidhydrat
(E) Entfärbung einer wäßrigen Brom-Lösung

a147⁺ Welche der folgenden Reagenzien eignen sich zum Nachweis von Alkylhalogeniden als schwerlösliches Alkylisothiuroniumsalz?

(1) Harnstoff
(2) Thioharnstoff
(3) Ammoniumsulfid
(4) Pikrinsäure

(A) nur 1 ist richtig
(B) nur 2 ist richtig
(C) nur 1 und 2 sind richtig
(D) nur 2 und 4 sind richtig
(E) nur 2, 3 und 4 sind richtig

a148 Welche der nachfolgend aufgeführten funktionellen Gruppen wird durch Umsetzung mit Thioharnstoff und nachfolgende Fällung des gebildeten **Derivates** mit Pikrinsäure nachgewiesen (R = Alkyl)?

(A) R-C≡C-H
(B) $R-CH_2-Br$
(C) $R-CH_2-OH$
(D) $R-CH_2-NH_2$
(E) $R-CH_2-COOH$

a149 Welche der nachfolgend aufgeführten funktionellen Gruppen wird durch Umsetzung mit Thioharnstoff und nachfolgende Fällung des **Derivates** mit Pikrinsäure nachgewiesen (R = Alkyl)?

(A) R-C≡C-H
(B) R-CH_2-OH
(C) 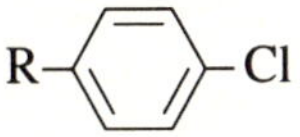 R-⟨◯⟩-Cl
(D) R-CH_2-NH_2
(E) Keine der obigen Gruppen wird so nachgewiesen.

a150 Alkylhalogenide lassen sich durch Fällung mit Pikrinsäure als Pikrate nachweisen,
weil
Pikrate von Alkylhalogeniden in der Regel schwerlösliche Salze sind.

a151⁺ Primäre, sekundäre und tertiäre Alkohole lassen sich an ihrem Verhalten bei Umsetzung mit konz. HCl/$ZnCl_2$ (Lucas-Test) unterscheiden.
Welche der folgenden chemischen Vorgänge laufen dabei ab?

    (1) Alkylhalogenid-Bildung
    (2) Bildung eines Zink-Chelates
    (3) Dehydrierung

(A) nur 1 ist richtig
(B) nur 2 ist richtig
(C) nur 3 ist richtig
(D) nur 1 und 2 sind richtig
(E) 1 - 3 = alle sind richtig

a152⁺ Welche Aussage trifft **nicht** zu?
Primäre und sekundäre Alkohole können charakterisiert werden als:

(A) 4-Nitrobenzoesäureester
(B) Halbester der 3-Nitrophthalsäure
(C) Xanthogenate
(D) N-Phenylcarbaminsäureester (Phenylurethane)
(E) S-Alkylisothiuroniumpikrate

a153⁺ Welches der nachfolgend aufgeführten Reagenzien eignet sich **nicht** zur Identifizierung primärer Alkohole?

(A) 4-Nitrobenzoylchlorid
(B) Phenylisocyanat
(C) Phthalsäureanhydrid
(D) Kohlendisulfid/OH⁻/Schwermetallsalze
(E) Thioharnstoff

a154 Welche Aussagen treffen zu?
Alkoholische Gruppen sind durch Derivatbildung mit folgenden Reagenzien charakterisierbar:
(1) Phenylisocyanat
(2) Cyanessigester
(3) 3-Nitrophthalsäureanhydrid
(4) Thioacetamid
(5) Thioharnstoff

(A) nur 1 und 3 sind richtig
(B) nur 2 und 4 sind richtig
(C) nur 1, 2 und 5 sind richtig
(D) nur 1, 4 und 5 sind richtig
(E) 1 - 5 = alle sind richtig

a155 Welches der folgenden Derivate wird bei der analytisch verwertbaren Reaktion primärer und sekundärer Alkohole mit Phenylisocyanat gebildet?

(A) Hydroxamsäureester   (D) Hydrazon
(B) Oxim   (E) Semicarbazon
(C) Urethan

a156 Welche der folgenden funktionellen Gruppen reagieren in der Regel mit 3,5-Dinitrobenzoylchlorid in Gegenwart von Pyridin unter Bildung meist kristalliner Produkte?
(1) Phenole
(2) primäre und sekundäre Alkohole
(3) Ketone
(4) primäre und sekundäre Amine

(A) nur 1 und 2 sind richtig
(B) nur 2 und 4 sind richtig
(C) nur 1, 2 und 4 sind richtig
(D) nur 1, 3 und 4 sind richtig
(E) 1 - 4 = alle sind richtig

a157⁺ Welche funktionelle Gruppe unterliegt bei Umsetzung mit Natriummetaperiodat **nicht** einer C-C-Spaltung?

(A) H_2C-OH
    H_2C-OH

(B) $HC=O$
    H_2C-OH

(C) $HC=O$
    $HC=O$

(D) H_2C-OH
    H_2C-NH_2

(E) $H_2C-O-CH_3$
    H_2C-OH

a158 1,2-Glycole lassen sich nach Reaktion mit Bleitetraacetat anhand ihrer Reaktionsprodukte nachweisen,
weil
1,2-Glycole durch Bleitetraacetat in charakterisierbare Carbonylverbindungen übergeführt werden.

a159 Welche Aussagen treffen zu?
Unter geeigneten Bedingungen ergibt Eisen(III)-chlorid eine Färbung mit:

(1) 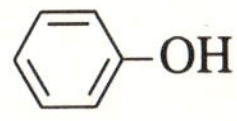 C₆H₅–OH (Phenyl-OH)

(2) 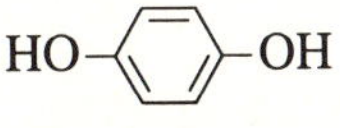 HO–C₆H₄–OH

(3) 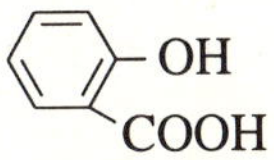 C₆H₄(OH)(COOH)

(4) $CH_3-C-CH_2-C\underset{OC_2H_5}{\overset{\displaystyle{\parallel O}}{}}$
      $\parallel$
      O

(A) nur 1 ist richtig
(B) nur 1 und 3 sind richtig
(C) nur 2 und 4 sind richtig
(D) nur 1, 3 und 4 sind richtig
(E) 1 - 4 = alle sind richtig

a160 Welche Aussagen treffen zu?
Unter geeigneten Bedingungen ergibt Eisen(III)-chlorid eine Rot- bis Violettfärbung mit:

(1) 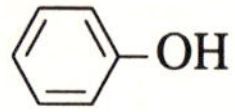 C$_6$H$_5$-OH

(2) 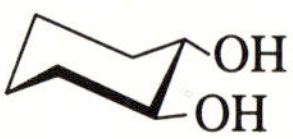 Cyclohexan-1,2-diol (OH, OH)

(3) 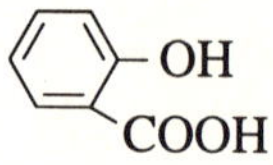 2-Hydroxybenzoesäure (OH, COOH)

(4) CH$_3$-C(=O)-NH-OH

(A) nur 3 ist richtig
(B) nur 1 und 2 sind richtig
(C) nur 1, 2 und 3 sind richtig
(D) nur 1, 3 und 4 sind richtig
(E) 1 - 4 = alle sind richtig

a161 Welche Aussagen treffen zu?
Unter geeigneten Bedingungen ergibt Eisen(III)-chlorid eine Rot- bis Violettfärbung mit:

(1) 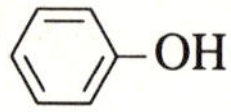 C$_6$H$_5$-OH

(2) 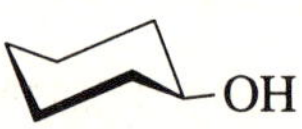 Cyclohexanol-OH

(3) 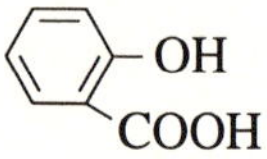 2-Hydroxybenzoesäure (OH, COOH)

(4) H$_3$C-C(OH)=CH-C(=O)-OC$_2$H$_5$

(A) nur 1 ist richtig
(B) nur 1 und 2 sind richtig
(C) nur 2 und 4 sind richtig
(D) nur 1, 3 und 4 sind richtig
(E) 1 - 4 = alle sind richtig

a162 Welche der folgenden Verbindungen entsteht beim Nachweis von Phenol mit 2,6-Dichlorchinonchlorimid im Alkalischen?

(A) 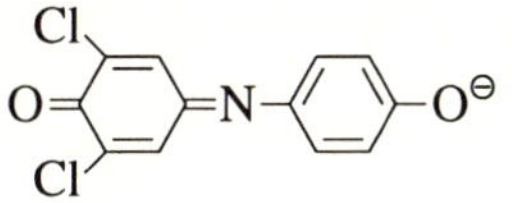 [Struktur: 2,6-Dichlor-chinon=N-C₆H₄-O⁻]

(B) 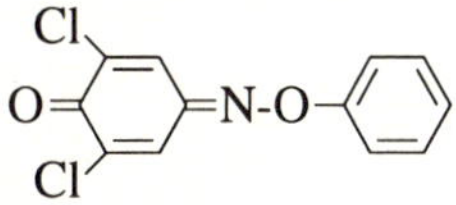 [Struktur: 2,6-Dichlor-chinon=N-O-C₆H₅]

(C) 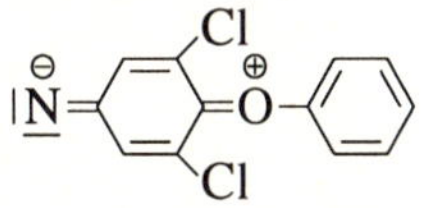 [Struktur: ⁻N=...=O⁺-C₆H₅ mit 2,6-Dichlor]

(D) 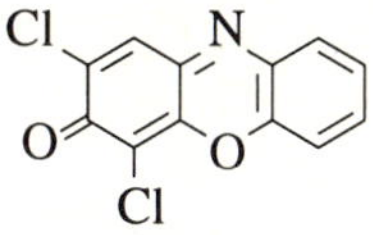 [Struktur: Phenoxazin-Derivat mit Cl]

(E) 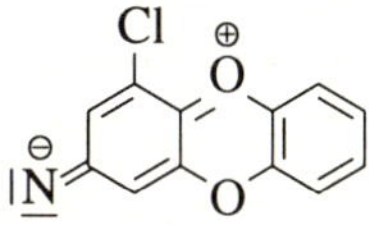 [Struktur: Dibenzodioxin-artig mit ⁻N und Cl, O⁺]

a163⁺ Welche Aussage über die Bestimmung von Phenol in Sera und Impfstoffen gemäß Arzneibuch trifft **nicht** zu?

(A) Die Bestimmung erfolgt als Derivat photometrisch.
(B) Die Färbung der Lösung rührt von einem Phenol-Eisen(III)-Komplex her.
(C) Es erfolgt eine oxidative Kupplung mit Aminopyrazolon.
(D) Kaliumhexacyanoferrat(III) dient als Oxidationsmittel.
(E) Es liegt ein Spezialfall einer Indophenolreaktion vor.

a164 Welche Aussage trifft zu?
Die Aminosäure Cystein (s. obige Formel) reagiert mit Iod in salzsaurer wäßriger Lösung zu (ionische Formeln bleiben unberücksichtigt):

COOH
|
H₂N-C-H
|
H₂C-SH

(A) COOH
     |
     HN=C
     |
     H₂C-SH

(B) COOH
     |
     H₂N-C-H
     |
     H₂C-S-OH

(C) COOH
     |
     H₂N-C-H
     |
     H₂C-SO₂H

(D) COOH
     |
     H₂N-C-H
     |
     H₂C-SO₃H

(E) COOH
     |
     H₂N-C-H
     |
     H₂C-S-S-CH₂
              |
              H-C-NH₂
              |
              COOH

a165 Welcher der folgenden Stoffe ist prinzipiell zum Nachweis von Carbonylgruppen **nicht** geeignet?

(A) Hydroxylaminhydrochlorid
(B) Diphenylamin
(C) Isonicotinsäurehydrazid
(D) Phenylhydrazin
(E) Semicarbazid

a166 Welcher der folgenden Stoffe ist prinzipiell zum Nachweis von Carbonylgruppen **nicht** geeignet?

(A) Hydroxylaminhydrochlorid
(B) Isonicotinsäurehydrazid
(C) Nitrobenzoylchlorid
(D) Phenylhydrazin
(E) Hydrazinsulfat

a167 Welche der folgenden Reagenzien eignen sich zur Derivatbildung bzw. Charakterisierung von Aldehyden?

    (1) Semicarbazid
    (2) Hydroxylamin
    (3) 2,4-Dinitrophenylhydrazin
    (4) Diphenylcarbazon

(A) nur 1 ist richtig
(B) nur 1 und 4 sind richtig
(C) nur 2 und 4 sind richtig
(D) nur 1, 2 und 3 sind richtig
(E) 1 - 4 = alle sind richtig

a168 Die Umsetzung von Acetaldehyd mit einer alkalischen Kupfer(II)-tartrat-Lösung kann zu seinem Nachweis beitragen,
weil
Aldehyde in einer alkalischen Kupfer(II)-tartrat-Lösung durch Reduktion von Kupfer(II) metallisches Kupfer abscheiden.

a169 Welche Aussagen über den Nachweis von Formaldehyd treffen zu?
    (1) Formaldehyd kann durch Umsetzung mit Schiffs Reagenz nachgewiesen werden.
    (2) Formaldehyd scheidet aus ammoniakalischer Silbersalz-Lösung elementares Silber ab.
    (3) Formaldehyd kann durch Umsetzung mit Chromotropsäure/konz. H_2SO_4 nachgewiesen werden.
    (4) Formaldehyd kann durch Umsetzung mit Nitroprussid-Natrium/Ammoniak nachgewiesen werden.

(A) nur 2 ist richtig
(B) nur 4 ist richtig
(C) nur 1 und 3 sind richtig
(D) nur 2 und 4 sind richtig
(E) nur 1, 2 und 3 sind richtig

a170 Welches Reagenz bzw. welche Reagenzienkombination zum Nachweis von Formaldehyd trifft **nicht** zu?
(A) Schiffs Reagenz
(B) Chromotropsäure/konz. H_2SO_4
(C) Silbernitrat/Ammoniak
(D) Nitroprussid-Natrium/Ammoniak
(E) Acetylaceton/Ammoniak

a171 Formaldehyd kann durch Umsetzung mit Schiffs Reagenz nachgewiesen werden,
weil
bei der Umsetzung von Formaldehyd mit Schiffs Reagenz Silber kolloidal abgeschieden wird.

a172 Formaldehyd kann durch Umsetzung mit Schiffs Reagenz nachgewiesen werden,
weil
Formaldehyd aus ammoniakalischer Silbersalz-Lösung elementares Silber abscheidet.

a173 Formaldehyd kann durch Umsetzung mit Schiffs Reagenz nachgewiesen werden,
weil
Formaldehyd aus einer alkalischen Kupfer(II)-tartrat-Lösung Cu_2O abscheidet.

a174 Welche Aussagen treffen zu?
Acetylaceton wird verwendet zum Nachweis von:
(1) Formaldehyd
(2) tertiären aliphatischen Aminen
(3) Dihydropyridinen

(A) nur 1 ist richtig
(B) nur 2 ist richtig
(C) nur 3 ist richtig
(D) nur 1 und 2 sind richtig
(E) 1 - 3 = alle sind richtig

a175⁺ Welche Aussage trifft zu?
Bei der Prüfung auf freien Formaldehyd mit Acetylaceton/Ammoniumacetat nach Arzneibuch entsteht folgendes gelbe Kondensationsprodukt:

(A) 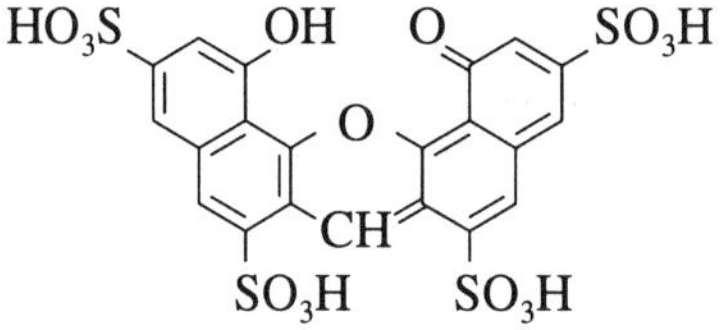 [Struktur: Bis-Naphthol-Sulfonsäure-Derivat]

(B) 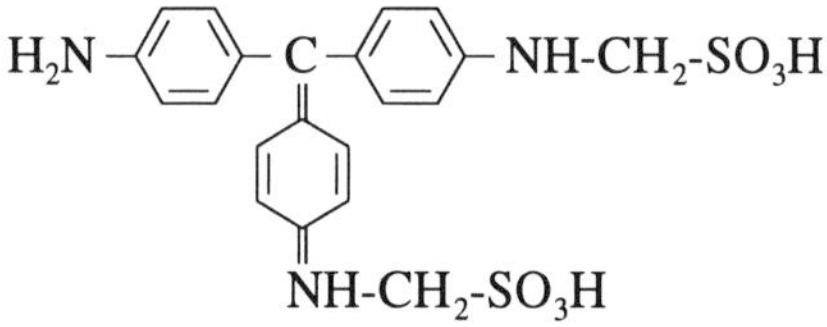 [Struktur: H₂N-C₆H₄-C(=C₆H₄=NH-CH₂-SO₃H)-C₆H₄-NH-CH₂-SO₃H]

(C) [Struktur: 3,5-Diacetyl-2,6-dimethyl-1,4-dihydropyridin]

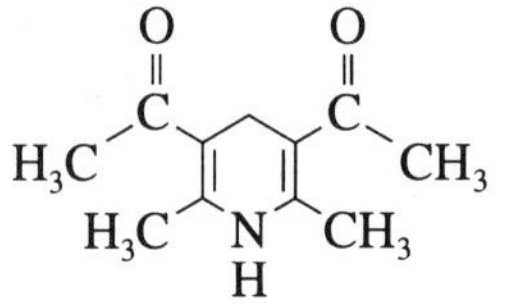

(D) 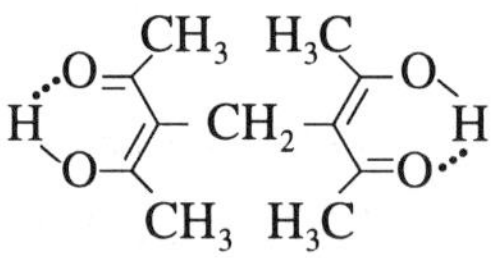 [Struktur: Enol-Form Diacetylacetonat]

(E) 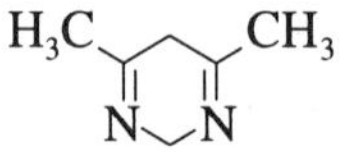 [Struktur: 4,6-Dimethylpyrimidin-Derivat]

a176

[Struktur eines Bicyclus mit -C(=O)-CH₂-OH Gruppe hervorgehoben]

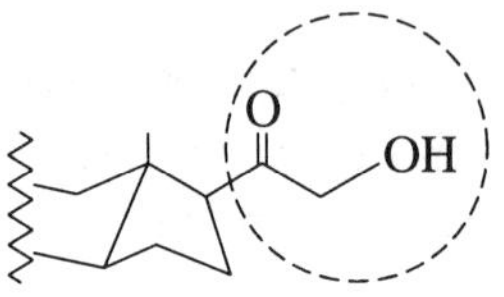

Welches der folgenden Reagenzien ist zum Nachweis der in vorseitiger Strukturformel gekennzeichneten funktionellen Gruppe am besten geeignet?

(A) α-Naphthol
(B) Triphenyltetrazoliumchlorid
(C) 4-Dimethylaminobenzaldehyd (Ehrlichs Reagenz)
(D) Naphthylethylendiamin-dihydrochlorid (Bratton-Marshall-Reagenz)
(E) Chromotropsäure

a177⁺ Welche Aussage trifft zu?
Bei der Prüfung auf Verdorbenheit nach Arzneibuch (Kreis-Reaktion) wird nachgewiesen:

(A) Aceton
(B) Glyoxal
(C) Formaldehyd
(D) Malondialdehyd
(E) Methyl-ethyl-keton

a178 Welche Aussage trifft zu?
Der folgende Farbstoff (bzw. dessen Stellungsisomere) entsteht

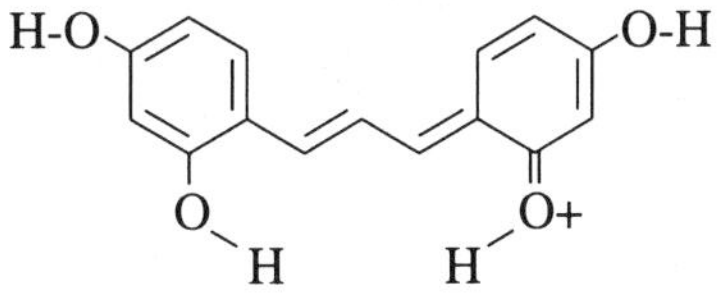

(A) beim Citrat-Nachweis
(B) beim Lactat-Nachweis
(C) beim Tartrat-Nachweis
(D) bei der Prüfung auf Verdorbenheit fetter Öle nach dem Arzneibuch (Reaktion nach Kreis)
(E) beim Nachweis höherer Alkohole in Tinkturen

a179 Welche der folgenden Aussagen über Methenamin treffen zu?
(1) Es kann zum Puffern saurer Lösungen verwendet werden.
(2) In saurer Lösung wird es unter Verbrauch von Protonen zu Formaldehyd und Ammonium-Ionen gespalten.
(3) Es besitzt eine dem NH_3 vergleichbare Basizität.

(A) nur 1 ist richtig
(B) nur 1 und 2 sind richtig
(C) nur 1 und 3 sind richtig
(D) nur 2 und 3 sind richtig
(E) 1 - 3 = alle sind richtig

a180⁺ Die Identitätsreaktion nach Arzneibuch für primäre aromatische Amine der Struktur

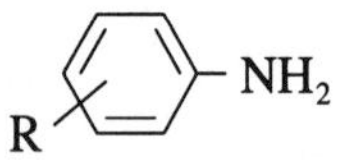

R—C₆H₄—NH₂

führt zu einem gefärbten Reaktionsprodukt.
Welche der folgenden Strukturen entspricht dem Endprodukt dieser Identitätsreaktion?

(A) 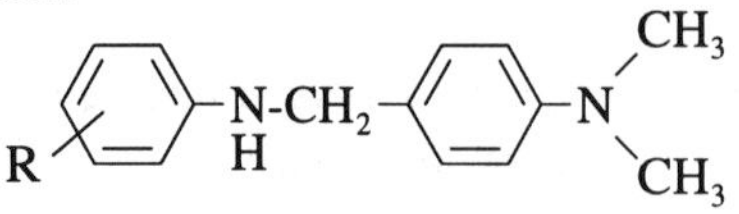 R—C₆H₄—N(H)—CH₂—C₆H₄—N(CH₃)₂

(B) 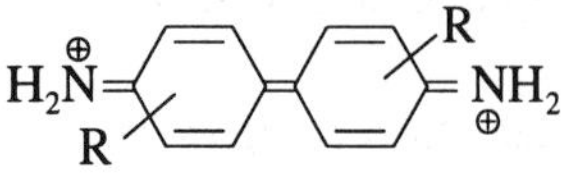 H₂N⁺=C₆H₄=C₆H₃(R)—NH₂⁺ (mit R)

(C) 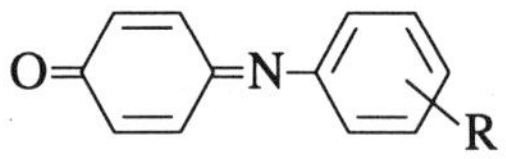 O=C₆H₄=N—C₆H₄—R

(D) 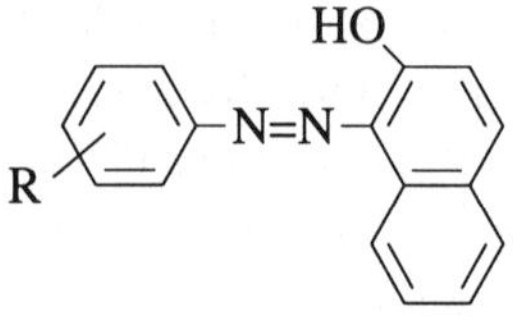 R—C₆H₄—N=N—C₁₀H₆—OH

(E) 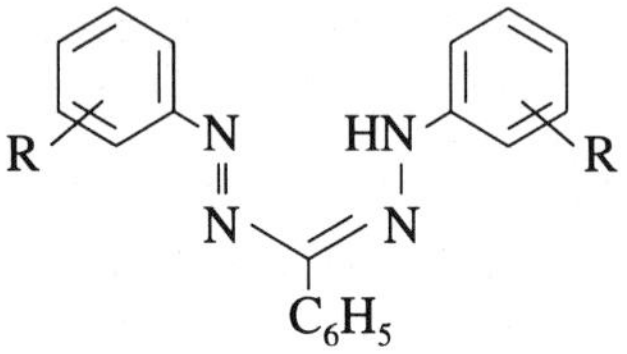 R—C₆H₄—N=N—C(C₆H₅)=N—NH—C₆H₄—R

a181⁺ Welche Aussagen treffen zu?
Die "Diazotierungs-Kupplungs-Reaktion" ist geeignet zum Nachweis von:
 (1) aromatischen Aldehyden
 (2) tertiären Aminen als Diazokomponente
 (3) primären aromatischen Aminen
 (4) Nitrit-Ionen
 (5) Phenolen mit substituierten 2,4,6-Positionen

(A) nur 4 ist richtig
(B) nur 1 und 4 sind richtig
(C) nur 3 und 4 sind richtig
(D) nur 1, 2 und 3 sind richtig
(E) nur 3, 4 und 5 sind richtig

a182 Welche Aussagen treffen zu?
Die "Diazotierungs-Kupplungs-Reaktion" ist geeignet zum Nachweis von:
 (1) Nitrit-Ionen
 (2) Phenolen mit freier o- oder p-Position
 (3) primären aromatischen Aminen
 (4) primären aliphatischen Aminen
 (5) sekundären aliphatischen Aminen

(A) nur 2 ist richtig
(B) nur 3 ist richtig
(C) nur 1 und 3 sind richtig
(D) nur 1, 2 und 3 sind richtig
(E) nur 3, 4 und 5 sind richtig

a183 Welche Aussagen treffen zu?
Die "Diazotierungs-Kupplungs-Reaktion ist geeignet zum Nachweis von:
(1) primären aromatischen Aminen als Diazokomponente
(2) primären aromatischen Aminen als Kupplungskomponente
(3) Nitrit-Ionen
• (4) Phenolen mit freier o- oder p-Position als Diazokomponente
(5) Phenolen mit freier o- oder p-Position als Kupplungskomponente

(A) nur 1 ist richtig
(B) nur 1 und 2 sind richtig
(C) nur 1, 3 und 5 sind richtig
(D) nur 2, 3 und 4 sind richtig
(E) nur 1, 2, 3 und 5 sind richtig

a184 N-(1-Naphthyl)ethylendiamin ist als Reagenz für eine "Diazotierungs-Kupplungs-Reaktion" geeignet,
weil
N-(1-Naphthyl)ethylendiamin eine aliphatische Aminogruppe enthält.

a185 N-(1-Naphthyl)ethylendiamin ist als Diazokomponente für eine "Diazotierungs-Kupplungs-Reaktion" geeignet,
weil
N-(1-Naphthyl)ethylendiamin eine aromatische Aminogruppe enthält.

a186 Welche Aussage trifft **nicht** zu?
Zur Erkennung von aliphatischen Carbonsäuren können beitragen:

(A) ihre Löslichkeit in wäßrigen Laugen
(B) Überführung mittels Dicyclohexylcarbodiimid/NH_2OH in Hydroxamsäuren und deren Nachweis
(C) Überführung in feste Carbonsäureamide und Bestimmung von deren Schmelztemperatur
(D) gaschromatographische Identifizierung der Methylester
(E) Addition an Isocyanate zu Carbonsäure-Carbamidsäure-Anhydriden

a187 Welche Aussage trifft zu?
Acetat läßt sich nachweisen durch:

(A) Bildung eines blauen Niederschlages bei Umsetzung mit Kaliumiodid-Lösung
(B) in mineralsaurer Lösung Bildung eines beigefarbenen, in Ether löslichen Niederschlages bei Umsetzung mit $FeCl_3$-Lösung
(C) Entwicklung sauer reagierender Dämpfe bei Umsetzung mit konz. NaOH-Lösung
(D) Entwicklung saurer Dämpfe mit charakteristischem Geruch beim Erwärmen mit Phosphorsäure
(E) Bildung eines gelben Niederschlages beim Versetzen mit Silbernitrat-Lösung

a188 Welche der folgenden Reaktionen kann zur Identifizierung von Oxalat-Ionen beitragen?

(A) die Bildung einer blauen Iod-Einschlußverbindung durch basisches Lanthanoxalat
(B) die Blaufärbung schwach saurer Iodid-Lösungen in Gegenwart von Stärke durch I_2-Bildung
(C) die Entfärbung verdünnter schwefelsaurer $KMnO_4$-Lösungen unter CO_2-Bildung
(D) die Bildung eines tief blau gefärbten Kupfer(II)-oxalato-Chelats in alkalischer Lösung
(E) die Bildung von Iodoform bei I_2-Zugabe in alkalischem Medium

a189 Welche Aussage trifft zu?
Zum Tartrat-Nachweis eignet sich:

(A) $FeSO_4/H_2O_2/NaOH$
(B) Rosanilinhydrochlorid/Natriumsulfit
(C) Cobalt(II)-nitrat/NaOH
(D) Bismutnitrat/Kaliumiodid
(E) Hydroxylaminhydrochlorid/Eisen(III)-chlorid

a190 Welche Aussage trifft zu?
Beim Nachweis von Tartrat mit Eisen(II)-Salz/H_2O_2 (Reagenz nach Fenton) wird die folgende Verbindung gebildet:

(A) Acetondicarbonsäure
(B) Dihydroxyfumarsäure
(C) Glycolaldehyd
(D) Glyoxylsäure
(E) Maleinsäure

a191 Welche Aussage trifft zu?
Bei der Identitätsreaktion auf Tartrat durch Reaktion mit Resorcin, H_2SO_4 und KBr unter Erhitzen wird eine positive Reaktion erhalten mit:

(A) Oxalat
(B) Glyoxylat
(C) Citrat
(D) Benzoat
(E) Keine der obigen Aussagen trifft zu.

Ordnen Sie bitte den Stoffen der Liste 1 die jeweils zutreffende Identitätsreaktion aus Liste 2 zu!

Liste 1

a192 Salicylsäure
a193 Acetat

Liste 2

(A) Natriumnitrit + verd. HCl/2-Naphthol + verd. NaOH
(B) Verreiben mit $KHSO_4$
(C) Wasserstoffperoxid + verd. Salzsäure/verd. Ammoniak-Lösung
(D) Fuchsin-Schweflige Säure
(E) Keine der obigen Identitätsreaktionen ist zutreffend.

Ordnen Sie bitte jeder der in Liste 1 zur Analytik von α-Aminosäuren genannten Bestimmungs- bzw. Nachweismethoden das jeweils hierfür wesentliche Reagenz aus Liste 2 zu!

Liste 1

a194 Titration von α-Aminosäuren nach Sörensen
a195 Ninhydrin-Methode zum Nachweis von α-Aminosäuren

Liste 2

(A) Sulfanilsäure (D) Diphenylamin/Schwefelsäure
(B) 1,2,3-Indantrion-Monohydrat (E) Salpetrige Säure
(C) Formaldehyd

a196 Welche der folgenden Substanzen läßt sich **nicht** mit Hydroxylamin zu einer Hydroxamsäure umsetzen, die sich mit Eisen(III)-Ionen nachweisen läßt?

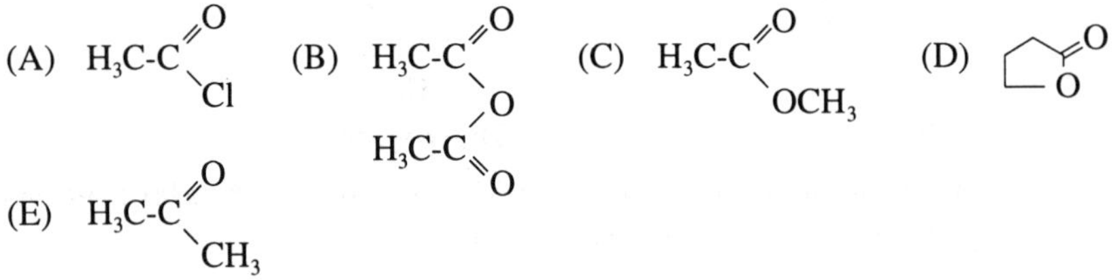

(A) $H_3C-C\underset{Cl}{\overset{O}{\lessgtr}}$ (B) $H_3C-C\overset{O}{\lessgtr}O\underset{H_3C-C\overset{O}{\lessgtr}}{}$ (C) $H_3C-C\underset{OCH_3}{\overset{O}{\lessgtr}}$ (D) cyclisches Lacton

(E) $H_3C-C\underset{CH_3}{\overset{O}{\lessgtr}}$

a197 Welche Aussage trifft zu?
Aus Carbonsäureestern

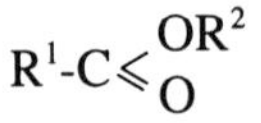

$$R^1-C\underset{O}{\overset{OR^2}{\lessgtr}}$$

entstehen mit Hydroxylamin im alkalischen Milieu Hydroxamate, deren gefärbte Verbindungen mit Eisen(III) durch folgende schematisierte Formel wiedergegeben werden können:

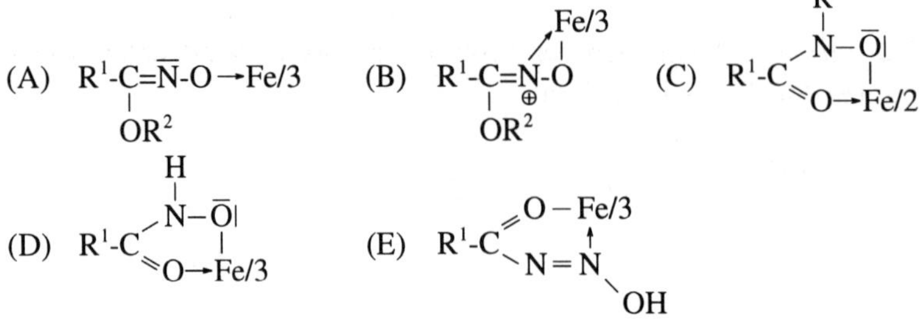

(A) $R^1-C=\overline{N}-O \rightarrow Fe/3$
      $|$
      OR^2

(B) $R^1-C=N-O\underset{\oplus}{\overset{Fe/3}{|}}$
      $|$
      OR^2

(C) $R^1-C\underset{O \rightarrow Fe/2}{\overset{R^2}{\underset{|}{\overset{|}{N-\overline{O}|}}}}$

(D) $R^1-C\underset{O \rightarrow Fe/3}{\overset{H}{\underset{|}{\overset{|}{N-\overline{O}|}}}}$

(E) $R^1-C\underset{N=N}{\overset{O-Fe/3}{\lessgtr}}\underset{OH}{}$

a198 Welche Aussagen treffen zu?
Zum allgemeinen Nachweis von Alkaloiden eignen sich:
(1) Dragendorffs Reagenz (aus bas. Bismutnitrat, Kaliumiodid und Essigsäure)
(2) Fehlingsche Lösung (aus Kupfersulfat, Kalium-Natriumtartrat und Natriumhydroxid)
(3) Schiffs Reagenz (aus Fuchsin, Natriumsulfit und Salzsäure)

(A) nur 1 ist richtig
(B) nur 2 ist richtig
(C) nur 3 ist richtig
(D) nur 2 und 3 sind richtig
(E) 1 - 3 = alle sind richtig

a199

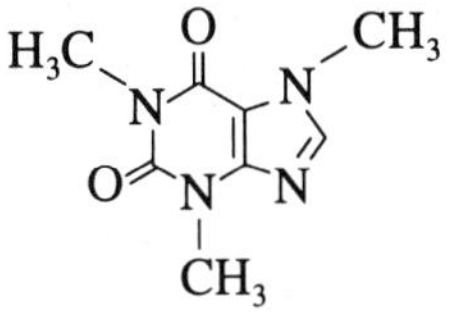

Coffein 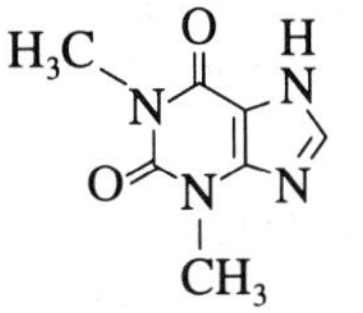   Theophyllin

Eine Unterscheidung zwischen Coffein und Theophyllin (s. Formeln) kann mit wäßriger Alkalihydroxid-Lösung getroffen werden,
weil
Coffein - im Gegensatz zu Theophyllin - in wäßrigen Alkalihydroxid-Lösungen löslich ist.

a200 Eine analytische Unterscheidung zwischen Coffein und Theobromin kann mit wäßriger Alkalihydroxid-Lösung getroffen werden,
weil
Theobromin - im Gegensatz zu Coffein - eine NH-acide Funktion besitzt.

Ordnen Sie bitte den Reagenzien der Liste 1 die jeweils damit üblicherweise nachgewiesenen Stoffe aus Liste 2 zu!

Liste 1

a201 verdünnte Soda-alkalische Permanganat-Lösung
a202 Pentacyanonitrosylferrat-Lösung/NaOH-Lösung

Liste 2

(A) Olefine   (D) sekundäre aliphat. Amine
(B) Methylketone   (E) Chinone
(C) Carbonsäuren

a203 Welche Aussagen treffen zu?
Schiffs Reagenz (Fuchsin-Schweflige Säure) wird im Arzneibuch verwendet bei der:
  (1) Identifizierung von Bromid
  (2) Identifizierung primärer aromatischer Amine
  (3) Prüfung auf Antioxidantien in Fetten Ölen
  (4) Prüfung auf Methanol in Ethanol
(A) nur 3 ist richtig
(B) nur 1 und 3 sind richtig
(C) nur 1 und 4 sind richtig
(D) nur 2 und 4 sind richtig
(E) nur 1, 2 und 4 sind richtig

a204 Welche gemeinsame Eigenschaft besitzen Theophyllin (I), Sulfadiazin (II) und Saccharin (III) (siehe Formeln)?

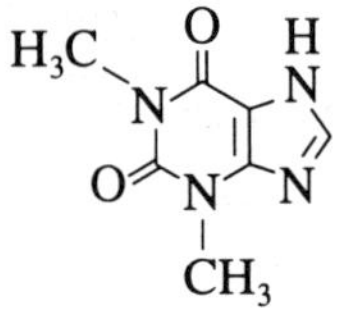

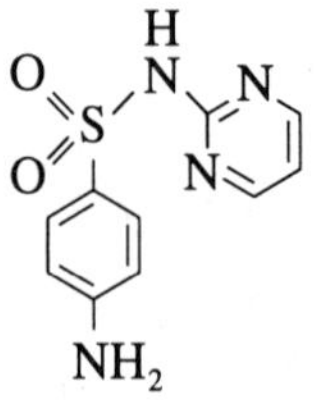

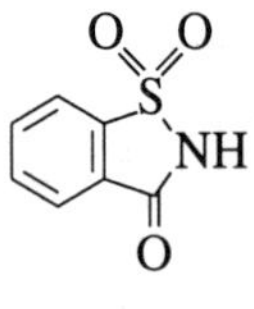

Sie sind

(A) durch "Diazo"-Titration bestimmbar
(B) NH-acide Verbindungen
(C) zur Imin-Enamin-Tautomerie befähigt
(D) in Säuren und Basen unter Salzbildung löslich
(E) wasserfrei mit $HClO_4$ in Eisessig titrierbar

a205⁺ Welche Aussage trifft **nicht** zu?
Die Substanz

[Struktur: Sulfadiazin-artig – 4-Aminobenzolsulfonamid mit 4,6-Dimethylpyrimidin-2-yl-Rest, NH₂ in para-Position]

(A) löst sich in Salzsäure
(B) bildet ein Salz bei Umsetzung mit Natriumhydroxid-Lösung
(C) reagiert in saurer Lösung mit Nitrit-Ionen zu einem Diazoniumsalz
(D) reduziert Fehlingsche Lösung
(E) zeigt im IR-Spektrum u.a. Banden zwischen 2800 cm⁻¹ und 3500 cm⁻¹

a206

Formel 1: Isonicotinsäurehydrazid (4-Pyridyl-C(=O)-NH-NH₂)
Formel 2: Nicotinsäureamid mit NH₂ (3-Pyridyl-C(=O)-NH₂)

Zum Nachweis von Isonicotinsäurehydrazid (s. Formel 1) neben Nicotinsäureamid (s. Formel 2) eignet sich die Umsetzung mit aromatischen Aldehyden,
weil
Isonicotinsäurehydrazid im Gegensatz zu Nicotinsäureamid ein Hydrazon zu bilden vermag.

a207⁺ Welche Aussage trifft zu?
Isonicotinsäurehydrazid (siehe Formel) reagiert mit Vanillin zu einer farbigen Verbindung folgender Struktur:

(A) HO-(3-OCH₃-Ph)-CH(-N⁺H(O⁻)-Ph-C(=O)-NH-NH₂)
(B) N⁓-C(=O)-NH-N=CH-(Ph-OCH₃, OH)
(C) N⁓-C(=O)-N=N-(Ph-OH, OCH₃, CHO)
(D) N⁓-C(=O)-NH-NH-O-(Ph)-CHO mit OCH₃
(E) H₃CO, HO-substituiertes Phthalazin mit Pyridyl-Rest

a208⁺ Welcher der folgenden Arzneistoffe erfüllt (unter geeigneten Umständen) die genannten drei Bedingungen?
- gibt mit Natriumnitrit/Salzsäure und nachfolgendem Zusatz von 2-Naphthol ein farbiges Produkt,
- läßt sich als schwache Säure in wasserfreiem Milieu titrieren und
- löst sich in Mineralsäuren unter Salzbildung auf

(A) 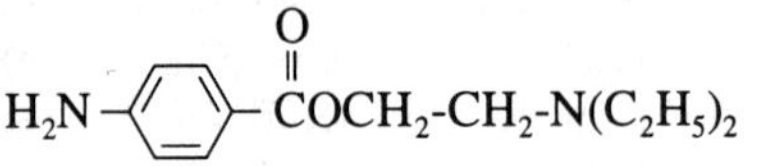 $H_2N-\langle\rangle-COCH_2-CH_2-N(C_2H_5)_2$

(B) $H_3C-\langle\rangle-SO_2NH-CO-NH-C_4H_9$

(C) $H_3C-CH_2-CH_2-CH_2-$ [Phenylbutazon-Struktur]

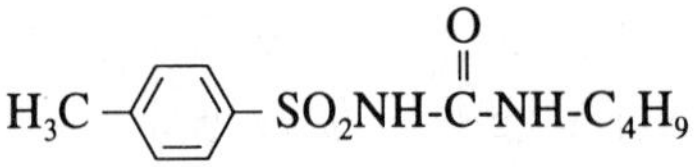

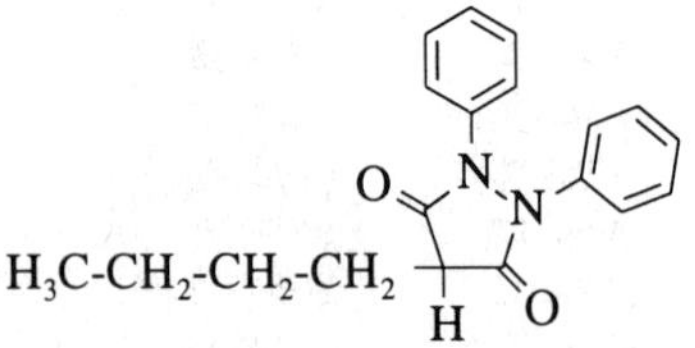

(D) 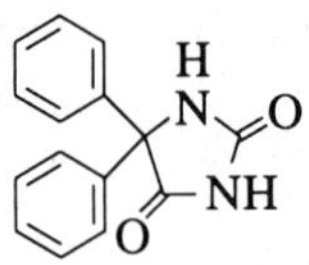 [Phenytoin-Struktur]

(E) 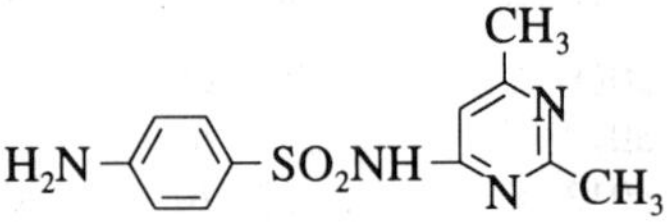 $H_2N-\langle\rangle-SO_2NH-$ [4,6-Dimethylpyrimidinyl]

a209 Welche gemeinsamen Eigenschaften besitzen Ascorbinsäure (Formel a) und Cortison (Formel b)?

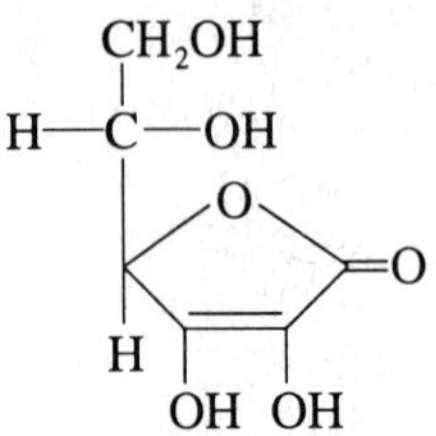

(a) Ascorbinsäure

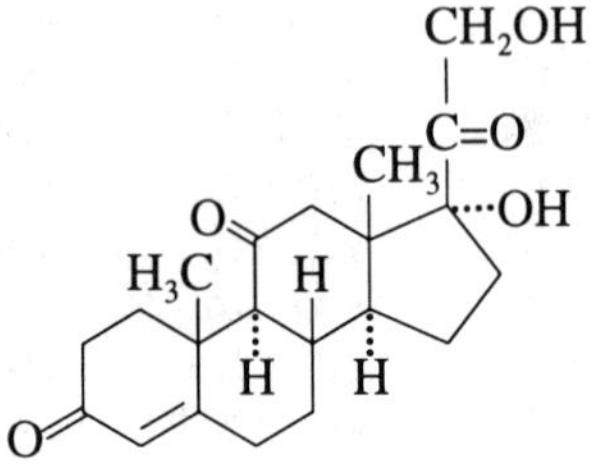

(b) Cortison

(1) Absorptionsmaximum bei 240 nm
(2) reduzierend gegenüber Tollens Reagenz
(3) positive Farbreaktion mit $FeCl_3$-Lösung
(4) mit NaOH titrierbar

(A) nur 1 ist richtig (D) nur 1 und 4 sind richtig
(B) nur 2 ist richtig (E) nur 2 und 3 sind richtig
(C) nur 1 und 2 sind richtig

Anhang: Lösungen der MC-Fragen
(Multiple choice-Fragen Herbst 1990 - Frühjahr 1996)

a001	A	a041	E	a081	C	a121	B	a161	D	a201	A
a002	E	a042	A	a082	E	a122	D	a162	A	a202	B
a003	E	a043	D	a083	C	a123	A	a163	B	a203	C
a004	C	a044	A	a084	C	a124	A	a164	E	a204	B
a005	B	a045	C	a085	B	a125	E	a165	B	a205	D
a006	D	a046	D	a086	D	a126	C	a166	C	a206	A
a007	D	a047	E	a087	D	a127	C	a167	D	a207	B
a008	C	a048	E	a088	E	a128	C	a168	C	a208	E
a009	A	a049	A	a089	E	a129	A	a169	E	a209	C
a010	D	a050	A	a090	E	a130	D	a170	D		
a011	B	a051	D	a091	E	a131	C	a171	C		
a012	A	a052	B	a092	A	a132	D	a172	B		
a013	E	a053	A	a093	C	a133	A	a173	B		
a014	B	a054	E	a094	A	a134	E	a174	A		
a015	B	a055	B	a095	E	a135	E	a175	C		
a016	C	a056	B	a096	C	a136	D	a176	B		
a017	D	a057	E	a097	B	a137	B	a177	D		
a018	B	a058	E	a098	B	a138	E	a178	D		
a019	C	a059	E	a099	C	a139	D	a179	B		
a020	D	a060	D	a100	D	a140	E	a180	D		
a021	B	a061	E	a101	B	a141	D	a181	C		
a022	A	a062	E	a102	C	a142	D	a182	D		
a023	C	a063	B	a103	B	a143	E	a183	E		
a024	A	a064	A	a104	E	a144	B	a184	B		
a025	A	a065	A	a105	B	a145	E	a185	D		
a026	E	a066	D	a106	C	a146	B	a186	E		
a027	A	a067	C	a107	D	a147	D	a187	D		
a028	A	a068	B	a108	C	a148	B	a188	C		
a029	C	a069	B	a109	D	a149	E	a189	A		
a030	E	a070	C	a110	D	a150	E	a190	B		
a031	D	a071	A	a111	A	a151	A	a191	B		
a032	C	a072	D	a112	D	a152	E	a192	E		
a033	E	a073	E	a113	C	a153	E	a193	B		
a034	E	a074	E	a114	A	a154	A	a194	C		
a035	B	a075	D	a115	D	a155	C	a195	B		
a036	E	a076	C	a116	D	a156	C	a196	E		
a037	C	a077	D	a117	D	a157	E	a197	D		
a038	E	a078	B	a118	D	a158	A	a198	A		
a039	C	a079	C	a119	D	a159	E	a199	C		
a040	E	a080	D	a120	E	a160	D	a200	A		